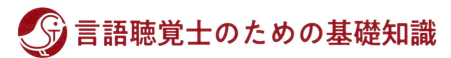

言語聴覚士のための基礎知識

臨床歯科医学・口腔外科学 第2版

編集
夏目長門　愛知学院大学教授・口腔先天異常学

医学書院

言語聴覚士のための基礎知識
臨床歯科医学・口腔外科学

発　　行	2006 年　4 月 15 日　第 1 版第 1 刷
	2015 年 12 月 15 日　第 1 版第 9 刷
	2016 年 12 月　1 日　第 2 版第 1 刷 ©
	2023 年 12 月 15 日　第 2 版第 7 刷

編　　集　夏目長門（なつめながと）

発行者　株式会社　医学書院
　　　　代表取締役　金原　俊
　　　　〒113-8719　東京都文京区本郷 1-28-23
　　　　電話　03-3817-5600（社内案内）

印刷・製本　永和印刷

本書の複製権・翻訳権・上映権・譲渡権・貸与権・公衆送信権（送信可能化権を含む）は株式会社医学書院が保有します．

ISBN978-4-260-02812-7

本書を無断で複製する行為（複写，スキャン，デジタルデータ化など）は，「私的使用のための複製」など著作権法上の限られた例外を除き禁じられています．大学，病院，診療所，企業などにおいて，業務上使用する目的（診療，研究活動を含む）で上記の行為を行うことは，その使用範囲が内部的であっても，私的使用には該当せず，違法です．また私的使用に該当する場合であっても，代行業者等の第三者に依頼して上記の行為を行うことは違法となります．

JCOPY　〈出版者著作権管理機構　委託出版物〉
本書の無断複製は著作権法上での例外を除き禁じられています．複製される場合は，そのつど事前に，出版者著作権管理機構（電話 03-5244-5088，FAX 03-5244-5089，info@jcopy.or.jp）の許諾を得てください．

執筆者一覧

(50音順)

新井直也	三重大学大学院教授・口腔・顎顔面外科学分野	髙戸　毅	東京大学名誉教授
新崎　章	前・琉球大学大学院教授・顎顔面口腔機能再建学講座	高橋　克	京都大学大学院准教授・感覚運動系外科学講座口腔外科学分野
飯野光喜	山形大学主任教授・歯科口腔・形成外科学講座	高橋　哲	一般財団法人脳神経疾患研究所附属南東北福島病院・口腔外科部長／東北大学大学院名誉教授
池田やよい	愛知学院大学教授・解剖学講座		
石川恵生	山形大学・歯科口腔・形成外科学講座	竹内一夫	愛知学院大学准教授・高齢者，在宅歯科医療学講座
井村英人	愛知学院大学講師・口腔先天異常学	田中　彰	日本歯科大学教授・新潟生命歯学部口腔外科学講座
植野高章	大阪医科大学教授・口腔外科学	丹沢秀樹	千葉大学名誉教授・口腔科学講座
上山吉哉	山口大学名誉教授	近津大地	東京医科大学主任教授・口腔外科学分野
鵜澤一弘	千葉大学大学院教授・口腔科学講座	千葉雅俊	東北大学病院・歯科顎口腔外科講師
内海倫也	愛知学院大学短期大学部教授・歯科衛生学科	手塚征宏	鹿児島大学大学院・口腔顎顔面外科学分野
梅田正博	長崎大学大学院教授・口腔腫瘍治療学分野	冨永和宏	九州歯科大学教授・顎顔面外科学分野
小川卓也	東京医科歯科大学大学院准教授・顎顔面矯正学分野	外山佳孝	医療法人香流会紘仁病院・歯科部長
尾関伸明	前・愛知学院大学講師・歯内治療学講座	中川種昭	慶應義塾大学教授・歯科・口腔外科学教室
海瀬聖仁	松本歯科大学非常勤講師・歯科保存学講座	中田和彦	前・愛知学院大学教授・歯内治療学講座
風岡宜暁	愛知医科大学大学院教授・口腔外科学	中村誠司	九州大学歯学研究院・特任教授
片倉　朗	東京歯科大学教授・口腔病態外科学講座	中村典史	鹿児島大学大学院教授・口腔顎顔面外科学分野
金子忠良	日本大学教授・口腔外科学講座	夏目長門	愛知学院大学教授・口腔先天異常学
亀山洋一郎	愛知学院大学名誉教授	新美照幸	愛知学院大学准教授・口腔先天異常学
川尻秀一	金沢大学大学院教授・顎顔面口腔外科学分野	西原一秀	沖縄赤十字病院・歯科口腔外科部長
河野憲司	大分大学教授・歯科口腔外科学講座	野上晋之介	東北大学大学院講師・顎顔面・口腔外科
川又　均	獨協医科大学主任教授・口腔外科学講座	野口　誠	富山大学学術研究部医学系教授・歯科口腔外科学講座
菊池　毅	愛知学院大学准教授・歯科病学講座	濱田　傑	近畿大学医学部客員教授・歯科口腔外科学
岸本裕充	兵庫医科大学主任教授・歯科口腔外科学講座	早川統子	愛知学院大学准教授・健康科学部
木村博人	弘前医療福祉大学短期大学部教授・口腔衛生学科	平塚博義	社会福祉法人北海道社会事業協会洞爺病院・歯科・歯科口腔外科部長
栗田　浩	信州大学教授・歯科口腔外科学教室		
後藤尊広	沖縄赤十字病院・歯科口腔外科	福田雅幸	秋田大学医学部附属病院教授・歯科口腔外科科長
古森孝英	神戸大学名誉教授	藤原久美子	大阪医科薬科大学医学部講師・口腔外科学教室
西條英人	東京大学医学部准教授・口腔顎顔面外科学分野	古川博雄	愛知学院大学・健康科学部
柴田敏之	前・岐阜大学大学院教授・口腔病態学分野	別所和久	元・京都大学大学院教授・感覚運動系外科学講座口腔外科学分野
渋谷恭之	名古屋市立大学大学院教授・口腔外科学分野		
菅原利夫	岡山大学名誉教授	本田雅規	愛知学院大学教授・口腔解剖学講座
鈴木　聡	愛知学院大学非常勤講師・口腔先天異常学	牧志祥子	琉球大学病院・歯科口腔外科
瀬上夏樹	高知大学客員教授・歯科口腔外科学	牧野日和	愛知学院大学准教授・健康科学部
千田　彰	愛知学院大学名誉教授	又賀　泉	日本歯科大学名誉教授
園部純也	京丹後市立久美浜病院・診療部長／歯科口腔外科部長	松田光悦	旭川医科大学名誉教授
髙木律男	新潟大学名誉教授		

三島克章	山口大学大学院教授・歯科口腔外科学講座	森山啓司	東京医科歯科大学大学院教授・顎顔面矯正学分野
三谷章雄	愛知学院大学教授・歯周病学講座	山田朋弘	長崎大学大学院医歯薬学総合研究科教授・口腔顎顔面外科学分野
南　克浩	愛知学院大学講師・口腔先天異常学		
宮﨑晃亘	札幌医科大学教授・口腔外科学講座	山田守正	藤田医科大学客員教授・歯科口腔外科学講座
森　明弘	愛知学院大学非常勤講師・口腔先天異常学	横尾　聡	群馬大学大学院教授・口腔顎顔面外科学講座・形成外科学講座
森　悦秀	九州大学名誉教授／愛知学院大学歯学部客員教授・口腔先天異常学		
		吉田教明	長崎大学大学院教授・歯科矯正学分野
盛口敬一	和歌山リハビリテーショーン専門職大学教授・健康科学部リハビリテーション学科解剖学担当	吉田将亜	旭川医科大学講師・歯科口腔外科学講座
		吉田磨弥	愛知学院大学・口腔先天異常学
森田幸子	長崎大学大学院・歯科矯正学分野	吉成伸夫	松本歯科大学教授・歯科保存学講座(歯周)

―付録「用語解説」―

相原喜子	愛知学院大学短期大学部准教授・歯科衛生学科	菅原利夫	岡山大学名誉教授
青木秀哲	大阪歯科大学講師・歯学部歯科放射線学講座	杉原一正	鹿児島大学名誉教授
石川裕治	高知リハビリテーション専門職大学教授・リハビリテーション学科言語聴覚学専攻	瀬上夏樹	高知大学客員教授
		高瀬俊幸	大阪人間科学大学非常勤講師・人間科学部医療心理学科言語聴覚専攻
今井智子	北海道医療大学名誉教授・リハビリテーション科学部		
今井信行	新潟医療福祉大学教授・リハビリテーション学部言語聴覚学科	田中誠也	国立長寿医療研究センター・先端医療開発推進センター主任
大西　環	大阪保健医療大学教授・言語聴覚専攻科	德本憲道	山口コ・メディカル学院・非常勤講師(言語聴覚学科)／德本歯科医院・院長
大根茂夫	大阪保健医療大学教授・言語聴覚専攻科		
大森昭輝	神戸総合医療専門学校言語聴覚士科・講師／大森歯科口腔外科クリニック・院長	中原寛子	独立行政法人国立病院機構宮城病院・歯科
		中村真理子	九州保健福祉大学教授・臨床心理学部
苅安　誠	ヒト・コミュニケーション科学ラボ	夏目長門	愛知学院大学教授・口腔先天異常学
河村民平	京都光華女子大学教授・健康科学部医療福祉学科言語聴覚専攻	橋本武樹	多摩南訪問看護ステーション
		長谷川賢一	国際医療看護福祉大学校言語聴覚士科
國吉京子	関西医科大学・形成外科	浜川裕之	済生会西条病院・歯科口腔外科センター長
小薗真知子	熊本保健科学大学教授・保健科学部リハビリテーション学科言語聴覚学専攻	原　順子	介護老人保健施設まんだ・リハビリテーション科
		福岡達之	広島国際大学准教授・総合リハビリテーション学部リハビリテーション学科言語聴覚療法学専攻
小橋　透	札幌医学技術福祉歯科専門学校言語聴覚士科		
柴本　勇	聖隷クリストファー大学教授・リハビリテーション学部言語聴覚学科	古川博雄	愛知学院大学教授・健康科学部
		山村千絵	新潟リハビリテーション大学・学長
白坂康俊	群馬パース大学教授・リハビリテーション学部言語聴覚学科	吉村安郎	リハビリテーションカレッジ島根・学校長
		渡辺時生	東京工科大学講師・医療保健学部リハビリテーション学科言語聴覚学専攻
城間将江	国際医療福祉大学大学院教授・言語聴覚分野		
新谷晃代	医療法人おもと会大浜第一病院・歯科・歯科口腔外科部長		

序

　米国では，言語聴覚士にあたる仕事をする方々のことを Speech Therapist と言います．さらに専門性を有する Speech Pathologist の方々が広く活躍しており，ことばを中心としたコミュニケーション障害の方に対するケア領域で，医師や歯科医師以上に重要かつ高く評価をされています．私は30年以上にわたり米国口唇口蓋裂協会（American Cleft Palate-Craniofacial Association）の学会員や各種委員として，米国の言語聴覚を専門とする先生方と交流を深めてきました．そのなかで，言語障害に対して手術的な立場から改善に努める口腔外科医の1人として，わが国においてもこのような日が早期に来ることを待ち望んでいました．そして，多くの方々の努力により1997（平成9）年12月19日，わが国で言語聴覚士法が公布されました．しかし，その時点では，言語治療は国家資格は持たない多くの方々によって支えられていましたので，5年間すなわち2001（平成13）年3月31日までは経過措置を行い，その後2001（平成13）年4月1日からは専門教育を受けた方のみが，将来の言語治療に関わるコミュニケーション障害とケアの担い手として国家資格を得ることになりました．

　私はこの間，言語聴覚士国家試験委員・同幹事，言語聴覚士国家試験出題基準検討委員などを担当させていただきました．本書の出版にあたっては，それらの経験をもとに各分野で教育している内容を踏まえたうえで，歯科口腔外科領域において，言語聴覚士の方にどのようなことを理解していただくべきかを考慮しました．本書は言語聴覚士国家試験出題基準に準拠して作られたわが国初の図書（教科書）となります．

　本書の編集にあたっては，内容が執筆者の専門分野に偏ることのないよう項目ごとに最適な方に担当していただきたいと考え，わが国を代表するご多忙な先生方に伏して執筆をお願いしました．また，言語聴覚士養成校で教鞭を執っておられて実際に学生を最も理解しておられる先生方にも，歯科口腔外科の分野において理解しておくべき用語の解説を中心として担当していただきました．言語聴覚士を目指す学生，さらに既

に実際の臨床に従事しておられる方々に，本書を座右の書としていただければ幸いです．

　最後に，学校法人愛知学院・中野重哉理事長，学校法人愛知学院・小出忠孝学院長，愛知学院大学・佐藤悦成学長ならびに恩師 亀山洋一郎名誉教授をはじめとして，ご助力，ご指導いただきました菅原利夫客員教授，古川博雄教授，牧野日和講師，快く執筆していただいた先生方，および株式会社医学書院の関係各位に衷心より御礼申し上げます．

2016年11月

編集
夏目 長門

目 次

序章 歯科医学の歴史と重要性 … 1

1 歯科医学の概要・特徴・歴史
……………………（亀山洋一郎） 2
- Ⓐ 歯科医学の概要 …………………… 2
- Ⓑ 歯科医学の特徴 …………………… 2
- Ⓒ 歯科医学の歴史 …………………… 2

2 口腔疾患と健康な生活 ………（菅原利夫） 3
- Ⓐ 口腔疾患の現状 …………………… 3
- Ⓑ 健康な生活のために ……………… 4

3 歯科・口腔外科における言語聴覚士の役割
……………………（菅原利夫） 5
- Ⓐ 摂食嚥下障害に対する対応 ……… 5
- Ⓑ 言語障害に対する対応 …………… 5

第1章 基礎歯科医学 … 7

1 口腔・オトガイ・顔面・頸部の構造と機能 … 8
- Ⓐ 顔面・頸部の構造と機能
……………（三島克章・上山吉哉） 8
  1. 顔面・頸部の名称 ……………… 8
  2. 口腔・顎・顔面領域の神経の分布と機能 … 8
  3. 口腔・顎・顔面領域の脈管系の分布 …… 10
  4. 口腔・顎・顔面領域の筋の分布と機能 … 12
- Ⓑ 歯および口腔の構造と機能 ……………… 13
  1. 歯と歯周組織 ……………（本田雅規） 13
  2. 口腔 ……………（本田雅規・内海倫也） 18
  3. 唾液腺 ……………（本田雅規・盛口敬一） 19
- Ⓒ 顎・顔面・顎関節の構造と機能
……………………（池田やよい） 20
  1. 顔面骨 …………………………… 20
  2. 上顎骨 …………………………… 21
  3. 下顎骨 …………………………… 23
  4. 顎関節 …………………………… 23
- Ⓓ 咽頭・喉頭・食道の構造と機能
……………………（池田やよい） 24
  1. 咽頭 ……………………………… 24
  2. 喉頭 ……………………………… 27
  3. 食道 ……………………………… 28

2 歯・口腔・顎・顔面の発生 …………… 28
- Ⓐ 口腔・顎・顔面の発生
……………（山田朋弘・森 悦秀） 28
  1. 顔面の発生 ……………………… 30
  2. 舌の発生 ………………………… 30
  3. 口蓋の発生 ……………………… 31
  4. 顎骨の発生 ……………………… 31

第2章 臨床歯科医学

1 歯と歯周の疾患 ………………………………… 36
Ⓐ 歯の異常と疾患および治療法（古川博雄）36
1. 歯数の異常 ……………………………… 36
2. 歯の形態異常 …………………………… 37
3. 歯の形成（構造）異常 ………………… 39
4. 萌出時の異常 …………………………… 41
5. 破折，摩耗症，咬耗症など …………… 43
Ⓑ う蝕および歯髄炎と根尖性歯周炎 ……… 44
1. う蝕症 ………………………（千田 彰）44
2. 歯髄炎 ……………（尾関伸明・中田和彦）47
3. 根尖性歯周炎 ………（三谷章雄・菊池 毅）50
Ⓒ 歯質および歯の欠損と不正咬合
　………………………………（吉田教明・森田幸子）54
1. 歯質および歯の欠損 …………………… 54
2. 咬合・歯列の異常 ……………………… 56
Ⓓ 歯周組織の疾患 ……（吉成伸夫・海瀬聖仁）58
1. 歯冠周囲炎 ……………………………… 58
2. 歯周病（辺縁性歯周炎） ……………… 61

前ページからの続き：
5. 唾液腺の発生 …………………………… 31
Ⓑ 歯の発生と萌出 …（森山啓司・小川卓也）32
1. 蕾状期 …………………………………… 32
2. 帽状期 …………………………………… 32
3. 鐘状期 …………………………………… 32
4. 歯根の発生 ……………………………… 33
5. 歯の萌出 ………………………………… 33

第3章 口腔外科学

1 口腔・顔面の異常 ……………………………… 64
Ⓐ 口唇裂・口蓋裂 ……（夏目長門・新美照幸）64
1. 概要 ……………………………………… 64
2. 発生頻度 ………………………………… 64
3. 原因 ……………………………………… 65
4. 病態 ……………………………………… 65
5. 治療法 …………………………………… 66
Ⓑ その他の顔面裂 ……（夏目長門・新美照幸）73
1. 横顔裂 …………………………………… 73
2. 斜顔裂 …………………………………… 73
Ⓒ 軟組織の異常 ………（夏目長門・新美照幸）73
1. 口唇・頬部の異常 ……………………… 73
2. 舌・口底の異常 ………………………… 74
3. 歯肉・口蓋の異常 ……………………… 75
4. 小帯の異常 ……………………………… 76
Ⓓ 顎変形症 ……………（夏目長門・南 克浩）77
1. 成因 ……………………………………… 77
2. 誘因 ……………………………………… 78
3. 分類 ……………………………………… 78
4. 症状 ……………………………………… 79
5. 治療法 …………………………………… 80
6. 顎変形症と言語障害 …………………… 82
7. 顎矯正手術と言語 ……………………… 83
Ⓔ 口腔顎顔面領域の先天異常症候群
　………………………………（夏目長門・井村英人）83
1. ロバン Robin シークエンス …………… 83
2. トリーチャーコリンズ Treacher Collins 症候群 …………………………………… 83
3. クルーゾン Crouzon 症候群 …………… 84
4. 第1，第2鰓弓症候群 ………………… 84
5. ケルビズム症候群 ……………………… 85
6. コルネリアデランゲ Cornelia de Lange 症候群 …………………………………… 85
7. 口腔・顔面・指趾症候群 ……………… 86
8. アペール Apert 症候群 ………………… 86
9. 基底細胞母斑症候群 …………………… 86
10. 鎖骨頭蓋骨異形成症 …………………… 86
11. アルブライト Albright 症候群（線維性骨異形成症随伴症候群） ……………………… 88
12. メビウス Möbius 症候群 ……………… 88

13. ダウン Down 症候群 …………………… 88
14. 歌舞伎メーキャップ症候群 …………… 88
15. 外胚葉異形成症候群 …………………… 89
16. 欠指・外胚葉異形成・唇裂症候群 …… 89
17. ターナー Turner 症候群 ……………… 90
18. アジソン Addison 病 …………………… 90
19. アッシャー Usher 症候群 ……………… 90
20. スタージ・ウェーバー Sturge-Weber
    症候群 …………………………………… 90
21. ハーラーマン・ストライフ Hallermann-
    Streiff 症候群 …………………………… 90
22. ハーラー Hurler 症候群 ………………… 90
23. パピヨン・ルフェーブル Papillon-Lefèvre
    症候群 …………………………………… 91
24. ハンド・シューラー・クリスチャン
    Hand-Schüller-Christian 病 …………… 91
25. フォンレックリングハウゼン
    von Recklinghausen 病 ………………… 91
26. ポイツ・ジェガース Peutz-Jeghers
    症候群 …………………………………… 91
27. マルファン Marfan 症候群 …………… 91
28. メルカーソン・ローゼンタール
    Melkersson-Rosenthal 症候群 ………… 91
29. 骨形成不全症 …………………………… 91
30. ベックウィズ・ウィーデマン Beckwith-
    Wiedemann 症候群 ……………………… 91
31. ゴールデンハー Goldenhar 症候群 …… 92
32. マッキューン・アルブライト McCune-
    Albright 症候群 ………………………… 92
33. スティックラー Stickler 症候群 ……… 92
34. ヴァンデルヴーデ Van der Woude
    症候群 …………………………………… 92
35. 4p トリソミー症候群 ………………… 93
36. 13 トリソミー症候群 ………………… 93
37. 18 トリソミー症候群 ………………… 93
38. 22q11.2 欠失症候群 …………………… 93

2 口腔・顎・顔面の外傷 …………………… 94
Ⓐ 軟組織の外傷 ……（夏目長門・外山佳孝） 94
1. 軟組織の外傷の種類 …………………… 94
2. 軟組織の外傷に関連する疾患 ………… 97
Ⓑ 歯と歯槽骨の外傷 …………（瀬上夏樹） 97
1. 歯の脱臼 ………………………………… 97
2. 歯の破折 ………………………………… 98
3. 歯槽骨骨折 ……………………………… 98
Ⓒ 顎骨の外傷 …………………（柴田敏之） 99
1. 概要 ……………………………………… 99
2. 下顎骨骨折 ……………………………… 100
3. 上顎骨骨折 ……………………………… 101
4. 頰骨骨折 ………………………………… 102
5. 鼻骨骨折 ………………………………… 102
6. 顎関節骨折 ……………………………… 102

3 口腔・顎の炎症 …………………………… 102
Ⓐ 口腔・顎の炎症 ……（夏目長門・吉田磨弥） 102
1. 炎症反応の経過 ………………………… 102
2. 歯周組織の炎症 ………………………… 102
Ⓑ 急性下顎骨骨髄炎 …（夏目長門・鈴木 聡） 103
1. 原因 ……………………………………… 103
2. 症状 ……………………………………… 104
3. 検査 ……………………………………… 104
4. 治療方法 ………………………………… 104
Ⓒ 顎骨周囲の炎症 ……………（片倉 朗） 104
1. 蜂窩織炎 ………………………………… 104
2. 薬剤関連性顎骨壊死 …………………… 107
3. ガレー Garré 骨髄炎 …………………… 108
Ⓓ 歯性上顎洞炎 ………………（金子忠良） 109
1. 急性歯性上顎洞炎 ……………………… 109
2. 慢性歯性上顎洞炎 ……………………… 109
3. 診断および治療 ………………………… 109
Ⓔ 特異性炎（歯性扁桃周囲炎，扁桃周囲膿瘍）
    ………………………（夏目長門・森 明弘） 110
1. 症状 ……………………………………… 110
2. 治療 ……………………………………… 110
Ⓕ 全身感染症 …………………（風岡宜暁） 111
1. カンジダ症 ……………………………… 111
2. 結核 ……………………………………… 111
3. 梅毒 ……………………………………… 112

4. 顎放線菌症 ……………………… 112
　　5. 菌血症 …………………………… 113
　　6. 敗血症 …………………………… 113
　　7. 歯性病巣感染 …………………… 113
　　8. 全身性炎症反応症候群（SIRS） ……… 113

4 口腔粘膜の疾患 …………………… 114
Ⓐ アフタおよびアフタ類似疾患 （渋谷恭之） 114
　　1. アフタ …………………………… 114
　　2. 再発性アフタ …………………… 114
　　3. ベーチェット Behçet 病 ……………… 115
Ⓑ 潰瘍を形成する疾患 ………（栗田 浩）116
　　1. 潰瘍性口内炎 …………………… 117
　　2. 壊疽性口内炎 …………………… 117
　　3. 放射線性口腔粘膜炎（放射線性口内炎） …117
　　4. ベドナーのアフタ（Bednar aphtha） …… 118
　　5. リガ・フェーデ Riga-Fede 病 ………118
　　6. 褥瘡性潰瘍 ……………………… 119
Ⓒ ウイルス感染症 ……………（川尻秀一）119
　　1. 単純疱疹 ………………………… 120
　　2. 帯状疱疹 ………………………… 121
　　3. ヘルパンギーナ ………………… 121
　　4. 手足口病 ………………………… 122
　　5. 麻疹 ……………………………… 122
Ⓓ 肉芽腫性炎症 ………………（新井直也）123
　　1. 口腔カンジダ症 ………………… 123
　　2. 結核 ……………………………… 124
　　3. 顎放線菌症 ……………………… 124
　　4. 梅毒 ……………………………… 124
Ⓔ 皮膚科的疾患 ………………（横尾 聡）125
　　1. 口腔扁平苔癬 …………………… 125
　　2. 天疱瘡および類天疱瘡
　　　　（自己免疫性水疱症） ……………… 127
Ⓕ 色素沈着を主徴とする病変 ‥（古森孝英）127
　　1. 色素性母斑 ……………………… 127
　　2. メラニン色素沈着 ……………… 127
　　3. 外来性色素沈着 ………………… 128
Ⓖ 舌の疾患 …（別所和久・園部純也・高橋 克）130
　　1. 地図状舌 ………………………… 130
　　2. 溝状舌 …………………………… 130
　　3. 黒毛舌 …………………………… 131
　　4. 舌扁桃肥大 ……………………… 132
　　5. 巨舌症 …………………………… 132
　　6. 舌乳頭萎縮 ……………………… 132
　　7. プランマー・ヴィンソン Plummer-Vinson
　　　　症候群 …………………………… 132
　　8. ハンター Hunter 舌炎 …………… 133
　　9. 正中菱形舌炎 …………………… 133
Ⓗ 口唇の疾患 …………………（又賀 泉）133
　　1. 肉芽腫性口唇炎 ………………… 133
　　2. 剝離性口唇炎 …………………… 134
　　3. クインケ Quincke 浮腫 …………… 135
Ⓘ 薬物による歯肉増殖症 ……（植野高章）136
　　1. 歯肉増殖症とは ………………… 136
Ⓙ 口腔乾燥症 …………………（中村誠司）137
　　1. 口腔乾燥症とは ………………… 137
　　2. 口腔乾燥症の原因 ……………… 137
　　3. 口腔乾燥症の症状 ……………… 138
　　4. 口腔乾燥症の診断 ……………… 141
　　5. 口腔乾燥症の治療 ……………… 143

5 口腔・顎領域の囊胞 ………………… 145
Ⓐ 囊胞の概要 …………………（冨永和宏）145
　　1. 顎骨内囊胞 ……………………… 146
　　2. 軟組織内囊胞 …………………… 146
　　3. 歯原性囊胞 ……………………… 147
　　4. 非歯原性囊胞 …………………… 147
　　5. 治療の概要 ……………………… 148
Ⓑ 顎骨に発生する囊胞 ………（木村博人）149
　　1. 歯原性囊胞 ……………………… 150
　　2. 非歯原性囊胞 …………………… 152
Ⓒ その他の囊胞 ………（新崎 章・牧志祥子）153
　　1. 術後性上顎囊胞 ………………… 153
　　2. 単純性骨囊胞 …………………… 154
Ⓓ 軟組織に発生する囊胞 ………………… 156
　　1. 粘液囊胞 ………（新崎 章・後藤尊広）156
　　2. ガマ腫 …………………………… 156
　　3. 類表皮囊胞，類皮囊胞 ………… 156

4. リンパ上皮性囊胞（側頸囊胞，鰓囊胞）
　　　　……………（新崎 章・西原一秀）157
　　5. 甲状舌管囊胞（正中頸囊胞）……… 157

6 口腔・顎・顔面の腫瘍および類似疾患 …… 158
Ⓐ 腫瘍の概要 ………………（菅原利夫）158
　　1. 腫瘍の種類 ………………………… 158
Ⓑ 良性腫瘍 …………………（菅原利夫）159
　　1. 歯原性良性腫瘍 …………………… 159
　　2. 非歯原性良性腫瘍 ………………… 161
Ⓒ 悪性腫瘍 …………………（菅原利夫）161
　　1. 歯原性悪性腫瘍 …………………… 161
　　2. 非歯原性悪性腫瘍 ………………… 161
Ⓓ その他の腫瘍性病変 ………（河野憲司）163
　　1. エプーリス ………………………… 163
　　2. 義歯性線維腫 ……………………… 164
　　3. 骨隆起（内骨症，外骨症）………… 164
　　4. 下顎隆起，口蓋隆起 ……………… 165
　　5. 顎骨の線維性骨異形成症 ………… 165

7 顎関節の疾患 ……………………………… 166
Ⓐ 顎関節症 …………………（濱田 傑）166
　　1. 概念 ………………………………… 166
　　2. 自覚症状 …………………………… 166
　　3. 疫学 ………………………………… 166
　　4. 検査 ………………………………… 167
　　5. 病理・病態 ………………………… 167
　　6. 治療 ………………………………… 168
Ⓑ 顎関節の発育異常・形成不全 ……（濱田 傑）168
　　1. 先天異常および発育異常 ………… 168
Ⓒ 顎関節脱臼 ………………（近津大地）169
　　1. 定義 ………………………………… 169
　　2. 症状 ………………………………… 170
　　3. 画像検査 …………………………… 170
　　4. 治療 ………………………………… 170
Ⓓ 顎関節強直症 ……………（髙木律男）172
　　1. 定義 ………………………………… 172
　　2. 症状 ………………………………… 172
　　3. 原因 ………………………………… 172

　　4. 診断 ………………………………… 172
　　5. 治療 ………………………………… 173

8 唾液腺疾患 ………………………………… 174
Ⓐ 唾石症 ……………………（福田雅幸）174
　　1. 症状 ………………………………… 174
　　2. 治療 ………………………………… 174
Ⓑ 唾液腺炎，唾液分泌障害 ……（岸本裕充）175
　　1. 流行性耳下腺炎 …………………… 175
　　2. シェーグレン Sjögren 症候群 ……… 175
　　3. ミクリッツ Mikulicz 病 …………… 175
　　4. 分泌障害について ………………… 176
　　5. 唾液腺シンチグラフィー ………… 176
　　6. 唾液検査 …………………………… 176
　　7. 唾液腺造影法 ……………………… 177
Ⓒ 唾液腺の腫瘍 ……（飯野光喜・石川恵生）177
　　1. 多形性腺腫 ………………………… 177
　　2. 粘表皮癌 …………………………… 178
　　3. 腺様囊胞癌 ………………………… 178

9 血液疾患 …………………………………… 179
Ⓐ 貧血 ………………………（川又 均）179
　　1. 貧血総論 …………………………… 179
　　2. 貧血各論 …………………………… 180
Ⓑ 出血性素因 ………………（川又 均）182
　　1. 出血性素因総論 …………………… 182
　　2. 出血性素因各論 …………………… 183

10 神経疾患 ………………………………… 188
Ⓐ 三叉神経痛 ………（高橋 哲・千葉雅俊）188
　　1. 典型的三叉神経痛 ………………… 188
　　2. 症候性三叉神経痛 ………………… 189
Ⓑ 神経麻痺 ………（高橋 哲・野上晋之介）190
　　1. 顔面神経麻痺 ……………………… 190
　　2. 三叉神経麻痺（下歯槽神経麻痺）… 192
Ⓒ 舌痛症 ……………………（田中 彰）193
　　1. 症状 ………………………………… 193
　　2. 診断 ………………………………… 193
　　3. 治療 ………………………………… 193

11 中枢性疾患による口腔機能障害
……………………（髙戸 毅・西條英人）194
- Ⓐ 障害 194
  1. 中枢神経の概略 194
  2. 各中枢性疾患と口腔機能障害 195
- Ⓑ 治療 200
  1. 各疾患に対する治療 200
  2. 口腔機能障害に対する治療 201
- Ⓒ 評価 206
  1. 中枢性疾患における口腔機能の評価 206
  2. 各種機能評価 207

12 加齢による口腔機能障害 208
- Ⓐ 加齢と老化 ……………（竹内一夫）208
- Ⓑ 加齢に伴う顎口腔領域の障害 209
  1. 加齢に伴う顎口腔領域の変化 210
  2. 加齢に伴う顎口腔領域の疾患 212
- Ⓒ 加齢による口腔機能障害の治療 217
  1. 咀嚼障害への対応 217
  2. 摂食嚥下障害への対応 218
  3. 口腔乾燥症の治療 218
  4. 味覚障害の治療 219
  5. 口腔ケア 219

13 口腔の機能障害と検査および評価 219
- Ⓐ 摂食嚥下障害 ………（牧野日和）219
  1. 評価に必要な基礎知識 219
  2. 評価のための3つの柱 220
- Ⓑ 言語障害 ……………（早川統子）221
  1. 発話とその障害 221
  2. 発話を評価する検査 222
- Ⓒ 開口障害 …………（平塚博義・宮崎晃亘）223
- Ⓓ 呼吸障害 …………（中村典史・手塚征宏）224
  1. 閉塞性睡眠時無呼吸症候群 224
  2. 検査 225
- Ⓔ 味覚障害 …………（松田光悦・吉田将亜）225
  1. 味覚障害の原因 225
  2. 味覚検査法 226
  3. 治療法 226

14 消毒・滅菌法 ……（丹沢秀樹・鵜澤一弘）227
- Ⓐ 滅菌と消毒の概念 227
  1. 滅菌と消毒 227
  2. スタンダードプレコーション（感染に関する標準予防策） 227
  3. 消毒薬使用時の一般的注意 227
- Ⓑ 機器・器具の消毒と滅菌 228
  1. オートクレーブ（高圧蒸気滅菌法） 228
  2. エチレンオキサイド（EO）ガス滅菌法 228
- Ⓒ 皮膚の消毒 228
  1. 消毒薬 228
  2. 剃毛 228
  3. 消毒の方法 229
- Ⓓ 口腔粘膜の消毒 229
- Ⓔ 手指の消毒 229
  1. 術者の手洗い消毒 229
  2. 手洗いの順番 229
- Ⓕ 院内感染 230
  1. 院内感染の予防と対策 230
  2. 感染様式に基づいた個別の対策 231

15 歯科・口腔外科の治療法 232
- Ⓐ 歯の治療（う蝕治療，根管治療）
  ……………………（中川種昭）232
  1. う蝕の治療 232
  2. 根管治療（根尖性歯周病の治療） 232
- Ⓑ 歯科における外科的治療法
  ……………………（野口 誠・藤原久美子）233
  1. 抜歯 233
  2. 歯根端切除手術 234
  3. 囊胞の手術 234
- Ⓒ 口腔悪性腫瘍の治療 ………（菅原利夫）235
  1. 放射線療法 236
  2. 化学療法 236
  3. 手術療法 237
  4. 再建手術 237

16 口腔ケア ……………（梅田正博）239
- Ⓐ 口腔ケアの役割 239

1. 口腔ケアの定義 ………………………… 239
　　2. う蝕や歯周病の予防 …………………… 240
　　3. 肺炎や歯性病巣感染の予防 …………… 240
　　4. 口臭による悪臭の予防 ………………… 240
　　5. 口腔の爽快感によるQOL向上 ………… 241
　　6. 身体のリハビリテーションの1つ …… 241
　　7. 癌治療時の合併症予防
　　　　（周術期口腔機能管理） ……………… 241
❸ 口腔の構造と機能の加齢による変化 …… 243
　　1. 歯 ……………………………………… 243
　　2. 歯槽骨 ………………………………… 243
　　3. 口腔粘膜，歯肉 ……………………… 243
　　4. 顎関節 ………………………………… 243
　　5. 唾液腺 ………………………………… 243
　　6. 口唇 …………………………………… 243
　　7. オーラルジスキネジア ……………… 243
　　8. 疼痛閾値の上昇 ……………………… 244
　　9. 嚥下障害 ……………………………… 244
❹ 口腔ケアの実際 …………………………… 244
　　1. ブラッシング法 ……………………… 244
　　2. 歯間ブラシ …………………………… 244
　　3. フロス ………………………………… 244

　　4. 舌苔除去 ……………………………… 244
　　5. 含嗽 …………………………………… 246
　　6. 要介護高齢者に対する口腔ケア …… 247
　　7. 周術期口腔機能管理 ………………… 247

17 救急蘇生法 …………………（山田守正）249
Ⓐ 一次救命処置と救命の連鎖 ……………… 249
　　1. 救命の連鎖 …………………………… 249
　　2. アナフィラキシーショック ………… 250
　　3. 意識レベル低下の分類 ……………… 250
Ⓑ 成人および小児に対する
　　一次救命処置の手順 …………………… 252
　　1. 周囲の状況の安全確認 ……………… 252
　　2. 反応の確認 …………………………… 252
　　3. 胸骨圧迫の開始 ……………………… 252
　　4. AEDの装着 ……………………………… 252
　　5. CPRとAEDの繰り返し ………………… 254
　　6. 二次救命処置と心拍再開後の集中治療 … 254
Ⓒ 誤飲・誤嚥の治療（気道異物の除去）…… 254
　　1. 腹部突き上げ法 ……………………… 255
　　2. 背部叩打法 …………………………… 255

付録　用語解説　257
索引　297

Side Memo 一覧

- 遺伝子病　94
- 胎芽病　94
- 胎児病　94
- 壊死と壊疽の違い　117
- 味覚障害　130
- 味覚検査法　131
- 口腔悪性腫瘍の病期分類（TNM分類）　162

- 心気症状　200
- 嚥下障害の薬物療法　202
- 正しい評価法を身につけよう　221
- 機能性構音障害　223
- 顎顔面の補綴　236
- 薬剤関連顎骨壊死（MRONJ）　241

序章

歯科医学の歴史と重要性

歯科医学の概要・特徴・歴史

A 歯科医学の概要

　歯科医学は，下記のような口腔病変の原因の追究，ならびに病変の診断と治療法の研究によって，口腔機能の保持と全身の健康の維持・増進に役立つことを目的にしている．消化管の入口を構成する口腔は，摂食，咀嚼，味覚，嚥下，発語，呼吸，表情などに関与する重要な機能を有している．口腔にはさまざまな病変がみられるが，主要な病変は，う蝕，すなわち歯の硬組織（エナメル質，象牙質，セメント質）の破壊と歯髄組織の炎症性病変，および歯周病，すなわち歯周組織（歯肉，セメント質，歯根膜，歯槽骨）の炎症性および咬合外傷性病変である．その他の病変は，口腔粘膜の病変，口腔の囊胞性および腫瘍性病変，顎骨の病変，唾液腺の病変，顎関節の病変などである．

　歯科医学では，上記の目的のために基礎医学分野では，解剖学，生理学，微生物学，薬理学，歯科理工学，病理学，免疫学など，臨床歯科医学分野では，歯科保存学，歯内療法学，歯科補綴学，矯正歯科学，口腔外科学，小児歯科学，口腔衛生学（予防歯科学），歯科放射線学などに基づく歯科医療が行われている．また，近年では，障碍者歯科学，老年歯科学，歯科インプラント学，審美歯科学，接着歯科学，スポーツ歯科学，顎関節・咬合歯科学などに基づく医療も行われている．

B 歯科医学の特徴

　一般に，生体の組織に病変が生じると，生体には生まれながらの治癒力が備わっているため，その組織には自然治癒が認められる．しかし，う蝕のような歯の硬組織欠損や歯髄の病変，あるいは歯の喪失などの病変では自然治癒は全く望めない．したがって，それらの治療には，医学における治療方法とは違って，歯科医学では歯科保存学や歯科補綴学の治療方法などによって物理的に歯の修復や人工歯の装着などが行われるのが特徴である．このように治療方法が異なるため，現在では歯科医学教育は，医学教育とは別の教育課程で行われている．

C 歯科医学の歴史

　医学の歴史で，ヨーロッパのローマ時代にはガレヌス Galenus（129頃-199）の医学が長い間信奉されてきたが，彼の医学には誤謬があると指摘された．そのため，医学が科学として認められるようになったのは，ルネッサンス期にベルギー人のアンドレアス・ヴェサリウス Andreas Vesalius（1514-1564）が，『人体の構造に関する七章の書』（1543，通称ファブリカ）の著書を出版したときに始まると言われている．彼は上下顎の大臼歯や小臼歯の歯根の数や歯の中の歯髄の存在を観察している．また，理髪師から外科医になったフランス人のアンブロワーズ・パレ Ambroise Paré（1510頃-1590）は，歯痛は人を死に至らしめることはないが，ひどく苦しい痛みであると述べ，また，口唇裂手術，抜歯鉗子，下顎脱臼，口腔清掃法などについても報告している．

　近代歯科医学は，フランス人のピエール・フォシャール Pierre Fauchard（1678-1761）が，『外科歯科医，もしくは歯の概論』（1728）の本を出版したことに始まる．これは系統的に歯科を集約した

ものので，最初の歯科医学書となった．この本では，病変ごとに症状から予防法，歯・口腔病変と全身病変との関係などを述べている．彼の歯科医療，歯科技術の公開によって，歯科医学は著しく進歩した．英国人のジョン・ハンター John Hunter (1728-1793) は『人の歯の博物館』を著し，歯の解剖について多くの仕事をなした．また，ハンターは初めて歯を分類し，各歯に学名を付けた．ドイツ人のフィリップ・パッフ Philipp Pfaff (1713-1766) は『人の歯とその疾患に関する論文』(1756) の本を出版し，歯の解剖，病理，治療，補綴などについて述べた．

日本における近代歯科医学は，米国人のウィリアム・クラーク・イーストレーキ William Clark Eastlake (1824-1887) が，1860年(万延元年)に来日して横浜に歯科医院を開業したことによって伝えられた．小幡英之助(1850-1909)は，1875年(明治8年)に歯科医術開業試験を受けて合格し，わが国で初めての歯科医師免許証を受けた．その後，彼は交詢会を作り，後に歯科研究会となり，学会の始めとなった．日本ではその後，歯科専門学校が開設され，さらに第二次世界大戦後の1947年(昭和22年)には歯科専門学校が歯科大学に昇格し，欧米諸国と同じレベルの歯科医を育成して現在に至っている．現在の歯科医療では，歯の欠損に対して金属のチタンを用いた口腔インプラント療法が広く行われている．

参考文献
1) 中原　泉：歯科医学史の顔．学建書院，2008
2) 中垣晴男，他：臨床家のための社会歯科学．改訂3版，永末書店，2013
3) 森岡恭彦：医学の近代史―苦闘の道のりをたどる．NHK出版，2015

2 口腔疾患と健康な生活

口腔は生命を維持するための栄養を摂取する通路であるとともに，呼吸路であり，人とのコミュニケーションを構成するための言語機能を有している極めて重要な器官である．これらの重要な固有の「口腔機能」を担っている歯科・口腔領域の医療は，幅広い年齢層，疾患の種類，治療内容の多様性から高い専門性を持つ多くの専門分野に細分化されて発展してきた．

A 口腔疾患の現状

歯科・口腔外科で取り扱う疾患は，先天異常，外傷，炎症，腫瘍，囊胞，口腔粘膜疾患，顎関節疾患，神経疾患，唾液腺や上顎洞などに発症する疾患が対象となる．その中でもう蝕症と歯周病は歯科における二大疾患であり，いずれも歯を喪失する大きな原因となっている疾患である．

1）8020運動

口腔からの食物摂取を生涯にわたり継続するために，80歳で20本以上の歯を保つことを目的とした「8020運動」が展開されてきた．このためにフッ化物洗口ガイドラインによるう蝕の予防法や乳幼児・妊産婦の口腔診査・保健指導に加え，健康増進法に基づく歯周疾患検診，寝たきり高齢者訪問口腔衛生指導などが実施され，初期の目標値である20％を超える25％という効果が出てきているが，健康寿命が延びてきている現状ではまだまだ不十分であろう．

幼児期，学童期のう蝕予防のために歯科健康診査の実施や歯面へのフッ化物の塗布などが行わ

れ，まだ目標値には達していないが，1人当たりのう蝕数の減少効果がみられてきている．

2）歯周病

成年期以降における歯の喪失の主たる原因である歯周病は，誤嚥性肺炎，狭心症や心筋梗塞などの動脈疾患，心内膜炎の発症や糖尿病との関わりなどの全身疾患との密接な関連性が明らかにされ，その対策としての歯周病の予防と治療に関わる口腔ケアの普及により，進行した歯周病の減少効果が現れている．

3）唇顎口蓋裂

先天異常疾患として発生頻度が高い唇顎口蓋裂は，口腔内を陰圧にできないために起きる哺乳障害や鼻咽腔閉鎖機能不全によって起こる特有の言語障害が発現する．また，将来的には歯列の異常や顎顔面の成長発育への障害などがみられ，本人はもとより家族に対しても多くの不安や複雑な心理的影響を与えるなど多くの問題を抱えている．

これに対し出生直後からの哺乳指導などの栄養管理，ホッツHotz床の装着，適切な時期での口唇形成術や口蓋形成術，その後の言語訓練などが言語聴覚士や各診療科の専門家によるチーム医療としての一貫治療が行われ，優れた成果が出ている．

4）摂食嚥下障害

従来から行われてきた摂食嚥下障害への取り組みも，「口腔機能向上」を図るための歯科医療や介護予防特定高齢者対策等の施策により改善が図られている．そして，これらの事項は言語聴覚士の業務と密接に関連する重要な問題である．

が，種々の疾患や加齢によりその機能は低下し失われることになる．摂食嚥下障害とは，水分や食塊を口腔内に取り込み，咀嚼してから舌を用いて咽頭へ移送させ，さらに反射運動により咽頭から食道へ送り，その後，蠕動運動によって食道から胃へ送り込む一連の運動障害をいう．

1）摂食嚥下障害と口腔ケア

第1相の口腔期は随意的な舌・口腔の疼痛，麻痺，運動障害で起こる．口腔，鼻腔，喉頭腔が反射的に閉鎖される第2相の咽頭期の咽頭反射が障害されると，気管内に誤飲を起こす．食道から胃への第3相の食道期は，食道の腫瘍，炎症，瘢痕，圧迫などにより通過障害をきたすことになる．また，高齢者の摂食嚥下障害を引き起こす加齢変化として，歯の欠損，咀嚼筋や咽頭の筋力の低下，顎骨や舌骨の萎縮，口腔，咽頭や気管の感覚の低下などがある．

摂食嚥下障害による高齢者の潜在的な低栄養状態の深刻化，誤嚥性肺炎の危険性の増加が指摘されている．高齢者人口が全人口の25％を超えた日本の高齢社会においては，高齢者の摂食嚥下障害を予防し健康寿命を延長させるための摂食嚥下リハビリテーションなどの口腔機能を向上させるための口腔ケアが重要な課題となる．口腔ケアは，口腔内の細菌を減少させることで誤嚥性肺炎の発症の予防，口腔粘膜を刺激することで嚥下反射の正常化，会話能力の賦活化，自立した生活とADLの向上，低栄養や脱水の予防などの効果が立証されており，今後の予防医療としてますます重要な事柄になっていくと思われる．

B 健康な生活のために

健康な生活を営むためには生涯，自分の歯で食事をし，食べる楽しみを維持することによって，生活の質を確保することである．

口腔は摂食嚥下機能，構音機能，呼吸路としての機能などを固有の「口腔機能」として有している

3 歯科・口腔外科における言語聴覚士の役割

　口腔は消化器官の入り口であり，食物の摂取，咀嚼，嚥下機能によって生命の維持に必要な栄養分を体内に取り込んでおり，また呼吸器の入り口や構音器官としても重要な機能を果たしているが，種々の要因によってその機能は低下する．第一に歯科・口腔領域の種々の疾患によって起きる「口腔機能」や「形態」の障害である．これらに対して歯科・口腔外科の治療によって回復を目指すことになるが，治療後にも機能低下が残存することもある．第二として，さまざまな全身疾患によって口腔に発現する症状により口腔の機能が低下することである．第三として，加齢による体力の低下や口腔機能の低下は避けられないことであり，社会復帰のための摂食嚥下障害，言語障害，呼吸障害に対するリハビリテーションが重要になる．

　言語聴覚士の業務は「音声機能，言語機能又は聴覚に障害のある者についてその機能の維持向上を図るため，言語訓練その他の訓練，これに必要な検査及び助言，指導その他の援助を行うこと」（言語聴覚士法第2条）であり，また「診療の補助として，医師又は歯科医師の指示の下に，嚥下訓練，人工内耳の調整その他厚生労働省令で定める行為を行うこと」（同第42条）であり，「言語聴覚士はその業務を行うに当たっては，医師，歯科医師その他の医療関係者との緊密な連携を図り，適正な医療の確保に努めなければならない」，「言語聴覚士は，その業務を行うに当たって，音声機能，言語機能又は聴覚に障害のある者に主治医の医師又は歯科医師があるときは，その指導を受けなければならない」（同第43条）と定められている．このように，歯科・口腔外科領域と密接に関連する言語聴覚士の役割は，摂食嚥下障害や言語障害に対する訓練である．

A 摂食嚥下障害に対する対応

　摂食嚥下障害の病態は，口腔・咽頭・食道の炎症，腫瘍，外傷，手術などの摂食嚥下器官や，その周囲の機能を低下させる末梢性の障害と脳血管疾患，脳腫瘍，脳性麻痺，パーキンソン病，ベーチェット病，筋ジストロフィーなどの神経・筋などの摂食嚥下に関わる中枢性の障害がみられる．摂食嚥下訓練は各年齢層に応じた，そしてそれぞれの病態に応じた適切な訓練を行わなければならない．そのためには，各種疾患に対する幅広い知識と摂食嚥下の解剖学的，生理学的知識を身につけ，高い摂食嚥下訓練の能力を身につける必要性がある．

B 言語障害に対する対応

　言語はヒトが用いる意思の伝達手段であり，ヒト間のコミュニケーションを介して社会活動や文化的活動を支えている．また同時に，学習，記憶などと関連して思考し判断することによって人格を形成し，社会活動や精神活動に大きな影響を与えるものである．言語発育の障害，発語の不明瞭さやその不足は単にコミュニケーション不足のみならず，精神的および心理的な面にも大きな障害を与える．

　言語聴覚士は言語障害を持つ患者の身体的，精神的な特徴を把握して，言語障害のある人々に対するコミュニケーション能力の回復を図り，社会生活への参加を支援するとともに，QOLの向上に貢献しなければならない．そしてこれらの医療

活動の実施に当たっては，歯科医師，医師をはじめとする各種の医療関係者と密接な連携を図ることも言語聴覚士の大切な役割である．

第 1 章

基礎歯科医学

1 口腔・オトガイ・顔面・頸部の構造と機能

A 顔面・頸部の構造と機能

口腔を中心とした解剖学は口腔解剖学とよばれ，歯科学や口腔外科学で必要となる人体構造を扱う分野である．本項では，歯・口腔を中心として，その周囲の顔面と頸部を含む範囲を扱う．

1 顔面・頸部の名称

口腔に隣接する顔面の各領域は大きく中顔面と下顔面に分けられ，また，口腔に隣接する頸部の領域は，顎下部（あるいは顎下三角），オトガイ下部（あるいはオトガイ下三角）などとよばれる．顔面・頸部の各部位はさまざまな名称でよばれるが，代表的な呼称を図1-1に示す．

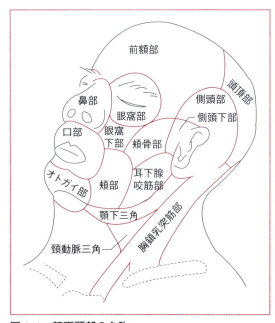

図1-1 顔面頸部の名称

2 口腔・顎・顔面領域の神経の分布と機能

a 中枢神経系と末梢神経系

情報を統合するために体正中部に集合して存在する脳と脊髄からなる神経系のことを中枢神経系とよび，中枢神経系と末梢を結ぶ線維を末梢神経系とよぶ．

末梢神経は，脳と頭頸部の間の刺激の伝達を行う脳神経，脊髄と身体諸部の間の刺激の伝達を行う脊髄神経，ならびに，脊髄，脳下部よりの刺激を，不随意運動をする平滑筋，心筋，腺へ伝達する自律神経系に分けられる．

b 脳神経，脊髄神経

脳神経は12対よりなる．前方より，嗅神経・視神経・動眼神経・滑車神経・三叉神経・外転神経・顔面神経・内耳神経・舌咽神経・迷走神経・副神経・舌下神経の順である．

脊髄神経は脊髄から起こる31対の神経の集まりで，椎間孔を通って脊柱管の外に出て，躯幹，四肢の筋肉，皮膚に分布する．前根と後根とよぶ神経束が脊髄から起こり，両根は椎間孔のすぐ外側で合流し，1本の脊髄神経となる．前根は運動線維，後根は知覚線維よりなる．8対の頸神経，12対の胸神経，5対の腰神経，5対の仙骨神経，1対の尾骨神経の計31対からなる．椎間孔より出た脊髄神経は直ちに前枝と後枝に分かれ，前枝と後枝はそれぞれ腹側と背側に分布する．頸神経のうち上半部にあたる第1〜第4頸神経が頭頸部に分布する（図1-2）．第1〜第4頸神経の前枝は頸神経叢を作り，この神経叢より6本の枝が分かれ，4本が皮枝，2本が筋枝となる．皮枝は，上方より下方に向かって小後頭神経，大耳介神経，

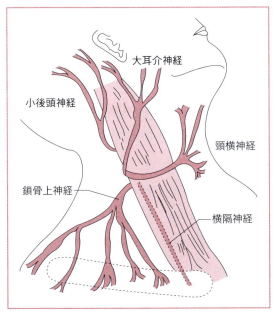

図 1-2　頸神経

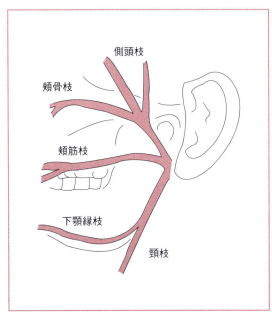

図 1-3　顔面神経の走行

頸横神経，鎖骨上神経が並んでいる．筋枝は，頸神経ワナと横隔神経が分かれる．

c 顔面神経

　顔面に分布する運動神経として，顔面皮下に存在する多数の表情筋の運動を支配している顔面神経が走行する（図 1-3）．運動神経線維の起始部は，延髄上部背側と橋背部の顔面神経核（運動核）にある．副交感神経線維の起始細胞は，運動核の下端で延髄上部の網様体中にある上唾液核から起こる．知覚神経とともに中間神経として脳幹を出る．知覚神経線維の起始細胞は膝神経節にある．側頭骨錐体を貫く顔面神経管中を経過し，茎乳突孔を出て，耳下腺中を前下走し，咬筋外面で耳下腺神経叢を作り，そして，顔面に放散して表情筋に分布する．

d 三叉神経

　顔面に分布する知覚神経として，顔面表層の知覚を支配する三叉神経が走行する（図 1-4）．一部の運動線維は橋の内部の三叉神経運動核を起始核

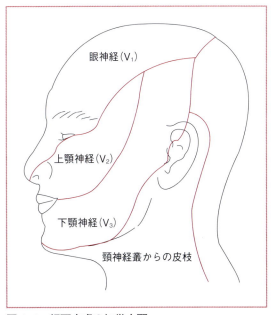

図 1-4　顔面皮膚の知覚支配

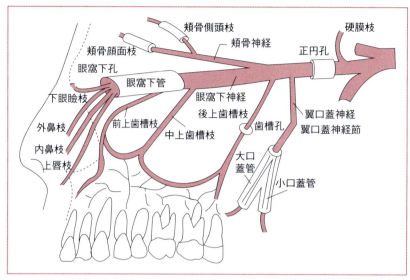

図1-5 上顎神経の経過と分布

とし，咀嚼筋に分布する．知覚線維の起始細胞は三叉神経節（半月神経節）にある．この三叉神経節より3本の枝，すなわち，眼神経，上顎神経，下顎神経に分かれる．この3本の神経が頭蓋を出たところでそれぞれ，眼神経では毛様体神経節，上顎神経では翼口蓋神経節，下顎神経では顎下神経節，耳神経節を作る．3つの神経はそれぞれ，まず反回枝（硬膜枝）を出し，その後，内，中，外の3枝に分かれる．内側枝，中間枝，外側枝に相当する神経は，眼神経では，鼻毛様体神経，前頭神経，涙腺神経であり，上顎神経では，翼口蓋神経，眼窩下神経，頬骨神経，そして，下顎神経では，舌神経，下歯槽神経，耳介側頭神経である．上顎神経と下顎神経の経過と分布を図1-5と図1-6に示す．

3 口腔・顎・顔面領域の脈管系の分布

a 動脈系

右側は腕頭動脈から，左側は直接大動脈弓から分枝する総頸動脈が，甲状軟骨上縁の高さにおいて内頸動脈と外頸動脈に分岐する．この外頸動脈の分枝が顔面・口腔へ分布する．外頸動脈の分枝には，下方より順に，上甲状腺動脈，上行咽頭動脈，舌動脈，顔面動脈，後耳介動脈，後頭動脈，顎動脈，浅側頭動脈がある（図1-7）．

b 静脈系

頭頸部の静脈血の大部分が内頸静脈に注ぎ，一部は外頸静脈を経由して，胸郭上部で鎖骨下静脈と合流して腕頭静脈となる．内頸静脈の経過中に，起始部では，蝸牛小管静脈，舌骨大角後端付近では，下顎後静脈，咽頭静脈，顔面静脈，胸鎖乳突筋静脈，舌静脈，上甲状腺静脈，そして鎖骨下静脈と合流する付近で，外頸静脈がそれぞれ合流する（図1-8）．

c リンパ系

頭部と頸部の毛細リンパ管が合流して頸リンパ本幹となって，上肢よりのリンパを集めた鎖骨下リンパ本幹とともに静脈に入る．リンパ管の経過中に，リンパ組織からなるリンパ節が存在する．耳介付近に存在する耳介前リンパ節と耳介後リンパ節には頭蓋のリンパ管が入り，下顎底に沿ったところに存在するオトガイ下リンパ節と顎下リン

1 口腔・オトガイ・顔面・頸部の構造と機能　11

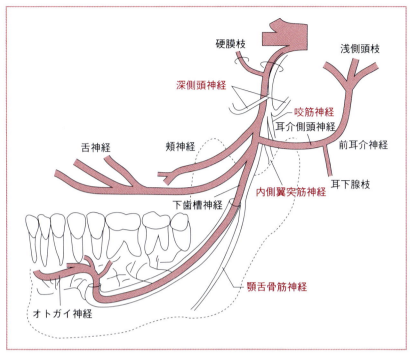

図1-6　下顎神経の経過と分布
赤文字：運動神経，黒文字：知覚神経を示す．

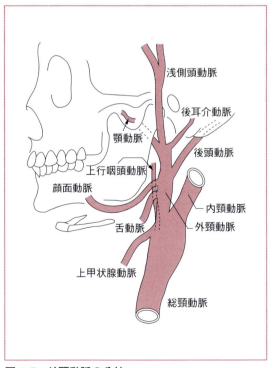

図1-7　外頸動脈の分枝

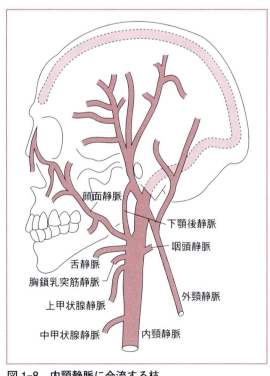

図1-8　内頸静脈に合流する枝

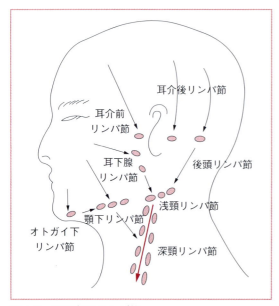

図1-9 頭頸部のリンパ節

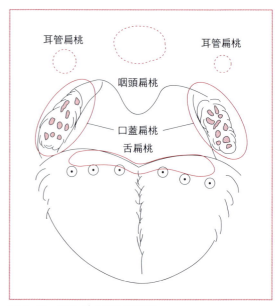

図1-10 ワルダイエル咽頭輪

パ節には顔面と口腔付近のリンパ管が入り，耳下腺付近に存在する耳下腺リンパ節や浅頸リンパ節には，顔面と口腔のリンパ節の一部と耳下腺のリンパ管が入る（図1-9）．これらのリンパ節より出たリンパ管は，内頸静脈に沿った深頸リンパ節に入る．

舌根にある左右の舌扁桃，口蓋舌弓と口蓋咽頭弓の間にある左右の口蓋扁桃，耳管開口部の周囲にある左右の耳管扁桃，咽頭円蓋にある咽頭扁桃（アデノイド）は，口腔と鼻腔の裏門，すなわち咽頭の入り口を取り囲むように配列されているリンパ組織で，ワルダイエル咽頭輪とよばれる（図1-10）．

4 口腔・顎・顔面領域の筋の分布と機能

表情筋は皮膚に停止し，咀嚼筋は骨格に停止する．表情筋は骨から起こり皮膚に停止し，皮膚から起こり皮膚につく皮筋の系統に属する．表情筋は筋膜を欠き，顔面神経が支配する．これに対し，咀嚼筋は骨格筋に属し，停止部が下顎骨であり，

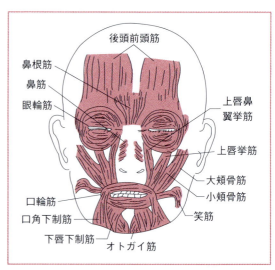

図1-11 顔面表情筋

筋膜によって包まれている．下顎神経が支配する．

顔面表情筋には24種の筋肉がある（図1-11）．口裂周囲の筋肉には，口輪筋・大頬骨筋・小頬骨筋・上唇挙筋・上唇鼻翼挙筋・口角挙筋・笑筋・頬筋・口角下制筋・下唇下制筋・オトガイ筋・オトガイ横筋・広頸筋顔面部が，眼裂周囲の筋肉に

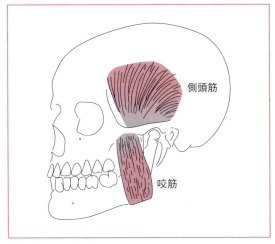

図 1-12 咀嚼筋（1）

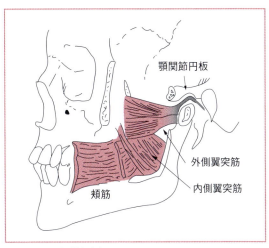

図 1-13 咀嚼筋（2）

は，眼輪筋・眉毛下制筋・鼻根筋・眉筋が，鼻部の筋肉として，鼻筋・鼻中隔下制筋が，耳介周囲の筋肉として，上耳介筋・前耳介筋・後耳介筋が，頭蓋表面を覆う筋肉として，後頭前頭筋・側頭前頭筋がある．

下顎に付着して顎運動を起こし，咀嚼に関与する筋を広義の咀嚼筋という（図 1-12〜14）．開口運動に関与する筋を開口筋といい，外側翼突筋，顎二腹筋，顎舌骨筋，オトガイ舌骨筋が含まれる．逆に，閉口運動に関与する筋を閉口筋といい，咬筋，内側翼突筋，側頭筋がある．これらの中で，下顎骨を上方，ないし前方に動かすことにより直接咀嚼運動に関与する筋を狭義の咀嚼筋といい，咬筋，内側翼突筋，外側翼突筋，側頭筋を指す．

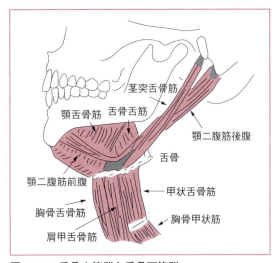

図 1-14 舌骨上筋群と舌骨下筋群

B 歯および口腔の構造と機能

1 歯と歯周組織

歯（teeth）は象牙質，エナメル質，セメント質の3つの硬組織と歯髄から構成される器官である（図 1-15）．歯は，すべての歯が同じ形を呈する同形歯性と，ヒトの歯のように形が異なる異形歯性に区別される．ヒトの乳歯と永久歯の配列は，どちらも全体として U 字型の歯列弓を示す．

乳歯は上下左右に各5本（乳切歯2，乳犬歯1，乳臼歯2本）の計20本あり，乳歯が抜け落ちて，その下から同数の永久歯（上下左右それぞれ切歯2，犬歯2，小臼歯2本）が生える．大臼歯（上

下左右にそれぞれ3本)は，乳歯列の後方から生え，永久歯は計32本となる．乳歯の脱落後に生えてくる永久歯を代生歯とよび，乳歯の後ろから生える大臼歯(永久歯)を加生歯とよぶ．

歯は口腔に露出している部分を歯冠，顎骨に埋まっている部分を歯根とよび，歯冠は，エナメル質が象牙質を覆い，歯根では，薄いセメント質が象牙質を覆う．歯根は顎骨の歯槽とよばれる窪みにはまり込み，歯槽の骨壁と歯根の隙間に位置する歯根膜とよばれる密性結合組織によって，歯槽の中に吊り下げられるように固定されている(図1-15)．この植立方式を釘植とよぶ．歯冠と歯根の移行部はわずかに括れ歯頸とよぶ．

歯髄腔は，歯冠と歯根の象牙質の内部にある空所で，結合組織の歯髄によって満たされている．歯髄腔は歯根の先端(根尖)の穴(根尖孔)によって，歯根膜と交通し血管や神経が歯髄の中に入る．歯頸部を表面から覆う口腔粘膜の一部を歯肉とよび，この歯肉を含めて，セメント質，歯根膜，歯槽骨および歯肉から構成される歯周組織(periodontium)が歯を周囲から支持し，咀嚼機能を果たす．発生学的には，歯根膜，固有歯槽骨，セメント質と歯肉の一部となる粘膜固有層は歯小嚢に由来する．歯が歯槽中に植立するには，歯根，歯槽，そして歯根膜の3者が1つの機能的単位として働くことが必要である．

a エナメル質

エナメル質(enamel)は外胚葉由来の上皮性細胞のエナメル芽細胞が形成する人体で最も硬い(モース硬度6～7)石灰化した硬組織である．半透明で乳白色もしくは淡黄色を呈すが，加齢とともに褐色化する．厚さは2mmほどで，歯頸部に向かうにつれてナイフエッジ様に薄くなる．乳歯のエナメル質の厚さは永久歯の1/2ほどである．完成したエナメル質の化学的組成は，リン酸カルシウムを主体とする無機質のハイドロキシアパタイトの結晶構造で湿重量比の95～98%を占める．その他は有機質と水分である．エナメル質のアパ

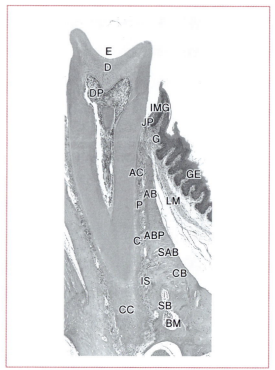

図1-15　歯と歯周組織の組織像
脱灰標本なのでエナメル質(E)は欠如している．
E：エナメル質，D：象牙質，DP：歯髄，AC：無細胞セメント質，C：セメント質，CC：有細胞セメント質，P：歯根膜，AB：歯槽骨，ABP：固有歯槽骨，SAB：支持歯槽骨，SB：海綿骨，BM：骨髄，CB：皮質骨，G：歯肉，LM：粘膜固有層，GE：歯肉上皮，IMG：歯肉溝上皮，JP：付着上皮，IS：脈管神経隙．

タイト結晶の大きさは象牙質，セメント質，骨よりも大きく，長さは400～1,000 nm，幅は40～130 nm，厚さは30～80 nmの柱状で，その横断像は扁平六角形を示す．

エナメル質の基本構造は，エナメル象牙境からエナメル質表面に至るエナメル小柱とその周囲の小柱鞘である．エナメル小柱の横断面は鍵穴形を呈し，径の大きい部分を小柱頭部，径の小さい部分を小柱尾部という．小柱周囲の小柱鞘には有機質がわずかに含まれている．エナメル小柱はエナメル象牙境から切縁や咬頭頂部に向かって走行しているが，エナメル質の中間部より深層部では，小柱が集団で蛇行や弯曲をする．

エナメル質は，形成時における周期的な石灰化の変動に起因すると思われる種々の成長線がみられ，1日の成長線を横紋とよび，出生時の環境の変化にて生まれる低石灰線を新産線とよぶ．エナメル質表面には，低石灰化のエナメル小柱で集合からなるエナメル叢やエナメル質の亀裂に由来するエナメル葉などの構造物も観察される．エナメル質の形成後に咬耗，摩耗およびう蝕などの欠損が起きた場合にも修復されず，血管と神経も含まないので知覚も発生しない．エナメル質は胎生期の母体の状態，あるいは出生後の全身的な状態（薬物や栄養障害，内分泌疾患など）によって形成不全をきたすことがある．

b 象牙質

象牙質（dentin）は歯の主体をなし，神経堤あるいは外胚葉性間葉に由来する象牙芽細胞が形成する硬組織である．色は不透明な淡黄色あるいは黄褐色を示し，年齢とともに褐色度が強くなる．象牙芽細胞は，コラーゲン線維を主体とする未石灰化の象牙前質を形成し，続いてハイドロキシアパタイトの結晶が沈着し石灰化する（図 1-16）．象牙前質は5〜30 μmの幅であり，石灰化した象牙質と象牙前質との境界を石灰化前線という．この石灰化は，歯髄が存在する限り，終生続く．初期に形成された象牙質表層部は，基質小胞性の石灰化にて形成され，外套（外周）象牙質とよび，外套象牙質の深層部に髄周象牙質が形成される．髄周象牙質の石灰化方式は，添加的石灰化にて形成される．外套象牙質と髄周象牙質を合わせて原生象牙質，歯根が完成してから形成される象牙質を第二象牙質，う蝕などの刺激による反応性に形成された象牙質を第三象牙質（修復象牙質）とよぶ．

象牙質の基本構造は，象牙細管とその周囲の管間象牙質である（図 1-16）．管間象牙質は，象牙細管内に存在する象牙芽細胞の突起（象牙線維，トームス線維）と象牙細管壁との間の管周象牙質と区別する．管周象牙質は管間象牙質に比べて一般に石灰化の程度が高い．象牙質の形成中の石灰化や基質線維の形成程度の周期的変動により成長線（アンドレーゼンの線条，新産線，石灰化条など）が形成される．添加的石灰化時にみられる石灰化球の癒合不全によって形成される低石灰化な象牙質部を球間象牙質とよぶ．

象牙質の化学組成は重量比で有機質が約20%，無機質が70%，水分が約10%である．有機質成分の約90%以上はⅠ型コラーゲンである．非線維性の有機性基質には，少量のプロテオグリカン，リン蛋白質，グラ蛋白質などが含まれる．

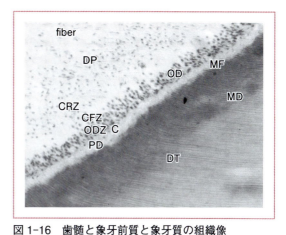

図 1-16 歯髄と象牙前質と象牙質の組織像
DT：象牙細管，MD：石灰化象牙質，MF：石灰化前線，C：石灰化球，PD：象牙前質，OD：象牙芽細胞，ODZ：象牙芽細胞層，CFZ：細胞希薄層，CRZ：細胞稠密層，DP：歯髄，fiber：コラーゲン線維．

c 歯髄

歯髄（dental pulp）は神経堤由来の間葉組織である歯乳頭に由来する線維性結合組織で，歯根の完成後，歯乳頭から歯髄に名前が変わる．歯頸部を境にして，冠部歯髄と根部歯髄に分けられ，根部歯髄を収容する部分を根管という．一方で，歯髄は中央部と辺縁部にも分けられ，中央部には根尖孔から侵入した動・静脈と神経線維束が冠部歯髄に向けて上昇する．辺縁部は，象牙質側から象牙芽細胞層，細胞希薄層，細胞稠密層の3層がみられ，ここに神経叢と終末毛細血管網が分布する（図 1-16）．

歯髄の基本的な構造は，基質，線維，細胞であるが，歯髄の大部分が線維芽細胞とⅠ型およびⅢ型コラーゲンの線維を主体とする基質であり，血管・神経の分布も豊富である．線維芽細胞や象牙芽細胞に分化可能な未分化間葉細胞も存在する．歯髄組織の線維密度は比較的疎であるが，脂肪細胞や弾性線維は少ない．

歯髄は，象牙芽細胞による象牙質の形成に貢献し，血管，神経の働きにより，象牙質および歯髄の維持，防御を恒常的に行う．歯髄を満たす歯髄腔の外形は，加齢によって次第に狭窄し，容積が縮小する．これは，第二象牙質の持続的形成，修復象牙質の形成などによる．

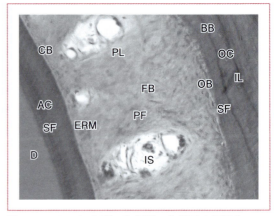

図 1-17　セメント質，歯根膜，歯槽骨の組織像
D：象牙質，AC：無細胞セメント質，SF：シャーピー線維，CB：セメント芽細胞，ERM：マラッセの上皮遺残，PF：主線維，FB：線維芽細胞，PL：歯根膜，OB：骨芽細胞，OC：骨細胞，BB：束状骨，IL：成長線，IS：脈管神経隙．

d セメント質

セメント質（cementum）は歯根象牙質の全表面を覆う硬組織であり，その範囲の上方はエナメル・セメント境となり，内方はセメント・象牙境となる．歯根膜に位置するセメント芽細胞がセメント質を形成することから，歯根膜が存在する限りセメント質は終生形成され，加齢に伴い肥厚する．セメント質の厚さは最も薄いエナメルセメント境で20〜50μm，最も厚い部分で150〜200μmになる．

セメント質には無細胞セメント質と細胞性（有細胞）セメント質の2種類に区別される．無細胞セメント質はセメント質中に細胞を含まず，歯根象牙質の全体を薄く覆うように分布する．無細胞セメント質は主に歯小囊から形成され，歯頸側2/3の象牙質表面に分布し，シャーピー線維の侵入が多く，ハイドロキシアパタイトの沈着も良好である．ただし，根尖側1/3では欠如することもある．細胞性セメント質は，基質中にセメント細胞を含み，根尖側1/3〜2/3の象牙質上に分布し，成長線も明瞭に観察される．細胞性セメント質は歯根膜のセメント芽細胞によって形成され，主として原生セメント質の表面に歯根歯頸側1/2から根尖側にわたって見られ，シャーピー線維が一般に少ない．細胞性セメント質の基質中のセメント小腔にセメント細胞が収まり，セメント細胞の突起を入れるセメント細管が派生している．

セメント質の細胞外マトリックスは線維成分（Ⅰ型コラーゲン線維およびオキシタラン線維），非線維性の成分と無機結晶からなる．セメント質は，歯の3つの硬組織のうち最も硬度が低い．無機質はハイドロキシアパタイトの結晶からなり，血管と神経を含まないので，組織改造や吸収などの代謝も低い（図1-17）．セメント質の化学組成は，無機質が体積比で45〜50％を占め，有機質と水分が35〜50％を占める．重量比では，無機質が63％，有機質が23％，水分が12％となる．セメント質のコラーゲン線維は基質線維（固有線維）とシャーピー線維（非固有線維）の2種類に区別される．固有線維はセメント芽細胞から形成され，シャーピー線維は歯根膜の線維芽細胞によって形成される．セメント質の第1の機能は，コラーゲン線維の付着・結合の場を提供し，シャーピー線維を介して歯を歯槽骨に釘植させることである．

e 歯根膜

歯根膜（periodontal ligament）は結合組織であ

り，その主体はⅠ型コラーゲンからなるコラーゲン線維束で，これを主線維とよぶ(図1-17)．この線維束の走行は，大部分のものは斜め下方の方向をとり，咬合圧の緩衝作用としての役割をもつ．

主線維の両端はシャーピー線維として，セメント質および歯槽骨に埋入し，セメント質と歯槽骨を強力に結合する．つまり，歯根膜は歯根を歯槽中に懸垂する靱帯として機能し，咬合時に生じる種々の刺激を感受する歯の感覚装置(受容体)としても働いている．

主線維の線維間には線維芽細胞が分布し，セメント芽細胞，骨芽細胞，未分化間葉細胞に加えて，上皮細胞や種々の免疫担当細胞などがいる．歯根膜のセメント質側に歯胚のエナメル器に由来するヘルトヴィッヒ上皮鞘の残存となるマラッセの上皮遺残が，塊状になって存在する(図1-17)．歯根膜はこれらの細胞の働きで，歯槽骨およびセメント質の代謝と恒常性の維持という役割を果たす．主線維の線維間には，脈管と神経も分布し，脈管神経隙とよぶ．歯根膜は血管孔を介して歯槽骨の骨髄と，根尖孔を経て歯髄と連絡し，血液の供給を受けている．

歯根膜の厚さは，咬合圧を強く受ける臼歯では，前歯に比べてやや厚い．歯根中央部が最も薄く約150 μm，それより根尖側や歯頸側に向かうにしたがって厚くなり，歯頸部では300～400 μm，根尖部では約200 μm，平均して0.20～0.35 μmである．

f 歯槽骨

歯槽骨(alveolar bone)は歯根を容れる凹みである歯槽の形成に伴い形成され，上顎骨では歯槽突起，下顎骨では歯槽部とよぶ．歯槽突起と歯槽部はそれぞれ上顎骨と下顎骨に連続し，骨体部との明瞭な境界はない．歯槽突起と歯槽部は，歯が喪失すると著しく退縮し，無歯顎では完全に消失することもある．歯槽骨は歯根を取り巻く歯槽内壁にあたる薄い骨板である固有歯槽骨と，その外側を囲む支持歯槽骨(支持骨)とに区別される．固有歯槽骨は束状骨と層板骨とに区別され，歯根膜側に位置する束状骨は，基礎層板からなりシャーピー線維が埋入する(図1-17)．層板骨は，ハバース層板からなり，シャーピー線維は含まない．支持歯槽骨は，皮質骨と海綿骨に区別される．歯肉下にて，皮質骨(緻密骨)から固有歯槽骨に移行する部位を歯槽頂とよぶ．海綿骨は固有歯槽骨と皮質骨との間にあり，骨梁と骨髄からなる．支持歯槽骨は顎骨骨体の延長部分であり，固有歯槽骨の外壁をなす．歯槽骨は吸収と添加が繰り返される改造現象がある．歯槽骨のX線像では，固有歯槽が白線(歯槽硬線)としてみられる．

g 歯肉

歯肉(gingiva)は歯頸部で歯に接合し，歯槽骨を覆う口腔粘膜であり，口腔内の細菌や異物の侵入を防ぐとともに，歯を支持する機能をもつ(図1-15)．歯肉の位置はエナメル質に接合する歯・歯肉境から，歯槽粘膜に移行する歯肉・歯槽粘膜境までとなる．ただし，上顎の口蓋側には歯槽粘膜は存在しないので，歯肉は口蓋粘膜に移行する．歯肉は組織学的には角化重層扁平上皮を示す粘膜上皮(歯肉上皮)とその下層の結合組織である粘膜固有層の2層からなり，粘膜下組織は欠く．歯肉は外見上，遊離歯肉(辺縁歯肉)，付着歯肉，歯間乳頭に分けられる．遊離歯肉は，歯面から遊離し，その隙間を歯肉溝とよぶ小溝があるので，歯垢(バイオフィルム)が沈着しやすい．付着歯肉では粘膜固有層が歯槽骨に強く付着し，歯間空隙を埋める部分を歯間乳頭とよぶ．

歯肉上皮は歯肉頂(歯肉縁)を境として，口腔に面する側の外縁上皮と，歯に面する側の内縁上皮とに区別され，内縁上皮は，歯面に接着している付着上皮と歯面から遊離する歯肉後壁を形成する歯肉溝上皮とに区別される．歯肉溝上皮は，基本的には外縁上皮の構造に類似しているが，付着上皮は細胞間隙が広く開大する．付着上皮の再表層が歯面にヘミデスモゾーム(半接着斑)で接着(上皮付着)している．一方で，粘膜固有層のコラーゲン線維束は歯槽骨の皮質骨側の骨膜とセメント

質に結合し，粘膜固有層には，付属腺も脂肪組織も存在せず，太い血管も分布しない．歯肉の上皮部分は外胚葉性であるが，付着上皮は退縮エナメル上皮由来の細胞からなる．歯肉の結合組織部分は間葉性の歯小囊およびその周囲組織に由来する．

粘膜固有層は，コラーゲン線維束と線維芽細胞から構成される．コラーゲン線維束は，歯肉と歯ならびに歯槽骨を結合し，炎症などによる歯肉の退縮を阻止する役目ももつ．

2 口腔

口腔（oral cavity）は口裂に始まり口峡に終わる消化管の入口である．食物の摂取，嚥下に加え呼吸や発声などの呼吸器系の役割も担う．口腔粘膜上皮には味覚などの感覚器が分布する．口腔は口腔前庭と固有口腔に区別される．口腔前庭は前方を口唇，側方を頬，後方を上下の歯列とその歯槽部に囲まれる．内部には上唇小帯・下唇小帯，頬小帯という粘膜のヒダと耳下腺乳頭がみられる．固有口腔は前方と側方を上下の歯列と歯槽部，上方を口蓋，下方を口底と舌，後方を口蓋舌弓，口蓋咽頭弓，舌根で挟まれた口峡で囲まれる（図1-18）．

a 口唇

口裂を囲む上唇と下唇からなる．口裂の両端を口角といい，その外側で上唇と下唇が会する部分を唇交連という．口唇は口輪筋を芯にして顔面側の皮膚部，口腔側の粘膜部，それらの移行部である唇紅に区別される．唇紅は薄い角化上皮と，その下の豊富な毛細血管により，赤みが強い．口裂周囲の表情筋（顔面神経支配）は口裂を閉じる口輪筋以外に多数の筋肉が口裂を中心に放射状に配列し，口唇と頬の運動に関与する．これらの筋は摂食や発音に重要な役割を果たす．

b 頬部

頬は口腔の側壁を形成し，内面は粘膜で覆われ

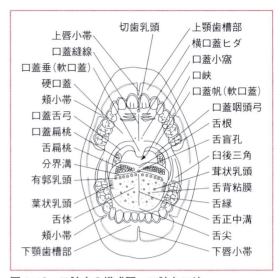

図1-18 口腔内の模式図：口腔と口峡

粘膜下には頬脂肪体と頬筋がある．上顎第一と第二大臼歯に相対する頬粘膜には，耳下腺管の開口部である耳下腺乳頭がみられる．

c 口蓋

口蓋は固有口腔の天井を形成し，口腔と鼻腔を隔てる．前方は上顎骨と口蓋骨とで裏打ちされた硬口蓋，後方は口蓋筋により可動性のある軟口蓋からなる（図1-18）．

d 舌

舌の前方2/3は境界不明瞭な舌尖部と舌体部で作られ，後方1/3は分界溝により舌体部と区分される舌根部からなる．舌の上面は舌背とよばれ，糸状乳頭，茸状乳頭，有郭乳頭，葉状乳頭という粘膜の小突起である舌乳頭で覆われる（図1-18）．舌の本体は骨格筋（舌下神経支配）であり，舌内に起始と停止をもつ内舌筋と，頭蓋骨に起始をもち舌内に停止する外舌筋からなる．内舌筋は舌の形態を，外舌筋は舌の位置を変えることで構音の機能をもつ．舌前方2/3の知覚は三叉神経で，味覚は顔面神経に支配され，後方1/3の知覚と味覚は舌咽神経に支配される．舌根後方の喉頭部の知覚と味覚は迷走神経支配である．舌の下面は舌下面

といい，正中部には粘膜ヒダである舌小帯，その外側に采状ヒダと顎下腺管と大舌下腺管が開口する舌下小丘がある．また舌下小丘の後外側方向に小舌下腺管の開口部である舌下ヒダが伸びる．

e 口底

顎舌骨筋（三叉神経支配）を本体とする固有口腔の底で，その下部を顎下部とよぶ．

3 唾液腺

唾液の働きは口腔全体を潤して食べ物を飲み込むことや，会話時の潤滑油としての作用がある．また，口腔の清浄作用，食塊の形成，アミラーゼによる消化作用あるいはリゾチーム，ペルオキシダーゼによる抗菌・殺菌作用などがあるが，唾液腺（salivary gland）により唾液の性状が異なっている．分泌物が粘液質（ムチン）を含む唾液を出す腺を粘液腺といい，分泌物が消化酵素を含むサラサラしたねばりの少ない液を出す腺を漿液腺という．漿液性と粘液性の両者からなる腺を混合腺とよぶ．

小唾液腺は口腔内に分布し口唇腺，舌腺，口蓋腺がある．大唾液腺には耳下腺，顎下腺，舌下腺があり，唾液腺は分泌物を産生する終末部あるいは袋状の膨らみの形から，腺房と長い導管系からなり，口腔に開口する．最初に形成されるのは耳下腺で胎生6週の早期である．続いて顎下腺（6週の終わり），舌下腺（8週）の順となる．

a 大唾液腺

1）耳下腺

耳下腺は最大の唾液腺で漿液腺である．終末部に続く介在部はよく発達し単層扁平あるいは立方上皮の形態を示す．介在部に続く線条部からさらに太くなり，最後には耳下腺管（ステンセンStensen管）となり耳下腺の前縁から水平に走り，咬筋の前縁で内方に曲がり頬筋を貫き，上顎第二大臼歯に対向する粘膜である耳下腺乳頭から口腔（口腔前庭）に開口する．

2）顎下腺

顎下腺は耳下腺の次に大きな大唾液腺である．混合腺であるが粘液細胞に比べ，漿液細胞の数が多い．また終末部には粘液細胞が導管に近いほうに集まり，先端部分に漿液性の細胞が三日月状に存在し半月とよばれる．顎下腺では介在部の発達が悪いが，線条部は非常に発達している．導管（ワルトンWharton管）は舌の下面（下顎前歯と舌の間）にある舌下小丘で固有口腔に開口する．

3）舌下腺

大唾液腺の最も小さい腺が舌下腺であるが，顎下腺に比べて粘液細胞が多い半月を有する混合腺である．導管系の特徴は介在部を欠き，線条部もごくわずかしかない．主導管（バルトリン管）は顎下腺導管（ワルトン管）と融合し舌下小丘に開口する．さらに別に複数存在する導管は口腔内の舌下ヒダの部分に開口する．

4）大唾液腺の神経支配

唾液腺は，交感神経と副交感神経の2種の神経に支配される．リラックスした状態では副交感神経が働き漿液性の唾液が分泌される．緊張や興奮すると交感神経が働き粘液性の唾液が分泌される．

（1）耳下腺

(a) 副交感神経：上唾液核 → 舌咽神経 → 鼓室神経 → 鼓室神経叢 → 小錐体神経 → ［耳神経節］．

(b) 交感神経　：内頸動脈神経叢 → 頸鼓神経 → 鼓室神経叢 → 小錐体神経 → ［耳神経節］．

　　　　　　　：外頸動脈神経叢から続く顎動脈と中硬膜動脈周囲の神経叢 → ［耳神経節］に至る経路も存在する．

副交感神経は［耳神経節］でニューロンを変え，交感神経は［耳神経節］を通って交通枝を介して耳介側頭神経に入り，同神経の耳神経枝を経て耳下腺に入る．

(2) 顎下腺，舌下腺
(a) 副交感神経：上唾液核 → 顔面神経（中間神経） → 鼓索神経 → 舌神経 → ［顎下神経節］．
(b) 交感神経　：外頸動脈神経叢 → 顔面動脈周囲の神経叢 → ［顎下神経節］

副交感神経は［顎下神経節］でニューロンを変え，交感神経はここを通って顎下腺および舌下腺に入る．

b 小唾液腺

口唇，口蓋，頰の粘膜に散在する小唾液腺のほか，舌上面（舌背）の粘膜の突出である葉状乳頭，有郭乳頭の両脇の溝の最も深い部分にエブネル腺が開口する．エブネル腺のみが耳下腺と同じ漿液性であり，その他の小唾液腺は混合腺あるいは粘液腺である．

C 顎・顔面・顎関節の構造と機能

1 顔面骨

頭部の骨格は，15種23個の頭蓋骨で構成される．顔面は，正面からみて眉弓より下方の部分で，その骨格を構成するのが顔面骨（facial bones）である．顔面骨は，左右1対の鼻骨・涙骨・下鼻甲介・上顎骨・頰骨・口蓋骨と1個の鋤骨，下顎骨・舌骨の9種15個からなる．

顔面の中央にある大きな腔所は鼻腔である．鼻腔の外側上方には，眼球を入れる眼窩という凹みが左右2つある．顔面の側面では，中央部で骨の一部が外側へ水平方向に弓状に張り出した頰骨弓がある．頰骨弓と頭蓋側面の骨との間には，側頭窩・側頭下窩という空間があり，顔面の機能に働く筋・神経・脈管が存在する．頰骨弓の後端に耳があり，その中央に外耳孔が開く．鼻腔の下方には口がある．口裂の上方・下方は上顎・下顎であり，それぞれに歯が並び，上歯列弓・下歯列弓とよぶ．鼻腔は，正中で鼻中隔という板状構造により仕切られた左右2つの空間からなり，内側壁，外側壁，上壁，底を区別する．鼻腔の骨部の正中前方で西洋ナシ状の輪郭の大きな開口は，梨状口である．梨状口は，上方を鼻骨，外方と下方を上顎骨により囲まれる．生体では梨状口前方に軟骨が外鼻を形成する．

鼻腔の内側壁は鼻中隔をなす．鼻中隔は，前半部は鼻中隔軟骨，後半部は主に上が篩骨の垂直板，下が鋤骨で構成される．鼻腔の外側壁には，上・中・下の3つの鼻甲介とよばれる棚状の構造が内腔に向かって突出する．鼻腔内の空気は，鼻甲介により不完全に仕切られた上下に4つの通路（蝶篩陥凹・上鼻道・中鼻道・下鼻道）と，その内側の共通の通路である総鼻道を通る．鼻腔の底は，上顎骨の口蓋突起が前方の主要部分をなし，その後端に口蓋骨の水平板が結合し，硬口蓋を作る．鼻腔の後端は，左右1対の後鼻孔という開口部で，咽頭鼻部との境界をなす．

鼻腔の主要な働きは，呼吸における空気の通路であるが，粘膜の豊富な血流による吸気の加温・加湿効果や，鼻毛，鼻腺粘液による埃や異物を除去する働きもある．鼻腔の上壁には嗅神経があり，嗅覚を感知する．下鼻道には鼻涙管が開口し，涙嚢から流れる涙が鼻腔に排出される．副鼻腔は，骨の内部にある空洞で，鼻腔を取り囲む位置に4つ（前頭洞・篩骨洞・蝶形骨洞・上顎洞）あり，鼻腔と交通する．前頭洞は，額の高さの前頭骨の内部に左右1対あり，中鼻道に開口する．篩骨洞は，眼窩と鼻腔の間の篩骨の内部にあり，多数の小腔に分かれ（篩骨蜂巣），迷路状に連絡する（篩骨迷路）．篩骨洞の開口部は，前部・中部・後部の3か所に分かれ，前部・中部は中鼻道，後部は上鼻道に開口する．蝶形骨洞は，鼻腔の後上方の蝶形骨体の内部に左右1対あり，蝶篩陥凹に開口する．上顎洞は，鼻腔外側に位置する最大の副鼻腔で，上顎骨内部にあり，中鼻道に開口する

(２ 上顎骨で詳述).

　副鼻腔の機能としては，保温・保湿・発声の共鳴腔・頭蓋の軽量化・構造強化としての意義があると考えられる．鼻腔と副鼻腔は共通の粘膜で構成されるため，鼻腔の炎症が副鼻腔まで波及することがある（副鼻腔炎）．顔面の皮下には，顔面骨から起こり皮膚に停止する多数の表情筋（顔面筋）があり，眼・鼻・口・耳の開閉や変形に働く．顔のさまざまな表情も表情筋の運動によるものである．特に口の周囲の表情筋は，口唇の複雑な変形に関わるため，発音にも重要な役割をもつ（図1-19, 20）.

2　上顎骨

　上顎骨（maxilla）は，顔面上部にある左右1対の骨である．上顎部の主体をなし，上顎骨の上方には眼窩，内側には鼻腔，外側には側頭下窩，下方には口腔，後方には咽頭がある．上顎骨は，中央の上顎骨体と，4つの突起（前頭突起・頬骨突起・口蓋突起・歯槽突起）で構成される．

　上顎骨体は三角柱状で，内部の大部分は上顎洞という空洞である．上顎骨体の上面は，眼窩の下壁となる．眼窩下壁をなす骨部は非常に薄く，すぐ下に上顎洞があるため，顔面への衝撃による眼窩底骨折を起こしやすく，眼球が上顎洞内に陥没することがある．上顎骨体の前面は，顔の前面をなす部で，内側縁にある大きな切れ込みが鼻切痕で，左右の鼻切痕が合わさって中央に梨状口を作る．

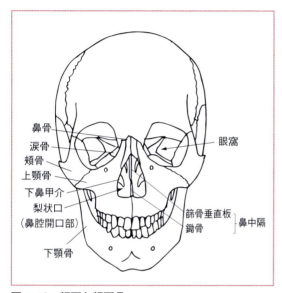

図 1-19　顔面と顔面骨

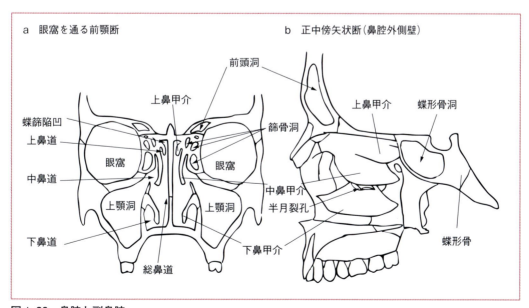

図 1-20　鼻腔と副鼻腔

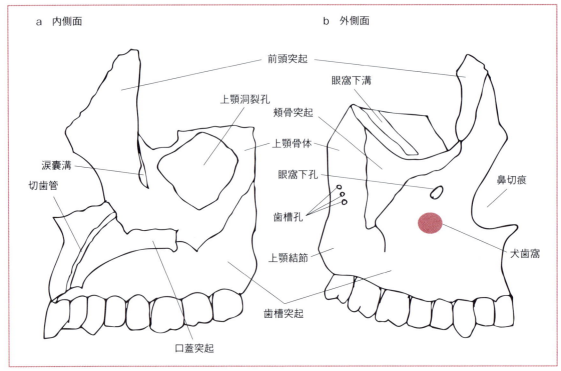

図 1-21 右上顎骨

　上顎骨体前面の内側から上方に向かって前頭突起が突出し，外側方へは頬骨突起が突出する．眼窩下縁中央のやや下方に，眼窩下孔という小孔が開く．眼窩下孔のすぐ下方に犬歯窩という凹みがあり，表情筋の口角挙筋が付着する．上顎骨体の内側面は，鼻腔の外側壁をなす部で，中央に上顎洞の開口部である上顎洞裂孔が大きく開いている．鼻腔の外側壁では，上顎洞裂孔の大部分は篩骨・下鼻甲介・口蓋骨に取り囲まれ，半月裂孔という細い隙間となる．

　半月裂孔は，生体ではさらに粘膜に覆われるので，自然口とよばれる小さな穴となる．自然口は，上顎洞底よりかなり高い位置にあるため，洞内に貯留した滲出液は排出されにくい．また，上顎洞底は，上顎の臼歯の歯根と近接している．歯根の先端が洞内に露出する場合もあり，歯の炎症が上顎洞に波及することもある．

　上顎骨体の後外側面は，側頭下窩の前内側壁となる部で，後方にやや膨らんだ上顎結節がある．上顎骨体の下面には，歯槽突起と口蓋突起がある．歯槽突起は，上顎骨体から下方へ堤状に突出し，左右合わせて水平方向に馬蹄形を呈し，上歯槽弓とよぶ．歯槽突起下面には，歯槽という深い凹みが16個並び，上顎の歯根を入れる．口蓋突起は，上顎骨体の底部から内側へ水平な棚状に突出し，左右が合わさり骨口蓋の前2/3を作る．

　上顎骨の内部を，三叉神経第2枝の上顎神経の枝が同名の動静脈とともに通り，上顎部・側頭部・頬部の皮膚，および上顎の口腔粘膜・歯・歯肉に分布する．眼窩下面の眼窩下溝から眼窩下孔までの眼窩下管には，上顎神経の終枝である眼窩下神経が通る．上顎結節の中央に2～3個ある歯槽孔から始まる歯槽管には，上顎神経の枝である後上歯槽枝が通る．口蓋突起の前方を上下に貫く切歯管には，上顎神経の枝である鼻口蓋神経が通る（図 1-21）．

3 下顎骨

下顎骨（mandible）は，顔面の下顎部を作る1個の骨であり，下顎体と下顎枝に分けられる．下顎体は，前方中央から左右後方へ向かって水平方向に馬蹄形を呈し，下歯槽弓を形成する．下顎体の上部から上縁にかけての部を歯槽部といい，上面には歯槽という深い凹みが16個並び，下顎の歯根を入れる．

下顎体の下縁は，下顎底という．下顎体外面の正中下部は，ヒトでは前方に突出し，オトガイという．下顎体外面で，小臼歯の下方にオトガイ孔が開口する．下顎体外面には，口周囲の表情筋（オトガイ筋・口角下制筋・下唇下制筋・広頸筋・頬筋）が付着する．

下顎骨の後下方には舌骨があり，下顎体と舌骨との間に顎舌骨筋・オトガイ舌骨筋・顎二腹筋が付く．このうち顎舌骨筋とオトガイ舌骨筋は口腔底を作る．口腔底の上には舌があり，オトガイ舌筋が下顎骨から起こり舌に停止する．下顎体内面には，これらの筋の付着部位に対応した凹凸がある（顎舌骨筋線・オトガイ棘・二腹筋窩）．また，下顎骨内面には，顎下腺・舌下腺を入れる顎下腺窩・舌下腺窩という凹みがある．

下顎枝は，下顎体の左右後端の垂直な板状の骨部である．下顎枝の上縁は，中央部が凹み（下顎切痕），前方の筋突起と後方の関節突起という2つの突起に分かれる．関節突起は，先端の膨らんだ部を下顎頭，その下のくびれた部を下顎頸とよぶ．下顎頭は，側頭骨の下顎窩と可動的に連結し，顎関節を形成して咀嚼運動に働く．

下顎枝には，咀嚼筋とよばれる4つの筋，すなわち咬筋・側頭筋・内側翼突筋・外側翼突筋が付着する．下顎枝の後縁と下縁のなす角を下顎角といい，下顎角外面の咬筋粗面に咬筋が停止し，下顎角内面の翼突筋粗面に内側翼突筋が停止する．筋突起には側頭筋が停止する．下顎頸の前内側面で浅い凹みをなす翼突筋窩に，外側翼突筋が停止する．

下顎枝内面の中央に，下顎孔がある．下顎管は，下顎孔から始まり下顎骨の内部を通る管で，オトガイ孔に開口する．下顎管には，三叉神経第3枝の下顎神経の枝である下歯槽神経が同名の動静脈とともに通り，その終枝はオトガイ孔から出て，下唇やオトガイ部に分布する．下顎骨歯槽部は，歯の萌出や脱落に伴って，年齢とともに骨の形態が著しく変化し，咬合や顔貌に大きく影響する（図1-22）．

4 顎関節

顎関節は，下顎骨の下顎頭と側頭骨の下顎窩の間にできる関節である．関節の周囲は関節包でゆるく包まれる．外側靱帯は，側頭骨の頬骨突起後端と下顎頸を結ぶ靱帯で，関節包を外側から補強し，下顎の過度な前後運動を制限する役割がある．蝶下顎靱帯・茎突下顎靱帯という2つの靱帯が下顎枝の内面と頭蓋の骨との間に張り，関節包を内側から間接的に補強する．関節腔内には，線維軟骨でできた関節円板があり，関節運動の摩擦を緩和する．関節円板の周囲は関節包に付着し，関節腔を上下の2つの空間（上関節腔・下関節腔）に分ける．

顎関節の運動は，下顎骨の上下運動・前後運動・側方運動に分けられる．下顎骨の上下運動では，下関節腔が蝶番関節として働き，下顎頭と関節円板の下面での蝶番運動が起こる．下顎骨の挙上に働く主な筋は，咬筋・内側翼突筋・側頭筋である．下顎の下制に働く主な筋は，舌骨上筋で，舌骨下筋は補助的に作用する．下顎骨の前後運動は，下顎頭と関節円板が一体となって下顎窩を前後に動く滑走運動で，上関節腔で行われる．下顎骨の前進に働く主な筋は外側翼突筋であり，後退に働く主な筋は側頭筋後部である．

口の開閉運動において，口を軽く開ける際には，下顎頭は下顎窩にはまった状態で，下関節腔での蝶番運動により下顎骨が下制する．この場合，左右の下顎孔を結ぶ線でできる横軸を中心と

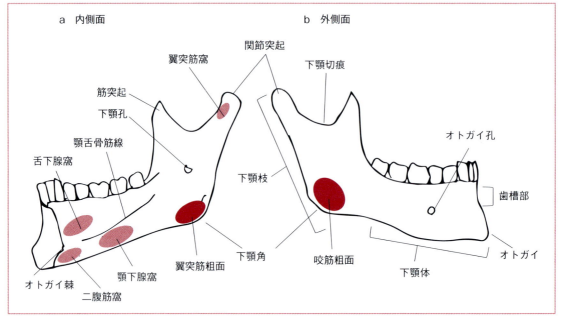

図 1-22 右下顎骨

する回転運動となるため，下顎孔を出入りする血管・神経は運動による影響を受けない．大きく口を開ける場合には，下関節腔での蝶番運動と上関節腔での下顎骨の前進運動が同時に起こり，下顎頭は側頭骨の関節結節の下まで前進しながら下顎骨が下制する．この場合の回転軸は，前進した左右の下顎頭の中心を結ぶ線となる．閉口の際には，開口と逆に下顎骨の挙上・後退が同時に行われる．

顎が外れるのというのは，口を過度に開けたとき，下顎頭が関節結節をも越えて前方に転位して元に戻らなくなり脱臼した状態である．これを戻すためには下顎をいったん下方に引き下げ，下顎頭を関節結節より後方に戻す必要がある．

下顎骨の側方運動は，臼歯部を左右に動かして食物をすりつぶす際の運動である．下顎骨の側方運動に働く主な筋は外側翼突筋であり，内側翼突筋も補助的に働く．左側の外側翼突筋が収縮すると下顎は右に動くが，右の下顎頭はほとんど動かない（図 1-23）．

D 咽頭・喉頭・食道の構造と機能

1 咽頭

咽頭（pharynx）は，上端が頭蓋底に接し，下端が第 6 頸椎の高さにある輪状軟骨の下縁の高さまでの約 12 cm の管状の器官で，筋と筋膜からなる．咽頭は，前方は鼻腔・口腔・喉頭とつながり，下方は食道に移行する．

咽頭は，上から順に咽頭鼻部，咽頭口部，咽頭喉頭部の 3 つの部に分けられる．咽頭鼻部は，頭蓋底から軟口蓋までの咽頭の最上部で，後鼻孔を境として鼻腔の後方に位置する空間で，呼吸時の空気の通り道となる．咽頭鼻部の外側壁には，耳管の開口部があり，耳管咽頭口という．

耳管は，咽頭と鼓室を連絡する管で，鼓室内圧を外気圧と一致させ，聴覚に重要な鼓膜の振動に影響する．耳管は通常閉じているが，嚥下の際に口蓋帆張筋・口蓋帆挙筋の収縮により開く．耳管

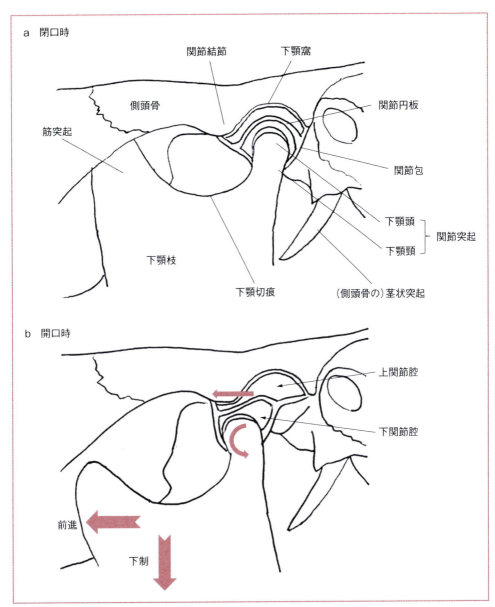

図1-23 左側頭関節の構造と下顎の運動

の開閉に問題が起こると，鼓室内圧の調節がうまくいかず，伝音障害が起こり，耳閉感や自分の声が大きく聞こえる自声強聴の症状が出る．

咽頭口部は，軟口蓋から喉頭蓋上縁までの高さで咽頭鼻部の下方につながる部で，口峡を境として口腔の後方に位置する．咽頭喉頭部は，咽頭口部の下に続いて喉頭蓋上縁から食道上端までの高さの部で，喉頭の後方に位置する．咽頭喉頭部と喉頭との境界には喉頭口が開口し，その前方中央部は喉頭蓋である．

口腔内に飲食物があるときは，軟口蓋は下垂しているので，呼吸ができる．嚥下の際には，口峡が開いて飲食物が咽頭口部に移動するが，軟口蓋の挙上が起こり，咽頭鼻部は遮断されるため，飲食物は咽頭鼻部には入らない．このとき喉頭口の閉鎖も起こるので，飲食物は喉頭腔に入らずに咽

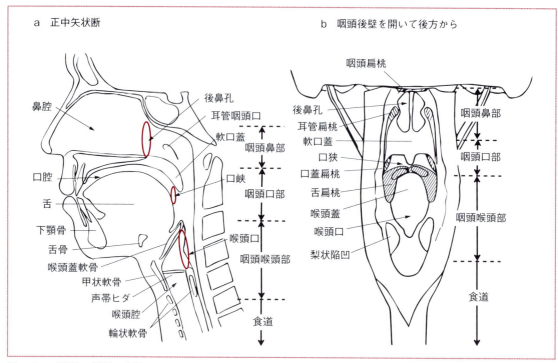

図 1-24 咽頭・喉頭・食道

頭喉頭部を通って食道へ移行する．咽頭喉頭部の喉頭口両脇の咽頭側壁の部分は，梨状陥凹という深い凹みをなす．梨状陥凹は，飲食物の通り道として機械的刺激を受ける部位であり，癌の好発部位である．喉頭蓋とその前方の舌根との間も凹んでおり，喉頭蓋谷という．喉頭蓋谷の外側に梨状陥凹があり，魚の骨などの鋭利な固形物が梨状陥凹や喉頭蓋谷にはまり込むことがある．

咽頭の運動に働く筋は，咽頭収縮筋・咽頭挙筋の2種類に分けられる．咽頭収縮筋は，咽頭腔を取り囲むように輪走する筋で，上咽頭収縮筋・中咽頭収縮筋・下咽頭収縮筋の3つが上から下へ重なり合って並んでいる．嚥下の際には，軟口蓋の挙上とともに，上咽頭収縮筋の収縮により咽頭後壁が挙上されて咽頭鼻部と咽頭口部の遮断に働く．次に，3つの咽頭収縮筋が上から順に収縮して咽頭腔を狭めることにより，食塊が咽頭腔内を上から下に送られる．咽頭挙筋は，茎突咽頭筋・耳管咽頭筋・口蓋咽頭筋の3つで，咽頭壁を縦走する．これらの縦走筋は，嚥下時に咽頭・喉頭を挙上する．

咽頭の粘膜には，リンパ組織が塊状に発達した扁桃とよばれる構造がいくつか存在する．主な扁桃として，咽頭上壁の後部に咽頭扁桃，耳管咽頭口周囲に耳管扁桃，咽頭口部の側壁に口蓋扁桃，舌根に舌扁桃がある．これらの扁桃は，咽頭を取り囲む輪状に配列しており，まとめてワルダイエル咽頭輪とよばれる．扁桃は，口や鼻からの感染により炎症を起こしやすいが，細菌が気道や消化管に侵入するのを防止する免疫作用の役割を果たしている．口を開けると，喉の奥の左右に膨らんで見える，いわゆる扁桃腺とよばれるのは，口蓋扁桃である．咽頭扁桃は，幼小児（5～6歳頃）に最も発達し，その後は次第に萎縮する．咽頭扁桃が特に肥大した状態はアデノイドとよばれ，耳管咽頭口・後鼻孔・咽頭腔の圧迫，閉塞や，それに伴う耳や鼻の症状を起こすことがある（図 1-24）．

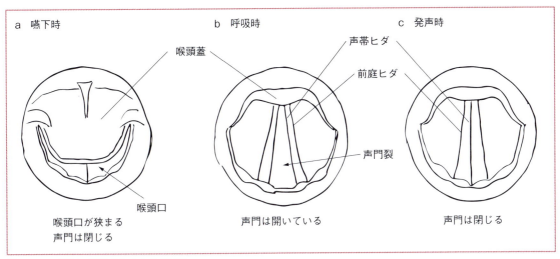

図 1-25　喉頭の機能（上方から見る）

2　喉頭

　喉頭（larynx）は，前頸部の正中部で第4～6頸椎の高さで舌骨と気管の間にある約5cmの管状の器官で，上方は咽頭，下方は気管と連続する空気の通路である．喉頭の高さは加齢により低くなり，その下縁は小児では第5頸椎であるが，成人では第6頸椎下縁になる．

　喉頭の構造は，支柱として各1個の甲状軟骨・輪状軟骨・喉頭蓋と各左右1対の披裂軟骨・小角軟骨・くさび状軟骨の6種9個の喉頭軟骨があり，靱帯と筋で連結されている．甲状軟骨は，最も大きい喉頭軟骨で，喉頭前面にあり，甲状舌骨膜により上方の舌骨と結合する．甲状軟骨の上方正中部は喉頭隆起として前方に突出し，日本ではのど仏とよばれ，体表から触れることができる．喉頭隆起は，思春期以降の男性で特に顕著に突出し，西洋ではアダムのリンゴとよばれる．

　喉頭の筋には，外喉頭筋と内喉頭筋がある．外喉頭筋は，喉頭と周囲組織を結び，嚥下の際に喉頭全体を上下する筋で，舌骨上筋・咽頭挙筋・舌骨下筋がある．内喉頭筋は，喉頭軟骨間を結ぶ固有の筋で，喉頭軟骨を動かすことにより発声に重要な働きをする．

　喉頭口は，喉頭の入口となる部分で，前上方は喉頭蓋の上縁からなり，後上方に向かって咽頭喉頭部の前に開口している．嚥下の際，舌骨上筋や咽頭挙筋の働きで喉頭が前上方に引き上げられ，喉頭口が喉頭蓋に接近して蓋をされた状態になり，飲食物は喉頭に入らず咽頭喉頭部に送られる．

　喉頭の内腔，すなわち喉頭腔には，前庭ヒダ，声帯ヒダという前後方向に走る2つのヒダが上下に並んでいる．左右の声帯ヒダの間を声門裂という．声門裂は，呼吸時に開いているが，発声するときには狭まり，嚥下の際には閉じる．声帯ヒダと声門裂を総称して声門という．声が起こるのは，左右の声帯ヒダが接近し，狭い声門裂を呼気が通るときに声帯ヒダが振動することによる．声門裂の開閉は，内喉頭筋の作用による．内喉頭筋により，声帯ヒダの振動部分の長さ・厚み・緊張度・振動幅などが変化し，声の高さ・大きさ・音色も変化する．喉頭で発せられた音は，口腔・鼻腔・副鼻腔・咽頭などで共鳴し，さらに口唇・舌・軟口蓋・歯・下顎などの動きが加わることにより，特徴のある音声となる．

　ほとんどの内喉頭筋の運動を支配するのは反回神経で，この神経の障害により内喉頭筋に麻痺が起こると，かすれ声や失声といった発声障害，誤嚥・むせるといった嚥下障害，呼吸困難などが起こる（図1-25）．

3 食道

食道（esophagus）は，脊柱の前を上下に走る約25 cmの長さの管状の器官で，上方で咽頭，下方で胃に連なる飲食物の通路である．食道は，上から食道頸部・食道胸部・食道腹部の3部に分けられる．食道頸部は，輪状軟骨下縁から胸骨上縁までの高さで，頸椎の前，気管の後ろを縦走する．食道胸部は，胸骨上縁から横隔膜までの部分で，気管分岐部までは気管の後ろを走り，気管分岐部より下方では左心房の心膜の後方を下行する．食道腹部は，横隔膜より下の短い部分で，食道裂孔を通過し，肝臓の後面を通り，やや左に曲がり，胃の噴門に連続する．

食道胃接合部では，食道粘膜から胃の粘膜に突然に変化する．食道は，ほとんど未消化の食物が通過する部位であるため，食道内面は常に食物の機械的刺激を受ける．これに対応して食道の壁構造が発達しており，上皮は重層扁平上皮で粘膜筋板が発達している．筋層は，内輪外縦の2層構造で，上部は横紋筋，下部は平滑筋，中部は両者が混在する．筋の働きで蠕動が起こり，食物が胃に向かって移動する．食道の上端と下端に食道括約筋があり，食物の逆流が防止される．また食道は，食物の通過時に拡張するが，通過時以外は前後に扁平に閉鎖していることも食物の逆流防止効果に働く．しかし，いったん胃に入った食物が，強い酸性で消化酵素を含む胃液とともに食道に逆流して，胸やけや逆流性食道炎を引き起こすことがある．

食道には，3か所の生理的狭窄部がある．第1狭窄部は，食道上端の咽頭との境界部で，輪状軟骨を取り巻く輪状筋の収縮による．第2狭窄部は，第4胸椎の高さで大動脈弓，左気管支が交叉することで圧迫されることによる．第3狭窄部は，横隔膜の食道裂孔を貫く部位である．狭窄部は，嚥下の際にも拡張し難く，食道異物や通過障害が起こりやすく，食道癌の好発部位である．食道には外膜がないため，癌は食道外に波及しやすい．食道周囲にはリンパ節が多数存在するため，転移が起こりやすい．食道下部の粘膜下にある食道静脈叢は，門脈系と連絡している．このため，肝硬変などによる門脈圧亢進時には，門脈から大量の血液が逆流して食道静脈瘤を作る．食道静脈瘤が破裂すると大量出血を引き起こす．

参考図書

1) Richard L. Drake, 他（著），塩田浩平，他（監修・監訳）：グレイ解剖学．原著第3版，エルゼビア・ジャパン，2016
2) 松村讓兒：イラスト解剖学．第8版，中外医学社，2014

2 歯・口腔・顎・顔面の発生

受精卵から始まる人体の発生過程において，初期の3～8週は器官を形成する重要な時期で「器官形成期（胚子期）」とよばれ，発生中の個体を胚子（embryo）という．それ以降の出生までの時期は「組織分化期（胎児期）」とよばれ，発生中の個体を胎児（fetus）という．

器官形成期は，何らかの障害が加わるとさまざまな異常発生を起こす危険性がある臨界期でもあり，発生過程の理解は医療者にとって重要である．

A 口腔・顎・顔面の発生

卵巣から排卵された卵子は卵管内を移動中に受精する．受精卵（接合子：zygote）は受精後1週間

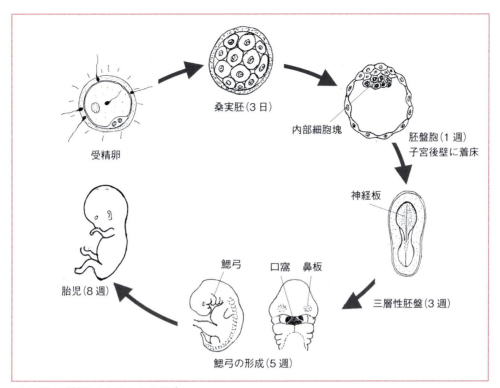

図1-26 受精卵からのヒトの発生

で子宮に移動し，子宮壁に着床する．接合子は卵管内を移動中から細胞分裂を繰り返し，3～4日で桑実胚とよばれる球状の塊となる．桑実胚の内部には空洞ができ，胚子となる内部細胞塊と胎盤などになる栄養膜からなる胚盤胞となり，子宮後壁に着床する（1週）．2週目には胚子は2層（二層性胚盤）となり，3週になると原腸陥入により中胚葉と内胚葉，外胚葉の3層性（三層性胚盤）となる．すべての脊椎動物において，外胚葉からは脳脊髄を中心とした神経組織および外皮が，中胚葉からは骨格，筋，結合組織などの支持組織が，内胚葉からは呼吸器や消化管の上皮が分化する．

三層性胚盤は尾側に伸長し逆洋ナシ型になってくる．将来の脳・脊髄神経である神経板は，体軸付近で肥厚し4週目に入ると，神経板の両縁（神経堤）は挙上され，正中で閉じることにより神経管を形成する．神経管の閉鎖は，将来の後頭・頸部で始まり，ジッパーを閉じるように頭側および尾側へ進行する．また神経管の両側には，体節とよばれる中胚葉性の分節構造が生じ始める（4～5週）．

口腔（oral cavity）・顎（jaws）・顔面（face）の発生はこの頃（4週）から始まる．口窩とよばれる脳の原基と心臓の原基の中間にできる外胚葉性の上皮の陥凹部が破れて前腸とつながり，口腔の基となる．口窩の頭側には前頭鼻隆起が形成され，外側および尾側にはそれぞれ左右1対の上顎隆起，下顎隆起が形成される．前頭鼻隆起の下部の両側は肥厚し，鼻板となる．

発生5週には，消化管の前方部，すなわち口腔・咽頭部に左右数対からなる弓状の構造物である咽頭弓（鰓弓）が顕著となる．この咽頭弓を隔てる溝を咽頭溝（鰓溝）という．鰓弓には骨格，筋，神経を形成する要素が含まれている．上顎隆起および下顎隆起は第1鰓弓から形成される（図1-26，表1-1）．

表 1-1 各鰓弓からなる構造物

鰓弓		神経	筋	骨格
第1	上顎および下顎隆起	三叉神経 　上顎神経, 下顎神経	咀嚼筋(側頭筋, 咬筋, 内・外側翼突筋) 顎舌骨筋, 顎二腹筋前腹 口蓋帆張筋, 鼓膜張筋	上顎骨, メッケル軟骨, 下顎骨 頰骨, 側頭骨(一部) キヌタ骨, ツチ骨 前ツチ骨靱帯, 蝶下顎靱帯
第2	舌骨弓	顔面神経	顔面表情筋 広頸筋, 茎突舌骨筋, 顎二腹筋後腹 アブミ骨筋	アブミ骨 茎状突起, 茎突舌骨靱帯 舌骨小角と舌骨体上部
第3		舌咽神経	茎突咽頭筋	舌骨大角と舌骨体下部
第4～6		迷走神経 　上喉頭神経(4) 　反回神経(6)	口蓋帆挙筋, 輪状甲状筋 咽頭収縮筋(4) 喉頭内筋(6)	喉頭軟骨 　甲状軟骨, 輪状軟骨 　披裂軟骨, 小角軟骨, くさび状軟骨

第5鰓弓は痕跡的で, 派生するものは何もない. 第4および第6鰓弓の軟骨要素は癒合して喉頭軟骨を形成する.

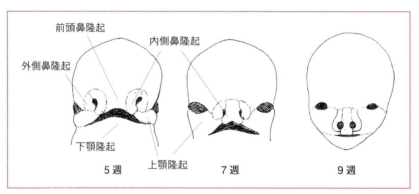

図 1-27 顔面隆起と顔面の発生

1 顔面の発生

胎生5週に鼻板の周囲は馬蹄形の隆起となり, 内側を内側鼻隆起, 外側を外側鼻隆起, 中央の凹みを鼻窩とよぶ. 6週頃には上顎隆起の増大とともに内側鼻隆起は正中に移動し左右の内側鼻隆起は癒合する. この部分を顎間部といい, 鼻背, 人中, 切歯骨, 一次口蓋を形成する. 外側鼻隆起は鼻翼を形成する. 7週には上顎隆起と内側鼻隆起が癒合し, 上唇が形成される. 左右の下顎隆起, 上顎隆起と下顎隆起も癒合し下唇, オトガイ, 頰部が形成され, 8週には顔面の形成はほぼ完成される(図 1-27).

2 舌の発生

胎生第4週頃に舌盲孔吻側に正中舌隆起(無対舌結節)と2つの外側舌隆起が生じ, 舌前2/3を形成する(第1鰓弓由来). 舌盲孔より後方の1/3は第2～4鰓弓より形成され, さらに尾側の喉頭蓋は第4鰓弓より形成される. 舌筋の大部分は後頭部の筋節から遊走してくる筋芽細胞に由来し, 舌下神経もともに移動し舌筋を支配する. 7週頃には舌(tongue)の外形がほぼ完成し, 8～13週にかけて舌乳頭や味蕾が形成される(図 1-28).

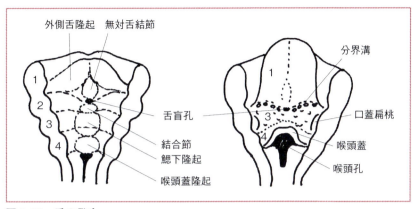

図 1-28 舌の発生
結合節(第2鰓弓由来)は鰓下隆起(第3・第4鰓弓由来)に覆われて消失する．

3 口蓋の発生

胎生6週頃に上顎隆起の内側から堤状に口蓋突起が伸びて，はじめは舌の側方に下方を向いて発育する．口蓋突起は胎生8〜9週に水平に向きを変え，舌の上方に位置するとともに両側の縁が接して前方から後方へと癒合する．12週までに鼻中隔の下端とも癒合し口蓋(palate)が完成し，鼻腔と口腔が分離される(図 1-29)．

4 顎骨の発生

胎生6週頃に第1鰓弓内で眼窩の下に骨化点が出現し，膜内骨化(結合組織性骨化)により上顎骨(maxilla)，頬骨，側頭骨鱗部が形成される．また，下顎(mandible)隆起内ではメッケル Meckel 軟骨の外側に骨化点が出現し，膜内骨化が生じる．メッケル軟骨はツチ骨とキヌタ骨になる背側の部分を除いて消失する．オトガイの正中および下顎頭では，部分的な軟骨内骨化が生じる．

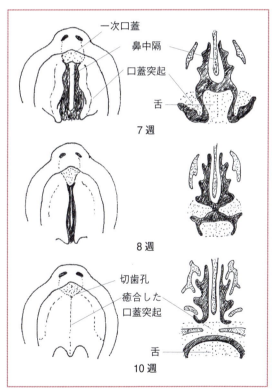

図 1-29 口蓋の発生

5 唾液腺の発生

唾液腺(salivary gland)は第6〜7週に原始口腔から充実性の上皮芽として発生が始まる．上皮芽の末端は上皮下の間葉内に発育し，分枝・伸長を繰り返し分化が進行する．耳下腺では18週，顎下腺では16週頃に分泌が始まる．舌下腺の発生は他の唾液腺より約2週間遅れて始まる．

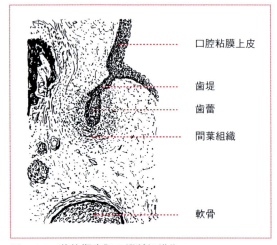

図1-30 蕾状期歯胚の縦断組織像
〔大野紀和：発生．夏目長門（編）：言語聴覚士のための基礎知識 臨床歯科医学・口腔外科学．pp6-11，医学書院，2006より〕

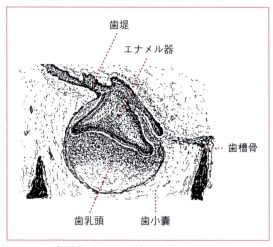

図1-31 帽状期歯胚の縦断組織像
〔大野紀和：発生．夏目長門（編）：言語聴覚士のための基礎知識 臨床歯科医学・口腔外科学．pp6-11，医学書院，2006より〕

B 歯の発生と萌出

ヒトの歯の発生は胎生6～7週にまず乳歯で始まり，代生永久歯は胎生5か月～生後8か月，また加生歯の第一大臼歯は胎生3.5～4か月，第二大臼歯は生後8.5～9か月，第三大臼歯は生後3.5～4年に形成が開始される．外胚葉に属する口腔粘膜の上皮組織と胎生期中胚葉の間葉組織が複雑に影響しあいながら，歯の構造が形成される．

歯が形成される予定域に歯堤（dental lamina）とよばれるU字形の上皮組織の肥厚が認められる．そして，将来乳歯が形成される部位の上皮組織に蕾状の肥厚が形成され，やがてその上皮組織が球形に密集した間葉組織を覆い，帽子のような形となり，さらに上皮が彎入して鐘のような形となる．歯の発育形成は，上皮組織の形状より蕾状期（bud stage），帽状期（cap stage），鐘状期（bell stage）という一連の段階を経て，歯冠が形成される．

1 蕾状期

上下顎各歯堤に10か所の増殖中心が形成され，その隆起である歯蕾（tooth bud）が下層の間葉に向かって成長し，乳歯発生の原基を形成していく（図1-30，乳歯の蕾状期歯胚の縦断組織像）．

2 帽状期

上皮歯蕾はエナメル器を形成し，歯蕾の間葉細胞と接する部が凹み帽状になり，その最陥凹部に歯乳頭（dental papilla）を形成する．エナメル器ならびに歯乳頭の周囲に，間葉細胞が増殖した歯小嚢（dental sac）を形成する．エナメル器はエナメル質の，歯乳頭は歯髄（dental pulp）の原基となる（図1-31，帽状期の歯胚）．

帽状期のエナメル器は，外側を覆う外エナメル上皮，凹みに形成される内エナメル上皮，両エナメル上皮の間にあるエナメル髄から構成される．

3 鐘状期

エナメル器が分化するにつれ，内・外エナメル

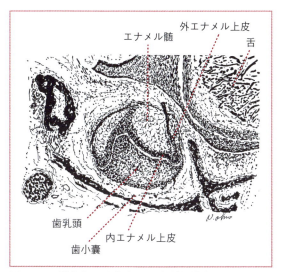

図1-32 鐘状期の前期歯胚の縦断組織像
〔大野紀和：発生．夏目長門（編）：言語聴覚士のための基礎知識 臨床歯科医学・口腔外科学．pp6-11，医学書院，2006より〕

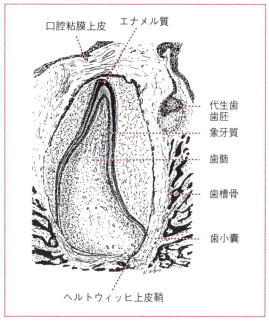

図1-33 鐘状期の後期歯胚の縦断組織像
〔大野紀和：発生．夏目長門（編）：言語聴覚士のための基礎知識 臨床歯科医学・口腔外科学．pp6-11，医学書院，2006より〕

上皮が伸長し歯乳頭を覆い，歯堤が釣り鐘状を呈するようになる．内エナメル上皮の細胞がエナメル芽細胞に分化し，これに接する歯乳頭の細胞が象牙芽細胞に分化する（図1-32，鐘状期の前期歯胚）．

象牙芽細胞は分泌した象牙前質を内エナメル上皮の近傍に蓄積させ，石灰化し象牙質となる．象牙質が肥厚するにつれて，象牙芽細胞は歯乳頭に向かって後退するが，トームスの突起として，象牙質内に包埋され残存する．象牙質が形成されると，内エナメル上皮はエナメル蛋白を分泌するエナメル芽細胞へと分化する（図1-33，鐘状期の後期歯胚）．

エナメル芽細胞からエナメル蛋白の分泌が誘導されるには，石灰化象牙質がまず形成されることが必要と考えられており，細胞間の相互作用により歯冠が形成される．

4 歯根の発生

歯根は，象牙質とエナメル質が十分に形成された後に，発生が開始される．エナメル器の外エナメル上皮と内エナメル上皮が接する歯頸部で，分裂増殖するヘルトウィッヒHertwig上皮鞘が形成され，根尖方向へと進み，歯根が形成される．上皮鞘に隣接する間葉細胞は象牙芽細胞に分化して，歯根象牙質を形成する．歯根象牙質に囲まれた部を歯根部歯髄という．

歯根象牙質が形成されると，ヘルトウィッヒ上皮鞘が分断され，歯小囊の間葉細胞はセメント芽細胞に分化し，象牙質に接してセメント質を形成する．周囲の間葉細胞は線維芽細胞へと分化し，セメント質中に入り込み，シャーピーSharpey線維となる．

5 歯の萌出

歯は発生過程が進むにつれて，顎骨内を口腔へ向かって移動を始める．歯根が形成されるにつれて，その歯冠は口腔粘膜を突き破って口腔内に萌出し，対合歯と咬合するまで続く．

第 2 章

臨床歯科医学

1 歯と歯周の疾患

A 歯の異常と疾患および治療法

1 歯数の異常

歯数の異常（過剰・不足）は，歯胚形成開始期（蕾状期）の発育異常により起こることが多い．

a 歯数の過剰（過剰歯）

形態は一般的な歯の形態～結節状，円錐状で，大きさはさまざまであるが完全型を備えたものの頻度は極めて低い（矮小歯，詳細は②歯の形態異常を参照）．好発部位は，永久歯上顎切歯部（中切歯の間または舌側，側切歯）（図 2-1），上下小臼歯部，上下大臼歯部（大臼歯近心頰側にみられる過剰歯−臼傍歯，第三大臼歯後方にみられる過剰歯−臼後歯，第四大臼歯）である．乳歯の過剰歯は少なく，犬歯部の過剰歯は最もまれである．

b 歯数の不足

ここでの歯数の不足は，萌出後にう歯，歯周病，外傷などによって歯が欠損してしまった場合は除いて，生まれつき歯が足りない場合（先天性欠如歯）について説明する．過剰歯に比べると頻度はかなり高く，1～2歯の欠如から多数歯欠如，全部性欠如（無歯症）がある．

1～2歯の欠如は遺伝的な要因による場合が多く，好発部位は，上下顎の第二小臼歯，側切歯，下顎の中切歯などである（図 2-2）．また上下顎第三大臼歯（智歯）欠如の頻度も高いが，これは系統発生学的退化現象の1つと考えられている．欠如は乳歯にもみられるが，永久歯のほうが頻度は高く，女子のほうが男子より高い．

多数歯に欠如が認められる場合は全身性・遺伝性疾患〔ダウン Down 症，鎖骨頭蓋異骨症，骨形成

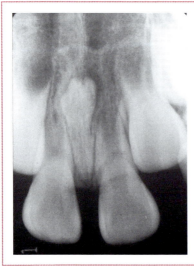
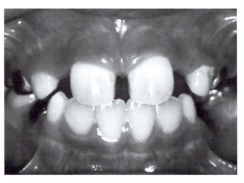

図 2-1　正中埋伏過剰歯（逆性）
正中離開の原因となる．
（愛知学院大学短期大学部　渥美信子教授ご提供）

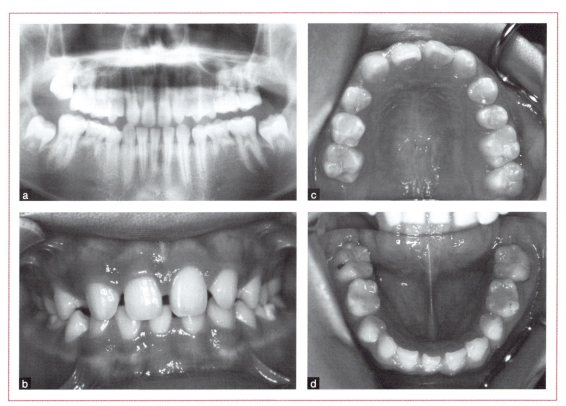

図 2-2　先天性欠如歯
a：パノラマX線写真，b〜d：口内写真．
$\frac{5 2 \mid 2}{5 \mid 1 5}$ が欠如している．
(愛知学院大学短期大学部　渥美信子教授ご提供)

不全症，外胚葉異形成症(図 2-3)など〕に関連する場合が多い．これらについての詳細は別項(3章 1-E，83頁)を参照のこと．

　参考に日本小児歯科学会学術委員会の企画によるわが国初の永久歯先天性欠如に関する全国規模の疫学調査結果を引用記載しておく(日本小児歯科学会学術委員会：日本人小児の永久歯先天性欠如に関する疫学調査．小児歯誌 48：29-39, 2010)．

　年齢が7歳以上であった小児 15,544 名(男子 7,502 名，女子 8,042 名)のうち，第三大臼歯を除く永久歯の先天性欠如者数は 1,568 名，発現頻度は 10.09％であり，男子が 9.13％，女子が 10.98％であった．上顎では 4.37％，下顎では 7.58％に認められた．上顎および下顎における左右の頻度の差は 0.11％，0.14％であり左右差は小さかった．歯種別では，下顎第二小臼歯に最も多く認められ，次いで下顎側切歯，上顎第二小臼歯，上顎側切歯の順であった．

2　歯の形態異常

　歯の形態異常は，形態分化期の発育異常により起こることが多い．この時期は歯の概形の大きさが規定される時期なので，矮小や癒着による巨大化といった形態異常が起こる．

　歯冠，歯根，歯髄腔に出現するが，臨床的には歯冠の形態異常が多い．

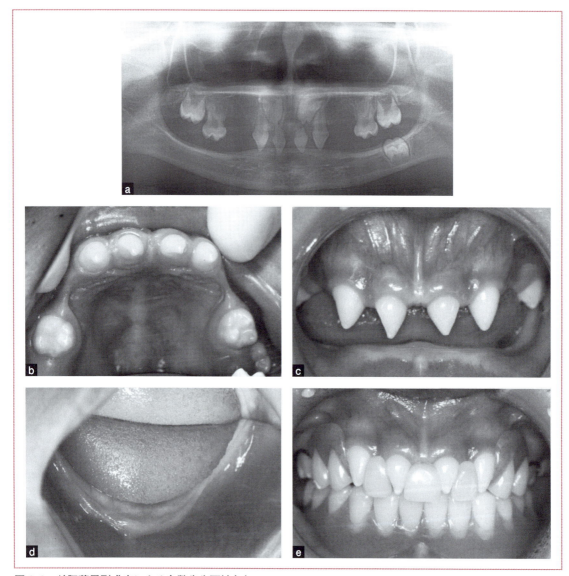

図2-3 外胚葉異形成症による多数歯先天性欠如
a：パノラマX線写真．b〜d：口内写真．e：義歯装用後．
（愛知学院大学短期大学部　渥美信子教授ご提供）

a 歯冠部の異常

1) 矮小歯(円錐歯，栓状歯)

歯の大きさが正常値の範囲を超えて著しく小さい歯のこと．その形態から円錐歯あるいは栓状歯という．乳歯では上下乳側切歯，永久歯では第三大臼歯，側切歯での出現頻度が高い．これは歯の退化現象として出現するとも考えられており，欠如を起こす歯種に多くみられる(図2-3)．

2) 巨大歯

癒合したと思われる歯の歯冠幅計が大きく見えることが臨床的にあるが，乳歯ではほとんどみられず，永久歯では上顎中・側切歯，下顎中切歯などにみられる．

3) 癒合歯

2ないし数歯が癒合した状態の歯を一般に癒合

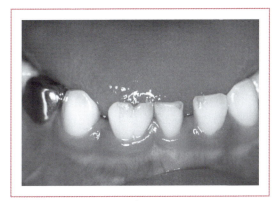

図2-4 癒合歯
(愛知学院大学短期大学部 渥美信子教授ご提供)

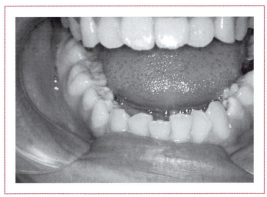

図2-5 中心結節
〔内山健志：歯の異常．野間弘康，他（監）：標準口腔外科学．第4版，pp115-121，医学書院，2015 より〕

歯とよぶ．その結合状態から，癒着歯，癒合歯（融合歯），双生歯に分けられる．乳前歯部の出現頻度が高い（図2-4）．
(1) **癒着歯**：2つ（ないし数個）の歯胚からセメント質部分が結合したもの．
(2) **癒合歯（融合歯）**：2つ（ないし数個）の歯胚から主に象牙質部分が結合したもの．
(3) **双生歯**：1つの歯胚が分かれたもの，あるいは正常歯と過剰歯の歯胚が発育中に結合したもの．

4）歯内歯（陥入歯）

歯の発育過程でエナメル器の一部が歯乳頭内に異常に増殖することで発生し，X線写真で1本の歯のなかにもう1つの歯が入っているようにみえる．乳切歯，永久切歯でみられる．

5）中心結節

咬合面中心部にみられる円錐状，小突起状の結節．髄角が張り出していることがあり，咬合により結節が破折すると細菌感染により歯髄炎，根尖性歯周炎を引き起こすことがある．下顎小臼歯に多くみられる（図2-5）．

6）カラベリー Carabelli 結節

上顎大臼歯近心舌側咬頭の舌側面にみられる結節．上顎第二乳臼歯に多く出現する．

7）エナメル滴（エナメル真珠，エナメル腫）

歯根の表面に出現する1～3mmの球状または楕円形の隆起．上下顎の第三大臼歯，特に上顎の根分岐部に多い．

b 歯根部・歯髄腔の異常

1）タウロドント（胴長歯）

臼歯の体部が長く，歯根が短く胴長を示す．それに伴い歯冠から歯頸部（髄床底）までの歯髄腔も長い．

3 歯の形成（構造）異常

歯の形成異常は，組織分化期の発育異常により起こることが多い．この時期はエナメル芽細胞，象牙芽細胞の分化の時期なので，主に遺伝的疾患に起因し，障害を受けると歯の形成不全が起こる．

a エナメル質形成不全症

外胚葉性組織であるエナメル質の形成期に何らかの障害によりエナメル質に限局した減形成（低形成），石灰化不全（低石灰化）が生じたものをエナメル質形成不全症とよんでいる．形成不全は全乳歯，全永久歯にみられるが，1，2歯にみられる場合と数歯から全体にみられる場合とは原因（局所的か全身的か）が異なる．

1）1，2歯にみられる場合

局所的な原因で起こることが多く，先行乳歯の外傷（図2-6）もしくはう蝕（根尖歯周炎）により後

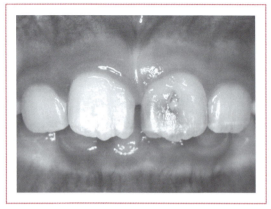

図2-6 エナメル質形成不全症
乳歯外傷が原因のエナメル質形成不全．
(愛知学院大学短期大学部　渥美信子教授ご提供)

継永久歯歯胚が影響を受けた形成不全(減形成)歯，ターナー Turner 歯という(図2-7)．

2) 数歯から全体にみられる場合

遺伝子異常，先天性梅毒(ハッチンソン Hutchinson 歯)(図2-8)，フッ素過剰摂取(斑状歯)(図2-9)，薬剤(テトラサイクリン系抗菌薬)の長期間服用(蛍光を伴う黄色から灰褐色の着色)，栄養障害(特にビタミンK欠乏)，重症新生児黄疸や先天性胆道閉鎖症(血中のビリルビンが形成中の歯質に沈着し歯冠が暗緑色に着色)，ポルフィリン症(ウロポルフィリノーゲンイソメラーゼ欠損によりポルフィリンの沈着によって赤，赤褐色の着色)などの全身的原因によって引き起こされる

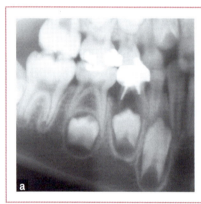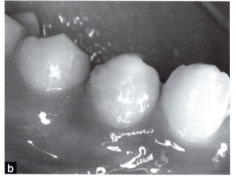

図2-7 Turner 歯
a：右下 D．根尖性歯周炎．b：後続永久歯である右下4のエナメル質減形成．
(愛知学院大学短期大学部　渥美信子教授ご提供)

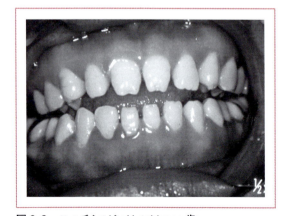

図2-8 ハッチンソン Hutchinson 歯
〔内山健志：歯の異常．野間弘康，他(監)：標準口腔外科学．第4版，pp115-121，医学書院，2015 より〕

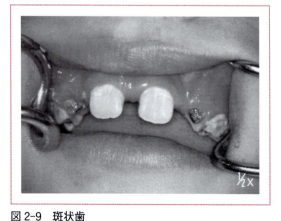

図2-9 斑状歯
〔内山健志：歯の異常．野間弘康，他(監)：標準口腔外科学．第4版，pp115-121，医学書院，2015 より〕

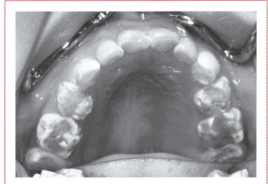

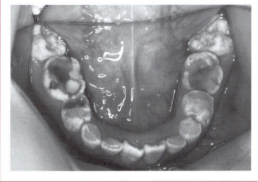

図2-10 エナメル質形成不全症
(愛知学院大学短期大学部 渥美信子教授ご提供)

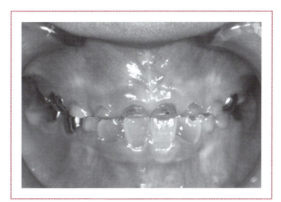

図2-11 象牙質形成不全症
(愛知学院大学短期大学部 渥美信子教授ご提供)

(図2-10).

(1) ハッチンソン Hutchinson 歯

英国の外科医 Hutchinson は，先天性梅毒に特有な病変として，実質性角膜炎，内耳性難聴，半月状切痕歯を挙げた(Hutchinson 三徴)．このうち半月状切痕歯はハッチンソン Hutchinson 歯とよばれる．

①永久歯の上顎中切歯の切縁に浅い半月状の凹入切痕がある．
②歯冠は切縁にいくに従って狭窄している．
③隅角は丸みを帯びているため歯冠は樽状をなしている．
④歯冠の幅も正常な歯に比べて小さい．
⑤しばしば位置の異常を伴っている．
⑥通常，上顎中切歯に両側性に発現するが，片側性のこともあり，半月状切痕を伴わないものもある．

(2) 斑状歯

フッ素の継続的過剰摂取(フッ素濃度1〜2 ppm 以上)による為害作用として発生するエナメル質の石灰化不全の1型で，歯のフッ素症の症状名である．

①重症になるにつれて白斑・白濁部が多くなり，実質欠損や着色を伴うようになる．
②永久歯に多い．

b 象牙質形成不全症

間葉性組織である象牙質と歯髄の形成が遺伝的要因(常染色体優性遺伝)によって原発性に障害される．歯冠が透明度の高いオパール様の色調を示す．特に乳歯に顕著な咬耗がみられ，エナメル質剝離も起こりやすい(図2-11)．X線所見は細く短い歯根，歯髄腔や根管の狭窄を示す．骨形成不全症に伴う一症候として発現することが多く，Shields は本症を3型に分類している．

Ⅰ型　骨形成不全症に随伴する
Ⅱ型　単独で発生する：遺伝性オパール様象牙質
Ⅲ型　殻状歯とよばれる

4 萌出時の異常

歯の萌出異常には，萌出時期・順序，萌出方向(位置)，萌出量の異常があり，これらは少数歯

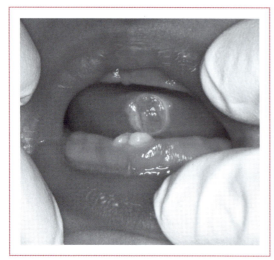

図2-12 リガ・フェーデ Riga-Fede 病
(愛知学院大学短期大学部　渥美信子教授ご提供)

(局所的な原因によることが多い)から多数歯(全身的要因によることが多い)にわたるものまでさまざま見られる．また，これらの原因は，歯自体の要因，う蝕などの局所的環境要因，全身疾患および遺伝性疾患など種々の要因が考えられる．

a 萌出時期・順序の異常

1) 早期萌出

　何らかの原因で正常な萌出時期よりもかなり早期に萌出したもの．

(1) 乳歯の場合　先天(性)歯

　出産歯　－　出生時にすでに萌出
　新生歯　－　生後1か月以内に萌出

　下顎乳中切歯部に萌出する場合が多く，乳切歯の場合と過剰歯の場合がある(日本人で0.1％，男児のほうが多い)．切縁が鋭利なため哺乳時に舌下面を刺激し舌下部に潰瘍を形成(リガ・フェーデ Riga-Fede 病)して，哺乳障害(栄養障害，脱水)や母親の乳首の損傷を起こすことがある(図2-12)．その場合には，切縁を削除したりレジンで切縁を被覆して形態修正を図ったり，抜歯する．

(2) 永久歯の場合

　局所的原因として，乳歯のう蝕に起因した周囲歯槽骨の異常吸収によるものや歯根の形成障害などがある．また全身的原因には甲状腺機能亢進症などがある．発現部位は上顎中切歯部や上下顎小臼歯部が多い．

2) 萌出遅延

　平均萌出時期を1年以上過ぎても萌出してこない場合で，晩期萌出ともいう．全身的原因による場合は多数歯に及ぶことが多く，甲状腺や下垂体機能低下症などの内分泌障害，軟骨異栄養症などの栄養障害，低体重児，早産などによる発育障害，Down 症候群などにみられる．局所的原因としては，歯肉肥厚や先行乳歯の早期喪失(抜歯)による歯槽骨の緻密化などがある．X線写真により状態把握のうえで経過観察，場合によっては開窓，開窓牽引などを行う必要がある．

b 萌出方向・位置の異常

1) 異所萌出

　正常な歯列の位置以外に萌出するものをいう．原因としては永久歯胚の位置・方向の異常，顎骨と歯の大きさの不調和，過剰歯の存在，乳歯の晩期残存などがある．好発歯は上顎第一大臼歯，切歯，犬歯，下顎前歯部である．萌出遅延の場合と同様な管理をし，咬合誘導治療が必要となる場合がある．

2) 埋伏

　萌出時期を過ぎても歯冠の一部あるいは全部が口腔内に萌出していないものをいい，乳歯よりも永久歯に多い．好発部位は乳歯で乳臼歯，永久歯で下顎第三大臼歯，上顎第三大臼歯，犬歯，下顎第二小臼歯である．特に，上顎中切歯部の過剰歯は埋伏していることが多い(図2-13)．原因としては，埋伏が1～数歯の場合は歯胚の位置異常などの局所的なもの，埋伏が多数歯の場合はくる病，Down 症候群，鎖骨頭蓋異骨症などの全身疾患による．治療は，障害物が存在する場合は除去が先決で，必要に応じて開窓牽引を行う．過剰歯なら抜去する．

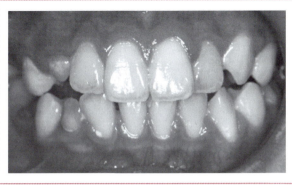
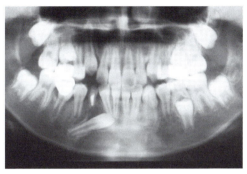

図 2-13　右下 3 埋伏歯
（愛知学院大学短期大学部　渥美信子教授ご提供）

c 萌出量の異常

1）低位乳歯
　咬合平面に達して咬合していた乳歯が，何らかの変化により低位を示すようになったもの．発現頻度は日本人で 1.3～6.9％である．好発部位は下顎第一，第二乳臼歯に多い．原因は明らかになっていないが乳歯根の骨性癒着，後継永久歯の欠如している場合が多く，左右対称的に発現する傾向にある．

2）骨性癒着
　歯根膜の吸収窩に骨様組織が過剰に形成され，歯槽骨と癒着を起こすもので，この結果発育が阻害され低位となる．原因は外傷，歯根膜組織の新陳代謝の障害，咬合圧による歯根膜組織の外傷や骨代謝障害などが考えられる．好発部位は下顎乳臼歯で，特に下顎第二乳臼歯に多い．

3）埋伏
　萌出量異常が原因となり，埋伏状態となることもある．ほぼ正常な位置にある歯胚が何らかの原因で萌出が停止し留まっている状態をいう．数歯から多数歯までみられる．局所的原因には歯根形成の遅延や障害，萌出余地不足，乳歯の早期喪失による隣在歯の傾斜，乳歯の晩期残存，外傷による歯槽骨の発育不全，歯牙腫，含歯性囊胞，骨性癒着などがある．全身的原因には鎖骨頭蓋異骨症，重度のくる病，重度の甲状腺機能低下症などがある．

5　破折，摩耗症，咬耗症など

　歯の破折（外傷）については，別項（⇨98 頁）を参照のこと．

a 摩耗症

　咬合以外の慢性機械的刺激による歯の欠損をいう．溝状，皿状，くさび状などの形状を呈する欠損で，欠損面は滑沢，しばしば象牙質知覚過敏症を引き起こす．
・代表的な摩耗症：くさび状欠損
　過度の歯ブラシの横磨きにより，唇側歯頸部にくさび状の欠損が形成される．

b 咬耗症

　咬合・咀嚼の機械的作用による，上下顎歯列の咬合面や隣接面の損耗をいう．不正咬合，歯ぎしり，習慣による偏側性咀嚼，硬い食物の摂取などが原因である．咬耗面は平坦あるいは陥凹状で，表面滑沢である．
　いずれも中年以降の男性の永久歯にみられる．乳歯ではまれであるが，乳歯列後半期に活発な咀嚼の結果，咬耗（生理的咬耗）がみられることがある．

B う蝕および歯髄炎と根尖性歯周炎

1 う蝕症

a 歯のう蝕症とは

1）病因，発症，病態

歯の面に付着したプラーク（歯垢）に存在する細菌が，デンプン質などの糖類を分解し，これによって生じる有機酸が，歯質のCaやPなどの無機質を脱灰（溶解）する現象（病態）を「歯のう蝕」という．したがって，これに関与する歯質，細菌，基質（食事）の3者（3要因）が重なって発症することから，古くから「Keyesの輪」によって歯のう蝕の成因が説明されている（図2-14）．

しかし，この歯質の脱灰は必ずしも一方的に進むのではなく，唾液の成分の働き，プラークの除去，フッ化物を含む歯磨剤やフッ化物洗口剤の使用などにより無機質が再沈着して脱灰部は再び石灰化（再石灰化）する．脱灰と再石灰化は，天秤が揺れるように流動的な状態である．すなわち，う蝕は歯質の脱灰と再石灰化の繰り返しの状態であり，プラーク沈着が著しく，フッ化物の使用が適切にされていない場合などは（再石灰化の因子＜脱灰の因子）脱灰が進み，プラークが取り除かれ，さらにフッ化物の適応が行われていれば再石灰化が進む（図2-15）．

エナメル質初期う蝕の脱灰に関与する細菌群は，*Streptococcus mutans*（ストレプトコッカスミュータンス）という連鎖球菌（MS菌）群である．う蝕症は感染症であると定義され，このことは動物実験によって証明されている．この連鎖球菌群には7菌種あるが，その中のS. sobrinus（ソブリ

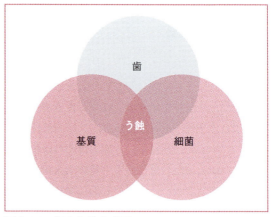

図2-14 歯のう蝕の成因
「Keyesの輪」（Keyes PH, 1969）によって歯のう蝕の発症が説明されている．

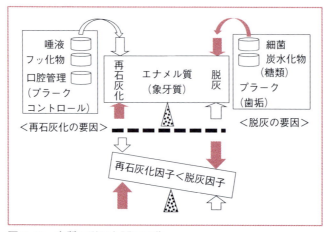

図2-15 歯質の脱灰と再石灰化
脱灰/再石灰化は流動的であり，脱灰/平衡/再石灰化を繰り返す．

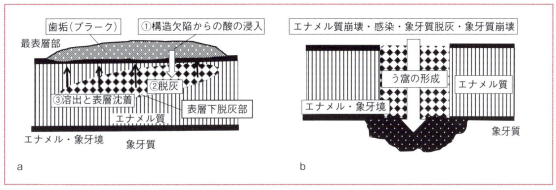

図 2-16 エナメル質表層下脱灰とう窩の形成
a：エナメル質初期う蝕の「表層下脱灰」．b：最表層エナメルがいったん崩壊すると感染が生じ，「う窩」が形成される．

ヌス菌）と S. mutans（ミュータンス菌）は，デンプンなどの糖分を分解，発酵させ，水に溶けない（不溶性の）成分を作って歯面などに固着する．この中でもソブリヌス菌がう蝕の発生により強く関与するものと考えられている．う蝕の進行に伴い，これらの菌群のみならず，さまざまな細菌の感染が広がって歯質の崩壊が著しくなる．

一般的に歯のう蝕症は，歯質に欠損が生じる（穴があく）ことと理解されることが多いが，この欠損は後述する「う窩」であり，う蝕によって（疾患の）結果として生じた歯の実質欠損である．「う蝕」と「う窩」を明確に分ける必要がある．

2）エナメル質表層下脱灰（エナメル質初期う蝕）

ごく初期の脱灰は，エナメル質表面ではなく，表層下 10～20μm の部分で生じる．この脱灰を「表層下脱灰」とよぶ．脱灰がなぜエナメル質の表層下で生じるのかは以下のように説明される．

エナメル質表面は比較的石灰化の程度が高く，ガラスのような構造をもつが，①表層下のエナメル質は石灰化した結晶が細い柱の構造（小柱構造）をなして並列しているため，その小柱間に最表層部にもともと存在する構造的な欠陥部分から，酸が浸入して小柱が溶かされやすく，②さらに表層下脱灰が生じると，そこで溶けた Ca や P などのイオンが，表層下から最表層に向かって移動し，最表層部で蓄積（沈着）してしまうため最表層部での無機物濃度が高くなり，この部分がより酸に強い構造になる．

この表層下脱灰の状態であれば，歯表面のプラークコントロールなどにより脱灰環境を改善し，フッ化物の塗布などによる積極的な石灰化を図ることにより（再石灰化治療），健康なエナメル質へと回復することが確認されている．つまり「う窩」形成前の「う蝕症」は，う蝕歯質の除去（削る）とその部の修復を行うことなく，治癒する可能性をもつ．この段階のう蝕表層下脱灰は，外見としては，歯面が白濁した状態であるが，実質の欠損はない（図 2-16a）．

しかし表層下脱灰の状態が続き，エナメル質最表層部が薄くなると（あるいはこの部に鋭利な力が加わると），この部が崩壊し細菌感染が生じるとともに，脱灰がエナメル質深部へと急激に拡大する．

3）う窩の形成

いったん表層下脱灰の最表層部のエナメル質が崩壊すると，歯面の外部から細菌が侵入し，脱灰が進み，歯質の実質欠損が生じて歯質に「窩」を作る．う蝕によって生じた「窩」を「う窩」と称し，う窩が象牙質に広がると，象牙質アパタイト（象牙質の石灰分の結晶）とともに象牙質の主要成分であるコラーゲン（蛋白質）線維の構造も崩壊する（図 2-16b）．

脱灰し，コラーゲンの崩壊も伴う象牙質は，生活力がなく（失活し），この部には多量の細菌群が

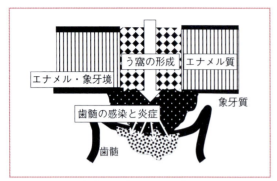

図2-17 象牙質内に形成されたう窩
う窩には多量のさまざまな細菌が存在し，歯髄組織にも影響する．

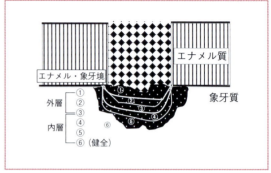

図2-18 象牙質う窩の構成
う蝕象牙質の①多菌，②寡菌，③先駆菌，④混濁，⑤透明，⑥生活反応層．

存在する．一方，脱灰しているが，コラーゲンの崩壊を伴わないう蝕象牙質は，環境を整えることにより，あるいは積極的にフッ化物などを徐放する材料を貼付することによって，石灰化することが期待できる．しかしう窩が広がれば，歯髄の感染，炎症が生じることになる（図2-17）．

う窩を形成する象牙質を大別すると，1）感染，脱灰し，線維状のコラーゲン（象牙質の基質蛋白質）の基本構造が失われ，生活していない崩壊層（図2-18中①～③部に該当しこれらを象牙質う蝕の外層と称する），2）（比較的わずかだが）感染し，部分的な脱灰が認められるが，コラーゲンの基本構造が失われていない層（図2-18中③～⑤に相当し内層と称する），に分けられる．後者は生活している層であり，知覚もある．また適切な処置によって再石灰化させることができる．したがって，う窩の象牙質をすべて取り除く必要はなく，場合によっては，その直下の歯髄組織の温存を図ることが可能である（図2-18）．

象牙質にう窩が形成されると，一般的に歯髄炎が惹起され，軽度のものは一過性の冷水痛などを，重篤な場合は歯髄の急性の化膿，壊死，壊疽などによる拍動性などの強い症状を訴えることもある．さらにその病態，症状が拡大すると，根尖性の歯周組織炎，骨髄炎など極めて重篤な疾患へと継発する．

b う蝕の治療

1）修復治療

従来から一般的に考えられてきたう蝕の治療は，「う窩」の治療であり，う窩という歯の欠損に対する修復治療である．実際，象牙質にう窩が形成されてしまうと，基本的に歯質の欠損は，人工的な材料，例えば金属，レジン（歯科修復用プラスチック）などを用いてその形態と機能を修復することになる．

最近は，耐久性，審美性（歯質と類似した色調をもつ）などの点で，従来の金属材料より大幅に改良されたレジン材料を用い，しかも60年以上の歴史をもつ「歯科接着」の方法，材料を用いて，より歯質保存的で耐久性，審美性に優れた修復ができるようになってきた（図2-19）．

2）う蝕罹患リスクの評価と改善

上記の修復治療は，歯科医療独特のものである．また近代の歯科医学，医療の発展は，この修復治療法や修復材料の研究開発とともにあったと言っても過言ではない．しかしながら，一方ではこれらの治療は，う蝕の発症リスク，特に患者個々のリスクについては配慮がされているとは言えない．発症リスクに対応した処置がなされないまま，う蝕の結果である「う窩」の修復治療を繰り返しても，真のう蝕治療を行ったとは言えない．

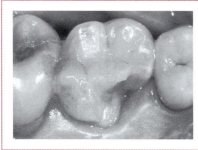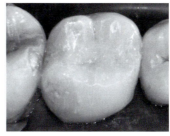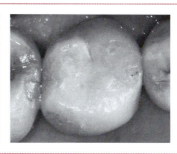

図2-19 う蝕の進行により破折した歯の修復治療
う蝕と歯質の破折による欠損をレジン材料と歯科接着技術で修復した.

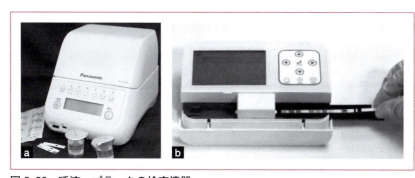

図2-20 唾液, プラークの検査機器
細菌カウンタ（プラークから細菌数を瞬時に測定する）(a)と吐出唾液から口腔の出血, 炎症, 細菌数など7項目を5分で測定するSMT（サリバマルチテスト）(b).

原因の追求とその除去があってこそ, 真の医療である. したがって, これからの歯科医療では検査と診断の充実が求められ, これらに基づいた患者個々の健康管理を各々の患者のライフステージに合わせて行い, 口腔のみではなく全身の健康維持・増進につないでいくこと, すなわち健康寿命の延伸に寄与することが歯科医療に求められている.

最近は, そのリスクを精度よく, また再現性をもって評価できる検査機器も紹介されているので, これらを効果的に利用したうえで, う蝕症はじめ歯科疾患, 歯の疾患の制御を図っていかねばならない（図2-20）. 特に8020運動〔80歳で20本の歯をもつ：現在の達成率（80〜84歳で30％近い）は目標を超えた〕が達成された今, 残された歯のう蝕, 歯根面う蝕や経年的に生じた摩耗や咬耗にどのように対応するかが問われているが, まず患者のリスクを評価して疾患および患者の口腔健康の管理をすることが大切と考えられている.

参考図書
1) 千田 彰, 他（編）：保存修復学. 第6版, 医歯薬出版, 2013
2) 浜田茂幸, 他（編）：新・う蝕の科学. 医歯薬出版, 2006

2 歯髄炎

歯髄炎とは, 歯の内部に存在する軟組織（歯髄）にさまざまな原因で炎症が誘発された病態である. 歯髄は周囲を硬組織（象牙質とエナメル質）に囲まれているため, 炎症時には腫脹が制限され, また血流は歯根尖のわずかな径を経由するのみであることから, 初期の歯髄炎を放置すると不可逆性の組織損傷に至る.

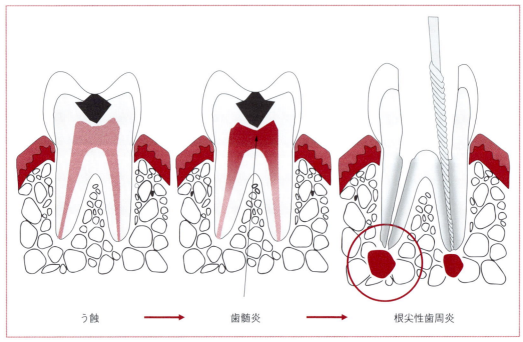

図 2-21　う蝕から歯髄炎，根尖性歯周炎への進行過程
歯髄炎はう蝕などの外来刺激により生じる．初期の歯髄炎を放置してしまうと歯髄は不可逆性の組織損傷に至ることから，早期にう蝕の治療を行い，歯の長期保存のために歯髄組織を保存することが大切である．歯髄が失活して歯髄壊死や歯髄壊疽の状態に陥ると，根尖歯周組織には壊死歯髄やその分解産物による化学的刺激や細菌的刺激（感染）が加わり，生体の防御機構として炎症性反応（根尖性歯周炎：次項③参照）が惹起される．

a 歯髄疾患の分類

1) 歯髄充血
2) 急性歯髄炎
   (1) 急性単純（漿液）性歯髄炎（初期および後期）
   (2) 急性化膿性歯髄炎（初期および後期）
3) 慢性歯髄炎
   (1) 慢性潰瘍性歯髄炎
   (2) 慢性増殖性歯髄炎
4) 上行(昇)性歯髄炎
5) 歯髄壊死および歯髄壊疽
6) その他
   (1) 内部吸収
   (2) 慢性閉鎖性歯髄炎
   (3) 特発性歯髄炎

b 歯髄疾患の原因

1) 生物学的要因

う蝕に続発する歯髄炎が最も頻度が高い．象牙質にう蝕が波及すると，歯髄は病的に刺激されるために歯髄充血を生じ，さらに象牙細管を経て歯髄に細菌感染が起こり歯髄炎に至る（図 2-21）．若年者の象牙質う蝕では，細菌性刺激が象牙細管を経て速やかに歯髄に到達するため，炎症を起こしやすい．これに対して高齢者では象牙質う蝕からの歯髄感染は若年者ほど速やかでない．

2) 物理的要因

う蝕治療の窩洞形成時，機械的刺激が直接作用した場合や，摩擦熱が歯髄に伝わり炎症性反応が生じる．さらに，外傷や咬耗・摩耗なども歯髄炎を生じるとされている．

3）化学的要因

歯冠修復材料中の化学物質が，象牙細管を通じ，歯髄に刺激を与えると歯髄炎が生じる．

C 歯髄疾患の臨床症状と治療方針

1）歯髄充血

歯髄において，拡張した血管内に赤血球が充満し循環障害を起こしている状態を歯髄充血という．これは，歯髄炎の前駆病変で可逆性変化であり，臨床的に一過性の鋭い痛みを特徴とする．熱い飲食物より冷たいものや冷気によって痛みが誘発されることが多い．症状に応じて，歯髄消炎鎮痛療法が適応となる．しかし，歯髄への刺激が持続すると不可逆性歯髄炎へと進行し，歯髄をすべて除去する抜髄法が適応となる．

2）急性歯髄炎

急性歯髄炎には，歯髄充血に続発して起こった単純性および化膿性の歯髄炎や，慢性歯髄炎が急性発作を起こしたものなどが含まれる．

（1）急性単純（漿液）性歯髄炎

う蝕を放置すると，細菌産物が象牙細管を経て歯髄に侵入していく．やがて象牙芽細胞は変性・萎縮を起こし，時には壊死する．そして，その部に接する血管は充血を起こすとともに，血管壁の浸透性亢進をきたし，歯髄の一部に漿液性の滲出を引き起こす．これが急性単純性（漿液性）歯髄炎の成立である．この時期の歯髄には，まだ細菌感染は起こっていない．

基本的な治療方針は，う蝕を除去することであり，その結果，歯髄炎は治癒する．臨床症状から，次のように一部性と全部性に分類される．

（a）急性単純性歯髄炎の初期
　自覚症状：自発痛はなく，鋭い牽引性で一過性の誘発痛
　視診：やや深いう蝕，露髄はない
　温度診：冷温刺激（特に冷却）で痛む
　歯髄電気診：正常，時に閾値の低下（反応性の亢進）
　打診：痛みなし
　治療法：歯髄保存療法（歯髄鎮静消炎療法，間接覆髄法，直接覆髄法，暫間的間接覆髄法）

（b）急性単純性歯髄炎の後期
　自覚症状：自発痛は間欠的で，強い牽引性の痛みは持続的
　視診：やや深いう蝕，露髄はない
　温度診：冷温刺激で痛む
　歯髄電気診：閾値の著しい低下
　打診：痛みあり
　治療法：抜髄法

（2）急性化膿性歯髄炎

血管から好中球の滲出が著明な炎症を「化膿性炎」といい，これが歯髄に生じると，急性化膿性歯髄炎になる．歯髄内の内圧上昇のため，激烈な自発痛を伴うのが特徴的な臨床症状の1つである．夜間に激しい痛みが生じて眠れないことがある（夜間痛）．時に患歯から他部位（顔面や頭部など）へ波及する電撃性の激しい痛みが引き起こされる（関連痛）．歯髄に感染が起こった典型的な不可逆性歯髄炎で，歯髄をすべて除去する抜髄法が適応となる．

　自覚症状：自発痛は通常，拍動性，放散性．誘発痛は持続的．比較的早期から歯の挺出感を訴える．
　視診：深いう蝕などにより露髄
　温度診：温刺激で持続性の誘発痛．冷やすと痛みが寛解することもある．
　歯髄電気診：閾値の上昇（反応性の低下）
　打診：痛みがあり，時に激痛
　治療法：抜髄法

急性化膿性歯髄炎に腐敗臭を発する菌（嫌気性菌）が混合感染した場合，急性壊疽性歯髄炎とよばれ，治療時に特有の強い腐敗臭を発することが特徴である．

3）慢性歯髄炎

（1）慢性潰瘍性歯髄炎

う蝕を放置すると，エナメル質および象牙質の一部が損傷され，歯髄が外界と交通するようにな

る（露髄）．このとき，歯髄の表層には潰瘍が形成され壊死層となり，その下層に肉芽組織が形成されている状態が慢性潰瘍性歯髄炎である．

　自覚症状：乏しい，食片圧入で痛む
　視診：深いう蝕により露髄，触れると容易に出血し痛む
　温度診：痛みなし
　歯髄電気診：正常，時に閾値の上昇
　打診：痛みなし
　治療法：原則として抜髄法，若年者の幼若永久歯では生活歯髄切断法

(2) 慢性増殖性歯髄炎

慢性潰瘍性歯髄炎に続発して生じるもので，肉芽化した歯髄組織が露髄部から外方に向かって茸状に増殖している．温熱刺激や機械的刺激に対しても抵抗性を有している若年者や小児に好発する．

　自覚症状：乏しい，食片圧入で痛む
　視診：深いう蝕により露髄，歯髄息肉（ポリープ）がみられ，触れると容易に出血するが，痛みはない
　温度診：痛みなし
　歯髄電気診：閾値の上昇
　打診：痛みなし
　治療法：原則として抜髄法，若年者の幼若永久歯では生活歯髄切断法

4）上行（昇）性歯髄炎

重度の歯周病（辺縁性歯周炎）や隣接する顎骨内の炎症が歯根尖を経由して歯髄に波及したものである．歯根尖（下方）から歯冠部（上方）へと波及するため，上行性もしくは上昇性歯髄炎という．病理組織学的には，化膿性歯髄炎と同様の像を呈し，歯髄の炎症は歯根尖の歯髄に最も強く，歯冠側に向かうにつれて炎症の程度は弱くなる．

臨床症状と治療方針は，化膿性歯髄炎と同様である．重度の歯周病を合併している場合，歯の動揺がみられ，時に咀嚼障害をきたす．

5）歯髄壊死および歯髄壊疽

歯髄壊死とは，一般的には細菌感染を伴わない歯髄死のことである．一方，歯髄壊疽は，歯髄壊死に細菌が感染した状態で，独特の腐敗臭を呈する．外傷や打撲などの既往があることも多い．

　自覚症状：なし
　視診：歯の変色がみられることもある
　温度診：痛みなし
　歯髄電気診：反応の欠如（失活歯）
　打診：感受性を示すことがある
　治療法：感染根管治療（失活歯に対して行う最も一般的な治療）

6）その他

(1) 内部吸収

歯髄の中心に特発性の歯質の吸収が生じる病態である．原因不明であるが，外傷の既往がある歯に生じることが多い．自覚症状はなく，歯冠部に生じると歯質の菲薄化によって，歯の変色（ピンクスポット）がみられる．吸収を止めて歯を保存するために，積極的に抜髄法を行う．

(2) 慢性閉鎖性歯髄炎

慢性う蝕や修復物が存在するが露髄はなく，時に間欠的な自発痛が見られるものの，臨床的には正常歯髄との鑑別は困難である．通常，積極的な処置は不要である．

(3) 特発性歯髄炎

明らかな原因を認めない歯が，突然強い痛みを訴え急性歯髄炎の臨床症状を示すものをいう．原因不明であるが，歯髄の変性（次項6）参照），例えば石灰化物（象牙質粒など）の形成による神経の圧迫が関与していると考えられている．

参考図書
1) 中田和彦，他：歯髄疾患．勝海一郎，他（編）：歯内治療学．第5版，pp51-71，医歯薬出版，2018
2) 興地隆史，他：歯髄疾患．興地隆史，他（編）：エンドドンティクス．第5版，pp32-46，永末書店，2018

3　根尖性歯周炎

根尖性歯周炎は，歯の根尖部歯周組織の炎症性変化を主体とした病変である．その成因は，一般的に歯の根管内感染からの細菌性刺激が根尖孔を

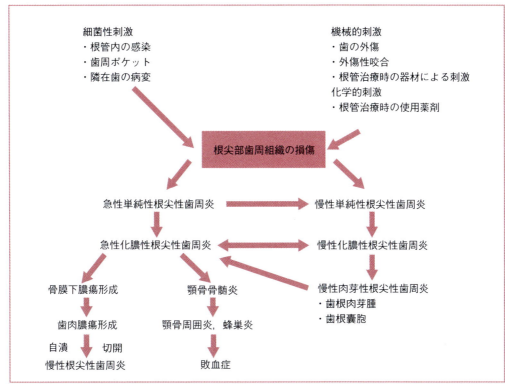

図2-22　根尖性歯周疾患の原因と経過
〔五十嵐　勝，他：根尖性歯周疾患．中村　洋，他（編）：歯内治療学．第4版，pp97-126，医歯薬出版，2012より改変〕

経由して根尖部歯周組織に影響を与える．また，根管治療に伴った機械的刺激や化学的刺激によるものも存在する．

　根尖性歯周炎の病理的な発生機序は，根管内に存在する細菌やその代謝産物，あるいは歯髄の変性・壊死組織の分解産物などが起炎物質となり，根尖部歯周組織の特異的あるいは非特異的免疫応答が根尖部の歯槽骨破壊を伴った炎症反応を誘導するものである．急性炎症では，顎骨炎などを継発して重篤な全身状態となることもある．また，慢性の病態を示したとしても，持続的な根尖部歯周組織の感染は，全身的に悪影響を及ぼす．したがって，患歯の保存のため，早期発見と根尖性歯周炎に対する適切な診断および治療が極めて重要である（図2-22）．

a 根尖性歯周炎の原因

1）細菌による刺激

　う蝕が歯髄に波及すると細菌感染を生じ，化膿性歯髄炎から歯髄壊疽に至る．いったん，歯髄が壊死すると歯髄による生体防御反応が失われるため，容易に根管内の細菌増殖を許容し，感染の拡大が生じる．

　感染根管とは根管内のみならず根管壁や象牙細管内にも細菌感染を生じた状態である．感染根管は根尖孔を経由した根尖部歯周組織の破壊を進行させるため，感染根管処置が行われ，根尖部歯周組織の治癒をうながす必要がある．

⦿感染根管に至る原因
　う蝕：歯の硬組織の感染により歯髄疾患を経て
　　　　細菌感染を起こす．頻度として最も多い．
　歯の破折・亀裂：破折・亀裂部位からの細菌侵

入により感染を起こすことがある．
　歯の咬耗・摩耗：象牙質の露出により象牙細管を通じての細菌侵入により感染を起こすことがある．
　辺縁性歯周炎：歯周ポケットが根尖部付近まで深く形成されると，ポケット内の細菌が根尖孔等を介して侵入し，根管内に感染を起こすことがある．
　隣在歯の根尖性歯周炎：隣在歯の根尖性歯周炎が拡大すると，当該歯の根尖周囲の歯周組織が破壊され血行障害が生じて歯髄壊死が生じ，細菌が侵入して感染を起こすことがある．

2）機械的刺激

　歯に加わる種々の外傷性因子によって起こる．外傷性咬合（歯の負担過重）によるものが多く，それは歯列不正や悪習癖（歯ぎしりやかみしめ），咬合の高い歯冠修復物により引き起こされる．また，根管治療時の器具あるいは根管充塡材の根尖孔からの突き出しなども考えられる．

3）化学的刺激

　根管治療時に使用する薬剤の刺激として，根管清掃剤である次亜塩素酸ナトリウムや過酸化水素水または根管消毒剤であるフェノールやホルマリン系薬剤，根管充塡材などが考えられる．

b 根尖性歯周炎の診断と治療法

1）診断・検査

　根尖性歯周炎を診断するためには，まず的確な問診を行う．患者の主訴，歯痛の発症時期や部位，治療歴，全身既往歴（糖尿病や骨粗鬆症その他骨関連疾患），生活環境（ストレスや喫煙の有無）などの問診を行う．その後，術者による視診・触診を行う．特にう蝕，修復物，歯の破折，歯の変色の有無，歯周組織の状態（歯周ポケット深さ，歯肉の発赤・腫脹・排膿等の有無），顔貌（左右対称性，頸部・リンパ節の腫脹，瘻孔）などを確認する．また，当該歯に対する打診，温度診，歯髄電気診，歯の動揺度検査，透照診，X線検査，インピーダンス測定検査などを必要に応じて行い，診断を行う．特に歯髄炎と根尖性歯周炎の鑑別に注意を払う．歯髄炎では痛みは鋭く，冷・温熱痛があり，患者自身での部位特定が難しいことが多い．一方，根尖性歯周炎は，一般的に痛みは鈍いが持続性であり，患者自身での部位特定が容易である．

2）根尖性歯周炎の分類と臨床症状

（1）急性根尖性歯周炎

　急性根尖性歯周炎は，化膿性歯髄炎または壊疽性歯髄炎の進展に際して歯髄内に増殖した細菌が根尖孔を通じて，根尖部の歯周組織に感染を起こして生じている場合が最も多い．

（a）急性単純性根尖性歯周炎
　自覚症状：自発痛は軽度で歯の挺出感，咬合痛がある
　打診：垂直打診に過敏
　根尖部歯肉：圧痛はない
　リンパ節の腫脹・圧痛：認めない
　X線写真：根尖部に変化を示さないことも多い

（b）急性化膿性根尖性歯周炎
（ⅰ）歯根膜期
　自覚症状：鈍い自発痛があり，歯の挺出感，咬合痛がある
　打診：垂直打診に過敏
　根尖部歯肉：圧痛はない
　リンパ節の腫脹・圧痛：認めない
　X線写真：根尖部歯根膜腔の拡大を認める

（ⅱ）骨内期
　自覚症状：進行すると拍動性の自発痛があり，歯の挺出感，咬合痛が強い
　打診：垂直打診が強い
　根尖部歯肉：発赤・圧痛を認める
　リンパ節の腫脹・圧痛：認める
　X線写真：根尖部にびまん性の透過像を認める

（ⅲ）骨膜下期
　自覚症状：顔面部の腫脹，浮腫，左右の非対称性を示し，発熱や悪寒，倦怠感や睡眠障害などを訴える

打診：垂直打診が強い
根尖部歯肉：発赤・腫脹・圧痛が強くなる
リンパ節の腫脹・圧痛：増大する
X線写真：根尖部に拡大した透過像を認める

（iv）粘膜下期
自覚症状：顔面の浮腫は強くなり，顔貌の変化が著明になる．顎下部や頸部の浮腫は拡大する．
打診：垂直打診が強い
根尖部歯肉：歯肉膿瘍を形成し，波動を触知するようになる
リンパ節の腫脹・圧痛：増大する
X線写真：根尖部に拡大した透過像を認める

(2) 慢性根尖性歯周炎

急性根尖性歯周炎から慢性根尖性歯周炎に移行する場合が多いが，根尖孔からの細菌感染が弱い場合には初めから慢性炎として発生するものもある．炎症が強くなると膿瘍を形成する．膿瘍膜から肉芽組織が増殖していき，著しいものは歯根肉芽腫となる．さらに歯根肉芽腫内に囊胞を形成すると歯根囊胞となる．

(a) 慢性単純性根尖性歯周炎
自覚症状：軽度の咬合痛や違和感を覚える程度である
打診：わずかに垂直打診に反応することがある
根尖部歯肉：圧痛はない
リンパ節の腫脹・圧痛：認めない
X線写真：わずかに歯根膜腔の拡大を認めることがある

(b) 慢性化膿性根尖性歯周炎
自覚症状：一般に無症状であり，歯の挺出感が生じても軽度である
打診：わずかに垂直打診に反応することがある
根尖部歯肉：圧痛が生じても弱い．内歯瘻を形成し軽度の排膿を認めることがある
リンパ節の腫脹・圧痛：腫脹は著明ではなく，圧痛も認めない
X線写真：根尖部にびまん性の透過像を認める

(c) 歯根肉芽腫
自覚症状：一般に無症状であるが，歯の挺出感，違和感を感じることもある
打診：濁音を示す
根尖部歯肉：発赤・腫脹は認めない
リンパ節の腫脹・圧痛：わずかに腫脹する程度で，圧痛は認めない
X線写真：根尖部に境界明瞭な半円形の透過像を認める

(d) 歯根囊胞
自覚症状：囊胞が大きくなると手指の触診でペコペコという羊皮紙音を感じることもある
打診：歯根振盪を指頭で感じ取ることもある
根尖部歯肉：発赤・腫脹は認めない
リンパ節の腫脹・圧痛：わずかに腫脹する程度で，圧痛は認めない
X線写真：根尖部に境界明瞭な類円形の透過像を認め，その外側に白線があることが多い

C 治療法

根尖部歯周組織は，歯髄とは異なり，生体の防御機構が十分に期待できる環境下にある．したがって，ほとんどの症例では主原因である感染根管に対する根管処置を行った後，根管内を緊密に充填することで根尖性歯周炎は，健常な組織へと回復する．しかしながら，根管の解剖学的形態や病理細菌学的な複雑さと関係して，一部の症例では外科的な歯内治療やレーザー療法が必要となる．急性の病態を示した場合，化学療法や膿瘍切開が必要となることもある．根尖部周囲の歯周組織が高度に破壊されており回復が見込めないと判断した場合は，抜歯を行う場合もある．

参考図書
1) 五十嵐　勝，他：根尖性歯周組織疾患．中村　洋，他（編）：歯内治療学．第4版，pp97-126，医歯薬出版，2012
2) 中村幸生：歯髄と根尖周組織の病変における病理学．須田英明，他（編）：エンドドンティクス．第3版，pp64-77，永末書店，2010

C 歯質および歯の欠損と不正咬合

1 歯質および歯の欠損

a 歯質の欠損

歯質欠損には，a)う蝕による欠損，b)器械的原因による欠損，c)化学的（物理的）原因による欠損，d)発育障害による欠損の4つに分類される．

1）う蝕による欠損

う蝕による欠損は発生部位によってその広がりかたが異なり，表層から深部へ病変が進行すれば歯髄に達し，歯髄炎を起こす．う蝕がエナメル質や象牙質の一部に限局している場合は，罹患歯質を慎重に除去し，その進行の深さにより，適切な修復材料によって修復する．またう蝕の進行が深い場合，歯髄保存が可能であれば，歯髄保護剤によって可及的に歯髄保護を図り，歯髄保存が不可能なときは歯髄除去を行う．う蝕の進行の程度が最も深く残根状態となっている場合は，抜歯となる．

2）機械的原因による欠損

(1) 破折

外部からの大きな力や咬合時，硬い物の咀嚼時など，外力が急激に歯に作用した場合に外傷性に生じ，また歯の脆弱部位，摩耗やう蝕による大きな実質欠損部位では通常の外力（咬合力）によっても生じる．破折が歯冠部に限局して，歯髄に症状がなければ接着性コンポジットレジンによって修復する．露髄を伴う場合は抜髄，根管充填後歯冠修復を行う．また，破折線が歯根に及んでいる場合には破折歯を固定し，抜髄，根管充填処置を行うが，歯根破折の場合は予後不良となり抜歯となるケースも多い．

(2) 咬耗・摩耗

外力が徐々に作用した場合に起こり，種々の物質による摩擦あるいは咬合などの機械的作用によ

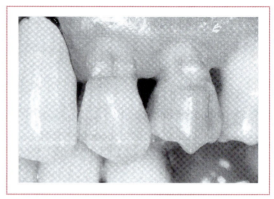

図2-23 くさび状欠損
歯頸部に著明な欠損がみられる．くさび状欠損は通常，同側同顎に連続して複数歯にみられる．
〔向井正視，他：歯の硬組織欠損．夏目長門（編）：言語聴覚士のための基礎知識 臨床歯科医学・口腔外科学．pp19-22, 医学書院，2006 より〕

り歯質が徐々に欠失する．咬耗は咀嚼によって，対面・隣接する歯面が次第に摩滅するために起こるもので，食生活，常用食物や嗜好品の硬さ，習慣，人種，歯の石灰化の程度などによって違いがある．摩耗は咬耗以外の物質による機械的な作用によって咬合と関係なく生じる歯質の欠損である．不適切な歯磨き，不適合な補綴物維持装置および習慣性または職業性の限局的外力などが原因となって長時間をかけて発現する．犬歯や臼歯の唇・頰側歯頸部にみられるくさび状欠損（図2-23）は歯ブラシの不正使用による摩耗症の代表的疾患であり，多くの場合，象牙質が露出し，象牙質知覚過敏を継発する．処置は，象牙質の中層にまで咬耗が及んでいても特に治療の必要はない．象牙質の咬耗が進行し歯髄炎症状が出現した場合には，歯髄処置を行う．摩耗症においても同様で，不適切な歯磨きによるくさび状欠損に対しては，患者に適切な歯磨きを指導する必要がある．

3）化学的（物理的）原因による欠損

歯の表面歯質が化学的作用によって脱灰している状態を侵蝕症といい，特に酸によるものを酸蝕症という．

4）発育障害による欠損

歯の形成段階において何らかの原因で歯の形態

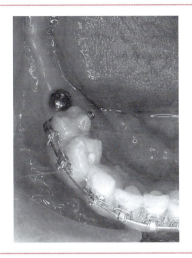

図 2-24　デンタルインプラント
最後臼歯部に埋入されたインプラント．この後，上部構造が装着される．

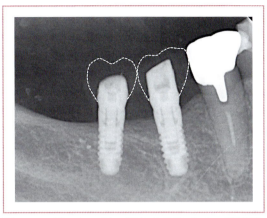

図 2-25　デンタルインプラント（デンタル X 線写真）
後方欠損部に 2 本のインプラントが埋入されている．

または構造に異常を生じたため起こる病態で，エナメル質に顕著にみられ，エナメル質形成不全とよばれる．形成不全は歯質や歯冠の形態に異常が生じた減形成と，エナメル質の低石灰化による石灰化不全とがある．原因は歯の形成期における全身的な栄養障害，内分泌障害などの全身的原因によるものと，乳歯の根尖病変の影響を受けた永久歯のエナメル形成障害などの局所的原因がある．

b 歯の欠損

歯の欠損・喪失の原因として，先天性の欠如や，う蝕，歯周病，外傷などの後天的な原因が挙げられる．このような欠損部位に対して，以下のような修復処置および補綴物が装着され，喪失した形態または障害された機能の回復が図られる．

1）ブリッジ

少数歯欠損に対して，残存歯またはインプラントを支台歯として連結補綴をすることにより，形態・機能・審美性を回復する．支台装置，欠損部のポンティック，連結部とで構成される．

2）部分床義歯（局部床義歯）

歯列内の部分的な歯の喪失と，それに伴って生じた歯周組織や歯槽突起の実質欠損の補綴を目的として，残存歯またはインプラントを支台とする有床可撤方式の義歯で，少数歯欠損から 1 歯残存に至るあらゆる欠損の症例に適応される．

3）全部床義歯（総義歯）

上顎または下顎のすべての歯を喪失した症例に対し，これを補綴する目的で適用され，損なわれた口腔と関連組織の形態と機能および外観を回復させる有床義歯で，人工歯と義歯床から構成され，義歯に加わる咬合圧は粘膜で負担される．

4）口腔インプラント（デンタルインプラント）

歯の欠損部の顎骨内に，チタンなどで作られた人工歯根を埋入し，それを支台として補綴装置を装着する（図 2-24, 25）．標準的なインプラントは複数のコンポーネントからなり，歯の欠損部顎堤の骨に埋入された人工歯根と粘膜下に設置されたフレーム，これに連結される上部構造で構成される．骨組織とインプラント体との界面に炎症所見が認められず，かつ骨のリモデリングを妨げず良好な接触関係が維持される状態をオッセオインテグレーションという．荷重負荷に加え，歯周病菌など弱毒性口腔常在菌による感染が原因で，インプラント周囲組織（骨，歯肉）に炎症（インプラント周囲炎）が生じることがあり，進行するとイ

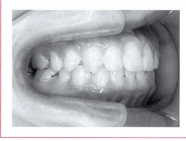
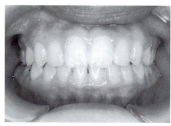
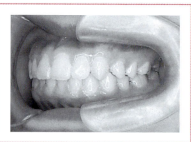

図 2-26　正常咬合
中心咬合位での上下顎の対咬関係が解剖学的に正常な状態.

ンプラントと周囲骨組織との骨結合が喪失して，インプラントの脱落に及ぶ．

5）歯の移植

智歯や矯正治療における便宜抜去歯などを同一口腔内の欠損部位への移植（自家移植）することがある．移植後，移植歯の歯根吸収や骨癒着もあるが，なかには 10 年以上にわたって生着する症例もある．

2　咬合・歯列の異常

咬合とは，狭義では上顎あるいは下顎の天然歯や補綴装置の切縁または咬合面間における接触関係を指す．中心咬合位で咬合する際に，上下顎の歯の対咬関係が解剖学的に正常とみなされる場合を正常咬合という（図 2-26）．また正常咬合は，年齢や地域性，個体差などにより分類されることもあり，実際の咬合では，正常咬合の中に，さまざまな状態が存在する．近年では，咬合に対する解釈が広義で捉えられるようになり，歯や顎関節，顎骨などの解剖学的形態に加え，歯周組織，筋，口唇，頰，口蓋，舌などの口腔器官の状態や神経系で営まれる動的な開閉口運動や前後・側方運動などを含む総合的な下顎運動を示すことが多い．

不正咬合とは，正常な咬合を得ることのできない状態の総称で，個々の歯や上下歯列の関係により大きく以下の 3 つに分類できるが，日常臨床ではそれらが複合的に存在する症例が多い．

1. 上下歯列関係の不調和
2. 上下それぞれの歯列に問題がある状態
3. 個々の歯や数歯にわたり位置異常がある状態

1. の上下歯列関係の不調和には，a）上下顎の前後的位置関係に問題がある①上顎前突，②下顎前突，および③上下顎前突，b）上下顎の垂直的位置関係に問題がある①開咬（図 2-27），②過蓋咬合，c）上下顎の水平的側方への位置関係に問題がある①交叉咬合，②鋏状咬合がある．2. の上下それぞれの歯列に問題がある状態には，①狭窄歯列弓，②Ｖ字歯列弓，③鞍状歯列弓，④空隙歯列弓などがある．3. の個々の歯や数歯にわたり位置異常がある状態には，個々の歯における①転位，②傾斜，③移転，④捻転，⑤低位，⑥高位，数歯にわたる①正中離開，②対称捻転，③叢生などがある．

不正咬合の診断には，まず主訴・現病歴・全身的な既往歴・家族歴・生活習慣・習癖などを確認し，口腔内診査を行い不正咬合の状態の把握，その後口腔内写真・顔面写真・口腔模型・パノラマ X 線写真・頭部 X 線規格写真などの資料を採得する．必要に応じて，CT・MRI・顎機能検査などを加える．採取した資料を分析・評価し，得られた結果から患者の不正咬合の要因（骨格性，歯槽性，機能性など）を判定して治療計画を立案する．

不正咬合における歯科矯正治療は，顎顔面の不調和を改善し長く安定した咬合を獲得することを目的とし，採得資料の評価を基に個々の患者に適

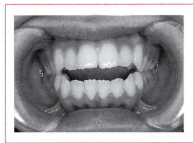
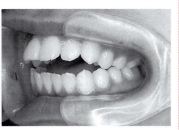

図 2-27　開咬
中心咬合位で臼歯部は咬合するが前歯部が咬合しない状態.

した治療目標を設定する.

歯科矯正治療はその時期によって,乳歯列期〜混合歯列期における顎成長のコントロールや永久歯の萌出誘導を目的とする治療(Ⅰ期治療)と永久歯列期における顎関係の改善や咬合の完成を目的とする治療(Ⅱ期治療)に分けられる.開始時期や治療内容は不正咬合の程度や種類によって異なるが,早期に治療を開始し不正咬合が改善した場合でも,永久歯列完成まで長期的な経過観察が必要となることが多い.また不良口腔習癖や顎口腔機能に異常がある場合は,筋機能訓練や言語治療なども治療方針に入れる.さらに動的治療終了後の後戻りを防ぐために一定期間保定を行う必要がある.

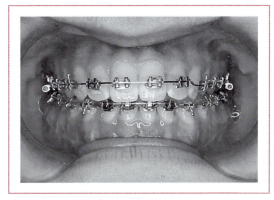

図 2-28　マルチブラケット装置
ブラケットおよびバッカルチューブとワイヤーで構成される.歯の三次元的なコントロールができる.

a　乳歯列期〜混合歯列期の矯正治療

乳歯列期および乳歯から永久歯への交換期である混合歯列期は,顎顔面の成長発育が旺盛であり,この時期に上下顎骨関係の前後的異常がある場合には,顎骨の成長抑制や旺盛な成長を利用する顎整形的治療を行う.上顎前突の治療では,ヘッドギアを用いて上顎骨の成長を抑制する.下顎骨の後退が原因であれば,アクチバトールなどの機能的矯正装置により,下顎骨の前方成長を誘導する.下顎前突の治療では,チンキャップにより,下顎骨の前方成長を抑制する.上顎骨の劣成長が原因であれば,上顎前方牽引装置により,上顎骨の前下方への成長を促進する.また機能性の不正咬合,口腔習癖が原因による不正咬合を認める場合は,咬頭干渉の排除や習癖の排除を行う.

b　永久歯列期の矯正治療

基本的にはマルチブラケット装置を用いて永久歯の排列を行う(図 2-28).顎骨と歯の大きさに不調和がある場合は,小臼歯などの永久歯抜歯が選択される場合も多い.近年,歯の移動に有効な歯科矯正用アンカースクリューが導入され,多くの症例で用いられている.また,上下顎骨の前後的不調和や顎偏位が顕著な症例では,成長終了後に外科手術を併用した矯正治療を行う.

D 歯周組織の疾患

1 歯冠周囲炎

a 歯周病を起こすリスクファクター

　口腔内常在菌による感染症として知られている歯周病は，局所の慢性炎症性疾患でもある．日本の成人8割が歯周病に罹患している一方，歯周病に抵抗性のある者もいる．よって，歯周病に対する感受性や抵抗性に影響を与えるリスクファクターを考慮する必要がある．

　リスクファクターとは，その存在により疾患発症の可能性が高まる因子のことである．歯肉炎，歯周炎は，バイオフィルムの形態をとるプラーク中の細菌と生体防御機能とのバランスの不均衡に環境因子が加わり発症，進行する．よって，歯周病のリスクファクターは大きく，細菌性，宿主性，環境性のリスクファクターの3つ（図2-29）に分類される．

1）細菌性リスクファクター

　歯周病は，上述の通り多因子性疾患であるが，発症の引き金となるのは細菌であり，初発因子ともよばれる．従来，非特異性細菌，すなわち，口腔常在菌の集積により発症すると考えられていたが，現在ではこれに，特定の細菌群（歯周病原細菌）が加わることにより，発症することが明らかになっている．歯周病原細菌の代表的なものには，*Porphyromonas gingivalis*（P.g.），*Treponema denticola*（T.d.），*Tannerella forsythia*（T.f.），*Aggregatibacter actinomycetemcomitans*（A.a.）が挙げられ，口腔常在菌の集積とともにこれらの歯周病原細菌が細菌性リスクファクターとなる．これらは，嫌気性グラム陰性桿菌群として種々の病原因子を保有するが，病原性の発現には環境が大きく影響するため，バイオフィルム中の生態を検討する必要がある．

2）宿主性リスクファクター

　歯肉に細菌感染が起こった時点で，宿主は生体防御反応として炎症，免疫応答を開始する．

　宿主細胞とは，歯周病原細菌の侵入，感染から生体を防御し，治癒反応を促進するものである．すなわち，自然免疫としての白血球による貪食作用，殺菌作用，獲得免疫としてのマクロファージやリンパ球の免疫担当細胞による体液性あるいは細胞性免疫が中心となるが，これらの細胞は生体の構成細胞である歯肉上皮細胞，歯肉線維芽細胞，歯根膜細胞，骨芽細胞，血管内皮細胞などとともにネットワークを形成しており，サイトカイン，細胞接着分子を介した相互作用で感染防御を担い，生体の恒常性を維持している．よって，これらの細胞，サイトカインなどの生体防御反応に関連するものが宿主性のリスクファクターとして挙げられる．これらは，宿主性のリスクファクターの中で全身修飾因子としてもとらえられるが，炎症，免疫応答に影響を与える糖尿病のような全身疾患，年齢（加齢），人種，性別，遺伝が含まれる．

　宿主性リスクファクターの局所関連因子としては，炎症性修飾因子（プラークリテンションファクター；歯石，食片圧入，口呼吸，歯列不正，不適合補綴物，歯の解剖学的形態異常，小帯異常，口腔前庭異常），外傷性修飾因子（外傷性咬合，ブラキシズム；クレンチング，グラインディング，タッピング），舌や口唇の悪習癖，職業的習慣などが含まれる．

3）環境性リスクファクター

　環境性リスクファクターは，先述の遺伝などの先天的リスクファクターに対して後天的リスクファクターともいわれ，喫煙，ストレス，栄養障害，社会的経済環境などが含まれる．なかでも喫煙は，歯周病に対する重大なリスクファクターであり，ニコチンが皮膚や粘膜から急速に吸収され，末梢血管が収縮し血流量が低下する結果，歯周ポケット内の酸素分圧が低下し，嫌気性菌が主体である歯周病原細菌の定着，増殖を促進する．

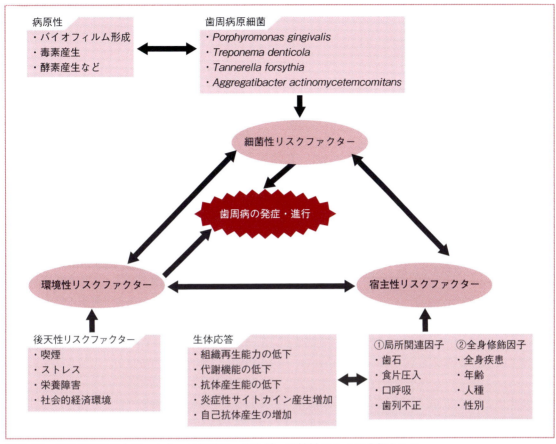

図 2-29　歯周病のリスクファクターは細菌性，宿主性，環境性の3つに分類される

また，同様の理由で歯周組織の炎症症状が抑制され，病変の重症度がマスキングされることが多い．喫煙者の口腔内所見は，歯面の着色，歯肉の黒色化（メラニン沈着），口臭，歯肉の線維性肥厚，味覚低下が著明である．

ストレスは生活習慣を変化させ，口腔衛生状態の悪化，喫煙，飲酒習慣などを誘導し，中枢性に免疫応答を低下させ，歯周病が悪化しやすく，かつ，重症化しやすくなると考えられる．

b 歯周病が全身に及ぼす影響

20年前に，Offenbacherが提唱したペリオドンタルメディシン（歯周医学）という分野が立ち上がり，歯周病が全身疾患のリスクファクターとなることが明らかになりつつある．

現在，歯周病は口腔局所の細菌感染症のみならず，全身のさまざまな臓器に影響を及ぼしうる局所の軽微な慢性炎症性疾患の1つと捉えられている．そして，歯周病が影響する疾患には，糖尿病，早産・低体重児出産，誤嚥性肺炎，心臓血管疾患，メタボリックシンドロームなどが挙げられる（図 2-30）．歯周病がこれらの疾患に影響を及ぼすロジックは，歯周病原細菌および歯周病炎症巣から血中に放出される細菌，炎症性サイトカインなどの直接，間接作用が考えられている．

1）糖尿病と歯周病

歯周病から糖尿病に影響する機序として，歯周病原細菌が，マクロファージや線維芽細胞などに作用して，歯周局所で産生される炎症性サイトカインの1つである腫瘍壊死因子（tumor necrosis

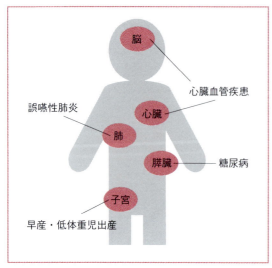

図 2-30 歯周病が影響する疾患

factor-α：TNF-α）を介して，インスリン抵抗性を誘導する機序が考えられている．TNF-α は，インスリンの細胞内シグナル伝達を阻害するため，炎症により TNF-α を介してインスリン抵抗性が惹起されるメカニズムとして極めて重要視されている．そして，歯周治療により炎症が改善すると，TNF-α が減少するため，インスリン抵抗性は改善する結果，HbA1c が低下すると考えられている．

従来，歯周病は，網膜症，腎症，神経障害，末梢血管・大血管障害に続く，糖尿病の 6 番目の合併症と提唱されており，糖尿病が歯周病に影響することも報告されており，糖尿病と歯周病は相方向性に関与している．

2）早産・低体重児出産と歯周病

日本人の場合，早産とは，妊娠 22 週以降，37 週未満での分娩であり，また，低体重児出産とは，体重 2,500 g 未満での出産のことをいう．

早産・低体重児出産に対する歯周病の影響のメカニズムはまだ不明なことが多いが，プロスタグランジン E_2，Interleukin-1（IL-1），IL-8，TNF-α などの炎症性メディエーターによる子宮収縮と頸管熟化が考えられている．すなわち，炎症性メディエーターが，血流により胎盤や子宮に運ばれることで，早産・低体重児出産のリスクとなると考えられる．また，歯周ポケットから侵入した歯周病原細菌やその菌体物質が胎盤や子宮に運ばれ，感染による炎症が生じる可能性も指摘されている．

3）誤嚥性肺炎と歯周病

誤嚥性肺炎とは，誤嚥に伴う口腔内の細菌，食物，唾液，胃食道内容物が声帯を越えて気管内へ侵入，発生する肺炎で，高齢者では大きな問題となっている．免疫機能が正常の場合には，口腔内常在菌が外来病原菌の侵入，増殖を抑制するが，免疫が低下すると，これらの細菌の侵入，増殖が起こる．*P.g.* 菌は，唾液によって形成されるペリクルを破壊する酵素を産生し，肺炎の外来病原菌の付着を容易にさせる．また，IL-1α，β，IL-6，IL-8，TNF-α などのサイトカインも，粘膜細胞を損傷し，肺炎原因菌を付着，増殖させやすくする．誤嚥性肺炎の予防には，プラークコントロールが有効である．高齢要介護者は歯科治療や日常の口腔ケアが困難であることが多いが，老人介護施設の要介護者を対象に，専門的な口腔ケアを施行し，誤嚥性肺炎の発症率の低下に成功している．

4）心臓血管疾患と歯周病

cardiovascular disease（CVD）は，血管の異常が原因となる多くの疾患の総称である．よって，CVD にはさまざまな疾患が含まれるが，大部分の CVD の原因は，動脈壁が肥厚し，弾性が低下，硬化する動脈硬化症に起因している．この病態は血管の狭窄血栓症を引き起こし，さらには遠隔部位の梗塞原因となる．

従来，動脈硬化性疾患は，喫煙，肥満，糖尿病などが原因と考えられたが，現在は慢性炎症性疾患ととらえられている．よって歯周病と動脈硬化症は，両者が慢性炎症性疾患であり，ともに炎症，免疫応答が病態形成に深く関わっている．動脈硬化症に対する歯周病の関与は，動脈硬化病変部から歯周病原細菌の遺伝子の検出が報告されており，特に注目されているのが，*P.g.* 菌である．

P.g. 菌は，線毛によって血管内皮に侵入することができ，血栓形成に関わる可能性がある．このことは，歯周病原細菌が血流に乗って動脈硬化病変部に到達し，病変の悪化に関わっていることを示唆する．

　また，動脈硬化性疾患患者で，歯周病に罹患している患者は，血中 IL-6 および TNF-α 量が増加しており，歯周病局所で産生された炎症性サイトカインが，血流に入り単球を活性化，内皮細胞の接着分子発現を亢進し，マクロファージによる脂質の取り込みを増加させ，泡沫細胞になることにより，動脈硬化性病変を促進している可能性がある．

5）メタボリックシンドロームと歯周病

　メタボリックシンドロームは，内臓脂肪型肥満を共通の要因として，高血糖，脂質代謝異常，高血圧を呈する病態であり，心臓血管疾患の発症リスクが高くなる．メタボリックシンドロームも，過剰なエネルギー摂取による脂肪組織の慢性炎症性疾患ととらえられている．

　歯周病がメタボリックシンドロームの各コンポーネントである肥満，糖尿病，心臓血管疾患に関与しており，これらの総和としてメタボリックシンドロームにも影響を与える．さらに，脂肪細胞は歯周病原細菌由来のリポ多糖（Lipopolysaccharide：LPS）の刺激で，IL-6 を産生し，肝臓で炎症マーカーの代表である C 反応性蛋白（C-reactive protein：CRP）を誘導する．この CRP 値の上昇は，インスリン抵抗性のみならず，動脈硬化症，虚血性心疾患とも関連する．

2　歯周病（辺縁性歯周炎）

a　歯周ポケット

　ポケットとは病的に深化した生理的歯肉溝のことで，通常，生理的歯肉溝が 0.5～2 mm の深さであるのに対し，それ以上に深くなったものをいう．また，ポケットは歯周病原細菌の増殖の場となるため，歯周病の炎症反応の中心となる．

　その中で，炎症が歯肉に限局した疾患が歯肉炎で，接合上皮は破壊されず，直下の歯肉結合組織に限局した炎症がみられる．これにより，歯肉が炎症性に腫脹することによって相対的に歯肉溝が深化したものが歯肉（仮性）ポケットである．

　一方，歯肉の炎症が拡大し，接合上皮の付着が破壊されると，接合上皮はセメント・エナメル境を越えて根尖側方向に深行増殖を始める．この状態が歯周（真性）ポケットである．炎症が歯槽骨や歯根膜にも波及し，歯槽骨の吸収や歯根膜の破壊に至る病態を歯周炎という．

　歯周炎の進行に伴い，歯周ポケット内の細菌由来物質の刺激によって，上皮直下の血管から遊走してきた好中球が拡張した接合上皮細胞間を通過し，ポケット内細菌叢へと集積する．歯周ポケット上皮下の結合組織内には，リンパ球や形質細胞からなる炎症性細胞浸潤と毛細血管の拡張が著明である．細菌叢に近い歯周ポケット底部では，細菌由来為害物質や好中球の産生する蛋白分解酵素などによって接合上皮が破壊され，歯面から剥離して裂隙が形成される．さらに進行した歯周ポケットの根尖側部分では，炎症免疫応答によって結合組織性付着が破壊されるため，接合上皮が根面に沿って深行増殖できるようになる．このように歯周ポケット底部での接合上皮の破壊と根尖側部での深行増殖を繰り返しながら歯周ポケットは深化する．

　歯周ポケットは，さらに，歯周ポケット底部が歯槽骨頂よりも歯冠側に位置する骨縁上ポケット，ポケット底が歯槽骨頂より根尖側に位置する骨縁下ポケットに分類される．

　歯周ポケット内にはプラークや歯肉縁下歯石が蓄積し，ポケットを裏装する上皮（ポケット上皮）にはびらんや潰瘍が観察される．

b　外傷性咬合

　歯周病における歯周組織破壊で中心となっているのはプラークによる炎症性破壊であるが，咬合

による外傷もその進行に重要な役割を果たしている．咬合性外傷とは，歯と歯周組織に加わる過剰な外傷力の結果として歯周組織に起こる病態であり，咬合性外傷を引き起こす外傷力を外傷性咬合とよんでいる．いわば外傷性咬合が原因，咬合性外傷が結果の関係になっている．咬合性外傷は一次性咬合性外傷と二次性咬合性外傷に分類することができる．

1）一時性咬合性外傷

過度な咬合力により歯周組織に外傷が生じたものである．歯周組織が十分に残存し，正常な骨レベルとアタッチメントレベルを有した状態で，極めて強い力が加わって生じた歯周組織の破壊である．原因として，早期接触，側方圧，ブラキシズムなどが挙げられる．

2）二次性咬合性外傷

歯周炎などの進行によって支持歯周組織が減少し，正常な咬合力が加わっても外傷となるような状態のことである．いずれも，フレミタス，歯の動揺，X線写真における歯根膜腔の拡大が重要な所見となる．

第 3 章

口腔外科学

1 口腔・顔面の異常

A 口唇裂・口蓋裂

1 概要

口唇裂・口蓋裂は，日本人において最も頻度の高い外表奇形で，おおよそ500〜600人に1人の割合で発生する．胎生期の異常により発生し，その治療は，生下時より成長が終了するまで継続する必要があり，口腔外科，矯正歯科，小児歯科，歯科補綴科などの歯科医師，産科，小児科，耳鼻咽喉科，臨床遺伝専門医などの医師に加え，言語聴覚士，管理栄養士，臨床心理士などがチームを組んで一貫治療を行う（チームアプローチ）．本疾患は器質性構音障害の原因の1つであり，先天性の器質性構音障害の原因としては最も頻度が高い．したがって，言語聴覚士は本疾患に関する十分な知識を有し，言語治療のみでなく，他の専門各科の治療に関しても十分理解が必要となる．

2 発生頻度

口唇裂・口蓋裂の発生頻度は人種により異なり，日本人を含む黄色人種はおおよそ500人に1人と最も多く，次いで白人のおおよそ1,000人に1人，黒人はおおよそ1,500人に1人と最も少ない．

口唇裂・口蓋裂は口唇から歯槽にかけて披裂のある「口唇裂」（図3-1，2），口蓋に披裂のある「口蓋裂」（図3-3），両者を合併した「口唇口蓋裂」（図

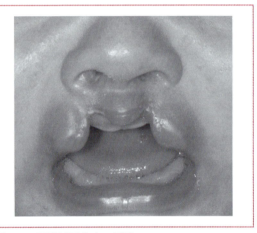
図3-1　両側性不完全口唇裂

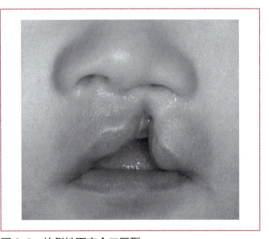
図3-2　片側性不完全口唇裂

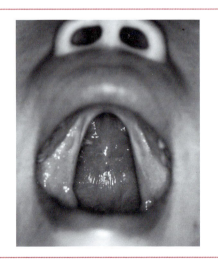
図3-3　口蓋裂

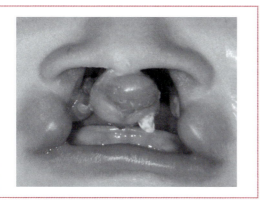

図 3-4　両側性完全口唇口蓋裂

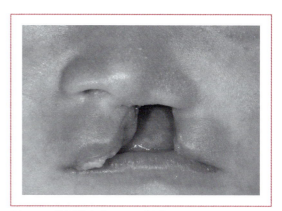

図 3-5　片側性完全口唇口蓋裂

3-4，5)に大別され，その発生頻度は口唇口蓋裂が最も多く，次いで口唇裂，口蓋裂と続く．調査により多少の違いはあるが，筆者らが日本において 1,248 人の口唇裂・口蓋裂患者に対して行った調査では，口唇口蓋裂 45.0％，口唇裂 34.5％，口蓋裂 20.6％であった(**表 3-1**)．

表 3-1　裂型別発現率

	口唇裂	口唇口蓋裂	口蓋裂	合計
男(名)	251	344	101	696
	36.1%	49.4%	14.5%	100%
女(名)	179	217	156	552
	32.4%	39.3%	28.3%	100%
合計(名)	430	561	257	1,248
	34.4%	45.0%	20.6%	100%

3　原因

　胎生期に各種突起が発現し，突起がしかるべきところで癒合することで，顔面ならびに口腔が形成されるが，この突起の癒合が行われないと披裂が生じる．口唇裂は内側鼻突起尖端の球状突起と上顎突起の癒合不全，口蓋裂は左右口蓋突起の癒合不全，口唇口蓋裂は両者の合併により生じると言われている．

　先天異常の原因は遺伝的要因と環境的要因に大別される．単一の遺伝的要因だけ(単一遺伝子疾患)であればメンデルの遺伝様式(優性遺伝，劣性遺伝)に従うが，口唇裂・口蓋裂はこの様式に従わない．一方環境的要因だけであれば，家族内集積性がなく，血族における罹患率は一般集団と同じになるが，口唇裂・口蓋裂の血族における罹患率は一般集団よりも高い．そこで，非症候性口唇裂・口蓋裂においては，複数の遺伝的要因と多くの環境的要因が相加的に積み上がり，ある閾値を超えたときに発生する多因子閾説(図 3-6)が有力

視されている．

　環境的要因としてはステロイドホルモンやビタミン A などの化学物質の曝露，喫煙，アルコール摂取，貧血，ウイルス感染，葉酸の摂取不足などが挙げられており，遺伝的要因として口唇裂・口蓋裂の発生に関与する遺伝子とされているものには，MTHFR，MSX1，TBX22，IRF6，PVRL1，FOXC2，TGFA，TGFB3，RARA などがある．

　なお，症候群の症状としての口唇裂・口蓋裂(症候群性口唇裂・口蓋裂)は，それぞれの症候群の原因による．

4　病態

a　顔面・口腔領域の形成

　顔面・口腔領域は胎生 4～5 週に口窩周囲のい

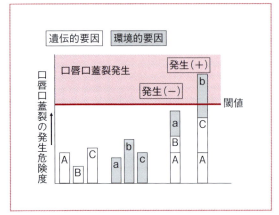

図3-6 多因子閾説
遺伝的要因（A, B, C），環境的要因（a, b, c）があったとき，「A, B, a」の組み合わせは閾値を超えていないため発生しないが，「A, C, b」の組み合わせは閾値を超えるため発生する．

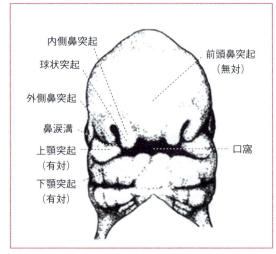

図3-7 顔面・口腔領域を形成する諸突起

くつかの原基で形成される．これらの原基は，突起と称し，頭側に前頭鼻突起，側方に左右上顎突起尾側に左右下顎突起の5つに分けられる（図3-7）．突起が成長すると，前頭鼻突起両側に鼻板が生じ，これが陥凹して鼻窩となり将来の鼻腔となる．鼻窩周囲の外側縁を外側鼻突起，内側縁を内側鼻突起とよび，内側鼻突起の尖端に球状突起が形成される．上顎突起と球状突起が癒合して，上唇，歯槽が，左右の内側鼻突起が癒合して，鼻柱，人中，前歯部歯槽が，左右の下顎突起が癒合して下唇，下顎，オトガイ，下頬部が，上顎突起と外側鼻突起が癒合して上頬部，下眼瞼がそれぞれ形成される．口蓋は上顎突起と内側鼻突起の癒合により前方の一次口蓋が，上顎突起から伸びた左右口蓋突起が癒合して後方の二次口蓋が形成される．鼻は前頭鼻突起正中部と左右の内側鼻突起さらには左右の外側鼻突起の癒合にて形成される．

b 裂奇形の発生

裂は突起の癒合部に沿って生じるため，裂奇形は前述の突起癒合部における癒合不全が原因で発生する（表3-2）と考えられている．

表3-2 突起の癒合不全と裂奇形

癒合不全	裂奇形
上顎突起と球状突起	口唇裂，口唇顎裂
左右口蓋突起	口蓋裂
左右内側鼻突起	正中上唇裂
左右下顎突起	正中下唇裂
上顎突起と外側鼻突起	斜顔裂
上顎突起と下顎突起	横顔裂

5 治療法

筆者らのチームにおける手術を中心とした治療の流れと，口腔外科以外の各専門家の関わりを図3-8に示す．

a 出生後

口唇裂・口蓋裂の治療は手術が主体となるため，出生後，手術を担当する口腔外科または形成外科を受診することになる．また，並行して小児科を受診し合併症や基礎疾患のスクリーニングを行う．

b 哺乳指導

口唇裂・口蓋裂を有する患児が，最初に遭遇す

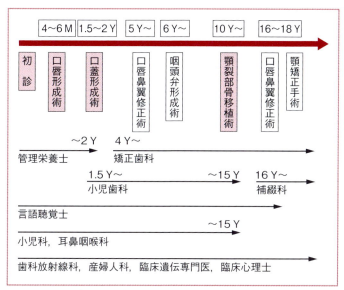

図 3-8 口唇裂・口蓋裂の治療の流れ

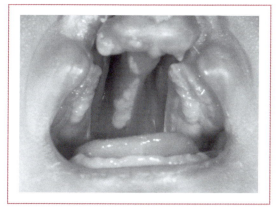

図 3-9 鼻中隔の褥瘡性潰瘍

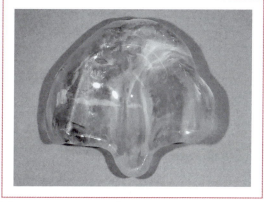

図 3-10 ホッツ Hotz 床

る問題が哺乳である．口唇裂・口蓋裂を有する患児は口腔内を陰圧にすることが困難で吸啜力が弱く，また披裂から入り込んだ乳首による鼻中隔の褥瘡性潰瘍（図 3-9）などにより哺乳障害に陥り，なかには経管栄養に頼っている患児もみられる．このような場合は各種哺乳器や乳首より患児に合ったものを選択し，哺乳指導を行うとともに，できるだけ早期にホッツ Hotz 床（図 3-10）を装着する．Hotz 床は本来歯槽部や口蓋の術前矯正に用いられるものであるが，披裂を封鎖することにより，鼻腔側への乳首の入り込みを防ぎ，吸啜力を上昇させることに有効である．

筆者らが行っている哺乳指導の流れを図 3-11 に示す．経口摂取が可能な場合は，体位の指導を行った後，直接哺乳または瓶哺乳を行う．量が不十分で経管栄養が行われている場合も，すべてを経管に頼るのではなく，まずは瓶哺乳を行い，残ったミルクを経管で注入するようにする．経口摂取が不可能な場合は，経管栄養や経静脈栄養の対象となるが，消化器系に異常がなければ，より生理的な経管栄養が望まれる．吸啜，嚥下と満腹感との関係を維持させるために，経管栄養注入時

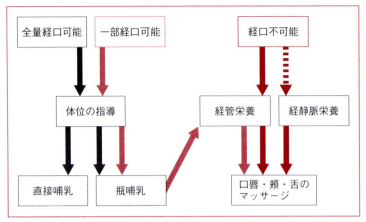

図 3-11 哺乳指導の流れ

におしゃぶりや空乳首（哺乳瓶の乳首部分のみ）をくわえさせ，吸啜運動をさせながら注入する．いずれの場合も口唇，頰，舌の粘膜や筋に刺激を与え，本来備わっている哺乳運動を賦活化させることで経口哺乳へ導く必要がある．

哺乳は単に栄養補給だけでなく，吸啜，嚥下という哺乳運動に伴う舌や口腔周囲筋の増強にもつながり，将来の咀嚼や発語の基盤となる．そのため，経管栄養を行っている場合，できるだけ早期に経口哺乳に移行したいところだが，無理な経口哺乳は誤嚥の危険もあるため，患児の様子をよく観察し，患児の能力に合わせた指導を行うとともに，呼吸停止など緊急時にも対応できる体制を整える必要がある．

c 術前矯正

口唇裂手術前には鼻孔の，口蓋裂手術前には歯槽，口蓋形態の矯正を行う．

鼻孔矯正については不完全裂であれば鼻孔リテーナー（図 3-12）を用いるが，完全裂の場合は鼻腔底がなく鼻孔リテーナーの保持が困難であるため，Hotz 床に外鼻形態矯正装置（ネーザルステント）を付与して用いる（図 3-13）．歯槽，口蓋形態の矯正については，Hotz 床を使用する受動的な誘導法や，レイサム Latham 装置を使用し積極的に顎に矯正力を加える能動的な誘導法に加え，

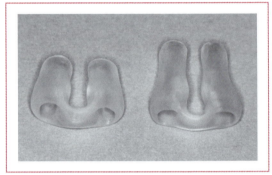

図 3-12 鼻孔リテーナー

エラスチックバンドやテーピングを使用した，その中間型の誘導法があり，各施設にて工夫がなされている．

d 口唇形成術

口唇裂の手術は多くの施設で生後 3 か月，体重 6 kg をめどに行われる．両側裂の場合はこの時期に左右同時に行う場合と，この時期に片側，3〜4 か月後に反対側と 2 回に分けて行う場合がある．術前鼻孔矯正を行っている場合はその効果を待ち，初回手術を生後 6 か月頃行う場合もある．

手術の目的は単に口唇の披裂を閉鎖するだけでなく，断裂した口輪筋を構築し機能的に改善することであり（図 3-14），また披裂により変形した外鼻や口唇の形態を正常に近づけることで審美

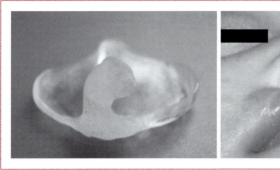
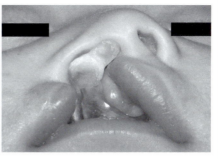

図 3-13　外鼻形態矯正装置付き Hotz 床

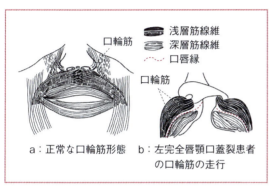

a：正常な口輪筋形態　　b：左完全唇顎口蓋裂患者の口輪筋の走行

図 3-14　口輪筋の走行

に改善することでもある．この目的のため，諸家によりさまざまな手術法が考案されている（図3-15）．手術は全層を一気に縫合するのではなく，断裂した口輪筋のみを本来の位置で縫合した後，真皮縫合で創の減張を図り，皮膚を縫合する．真皮縫合を行うことで，皮膚の縫合糸にかかる圧力を減らし，創を目立ちにくくすることが可能となる．

e 口唇裂術後の管理

術後の鼻孔形態の後戻りを防止するために，鼻孔リテーナーを用いる場合がある．後戻り防止のためには術後 6 か月間ほど使用することになるが，施設によっては，術後 6 か月間終日使用した後，発育誘導の目的で発育が終了するまでの期間，在宅時に使用するよう指導している施設もある．

創部は，湿潤状態に保ち創傷治癒を促す目的で，抜糸までの間ハイドロコロイド・ドレッシング材を使用，ケロイドや肥厚性瘢痕の形成を抑制する目的でトラニラストの内服，日焼けの防止など各施設で創を目立ちにくくする工夫がなされている．

f 口蓋形成術

口蓋裂の手術は 1 歳 6 か月頃，体重 10 kg をめどに行われることが多い．これは構音の自然習得という観点から適期とされているが，上顎の発育，全身麻酔や手術に対する抵抗力，軟口蓋諸筋の成長などに観点を変えると，できるだけ後で行ったほうが有利である．したがって，発達遅滞などにより発語がない場合は，摂食機能に問題がなければ，単に暦年齢で考えるだけでなく，発達年齢も考慮して手術時期を決めることが望ましい．上顎の発育を考えて，口蓋形成を 2 回に分け，この時期に軟口蓋のみ閉鎖し，上顎の発育抑制につながる硬口蓋の手術は発育を待ち，5 歳前後で行う方法もある．

手術の目的は口唇裂と同様，単に披裂を閉鎖するだけでなく，口蓋帆挙筋，口蓋咽頭筋など軟口蓋の筋肉群を正常な位置に構築し（図 3-16），鼻咽腔閉鎖機能を獲得させることにある．そのために口蓋骨後端に付着した筋を剝離し，本来の位置である後方へ移動させた後，左右の筋肉群を縫合し，筋輪（muscle sling）を形成する必要がある．

術式としては軟口蓋に Z 形成を行い，軟口蓋のみを後方へ移動する Furlow 法と口蓋弁を作成

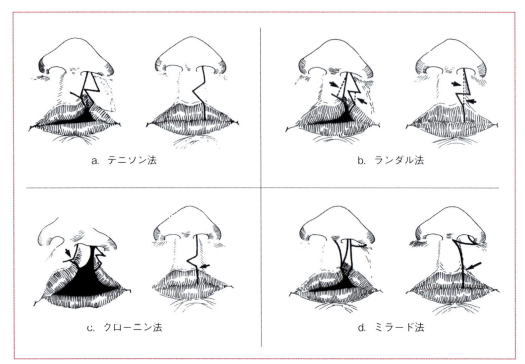

図3-15 口唇形成術の術式

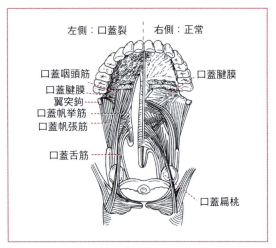

図3-16 軟口蓋の筋の走行

し後方へ移動させ，鼻咽腔の狭小化を図るpalatal pushback法がある．Furlow法は後方移動に限りがあるものの硬口蓋への侵襲が少なく，上顎の発育に対する影響が少ない術式であり，一方palatal pushback法は鼻咽腔閉鎖機能を重視した方法で，硬口蓋に侵襲が及び上顎の発育を抑制しやすいものの，後方移動は十分できる術式である．当初口蓋弁は骨膜下で剝離をする粘骨膜弁法のみで，発育への影響が大きかったが，顎発育を考え粘膜のみを剝離，骨膜と栄養血管を口蓋部に残すペルコPerko法などの粘膜弁法や，栄養血管は弁側に入れるものの，骨膜は口蓋部に残す小浜法（粘膜弁変法）が発表され，術者は症例に応じ，これらを選択できるようになった．

g 口蓋裂術後の管理

palatal pushback法においては，口蓋弁を後方へ移動させた分，前方に開放創ができる．この部分を人工真皮（アテロコラーゲン）や局所止血剤（酸化セルロース）などで覆い，シーネを装着し固定する．剝離した口蓋弁は，手術終了時には口蓋から浮いた状態だが，シーネ装着により口蓋弁が口蓋部に圧着され，治癒を促進する．

h 言語治療

口蓋裂の手術後，定期的に言語聴覚士による評

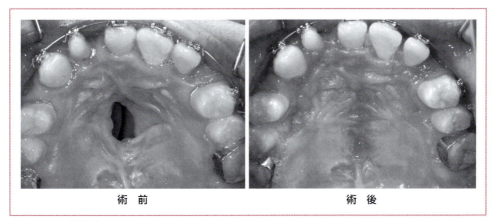

図 3-17 口蓋部瘻孔

価および訓練が行われる．鼻咽腔閉鎖機能に関しては，X線検査や鼻咽腔ファイバースコープ検査も併用し，正確な評価が求められる．筆者らの施設では，言語聴覚士が手術前より介入し，患児とも信頼関係を築き，リラックスして訓練が受けられるようにしている．

初回手術後の問題点と対応

　口唇裂の場合は口唇や鼻の変形が問題となる．術後の瘢痕拘縮や周囲組織の弾力，成長に伴う歪みがその原因であるが，変形が目立つようであれば，適宜修正手術を行う．ただし，修正手術により瘢痕切除など組織が少なくなる場合もあり，その後の成長でまた歪みを生じる場合もあるため，変形が患者や家族の許容できる範囲であれば，成長が終了するまで待ってから行ったほうがよい．許容できない場合でも計画的に行い，修正手術の回数は少ないほうがよい．

　口蓋裂術後に硬口蓋前方に披裂が残存する場合や，口蓋部に瘻孔（鼻口腔瘻）が生じた場合は手術的に閉鎖を行うが（図3-17），顎裂部の骨移植と同時に行う場合も多い．手術までの間，披裂や瘻孔から呼気が漏れ，開鼻声を呈するため，言語治療が困難となる．また食物の鼻漏出も問題となる．このような場合は閉鎖床（図3-18）を作製し，呼気や食物の鼻漏出を防止する．また，術後に十

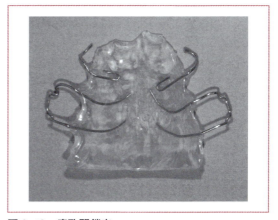

図 3-18 瘻孔閉鎖床

分な鼻咽腔閉鎖機能が得られていない場合は，軟口蓋挙上装置（palatal lift prosthesis；PLP）（図3-19）やスピーチエイド（図3-20）などの発音補助装置を使用する．いずれの装置を使用するかは症例によって異なるが，おおよその基準として，軟口蓋に咽頭後壁に届く十分な組織があるものの運動障害にて鼻咽腔閉鎖機能が得られていない場合はPLPを，軟口蓋に咽頭後壁に届く十分な組織がない場合はスピーチエイドを選択する．これらの装置はいずれも鼻咽腔を単に物理的に狭くしているだけでなく，軟口蓋や咽頭部の諸筋を刺激し，鼻咽腔閉鎖機能を賦活する効果もあるともいわれている．しかしながら，これらの装置を使用

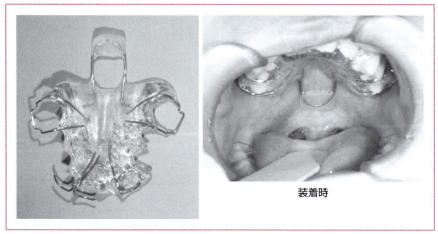

図 3-19　軟口蓋挙上装置(palatal lift prosthesis；PLP)

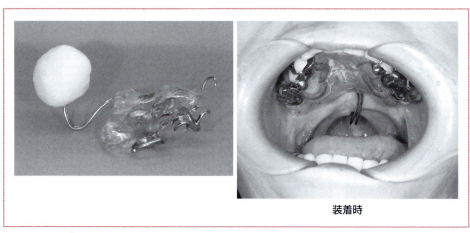

図 3-20　スピーチエイド

したうえで言語治療を行っても鼻咽腔閉鎖機能が改善しない場合は，口蓋再形成術や咽頭弁形成術の適応となる．

j　矯正治療と顎裂部骨移植術

通常矯正歯科治療は，永久歯に対して行うものであるが，口唇裂・口蓋裂患者で上顎の劣成長がみられる場合，できるだけ早期(患者の受け入れが可能な 4～5 歳頃)に治療を開始する．この時期は乳歯列であり永久歯と交換する乳歯の歯列不正を矯正しても意味がない．この時期に行う治療は，上顎が後退していれば前方牽引，歯列が狭窄していれば側方拡大と歯牙ではなく歯槽骨の矯正を行う．特に前方牽引はこの時期に開始しないと移動が困難となる．

十分な側方拡大ができたところで，犬歯の萌出時期を目安に開大した顎裂部に骨移植を行う．移植骨は腸骨，脛骨，下顎骨などから採取した海綿骨細片である．海綿骨細片は骨改造が速く，移植操作も簡便であるが，吸収される可能性もあるため，移植床は十分減張し，閉創時にも移植骨に強い圧がかからないよう，作成する必要がある．また，移植床内面は骨または骨膜で覆われるように作成することが望ましい．なお，顎裂部に瘻孔がある場合は同時に閉鎖を行う．

移植骨が生着し，骨の厚みが保たれれば，顎裂

部への歯牙の移動が可能となる．

k 顎矯正手術

　口唇裂・口蓋裂患者は上顎の劣成長をきたすことが多く，これにより中顔面が後退し，相対的な下顎前突症（実際は上顎後退症）を生じる．矯正歯科治療で咬合の改善が見込まれない場合は，顎の成長が終了したところで顎矯正手術を行う．顎矯正手術に伴い，術前・術後の矯正歯科治療が必要なため，矯正歯科医と手術を担当する外科医が綿密な連絡を取り，治療方針を決定する．

　下顎に対しては下顎枝矢状分割術，上顎に対してはルフォー Le Fort Ⅰ型骨切り術が多用される．口蓋裂を有する患者は不用意な上顎の前方移動により鼻咽腔閉鎖機能が損なわれる場合もあるので，移動量の決定は慎重に行う必要がある．移動量が多い場合は一期的に移動するのではなく，上顎に骨延長器を取り付け，1日1mm程度ずつ骨延長を行ったほうが鼻咽腔閉鎖機能に関しては安全である．

B その他の顔面裂

1 横顔裂

　胎生期の上顎突起と下顎突起の癒合不全によって生じる顔裂で，口角から耳珠方向に咬筋前縁までの範囲に裂を認める（図3-21）．鰓弓症候群の主症状であり，鰓弓症候群の分症状として発生することが多い．副耳，耳介変形，上下顎骨の発育不全を合併することが多い．上下顎骨の発育不全は成長とともに顕著になるため，長期間にわたる経過観察が必要である．

2 斜顔裂

　胎生期の上顎突起と外側鼻突起の癒合不全に

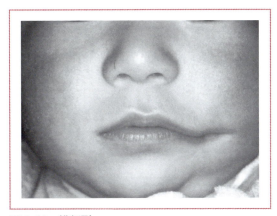

図3-21　横顔裂

よって生じる顔裂で，鼻または口から眼の方向に裂を認める．軟組織だけでなく上顎骨の裂を伴う場合もある．披裂の位置からモリアン Morian により次の3型に分類される．

　Ⅰ型：人中側縁部から外鼻孔を経て内眼角に至る裂型
　Ⅱ型：人中側縁部外側から外鼻孔を経ずに鼻翼の外側を通って下眼瞼に至る裂型
　Ⅲ型：口角部から顔面頰部を外眼角に至る裂型

C 軟組織の異常

1 口唇・頰部の異常

a 二重唇

　二重唇は口唇に生じる奇形の1つであり，閉唇時には特に異常を認めないが，開唇時に口唇粘膜のヒダ状の肥大により口唇が重複し二重に見える状態．

　アッシャー Ascher 症候群の分症状として随伴するもののほか，胎生期における唇溝の消失不全や口唇の形成不全，口唇腺の過形成など先天性の場合と，弄唇癖や不適合な義歯による慢性の機械

的刺激に起因する後天性のものに分けられる．上唇に生じることが多いが，下唇にもみられる．

特に機能障害はないが，審美的に問題があれば肥大部を切除し，形成術を施行する．

b 先天性下唇瘻

先天的にみられる下唇の瘻孔を先天性下唇瘻といい，下唇に1個または2個の陥凹を認める．ゾンデを挿入することで瘻管を確認でき，その底部は盲端をなし，口腔内への交通はみられない．盲端付近では口唇腺の排泄管が瘻管内に開口し，唾液様の粘液が漏出し，陥凹部に貯留する．多くの症例で口唇裂・口蓋裂を伴い，ヴァンデルヴーデ Van der Wounde 症候群とよばれる．

治療は腺組織など周囲組織を含めて切除を行うが，組織欠損が大きくなった場合は，形成手術が必要である．

c フォアダイス Fordyce 斑

皮脂腺の異所発生で，本来皮下に存在する皮脂腺が口腔粘膜下に形成されたもの．頰粘膜後方に黄白色の小斑点としてみられる．特に自覚症状はなく，歯科治療などの際に指摘されて気づくことが多い．治療の必要はなく，性状にほとんど変化はない．

d 巨口症

横顔裂の別名．胎生期の上顎突起と下顎突起の癒合不全によって生じる．詳細は横顔裂の項(⇨73頁)参照．

e 小口症

口裂が明らかに小さいものまたは口唇の伸展性が不良なもの．フリーマン・シェルドン Freeman-Sheldon 症候群，顎顔面異骨症などのように先天的に発生するものと，熱傷，外傷，腫瘍切除後，口内炎などによる組織欠損や瘢痕拘縮などによる後天的に発生するものがある．

審美的のみならず，構音，摂食，咀嚼など機能的にも障害を起こし，口腔清掃や歯科治療も行いにくくなる．

審美的だけでなく機能的な面にも配慮し形成手術を施行する必要がある．

f 咬筋肥大症

下顎角付近の咬筋が腫瘤状に膨隆するもの．片側のみに現れるものと両側に現れるものがある．歯ぎしりや食いしばりなど労作性の肥大が原因との説もあるが，明らかではない．肥大部は安静時には軟らかいが，食いしばったときは力こぶのように固くなり膨隆が強くなる．通常疼痛はないが，顎関節部に疼痛を訴える場合もある．

通常治療の必要はなく，歯ぎしりや食いしばりなどをやめることで縮小する場合もあるが，審美的に障害があれば，咬筋の切除や下顎角部の骨整形が行われる．

2 舌・口底の異常

a 巨舌症

舌全体またはその一部が肥大した状態．ベックウィズ・ウィーデマン Beckwith-Wiedemann 症候群，ダウン Down 症候群など先天性のものと，腫瘍性(リンパ管腫，血管腫など)，炎症性(結核，梅毒など)，沈着症(アミロイドーシス)など後天性のものに分けられる．巨舌に伴い，下顎歯列弓の拡大，歯間離開，開咬などを呈し，機能的には口唇閉鎖不全，摂食障害，呼吸障害，構音障害などを呈する．

巨舌の判定基準はないが，顎，口腔との大きさのバランスで判断する．舌の大きさは顎発育とともにバランスがとれてくる場合もあるが，先天性のものは日常生活に不自由があるようであれば舌の縮小術を行う．後天性のものは原疾患の治療を行う．

b 小舌症

 舌が小さいものを小舌症という．舌の形成不全による先天性のもののほか，悪性腫瘍に対する舌切除術後など後天性のものも含まれる．舌の器質的，機能的障害により構音障害や嚥下障害を生じる．先天性のものは歯列弓狭窄とそれに伴う歯列不正を生じる．

 言語訓練や嚥下訓練など障害に応じた訓練を行い，歯列不正に関しては矯正歯科治療を行う．

c 無舌症

 舌が欠如するものを無舌症という．舌原基となる第1鰓弓の発育不全に起因するとされており，舌の欠如範囲は第1鰓弓由来の舌前方2/3が一般的であり，舌根部は存在することが多い（図3-22）．指趾の欠損や低形成を伴うことが多く，無舌・無指症候群の分症状として生じる場合が多い．第1鰓弓由来の上顎，下顎の発育も障害され，それに伴い小下顎症，下顎後退症，下顎歯欠損などの症状も呈する．

 原因としては栄養血管の損傷や閉塞，羊膜破綻による膜線維の胎児への絡まりなど，妊娠中の子宮内環境要因が挙げられており，遺伝的要因は否定的である．嚥下障害があり，新生児期，乳児期に誤嚥性肺炎にて死亡する例が多いが，成人まで成長した例もあり，絶対的予後は必ずしも不良ではない．

 舌の欠損や低形成に関し積極的な治療法はない．嚥下障害や構音障害に関しては訓練を行うが，重度の嚥下障害の場合，経管栄養を行う．小顎症，下顎後退症に関しては歯列不正に対して矯正歯科治療を行い，必要に応じ口腔外科的手術を行うが，舌の欠損や低形成に伴う諸症状に対し，代償的に機能の獲得がされているため，形態の変化による機能の障害に注意し，その開始時期や治療の方針は慎重に検討する必要がある．

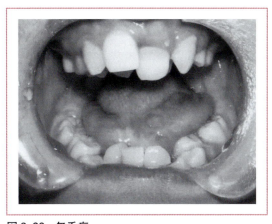

図3-22 無舌症
後方に痕跡程度の舌が存在する．口底は舌を代償すべく盛り上がり，舌のようにも見える．

d 舌裂

 舌尖部，舌側縁部に破裂を認める先天異常．舌原基である無対舌結節と外側舌隆起の癒合不全により生じる．破裂の数が多くなると分葉舌とよばれる．正中下唇裂や口腔顔面指趾症候群の分症状として生じることが多い．破裂が軽度であれば機能的に問題はないが，高度になると嚥下障害，構音障害などを生じる．

 機能的，審美的に問題があれば，舌の形成手術を行う．

3 歯肉・口蓋の異常

a 上皮真珠

 乳児の歯槽堤に生じる白色〜黄白色の小腫瘤．通常歯堤は歯胚の発育過程で退縮し吸収されるが，この歯堤が退化不全のために吸収されず，歯堤を形成する上皮細胞の一部が残存して角質化し，歯肉に結節として現れたもの．色や形が真珠に似ているため上皮真珠とよばれる．乳歯萌出時期に自然消退するため，特に治療は要しない．

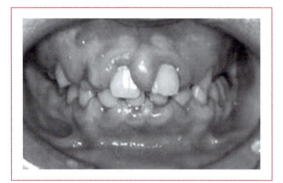

図 3-23　薬剤誘発性歯肉増殖

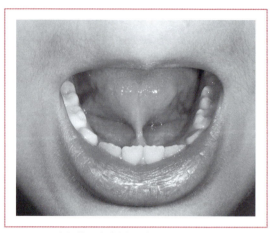

図 3-24　舌小帯異常（安静時）

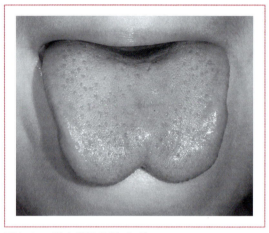

図 3-25　舌小帯異常（突出時）

b　歯肉肥大

　歯肉の結合組織が増殖したもので，歯肉炎や辺縁性歯周組織炎に起因した炎症性のものと，抗てんかん薬フェニトイン，カルシウム拮抗薬ニフェジピン，免疫抑制薬シクロスポリンなどの薬剤に誘発される薬物誘発性のもの（図 3-23）がある．

　炎症性のものはその原因となる歯垢や歯石を除去し，口腔内を清潔に保つことで，薬物誘発性の場合は原因薬剤の変更または中止を行うことで症状の軽減をみる場合もある．症状が高度で原因の除去だけで症状が消退しない場合は，歯肉切除術を行う．口腔清掃状態が不良の場合は再発することもあるため，口内保清に努めるよう指導する．

4　小帯の異常

a　上唇小帯，頰小帯，下唇小帯

　小帯の異常は主に付着位置異常と肥厚，短縮である．胎生期に上唇小帯は幅広く切歯乳頭と連続しているが，歯槽堤の成長により分断され，上唇小帯の幅は狭くなり，付着位置は上方へ移動する．この過程が十分に進まない場合，小帯は幅広く歯槽頂部に付着する．その結果，上顎中切歯間の歯間離開，歯列不正，歯周病を惹起することとなる．頰小帯も同様に歯槽頂付近に付着している場合は歯間離開，歯列不正，歯周病の原因となり，床義歯の維持の障害となる．下唇小帯が機能障害を惹起することは少ないが，無歯顎の場合は床義歯の維持の障害となる．

　治療としては手術的に小帯の切除または延長を行うが，小児の場合，上唇小帯は成長とともに付着位置が正常になる場合もあるため，障害がなければ手術の要否は中切歯萌出時期に決定する．

b　舌小帯

　小帯が短く，付着位置が舌尖近くまたは下顎舌側歯肉にある状態（図 3-24）．舌の運動は障害され，舌を突出させた際に舌尖が凹みハート型になる（図 3-25）．

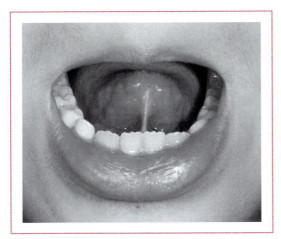

図 3-26　舌小帯異常（挙上時）

舌尖の上方（図 3-26），前方への運動を制限することで，哺乳，嚥下，咀嚼，構音に影響を及ぼし，構音では特に /t/, /d/, /s/, /z/, /r/ などの構音時に影響する．また，舌突出時に舌小帯が下顎前歯を唇側方向に押すため，下顎前歯部歯牙の唇側傾斜を惹起する．

治療としては手術的に小帯の切除または延長を行うが，構音障害がある場合は，手術の効果をみるために手術前後に言語の評価を行うことが望ましい．

D 顎変形症

一般に上顎あるいは下顎が前に伸び過ぎていたり，逆に顎が小さいなどで上下の歯のかみ合わせが大きくずれてしまっていたり，あるいは顔が非対称で歪んでいるような場合を「顎変形症」と総称する．このような状態では咀嚼に障害が出るほか，言葉がわかりづらいなどのいろいろな障害が出現する．また「受け口」など容貌に悩む患者も少なくない．子供のうちは歯の矯正で対処できることもあるが，成人してからは時間的，社会的な制約だけでなく医学的な理由からもなかなか治療することは難しくなっている．現在ではこのような方々に対しては多くの場合，矯正治療に顎矯正手術を組み合わせることで，治療することが可能になっている．

『歯科医学大事典』（医歯薬出版）によれば，「顎変形症とは，顎の変形に伴い，顔貌の非対称，近遠心的，上下的変形などの形態変化をきたす，すべての顎形態異常を意味する」と定義されている．

上顎骨または下顎骨，あるいはそれら両者の大きさ，形，位置などの異常などによって顎顔面の形態異常と咬合の異常をきたし機能的および審美的に不調和を示す病態である．胎生期に発生した形態的および機能的異常は先天異常 congenital anomalies とよばれ，器官形成期に起こった異常によって発現した形態がそのまま出生時まで存続したものを奇形 malformation という．これに対して，出生後の原因によって起こる形態異常を変形 deformity と称している．

顎変形症は顎骨の奇形を含め先天性および後天性原因によって起こるすべての顎の形態異常を含んでいる．しかし現実的には非外科的な矯正治療の対象となる軽度の骨格型不正咬合を顎変形症とはよばず，<u>原因のいかんを問わず，外科的矯正治療の適応となる骨格型不正咬合を意味していると考えられている．</u>

1 成因

顎変形症を発生時期や成因によって分類すると以下のようになる．

a 先天性顎変形症

出生直後から顎変形が認められるもので，Treacher Collins 症候群，Robin 連鎖，鰓弓症候群，craniosynostosis（頭蓋骨縫合早期癒合症：Crouzon 症候群，Apert 症候群，Carpenter 症候群など）などのように各種病変が知られているが，それぞれ発生頻度はまれなものである．

b 顎発育異常

出生時には特に異常は見られないが，成長に伴って顎変形症が出現するもので，特に思春期以降の晩期成長時に著明になるものをいう．上顎前突症，上顎後退症，下顎前突症，下顎後退症，顔面非対称，開咬症などに分類される．顎変形症といわれているもののほとんどがこのカテゴリーに属し，顎矯正手術の適応症となる．

c 後天性顎変形症

顎顔面領域の外傷や熱傷，炎症，腫瘍などの種々の病変の治療後に残存する変形や，小児期の顎関節強直症の影響で起こる顎変形症などがある．

2 誘因

顎変形症の誘因は先天的要因（各種症候群を含む）と後天的要因（発育異常を含む）に分類される．

a 先天的要因

先天的要因には遺伝的要因が明確とされている先天異常と，多くの症候群のように種々の要因が関与した結果発現するものがある．

1）遺伝的要因

(1) **常染色体優性遺伝疾患**：病的遺伝子の発現により世代を通じて異常が発現し，約50％に浸透し，精査が認められない疾患．Apert症候群，鎖骨頭蓋異形成症，軟骨形成不全などが知られている．

(2) **伴性優性遺伝疾患**：父親に発現している場合，すべての女子に伝わるが男子には発現しない．母親に発現している場合は男子と女子に1：1の割合で発現する．OFD症候群などが知られている．

(3) **伴性劣性遺伝疾患**：男子に発現する割合が有意に高く，発現男性のすべての女子を介して男子の半数に発現するが，父親から男子には直接伝わらない．Hunter症候群などが知られている．

2）染色体異常

染色体の数の異常や転座，モザイクなどの種々の異常により，顎顔面領域の変形をきたす疾患がみられる．これらの疾患では一般的に顎顔面のみでなく身体の多くの場所に形態異常を認めることが多く，精神発達遅滞等もみられる．ダウンDown症候群(21トリソミー)などが知られている．

3）環境要因

胎生期の環境要因によって器官形成過程が障害を受け，出生時にすでに顎顔面の形態異常がみられることがある．

(1) **物理的要因**：放射線や放射性物質，低酸素症，機械的刺激などにより起こることが考えられる．

(2) **化学的要因**：動物実験において多くの物質で催奇形性が報告されている．それらの例を挙げる．
 ①化学療法薬：抗菌薬，抗癌剤，サルファ剤など
 ②ホルモン剤：ステロイド，エストロゲンなど
 ③医薬品：麻酔薬，麻薬，サリドマイドなど
 ④環境化学物質：食品添加物，アルコール，農薬，喫煙，大気汚染など

4）生物学的要因

感染症やワクチン，母体の健康状態などが考えられる．

b 後天的要因

顎顔面の発育は鼻上顎複合体と下顎骨によって成長の量とタイミングが異なっており，それらを阻害する要因が加わった時期によって発現が異なってくる．

3 分類

顎変形症は発生時期，顎顔面形態，咬合関係，社会的な面などから多くの分類法が示されているが，すべての異常を包括した分類はない．以下に分類の一部を示す．

a 咬合による分類

古典的ではあるが Angle の分類が現在も広く用いられている．上顎第一大臼歯を咬合の鍵と考え，上顎歯列弓と下顎歯列弓の近遠心関係で分類したもので，以下のように分類される．

a）Ⅰ級：上下顎歯列が正常な関係（上顎第一大臼歯の近心頰側咬頭の三角隆線が下顎第一大臼歯の頰面溝と咬合する）であることを示す．個々の歯の位置異常，歯と歯列弓の不調和，前歯部反対咬合や上顎前突を示す．
b）Ⅱ級：下顎歯列弓が上顎歯列弓に対して近心に咬合するもの．
　1類：両側性下顎遠心咬合で，上顎前歯の前突を伴い，口呼吸を示す
　2類：両側性下顎遠心咬合で，上顎前歯の後退を伴い，正常な鼻呼吸を示す
c）Ⅲ級：下顎歯列弓が上顎歯列弓に対して遠心に咬合するもの．

b 骨格型による分類

1）顎の大きさによる分類

大上顎症，小上顎症，大下顎症，小下顎症，大上下顎症，小上下顎症，大オトガイ症，小オトガイ症などに分類される

2）頭蓋底との関連による分類

上顎前突症，下顎前突症，上顎後退症，下顎後退症，非対称などに分類される．

3）顎の成長発育の程度による分類

上顎過成長，下顎過成長，上顎劣成長，下顎劣成長，上下顎過成長，上下顎劣成長に分類される．さらにこれらを前後的・水平的・垂直的，両側性・片側性に分類される．

4）顔面骨格タイプの分類

Angle による不正咬合の分類の影響を受け，上下顎骨の前後的位置関係を重要視する考えかたが広く使用されてきた．しかし Sassouni がヒトの顔面形態の垂直的要因の重要性に着目し，前後的要因との組み合わせによる分類法を提案した．その後個体の顔面骨格タイプを垂直方向と前後方向の要因を組み合わせて識別する方法が用いられている．これによると垂直方向は，前上顔面高と前下顔面高のバランスに応じて3つに分類（前下顔面高が相対的に小さいものを short face type，平均的なものを average face type，大きいものを long face type とする）し，前後方向は上下顎骨の前後的位置関係に応じて3つに分類（下顎骨が相対的に後方位にあるものを classⅡ，平均的なものを classⅠ，前方位にあるものを classⅢ とする）した．これによって構成される9タイプのいずれかに分類するものである．

4 症状

顎変形症患者にみられる症状は，咬合の異常と顎運動異常による口腔機能障害（咀嚼障害や言語障害）および形態的異常による顔面の審美障害（美容面のコンプレックス）が挙げられる．またこれら障害が原因となって心理的障害を生じ，社会適応の低下などがみられることもある．顎変形症とそれにみられる症状は以下のようになる．

a 上顎前突症

上顎前突症（maxillary protrusion）とは上下顎切歯切端の水平的被蓋が正常より大きく，上唇や中顔面の前突感が強いものをいう．上顎骨全体が前方に突出している場合と上顎前歯歯槽部が異常に突出している場合があり，後者の頻度が高い．咬合は AngleⅡ級1類を示し，下顎前歯の切端が口蓋に接触する場合がある．上顎前歯の唇側傾斜が強く，またオトガイの後退を伴うことが多い．垂直的な上顎過成長を伴う場合には，安静時に口唇の閉鎖が困難である．頭蓋に対して上下顎歯槽部が突出している場合には両顎前突症 bimaxillary protrusion という．

b 上顎後退症

上顎後退症（maxillary retrusion）は上顎骨の劣

成長によって中顔面が後退した状態で，口唇・口蓋裂患者の術後によくみられる．中顔面が陥凹しており，相対的に下顎が突出したようにみえる．上顎歯列弓は下顎に比べて著しく小さく，前後径・幅径ともに短縮し，AngleⅢ級の不正咬合を呈する．骨格の変形に対する代償として，上顎前歯の唇側傾斜・上顎臼歯の頰側傾斜・下顎前歯，臼歯の舌側傾斜がみられる．

c 下顎前突症

上顎に対し下顎が前方位にあるものを下顎前突症（mandibular protrusion）という．オトガイの前突感が強く，側面位顔貌は中顔面の陥凹を呈する．前歯部は反対咬合を呈し，開咬を伴うことも多く，AngleⅢ級の不正咬合を呈する．左右下顎枝の成長が一致せず，上下顎正中の偏位を呈することも多い．X線所見では，下顎骨の過成長，下顎角の開大，下顎前歯歯軸の舌側傾斜，下顔面高の過大がみられることが多い．

わが国においては顎変形症治療の対象になる患者の中で最も頻度の高いものである．

d 下顎後退症

下顎後退症（mandibular retrusion）とは下顎の劣成長によって下顎骨の後退位を示すものをいう．下顎枝および下顎体ともに小さく，下顎角は後方位を呈する．側面位顔貌ではオトガイの後退が著明で，重症例では鳥貌を呈する．下顎歯列弓は上顎に比べて著しく小さく，幅径の狭窄がみられる．AngleⅡ級の不正咬合を呈し，上顎前歯の前突，下顎前歯の唇側傾斜がみられる．

e 開咬症

開咬症（open bite）とは上下顎歯列弓の垂直的位置異常で，中心咬合位において上下の歯の接触が欠如する状態をいう．特徴として，下顎角の開大，下顎下縁の急傾斜，前顔面特に下顔面高の過大，下顎枝高の短縮，オトガイの後退がみられる．また安静時に口唇の反転，閉鎖不全がみられ，口唇閉鎖時に緊張がみられる．

f 顔面非対称

顔面非対称（facial asymmetry）とはオトガイの側方への偏位が大きいもの．発育過剰によるものとしては関節突起過形成，非対称性下顎前突症がある．低形成によるものとしては片側小顔面症 hemifacial microsomia，顎関節強直症によるものなどが挙げられる．

発育過剰な場合は下顎の正中は健常側に偏位し，低成長の場合は患側に偏位する．咬合平面は患側が上方に傾斜する．また本来は下顎骨の変形に由来する非対称であっても，発育に伴って上顎骨の発育にも影響を与え，上顎の偏位も生じる．

5 治療法

外科的矯正治療が口腔外科医や矯正歯科医を中心としたチーム医療として体系化される前の1960年代以前は，術前矯正は積極的に行われず，口腔内副子を用いた顎矯正手術のみが単独で施行されていた．

しかし上下顎歯列が矯正治療を要さないほど整然と配列していた場合はともかく，歯列不正が著しい場合には咬頭嵌合位の設定が困難であるだけでなく，咬合調整の域を超えた広範囲の咬合調整を余儀なくされ，顎骨および咬合の安定性や歯の寿命にも悪影響を与えていたと思われる．

現代の顎変形症治療においては，矯正の進歩や咬合機能の重要性の認識の深まりとともに，咬合の再構成のための術前矯正は不可欠なものと位置付けられている．

治療においては，矯正歯科医が術前矯正によって上下顎前歯の decompensation や上下顎歯列弓の非調和の改善を図り，その後口腔外科医が手術を施行，さらに矯正医が術後矯正で仕上げるという手順で行われる．これにより治療の質は著しく向上した．一方で，術前矯正に伴って咬合や顔貌が一時的に悪化することや治療が長期に及ぶとい

う欠点も指摘されており，患者にその点を受容させることが重要である．

顎変形症患者は常に顔面形態の異常による審美的障害と咀嚼能や構音に機能障害を有しており，加えて患者に与える心理学的な影響も大きく，人格形成や職業選択にも影響を与えることがある．以上のようなことから顎矯正の目的は，①顎顔面の審美的改善，②正常咬合の確立と口腔機能の回復，精神心理学的障害の改善，④社会適応性の向上などである．手術は一般的に顎のほぼ成長する思春期以降に行われる．まれに心理学的な面から思春期に行われることもあるが，最近はこの時期の治療には骨延長法を適用することが多くなっている．

顎変形症の治療は，主訴，臨床所見，頭部X線規格写真（セファログラム）分析，歯列模型分析，CTなどの画像所見，咀嚼や顎運動機能分析などから得られた情報から診断を行い，治療方針を立案する．治療計画の立案においては，変形のある部位をより正常な形態に改善する手術法，患者の要望に基づいた治療法を選択することが重要である．

治療においては口腔外科医・歯科矯正医および関連各診療科の担当医が共通の理解を持ち，チームアプローチによって治療を行う．治療開始に先立って治療全体の流れや起こりうる合併症やリスクを十分に患者に説明し，理解を得たうえで治療法を選択してもらうことが重要である．その後，術前矯正を行い，顎矯正手術，術後矯正治療を行うことになる．

a 顎矯正手術の種類と適応

1）下顎枝矢状分割術

下顎枝を矢状方向に内外側に分割し移動させる方法で，下顎枝を関節突起と筋突起を含む近位骨片と下顎体を含む遠位骨片に分離して移動させる方法．骨離断部の接触面積が広く，良好な骨癒合が得られる．また術中に抜歯を行わないという利点があり，適応範囲が広く，下顎体部の前後移動，上下移動，上下・左右への回転など任意の方向への移動が可能である．下顎前突症，下顎後退症，下顎非対称などあらゆる下顎の変形に適応範囲があるが，下歯槽神経障害がみられる欠点がある．

2）下顎枝垂直骨切り術

下顎枝を下顎切痕から下顎下縁にかけて垂直に骨切りする方法．骨切り後の骨接合が不要である．手術時間が短い，顎関節内障に適用可能などの利点があるが，下顎の前方移動には適用できない．

3）下顎前歯部歯槽骨切り術

下顎前歯歯槽部を骨切りして後方もしくは垂直方向に移動させる方法で，下顎前歯の唇側傾斜を伴う下顎前突症や前歯部開咬症などに適応される．

4）下顎骨体切除術

下顎臼歯部で骨体を切除して下顎を短縮させる手術．下歯槽神経を温存しながら骨切りを行うなど，綿密な作業が必要である．また術中に抜歯が必要で，歯列が短縮され，さらに骨の移動量と抜去歯の近遠心径が一致する必要がある．

5）オトガイ形成術

オトガイ部の骨を水平に骨切りし，骨片移動によるオトガイの位置や形態を修正する治療法．顎位に問題がなくオトガイの位置や形態異常を有する症例に適用される．また顎位に問題のある症例においても，他の術式と併用して用いられる．

6）上顎 Le Fort I 型骨切り術

上顎を梨状孔から上顎結節まで下鼻道の高さで水平に骨切りして上顎骨を完全に遊離させ，顔貌および咬合が改善する位置に移動させる方法．上顎骨の前後的あるいは垂直的劣成長が認められる症例，垂直的過成長が認められる症例に適用される．上顎に対するアプローチとして最も一般的に用いられている術式である．大きな移動の際には骨移植が用いられる．最近は単独で用いられることより下顎の手術と併用されることが多い．

7）上顎前歯部歯槽骨切り術

上顎前方歯槽部を後方および上方に移動させる方法．上顎前歯の唇側傾斜を伴った上顎前突，前歯部開咬を伴う上顎前突症などに用いられる．術

前もしくは術中に第1小臼歯の抜歯が必要なことが多い．

8）上顎臼歯部歯槽骨切り術

上顎臼歯歯槽部の高さを変えたり幅径を変えたりするのに用いられる手術．上顎臼歯部の垂直的水平的位置異常，開咬症などに適用される．

9）上顎骨皮質骨骨切り術（corticotomy）

上顎の皮質骨を骨切りするが，骨の分割・離断は行わないため，神経や血管への影響は少ない．術後に矯正力をかけて歯や骨を移動させる際に用いられる．

10）骨延長術の応用

ロシアの整形外科医Ilizalovによって報告された骨延長法は四肢の骨の延長や偽関節の治療に大きな変化を与えた．これは骨折の治癒期にみられる仮骨形成期に外力を与え，ゆっくり引き延ばすことによって骨片間に骨新生を促進させるメカニズムを利用したもので，ロシアでは1950年代から行われてきたが，東西冷戦終結後に技術が報告され，整形外科領域で広く普及している．顎顔面領域では1970年代から実験的な報告があったが，1990年代に小下顎症の小児への臨床応用が報告され，成長期でも顎骨を効果的に延長することによって学童期から顔貌の改善を行うことで患者の心理的障害を早期から排除可能である点から，顎変形症に対する手術の選択肢の1つとなってきた．上顎骨低形成に対しては，Le Fort I 型骨切り術を行い，頭蓋を固定源として上顎骨を前方に移動させる創外型延長法が報告され，その治療成績の安定性から多くの臨床応用がなされている．

骨延長術は骨の延長に伴って周囲の骨膜，筋，神経，血管，皮膚および口腔粘膜など軟組織も同時に拡大できるという特徴から，これまで行われてきた顎矯正手術と比較して大きな移動量が必要な症例に適用が可能で，成長期の患者にも応用できるという利点がある．また最近は口腔内に装着可能な延長装置が開発されて患者の負担も軽減されたことから，口唇口蓋裂患者の上顎劣成長や下顎の低形成を伴う先天異常に有用性が高いとされている．しかし通常の骨切りとは異なる欠点もあるため，適用範囲が選択されてきている．

11）矯正用インプラントの応用

近年矯正用アンカーインプラントとしてミニプレートやスクリューを埋入し，固定源として歯に移動力をかけることができるようになっている．この方法によりこれまで困難であった臼歯の圧下や遠心移動が可能になり，矯正期間の短縮や症例によっては顎矯正手術を回避できるようになってきている．しかし，歯根損傷に注意が必要で，上顎は骨が菲薄で埋入可能な部位が限定される．

6 顎変形症と言語障害

顎変形症患者が有する言語に関して種々の問題とされているが，高頻度にみられるのは構音障害である．子音は正常な鼻咽腔閉鎖機能，舌運動，下顎運動，口唇の運動により作られる．変形による影響を要約すると以下のようになる．

a 上顎

1）歯列弓の狭窄を伴う口唇口蓋裂

歯音，歯茎音，硬口蓋音の構音に際し，側音化構音がみられる．また歯茎音の構音展が後方に移動し口蓋化構音となる．

2）上顎後退症

歯音，歯茎音などに歪みを生じる．

3）上顎前突症

口唇閉鎖が困難となるので，両唇音で異常構音もしくは代償性構音となる．また歯音，歯茎音などに歪みを生じる．

b 下顎

言語に及ぼす影響は上下切歯のオーバージェットとオーバーバイトの程度によることが大きく，オーバージェットとオーバーバイトがマイナスになるほど，|s| |t| |r|において歪みが大きくなる．また下顎前突が著しい場合，舌が前方位にあるため，歯音，歯茎音に際して舌を前方に挺出し

て歪みが生じる．

7 顎矯正手術と言語

　顎矯正手術によって上下唇および前歯被蓋の関係が良好になるため，術後は構音が改善されるため，顎矯正手術が顎変形症に起因する障害に対する治療法でもある．しかし術後に構音に影響を与える場合がある．

a Le Fort I 型骨切り術と言語

　Le Fort I 型骨切り術による上顎骨移動術は，上顎骨・鋤骨・口蓋骨などの移動によって鼻道や鼻腔，軟口蓋や鼻咽腔閉鎖機能に変化が生じる．一般に上顎骨の前方移動では鼻咽腔前後径が増大し，その結果鼻咽腔閉鎖機能が低下し，開鼻声と呼気鼻漏出をきたして言語明瞭度が低下することが報告されている．一方で，鼻咽腔閉鎖機能は術後に大きな変化をきたさないという報告もある．

　Witzel は口蓋裂，非口蓋裂を問わず術前の鼻咽腔閉鎖機能が適切で鼻腔共鳴も正常であれば，上顎の前方移動術後の鼻咽腔閉鎖機能に対するリスクは少ないと述べており，移動量よりも術前の鼻咽腔閉鎖機能がボーダーライン症例であることのほうが術後の鼻咽腔閉鎖機能不全のリスクが高いと考えられ，術前の鼻咽腔閉鎖機能の評価が重要であるとされている．

b 顎矯正術後の鼻咽腔閉鎖機能不全に対する管理

　口唇口蓋裂患者に Le Fort I 型骨切り術による前方移動を行い，術後に開鼻性が生じたり増悪した場合には通常の言語管理を行い，術後の鼻咽腔閉鎖機能を評価する必要がある．鼻咽腔閉鎖機能が良好かボーダーライン症例では，言語訓練が奏効することが多い．しかし絶対的な鼻咽腔閉鎖機能不全や代償的異常構音が認められる場合は咽頭弁移植術の適応となる．

　非口蓋裂患者では手術侵襲と口腔環境の変化によって術直後には発音に異常がみられることがあるが，長期的には良好になるといわれている．

　したがって口蓋裂患者に Le Fort I 型骨切り術による前方移動を行う場合には，術前に患者の鼻咽腔閉鎖機能を評価・把握するとともに，手術の構音に及ぼすリスクについて十分に説明をしておく必要がある．一方で，近年口蓋裂患者の著しい上顎後退に対して適用されている骨延長術では，大きな前方移動を行うにもかかわらず術後の鼻咽腔閉鎖機能に与える影響が小さいとされており，本術式の有用性が報告されている．

E 口腔顎顔面領域の先天異常症候群
（→Side Memo 1～3，94 頁）

1 ロバン Robin シークエンス

　新生児期の気道閉塞に対して，舌根の沈下に対して舌の牽引，気道の確保を行う．口蓋裂に関する哺乳障害に対しては，哺乳指導を行い，口蓋裂用人工乳首や Hotz 床を使用し，1 歳 6 か月～2 歳の間に口蓋形成術を施行する．胎生 9 週以前の下顎域の低形成のために，舌が正常よりも後方に位置する．舌が口蓋突起間に介在することによって，口蓋突起が挙上不全となり，口蓋の癒合が障害され，特有の口蓋裂（U-shape）を合併する．したがって他の口蓋裂とは区別される．また，心奇形，耳介奇形，反復性の気道感染を伴うことがある．新生児期，乳児期の小顎（図 3-27）に伴う舌根沈下の予防および気道閉塞への対応を適切に行えば，生命予後は良好である．知能障害は通常伴わない．

2 トリーチャーコリンズ Treacher Collins 症候群

　出生頻度は 1/50,000 人である．5p32-33 に座位する Treacher Collins 症候群遺伝子（TCOF1）の変異によって生じる常染色体優性遺伝である．第

1，第2鰓弓の発達障害によって生じる症候群で，下顎顔面異形成症ともよばれる．耳介形成異常，外耳道閉鎖，伝音性難聴，眼裂斜下，下眼瞼低形成，上顎骨，頬骨低形成，口蓋裂，下顎低形成・後退がみられる（図3-28a）．また，歯の萌出遅延，開咬を認める（図3-28b）．新生児期に上気道閉塞により致死的になることもまれでない．咽頭腔が狭いことが原因で，早期に気管切開を要する症例が多い．

3 クルーゾン Crouzon 症候群

常染色体優性遺伝であるが遺伝的異質性がある．現時点では，95%の症例で線維芽細胞増殖因子受容体2（FGFR2）遺伝子の変異が原因である．頭蓋縫合の早期癒合による頭蓋の変形を認める．また，眼窩を構成する骨縫合の発育不全と頭蓋内圧亢進による脳側からの骨吸収により，眼球突出，浅い眼窩になる．また，難聴，眼間開離，外斜視，上顎骨の低形成，下顎突出を認める．

4 第1，第2鰓弓症候群

出生頻度は，1/3,000〜5,000で男女比3：2である．第1，第2鰓弓由来器官である耳・顎の異常を主徴とする多発性奇形症候群である（図3-29）．下顎骨の低形成，下顎頭の低形成，欠損，外耳奇形（小耳症〜完全欠損），時に難聴，眼球結膜類上皮腫，斜視，巨口症，口唇口蓋裂を合併する．生命予後は良好で，知能障害もない．個々の合併奇形について機能改善と審美を目的とした手術を行う．

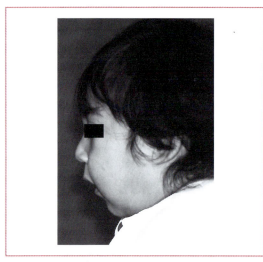

図3-27　Robin シークエンス
小顎を認める．

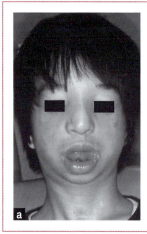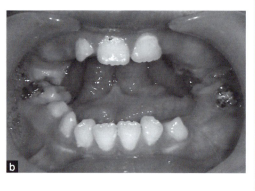

図3-28　Treacher Collins 症候群
a：耳介形成異常，外耳道閉鎖，伝音性難聴，眼裂斜下，下眼瞼低形成，上顎骨，頬骨低形成，口蓋裂，下顎低形成・後退がみられる．
b：歯の萌出遅延，開咬を認める．

5 ケルビズム症候群

下顎骨の対称性膨隆と顔面の変形をきたす，まれな家族性疾患である．2〜5歳頃の幼児期に下顎角部の無痛性の骨膨隆を初発症状とすることが多い．2：1で男性に多くみられる．骨膨隆が増大するにつれ，顔面の腫大をきたし，特有の顔貌（天使童子様顔貌；cherubic顔貌）を示すようになる．骨膨隆は思春期になると次第に消退し，顔貌は正常に近くなる．骨変形が強い場合，搔爬術が行われることがある．

6 コルネリアデランゲ Cornelia de Lange 症候群

出生頻度は1/10,000〜50,000である．5p13.2のNIPBL遺伝子の変異によって生じる常染色体優性遺伝である．ほとんど孤発例である．成長障害，精神発達遅滞（ほとんどがIQ 35以下），小頭，多毛，上肢の手部を中心としたさまざまな欠損，特徴的な顔貌（多毛，眉の叢生，両眉癒合，長い眉毛），停留精巣を認める（図3-30a, b）．口蓋裂は20％に

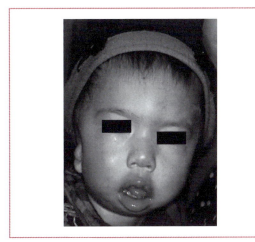

図3-29 第1，第2鰓弓症候群
下顎骨の低形成，外耳奇形，難聴，開咬を認める．

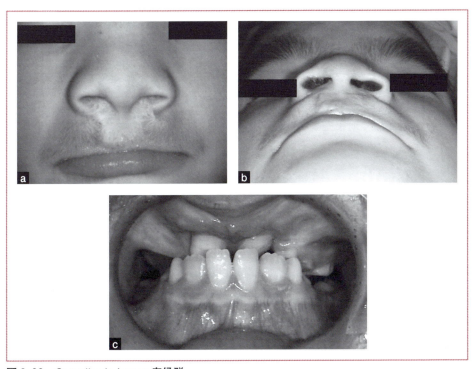

図3-30 Cornelia de Lange 症候群
a：精神発達遅滞，特徴的な顔貌を認める．
b：眉の叢生，両眉癒合，長い眉毛を認める．
c：歯の萌出遅延を認める．

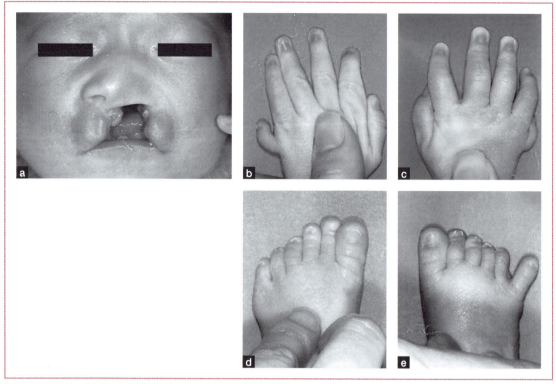

図 3-31　口腔・顔面・指趾症候群
a：左側口唇口蓋裂を認める．
b：左手指において多指症を認める．
c：右手指において多指症を認める．
d：左足指において多趾症を認める．
e：右足指において多趾症を認める．

認め，大多数の症例で歯の萌出遅延がある（図3-30c）．

7　口腔・顔面・指趾症候群（図3-31）

舌裂ないし分葉舌，小帯異常，上唇正中裂などの口腔奇形，顔面小奇形および，指肢奇形を特徴とする遺伝性奇形症候群である．

8　アペール Apert 症候群（図3-32）

常染色体優性遺伝である．10q26 に座位するレセプター症状は，尖頭（冠状縫合の早期癒合），頭蓋内圧亢進，眼球突出，眼圧亢進，上顎の低形成，下顎前突，骨性の合指がみられる．

9　基底細胞母斑症候群

常染色体優性遺伝（PTCH1 遺伝子異常：癌抑制遺伝子），多発性顎嚢胞（角化嚢胞性歯原性腫瘍）（図3-33a），皮膚病変として母斑，基底細胞癌，二分肋骨（図3-33b），両眼隔離，大脳鎌石灰化（図3-33c）を主徴とする．

10　鎖骨頭蓋骨異形成症

常染色体優性遺伝（Runx2 遺伝子），膜内骨化の障害，鎖骨無形成，または部分的欠損，頭蓋骨縫合骨化遅延，永久歯萌出遅延を特徴とする．口腔領域の特徴として，高口蓋，口蓋裂が発現する．歯列不正，萌出遅延がみられ過剰歯や埋伏歯

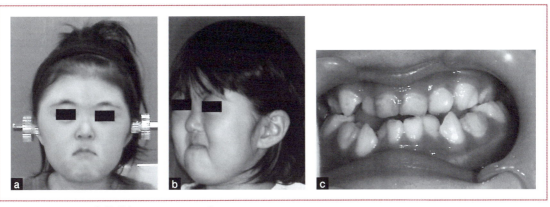

図 3-32　アペール症候群（Apert syndrome）
a：尖頭（冠状縫合の早期癒合），眼球突出を認める．
b：上顎の低形成，下顎前突を認める．
c：反対咬合を認める．

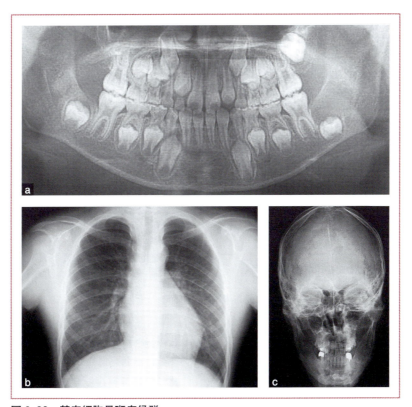

図 3-33　基底細胞母斑症候群
a：多発性顎嚢胞を認める．
b：二分肋骨を認める．
c：大脳鎌石灰化を認める．

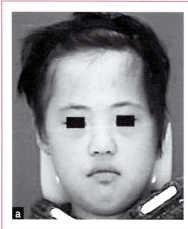
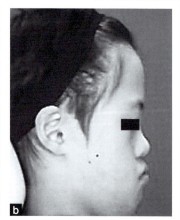

図 3-34 ダウン症候群
a：吊り上がった目尻，両眼隔離を認める．
b：平坦な横顔，鼻根部扁平を認める．

も多い．鎖骨欠損により両肩を胸の前で合わせることができる．

11 アルブライト Albright 症候群（線維性骨異形成症随伴症候群）

線維性骨異形成症に皮膚の色素沈着，内分泌異常を伴う症候群で，女性に好発する．骨病変は片側性で，大腿骨，脛骨，中手骨，に生じる．

12 メビウス Möbius 症候群

先天性でかつ非進行性の顔面神経麻痺と外転神経麻痺を確認し，他疾患を除外する．麻痺は左右非対称のこともある．1888 年にメビウスが「先天性かつ非進行性の顔面神経麻痺と外転神経麻痺」を独立した疾患として定義した．

13 ダウン Down 症候群（図 3-34）

600～700 人に 1 人といわれる．21 トリソミーが 95％，転座型が 2％，モザイク型が 2％である．第 1 減数分裂での不分離が 80％，過剰染色体の 85％ が母親由来である．知的障害，知能低下，口蓋裂，特異顔貌（平坦な横顔，鼻根部扁平，吊り上がった目尻，両眼隔離），難聴，先天性心疾患，消化管奇形，急性白血病の合併がみられる．

14 歌舞伎メーキャップ症候群

国内推定発症率は 1/32,000 である．約 300 例の報告がある．診断は，特異な顔貌（切れ長で大きい眼瞼を有し，下眼瞼が外反し，充血した眼球結膜の一部がみえる），低身長，内臓奇形，精神遅滞などを主徴とする．1981 年に Kuroki らと Niikawa らにより最初に報告された．切れ長の眼瞼裂，外側 1/3 の下眼瞼外反，外側 1/2 がまばらな弓形の眉，低い鼻尖，大きな立ち耳，口唇口蓋裂などの顔貌（図 3-35）が特徴である．合併症として，心室中隔欠損，心房中隔欠損，大動脈狭窄，Fallot 四徴，動脈管開存などの先天心奇形が 30～50％ にみられる．

「メーキャップ」が患者に不快感を与えかねないことから現在では，歌舞伎（Niikawa-Kuroki）症候群とよばれる．

15 外胚葉異形成症候群

毛髪，歯，汗腺などの外胚葉性由来の組織形成不全を呈する疾患で，顔貌異常を伴う．有汗性と減汗性とがある．減汗性では，汗腺の低形成のため，減発汗は必発し，高温環境下で発熱する．毛髪は，貧毛，眉毛，陰毛を欠く．顔貌は老人様である．歯の異常はほとんどの例にみられ，前歯の円錐状歯冠を呈する．

16 欠指・外胚葉異形成・唇裂症候群
（図 3-36）

常染色体優性遺伝である．EEC症候群ともよぶ．指欠損 (ectrodactyly)，毛髪や眼の外胚葉異常 (ectodermal dysplasia)，唇裂・口蓋裂 (cleft lip/

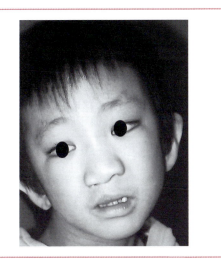

図 3-35 歌舞伎メーキャップ症候群
切れ長の眼瞼裂，外側 1/3 の下眼瞼外反，外側 1/2 がまばらな弓形の眉，低い鼻尖，大きな立ち耳，口唇口蓋裂を認める．

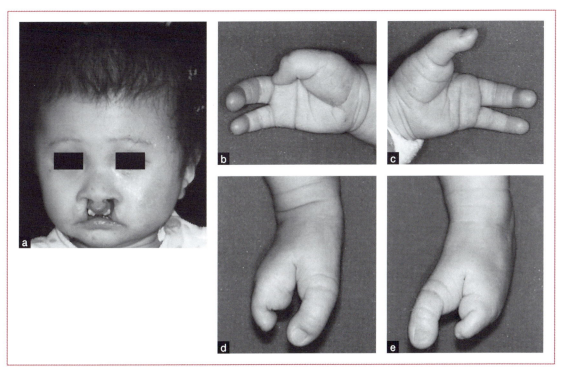

図 3-36 欠指・外胚葉異形成・唇裂症候群
a：両側性口唇口蓋裂を認める．
b：左手において，示指，中指の欠損を認める．
c：右手において，示指，中指の欠損を認める．
d：右足において，示趾，中趾，薬趾の欠損を認める．
e：左足において，示趾，中趾，薬趾の欠損を認める．

palate) を 3 主徴とする症候群である．毛髪は疎で薄い．涙管の閉塞，眼瞼裂縮小などの眼症状，かにハサミ用の手の変形，指欠損などの四肢奇形に加えて，唇裂，口蓋裂（約75％）がみられる．また，上顎骨低形成，歯の低形成でエナメル質形成不全がみられる．

17 ターナー Turner 症候群

X 染色体のモノソミーまたは X 短腕部分モノソミーによって発症することが判明しており，低身長，二次性徴の欠如，索状性腺を主徴とする．出生時から思春期までは低身長のみ，思春期以降は，無排卵や原発性無月経などの二次性徴が起こらないだけで，その他外見は全く正常のことが多いため，幼児期に原因不明の低身長を認めた場合は染色体の分析を行うことが勧められる．

18 アジソン Addison 病

後天性の慢性副腎皮質機能低下症を呈する疾患と定義される．原因に自己免疫性，新生児副腎出血，外傷性出血，腫瘍の副腎転移などがある．また，長期ステロイド投与によって ACTH 分泌の抑制が長期にわたると，両側性副腎皮質の萎縮や機能低下をきたす．アジソン病の治療は糖質コルチコイドの補充療法と，必要に応じ，鉱質コルチコイドを補充する．

19 アッシャー Usher 症候群

Usher 症候群は，感音難聴と網膜色素変性症を合併する常染色体劣性遺伝性疾患である．3つのタイプに分かれており，タイプによって原因遺伝子が異なる．視覚・聴覚の重複障害となるため，日常生活に支障をきたす．難聴の程度，視覚障害の程度ともばらつきが大きいが，難聴・視覚障害とも進行性の経過をたどるケースが多くいる．幼少期より高度難聴を呈する場合や若年期より中等度の難聴を示す場合がある．聴覚障害に関しては，補聴器・人工内耳の早期からの装用およびリハビリテーションの開始により，大きな改善が認められる可能性が高い．主な症状として感音難聴と網膜色素変成症を合併する．

20 スタージ・ウェーバー Sturge-Weber 症候群

出生頻度は 1/10,000 である．原因不明で，顔面の広範囲な血管腫，脳軟膜の血管腫による神経症状，眼の脈絡膜血管腫による眼症状を 3 主徴とする．皮膚症状として，出生時より顔面の三叉神経領域第 1-2 枝領域に片側性，時に両側性に広範囲にわたるポートワイン母斑（単純性血管腫）がみられる．神経症状として，てんかんを高率に合併し，通常は 1 歳までに発症する．眼症状として，顔面血管腫の同側の眼の脈絡膜に血管腫を生じ，牛眼，緑内障をきたす．顔面のポートワイン母斑などの審美的問題となる血管腫に対して，乳幼児早期より，色素パルスレーザー治療を行う．

21 ハーラーマン・ストライフ Hallermann-Streiff 症候群

この疾患の患者は全世界で約 200 例の報告がある．本症候群の患者は一般的に身長が平均より低い．症状には鳥様顔貌，先天性白内障，視力障害，歯牙の異常発達や局所的歯牙の発育異常がみられる．中，外胚葉性の異常と考えられる．乳児期に上気道感染が多く死亡するものも多い．

22 ハーラー Hurler 症候群

出生頻度は，1/100,000 である．常染色体劣性遺伝形式をとる．ムコ多糖症の中の 1 つであり最も重症である．ムコ多糖症は，グリコサミノグリカンを特異的に分解するライソゾーム酵素が欠損していることから，体内の細胞と臓器にグリコサ

ミノグリカンが蓄積して起こる遺伝性代謝異常疾患である．

症状は，難聴，肝臓，脾臓の肥大，発育遅延，多発性骨形成不全症を認める．生後2歳までに，身体的，精神的発達遅滞が進行し，12歳まで生存できない．

23 パピヨン・ルフェーブル Papillon-Lefèvre 症候群

常染色体劣性遺伝性疾患である．11q14に座位するカテプシンC遺伝子（CTSC）によって起こる．歯周疾患と掌蹠過角化症を呈する．乳歯は正常に萌出するが，2～3歳ごろまでに重度の歯周症状が出現する．永久歯の萌出も同様の経過をとり，早期に無歯顎になる．

24 ハンド・シューラー・クリスチャン Hand-Schüller-Christian 病

好酸球肉芽腫とLetterer-Siwe病との中間型の慢性病変である．ランゲルハンス細胞が，全身性に増生する疾患で，骨破壊，尿崩症と眼球突出を三大症状とする．小児に多くみられ，発病は7歳までにみられる．男児に多い．顎骨病変として，歯肉の発赤腫脹，出血，歯痛，歯の動揺がみられる．X線所見として，地図状頭蓋とよばれる不規則な抜き打ち像が特徴的である．放射線療法や副腎皮質ホルモン療法のほか，抗腫瘍薬が用いられる．発症後3年以内の死亡率は20％である．

25 フォンレックリングハウゼン von Recklinghausen 病

出生頻度は1/3,000である．常染色体優性遺伝性母斑病である．皮膚のカフェオレ斑と多発性神経線維腫を中心とする疾患で両側性聴神経鞘腫など中枢神経腫瘍を多発する．

26 ポイツ・ジェガース Peutz-Jeghers 症候群

常染色体優性遺伝である．消化管ポリポーシスを伴う皮膚粘膜のメラニン色素斑を主徴とする．口唇，頰粘膜の褐色斑，掌蹠に不整円形の黒色斑，胃腸にポリープができる．

27 マルファン Marfan 症候群

常染色体優性遺伝（fibrillin 1型遺伝子，TGF-β_2型受容体遺伝子の変異による）である．突然変異が30％ある．症状として高身長，長い四肢，クモ指，眼症状（水晶体脱臼），心血管病変（解離性大動脈瘤，大動脈弁，僧帽弁逸脱），気胸の合併を認める．

28 メルカーソン・ローゼンタール Melkersson-Rosenthal 症候群

肉芽腫性口唇炎に，溝状舌を伴う舌の腫脹，再発性顔面神経麻痺，反復性顔面腫脹を合併したものをよぶ．肉芽腫性口唇炎は，口唇のびまん性の腫脹を主徴とし，肉芽の形成をみる疾患であり，下唇に好発する．

29 骨形成不全症

骨基質の有機成分であるⅠ型コラーゲンの異常によって，全身性の骨の脆弱性による易骨折性と，反復性の骨折による四肢の変形を主徴とする疾患である．全身の結合組織の障害も生じ，関節過伸展，歯牙形成不全，難聴なども示す．

30 ベックウィズ・ウィーデマン Beckwith-Wiedemann 症候群

国内推定有病者数は200人以上である．11p15.5領域のインプリンティング遺伝子群の機能異常と

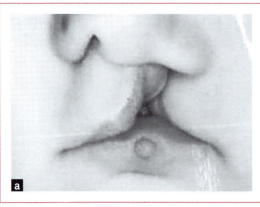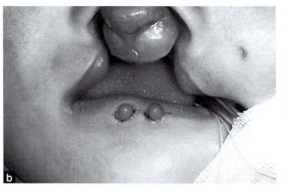

図 3-37 Van der Woude 症候群
a：左側口唇口蓋裂および下唇瘻を1個認める.
b：両側性口唇口蓋裂および下唇瘻を2個認める.

して発症する．出生前から始まる過成長，半側肥大(12.5%)，巨舌・大きい口と下顎，耳垂線状溝・耳輪後縁の小窩などの顔貌特徴，各臓器の肥大あるいは過形成，臍脱出・ヘルニア，新生児期の低血糖(30〜50%)，Wilms 腫瘍がみられる．

31 ゴールデンハー Goldenhar 症候群

出生 1/3,000〜5,000 人といわれる．第1，第2鰓弓の発生異常によって起こる．片側に起こりやすく，横顔裂，耳介欠損，耳小骨形成不全，副耳，顔面変形，下顎骨関節突起形成不全，咬合不全がみられる．口腔内では，舌や軟口蓋の形成不全を呈する場合もあり，鼻咽腔閉鎖不全例も報告されている．唇裂，口蓋裂を合併する例もある．

32 マッキューン・アルブライト McCune-Albright 症候群

Gs 蛋白質 α サブユニット遺伝子(GNAS)の機能亢進型変異．好発は女性．多骨性線維性異形成症(長管骨，頭蓋骨：すりガラス像 ground glass appearance)，皮膚，粘膜のカフェオレ斑，内分泌異常(思春期早発)を3徴とする．多骨性の線維性異形成症は，線維性組織と細い梁状の線維骨が形成されている．骨病変は，通常 8 歳頃からみられる．大腿骨，脛骨などの四肢長幹骨に好発し，頭蓋骨顔面骨，肋骨にもみられる．治療としては膨隆部骨削除術がある．

33 スティックラー Stickler 症候群

出生頻度は，1/10,000〜20,000 である．12q13.11-q13.2 に座位するⅡ型コラーゲン $α_1$ 鎖遺伝子変異による常染色体優性遺伝性の結合組織疾患である．平坦な顔，近視，脊椎・骨端異形成などを主徴とする．眼症状では，近視は5歳ごろまでに80%にみられる．硝子体・網脈絡膜変性をきたす例も多く，注意深い眼科的管理を要する．20% に口蓋裂を認める．ロバンシークエンスの 30% が本症と考えられる．

34 ヴァンデルヴーデ Van der Woude 症候群

出生頻度は 1/10 万〜20 万人である．口唇裂および口唇口蓋裂に伴って，下唇に小さな瘻孔(下唇瘻)が存在する(図 3-37)．口蓋裂や粘膜下口蓋裂に合併することもある．下唇の正中部に1個から数個存在し，陥凹のみの場合と唾液の流出を認

めることがある.

35　4pトリソミー症候群

4番染色体短腕の過剰による.出生早期に死亡することが多い.低出生体重,精神発達遅滞,筋緊張低下,筋緊張亢進を認める.口唇口蓋裂,口蓋裂がみられることもある.耳介奇形,四肢変形および屈曲拘縮もみられる.

36　13トリソミー症候群(図3-38)

出生頻度は1/5,000人である.13番染色体が過剰(47, XX, +13)である.生後1か月以内にほとんどが死亡する.耳介低位や小頭症,全前脳胞症,多指症,合指症,口唇口蓋裂,重度の精神発達障害を呈する.心奇形,腎奇形などを合併する.

37　18トリソミー症候群

出生頻度は1/3,000人である.18番染色体が過剰(47, XX, +18)である.女児に多くみられ,生命予後は不良である.大多数は1年以内に死亡する.1年以上生存できるのは10%である.耳介変形と低位,小顎,高い鼻根などの特異顔貌,精神発達遅滞,筋緊張亢進,心奇形,腎奇形などである.

38　22q11.2欠失症候群(図3-39)

第22番染色体長腕22q11.2の欠失による.Fallot四徴症,大動脈解離などの円錐動脈幹異常,胸腺低形成,免疫不全,口蓋裂あるいは鼻咽腔閉鎖不全,副甲状腺機能低下による低カルシウム血症,特異顔貌を認める.

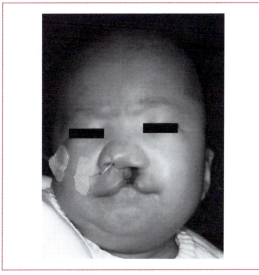

図3-38　13トリソミー症候群
耳介低位や小頭症,左側口唇口蓋裂,重度の精神発達障害を認める.

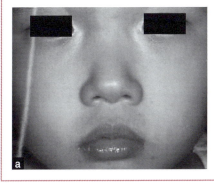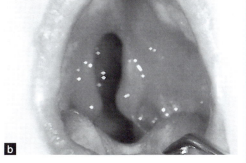

図3-39　22q11.2欠失症候群
a:特異顔貌を認める.
b:軟口蓋裂を認める.

Side Memo 1〜3

1：遺伝子病
　遺伝子病には，常染色体優性遺伝，常染色体劣性遺伝，伴性劣性遺伝などがある．
2：胎芽病
　胎芽病は妊娠3〜8週の器官形成期の異常で，サリドマイド児，先天性風疹症候群などがある．
3：胎児病
　胎児病は妊娠9週以降の異常で，先天梅毒，トキソプラズマ症，血液型不適合妊娠などがある．

2 口腔・顎・顔面の外傷

A 軟組織の外傷

　口腔，顎，顔面領域の外傷で軟組織の外傷としては，機械的外傷，温熱的外傷，電気的外傷，放射線外傷，化学的外傷に分けられる．一般に外傷（trauma）とは外からの力で直接引き起こされた障害のことである．また損傷（injury）は直接引き起こされた障害とそれに後続して発生する障害とが重複したものによって起こった状態である．

1 軟組織の外傷の種類

a 機械的外傷

　外力にて体が損傷されることであり，皮膚の損傷があり組織が露出した開放性損傷と皮膚の損傷がなく，深部組織が損傷されている非開放性損傷に分けられる．
　開放性損傷には鋭器によるものとして切創（鋭利な刃物によるもので創縁は鋭くなっている），刺創（先の尖った刃物が軟組織に刺入して創傷は深く感染も起こしやすい），鈍器としては割創（鈍器による損傷であり，創縁には挫滅が認められ周囲の組織の損傷は大きい），挫創（打撲など強力な力によってできたもので創縁は不規則で挫滅を伴い，口腔内の細菌による感染も多い），裂創（皮膚が左右に強く牽引されたときにできる創，ボクシング時にできることが多い），咬創，擦過創がある．開放性損傷には感染症を合併することが多い．
　非開放性損傷は表在性損傷として挫傷（打撲傷）により皮下出血，皮下血腫があり，深在性損傷としては筋，腱，血管，神経，骨，内臓などの損傷がある．内出血は損傷直後の腫脹を起こす．粘膜の出血斑は赤紫色となり，緑色，黄色と変わっていく．

◉治療方針
　顔面，口腔内においては血管や神経が多く，損傷によっては大量の出血や神経の切断を伴うことも多い．そのため出血に対しては早期の止血を行い，場合によっては直ちに気道を確保する必要がある．また神経の切断には神経縫合処置や早期の理学療法を行う必要がある．交通外傷では異物の迷入が多く，徹底的に異物の除去を行う必要がある．そして感染予防として抗菌薬を投与する必要がある．

b 温熱的外傷

　過熱性液体によるもの，すなわち熱湯などによるものが多く，発生年齢は10歳以下で多く，なかでも5〜6歳まで年齢層に最も多くなっており

乳幼児の浴槽転落は特に多い．また大人においては火災による熱傷が多い．

熱傷では受傷した面積，深さによって分類されている．

〈受傷深度〉

[1] I度熱傷（epidermal burn）
- 日焼けに多く深さは表皮の損傷であり，紅斑が認められる．
- 有痛性で知覚過敏がある．
- 灼熱感はあるも水疱はみられない．
- 3〜4日で瘢痕を残さず治癒する

[2] II度熱傷（dermal burn）

深さが真皮層まで達しており，分類としてさらに浅達性II度熱傷（superficial dermal burn；SDB）と深達性II度熱傷（deep dermal burn；DDB）に分けられる．

①浅達性II度熱傷（SDB）

深さが真皮浅層までの損傷で，皮膚所見は湿潤しており水疱形成が認められる．また有痛性で知覚もある．経過は1〜2週間で治癒するも色素沈着が認められる．

②深達性II度熱傷（DDB）

深さが真皮深層までの損傷で，皮膚所見は浅達性II度熱傷と同じように湿潤しているが，真皮貧血様白色をしており，痛み軽度で知覚鈍麻がある．経過は3週間前後で治癒するも，瘢痕を残すことが多い．また感染するとIII度熱傷に移行するため，感染防止は重要である．

[3] III度熱傷（deep burn）
- 深さは皮膚全層に及ぶ（皮下組織，筋層，骨まで）．
- 皮膚所見は乾燥して灰黒色，白色羊皮紙様で上皮成分が残存してない．
- 無痛性で知覚はない．経過は治癒するのに1か月以上かかり，瘢痕形成し上皮成分がないため，植皮が必要である．

◉治療方針
- 熱傷の治療は範囲が局所の場合と全身にわたった場合では異なる．
- 局所の場合は創部を清潔に保ち，感染防止に努める必要がある．それに加えて熱傷の深度を正確に判定して，治療法を検討する．範囲が全身にわたる場合，局所の治療に加え，補液療法が必要となる．

C 電気的外傷

電気的外傷とは，電流が人体を通過して起こるものと電流の放電により生体が熱傷を受けるものに分けられる．口腔領域では小児が電気コードを口にくわえて外傷を起こすことや落雷によるものがある．

重症度は電流量，電圧，通過組織の電気抵抗，電流通過経路，接触時間，接触面積により異なる．電流が体内を通過するとき，組織の電気抵抗とで発生するジュール熱による熱傷，電気自体の損傷が発生原因と考えられる．

電気が体内に流入したときに皮膚の電気抵抗が大きい場合は生体内に流入する電流量は小さくなるが，皮膚が水で濡れている場合は皮膚の電気抵抗が小さくなり結果的に生体内に流入する電流量は大きくなるので，致命的になる．

電気的外傷は100〜200Vの家庭用電圧で起こることが多く，5,000V以上の高電圧では少ない傾向がある．これは高電圧では接触時に跳ね飛ばされることが多く，痛打による外傷が多いが，低電圧では筋攣縮（電線をつかんだ手が離せない）によって，結果流入する電流量が多くなる．

〈全身症状〉
- 筋壊死によるミオグロビン尿や急性腎不全で無尿，乏尿，血尿がある．
- 電気的外傷において腎障害の起こる頻度は一般熱傷の場合より高い．

〈局所症状〉

受傷直後の創は小さく痛みも少ないが，時間の経過とともに組織の壊死，脱落があり疼痛も強くなってきて創の拡大がみられる．

◉治療方針
- 意識喪失や心臓停止，呼吸停止のような救急

処置は蘇生術が第一優先である．一般に電気的外傷の治療は温熱的外傷の治療と似ている．

- 創部の壊死組織と健常域の境界がはっきりしたら，壊死組織除去を行う．
- 壊死組織が放置されると感染や二次的損傷または腎障害の原因となることもあるので，壊死組織を切除する時期は重要である．口唇部の電気的外傷は感染に注意して自然の創の閉鎖を待ち，口唇の再建処置が望まれる．

d 放射線外傷

放射線障害の原因は，一般に電離放射線のα線，β線，γ線，X線，その他の粒子線である．紫外線などの非電離放射線とは区別する必要がある．人体の影響を受ける部位としては，電離放射線は身体のすべてに影響を及ぼし，人体に対する透過性が高いが，非電離放射線は皮膚のみとされ，透過性は低い．人体に対する標的は両方ともDNAである．

DNAの損傷で軽い場合は修復されるが，修復されない場合は細胞死，がん化する．

放射線に関して使用される単位にBq(ベクレル)，Gy(グレイ)，Sv(シーベルト)などがあるが，放射線の量がBq，放射線を浴びた量がGy，放射線を浴びたことによる影響がSvと考える．

〈人体に対する影響〉

- 3～5Gy(5Gy以下)では骨髄の造血幹細胞が死ぬことより血液細胞が作られなくなる．また白血球や血小板が少なくなり感染や出血を起こす可能性がある．
- 5～15Gy(5Gy以上)では胃や腸に(腸上皮の寿命が6日)障害が起き，7～20日で死亡する可能性がある．症状としては下痢，下血，脱水，電解質消失，腸管からの感染がある．
- 15Gy以上では中枢神経に障害が起き，一般に神経や血管の障害で5日以内に死亡する．症状としては嘔吐が起き，脳血管からの出血，神経組織の浮腫が認められる．
- なお，晩期障害としては発癌リスクが上がり，骨髄性白血病やリンパ性白血病の増加や肺癌や固形癌の発生が認められるようになる．

⦿治療方針

- まず人体内に残っている放射性線量を少なくすること，除染が第一である．そして患者の放射線被曝による正確な評価を行う．
- 一般に衰弱，悪心，嘔吐，下痢症状が速く出現すればするほど被曝線量が大きいと考え，それに対応した処置を早期より開始する必要がある．また造血系にも異常が出るため，血液検査にてリンパ球，白血球，赤血球，血小板を調べ，必要に応じて輸血，血液製剤の投与を行う．一方，創傷部の除染は水にて徹底的に洗浄して必要であれば外科的切開を行い，感染には抗菌薬の投与を行う．

e 化学的外傷

化学物質に接触して皮膚や粘膜の損傷を引き起こしたり，化学物質が体内に入ることにより，中毒を起こして生じる病変を示す．

化学物質としては，酸類：強酸が，アルカリ類：強アルカリ，石油製品が，芳香族化合物：フェノール，クレゾールなどの化学工業用品がある．現在6万種類がある．

診断としては，まず原因物質は何か？，時間(いつか？)，量，経過を正確に特定することが重要であり，それに対しての治療の正確な情報を得ることが必要である．

化学物質外傷の特徴は一般に熱傷の皮膚症状に似ている．

- 酸：強酸では皮膚の凝固壊死を起こし，硬い痂皮形成が認められる．また創の外観は塩酸では灰白色，硫酸では黒色，その他物質によっては白色を呈する．
- アルカリ：強アルカリでは物質が組織を溶解するために壊死組織も軟化しており，酸によるものより深い病変を形成する．
- 石油製品：灯油，ガソリンなどで揮発性のため吸入により損傷を引き起こす．皮膚刺激作

用が強く，誤飲でも気道損傷や化学性肺炎を引き起こすので，催吐や胃洗浄は禁忌とされている．
- 芳香族化合物：高い濃度では蛋白凝固させたり，皮膚より吸収され中枢神経症状を引き起こす．

◉治療方針
- 化学物質を大量の水を使用して1〜2時間かけて除去する．中和剤については水洗後，化学物質の種類によっては用いたほうがよい場合もある．
- 広範囲の化学的外傷は熱傷の治療に準ずる．

2 軟組織の外傷に関連する疾患

a ベドナー Bednar アフタ

乳幼児の口蓋上の中央縫線を挟んで左右対称に生じる潰瘍のことであり，原因は哺乳時の吸引圧や乳首による摩擦，または乳幼児の口腔内の清掃による外傷性潰瘍も原因と考えられる．1週間前後で自然治癒するが感染には注意する必要がある．

b リガ・フェーデ Riga-Fede 病

乳・幼児の下顎乳切歯が出生後1〜2か月で早期萌出した場合または先天歯がある場合，哺乳時に舌小帯の摩擦を起こして潰瘍形成となること．治療は原因歯の切端部の削合，研磨か抜歯をする．

c 義歯性潰瘍

不適合な義歯を使用することで床縁やクラスプが口腔内の粘膜に接触することにより，粘膜組織の壊死が起こり剥離することにより組織欠損が生じたものである．

義歯性潰瘍の場合，義歯などの調整をすれば1週間程度で消失するが，潰瘍が消えない場合は腫瘍との鑑別を考慮しなければいけない．

B 歯と歯槽骨の外傷

シートベルト義務化などにより交通事故による受傷が減少した現在，転倒転落や殴打による歯・歯槽部外傷が主である．小児，若年年齢層に多発し，受傷部位では，特に外力を受けやすい上顎前歯部がほとんどを占め，次いで下顎前歯部に多い．

1 歯の脱臼

歯と歯槽骨との連結が完全あるいは不完全に失われた状態で，歯を支える軟組織などの連続性が失われた状態の完全脱臼と，歯根膜，歯肉などで連結され完全脱落に至らない状態で，歯の偏位や挺出・陥入を呈する不完全脱臼に分類される．また，種々の程度の軟組織損傷と歯槽骨骨折を合併する．

◉治療方針

不完全脱臼の場合は（図3-40a, b），まず歯の整復すなわち徒手的，観血的に歯槽骨（歯槽窩）に移動し，次に固定すなわちワイヤーによる歯牙結紮などで4〜8週間の顎内固定を行う（図3-40c, d）．生活歯（歯髄が壊死していない歯）では，しばしば歯髄処置を必要とするが，多くの場合，再植後数か月〜数年で，歯の着色発現や電気歯髄診査などで歯髄壊死が確認された時点で根管内処置を行う．完全脱臼の場合は，脱臼歯を洗浄し，生理食塩水などに一時保存後に，できれば受傷2時間以内に歯の再植と固定を行い，数週間後に根管内処置を行う．再植の生着率は80％程度で期待できるが，その成否は歯根膜の保存状態にかかっていることから，可及的に歯根膜組織を温存すること，脱落歯は保存液ないし牛乳中に浸漬しておくこと，再植までの時間を短縮すること，などが肝要となる．

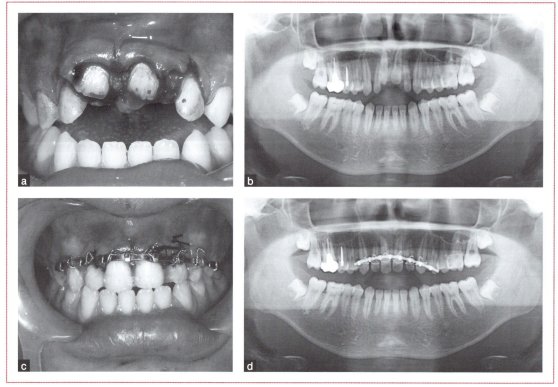

図 3-40　上顎切歯 2112 の陥入と歯槽骨骨折（18 歳，男性）
a：転落により受傷．上顎前歯 2112 が陥入し開咬状態に陥った．
b：X 線所見では，上顎前歯は高位に偏位して不完全脱臼を呈した．
c：局麻後に粘膜切開のうえ転位した歯を歯槽骨とともに整復し，アーチバーを応用して 3211234 の歯にワイヤー結紮と接着性レジンによる固定を行い，粘膜縫合した．
d：歯の固定は 4 週間行い，歯列および上下顎咬合が改善した．歯髄反応は陽性で経過した．

2　歯の破折

　歯の破折部位により歯冠破折と歯根破折とがあり，さらに水平あるいは垂直方向の破折がみられる．程度は，亀裂状態の軽度のものから破折により部分的に歯質欠損し，さらに歯髄損傷をきたすものまである．

◉治療方針

　歯冠破折の場合は歯冠欠損部の修復処置を行い，露髄している場合は覆髄処置または抜髄根管処置を行う．歯根破折の場合は歯根端切除ないし抜歯を行い，歯冠補綴処置を施行する（**図 3-41**）．抜歯を回避でき，動揺が強い場合は 2 週間程度，打撲歯の固定を行う．歯面着色や電気的歯髄診断などで歯髄壊死が確認された場合は，感染根管処置（根管内消毒と根管充塡）を行うことで歯の保存を図る．

3　歯槽骨骨折

　上顎前歯部に好発し，口唇や歯槽粘膜の裂創，挫創，皮下出血，歯の破折や脱臼を伴うことが多い．歯の位置異常や咬合異常，骨折部の異常な動きがみられる．また，打撲による歯槽部（歯肉，歯根膜，歯槽骨）の外傷により，疼痛，歯肉の発赤，挫滅，歯根膜断裂などをもたらす．さらに，歯の動揺，挺出感，動揺，打診痛，咬合痛などを示す．歯髄が壊死した場合は，数か月～数年で歯

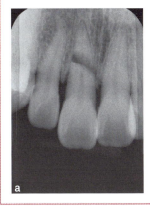
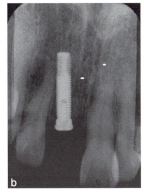
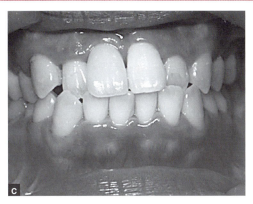

図3-41　右側上顎中切歯の歯根破折（35歳，女性）
a：上唇部の打撲により受傷．歯根先端より1/3部で水平破折と歯の不完全脱臼がみられる．
b：保存不能のため抜歯を行い，6か月後にチタン製人工歯根を埋入し，歯科インプラント治療を開始した．
c：二次的に歯冠補綴処置を行い，審美的，機能的回復がなされた．

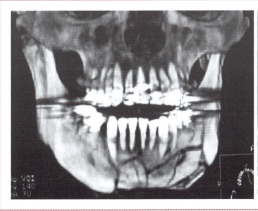
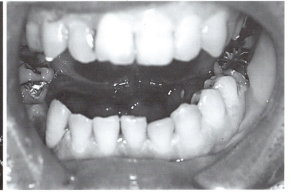

図3-42　口腔底に血腫を生じた顎骨骨折
口腔底の腫脹により嚥下困難，気道閉塞をきたした下顎骨骨折．

冠歯質が着色し，感染の進行に伴い歯根肉芽腫や歯根囊胞を生じることがある．

◉治療方針

　局所の安静，冷罨，消毒，軟食摂取，含嗽をすすめて，症状緩和を図り，併せて消炎鎮痛，感染予防を行う．局所処置は，創を洗浄のうえ歯と歯槽骨を整復し，骨の形態を修正したうえで，床副子ないし線副子を用いて，4〜8週間程度の顎内固定をする．感染予防および消炎鎮痛処置を行う．もし泥土などで創が汚染した場合には，予防的に破傷風トキソイドを皮下注射することがある．

C 顎骨の外傷

1 概要

　顎顔面の骨折は口腔機能のみならず，審美的な障害も後遺する．隣接する感覚器官を障害し，視覚，聴覚，嗅覚異常などをきたす．また，出血，浮腫による嚥下困難，気道閉塞を生じることもある（図3-42）．

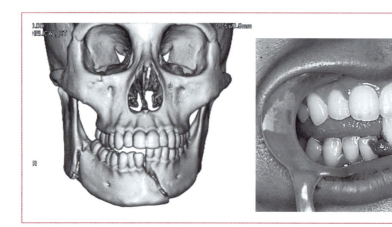
図 3-43 骨片が偏位し歯列・咬合の異常が生じた顎骨骨折

a 原因・好発

主たる原因として，交通事故，殴打，転倒，スポーツ事故，作業事故が挙げられる．近年では，エアバッグなどにより交通外傷は減少傾向にある．10歳代後半〜30歳代の男性に多い．

b 骨折の分類

外力の作用部位と損傷部位との関係から，直達性骨折（外力が直接作用した部位での骨折）と介達性骨折（外力が作用した部位とは離れた部位での骨折），骨を被覆する軟組織損傷の程度から，外界と交通している開放骨折・複雑骨折と，していない閉鎖骨折・単純骨折などに分類される．また，骨断端の状態から完全離解を生じる完全骨折と不完全骨折などの分類もある．不完全骨折では小児に多い若木骨折が知られている．

c 主な症状と診断・治療

全身症状として，意識障害，ショック状態，嘔吐・嘔気，呼吸困難（気道閉塞）がある．

局所症状として，口腔外では軟組織損傷，腫脹，疼痛，骨のステップ，開閉口障害，神経麻痺が生じる．口腔内では，咬合異常，歯肉・口腔粘膜損傷などが生じる（図3-43）．上記の症状を評価し画像検査を行う．治療は，咬合と顎運動機能の回復を目的として，骨折片の正確な整復と十分な固定を行う．骨片偏位や軟組織損傷の少ないものでは非観血的治療が行われ，骨片偏位が大きく機能・審美障害が後遺する可能性がある場合などで観血的治療が行われる（図3-44）．

1）非観血的整復固定術

上顎および下顎の各歯列に連続歯牙結紮，線副子，床副子などを装着し，ゴム牽引などで骨片を誘導し上下顎のかみ合わせを整復した後，顎間固定を行う．固定期間は通常3〜4週を目安に行う．

2）観血的整復固定術

骨折部を明示後，整復し骨片を金属プレートで固定する．

d 栄養・口腔管理

通常の食物摂取が困難な場合，ミキサー食や経管栄養を行う．口腔清掃が困難なため，含嗽やウォーターピックなどによる管理を行う．術後に開口訓練を行う．特に，関節突起部骨折では重要である．

2 下顎骨骨折

下顎角部の骨折が最も多く，次いで介達性の外力による関節突起部の骨折が多い．骨片は付着する咀嚼筋や舌骨上筋群により偏位することが多い．

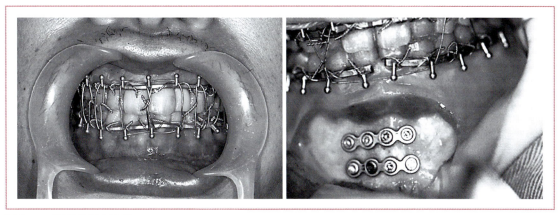

図 3-44　顎骨骨折の治療
上下顎に線副子などを装着して牽引・顎間固定を行い，緊密な咬合を回復する．必要に応じて金属プレートにて固定する．

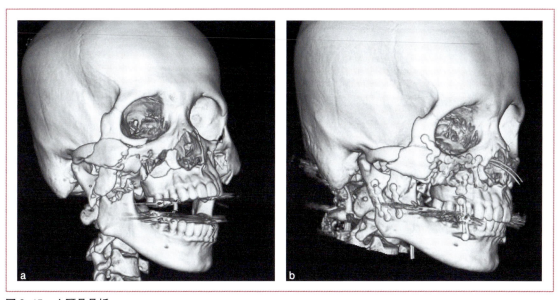

図 3-45　上顎骨骨折
上顎骨骨折では頬骨などの周囲骨の損傷を伴う場合があり，損傷が大きい場合に観血的治療・プレート固定を行う（a：術前　b：術後）．

下顎骨内の下歯槽神経を損傷するとオトガイ部皮膚，下唇の知覚麻痺を生じる．時に，口腔底血腫などにより気道の閉塞，嚥下困難が生じる．治療は，骨片偏位の程度などに応じ，非観血的ないし観血的整復固定術および顎間固定術が行われる．

3　上顎骨骨折

隣接する頬骨，蝶形骨，鼻骨などの骨の損傷を伴う場合が多い．分類として，ルフォー Le Fort の分類，すなわち，Le Fort I 型：上顎骨体部を横切る水平骨折，Le Fort II 型：上顎側壁から眼窩下縁・内壁，鼻骨を結ぶ骨折，Le Fort III 型：頬骨，眼窩，鼻骨を横切る骨折，の分類が頻用されている．眼球前方からの外力で眼窩内圧が亢進し菲薄な眼窩底の骨が吹き抜け，眼窩内容が上顎洞内に逸脱することがある（吹き抜け骨折）．治療は，受傷 2 週間以内に観血的に整復固定する（図 3-45）．

4 頬骨骨折

頬骨周囲の骨との縫合部付近に損傷が生じ，隣接骨を含めた頬骨複合体骨折となる．なお，頬骨弓部においては単独の骨折もみられる．骨片の偏位が大きく審美的障害をきたす場合は，速やかに整復固定を図る．

5 鼻骨骨折

鼻部の変形と鼻閉が主症状で，鼻出血，嗅覚障害を伴うことも多い．鼻腔内から鉗子などで引き起こし，外側から手指によって整復を行う．

6 顎関節骨折

介達骨折が大多数である．片側性の場合はオトガイ部の患側への偏位，交差咬合が認められる．両側性の場合は開咬を呈する．保存的治療が選択されるが，整復固定が可能な場合に観血的治療も行われる．

3 口腔・顎の炎症

A 口腔・顎の炎症

炎症とは，生体にある一定以上の刺激が加わったときに生じる生体の防御反応である．炎症の原因は，外因（微生物感染，物理的刺激，化学的刺激）と内因（代謝異常，免疫反応の産物）である．

1 炎症反応の経過

a 急性期

周囲の毛細血管が拡張し，血管透過性の亢進と血漿成分や白血球の進出が起こり，原因を排除し拡大を防いでいる時期である．臨床的には，発赤・熱感・腫脹・疼痛・機能障害の炎症の5徴候がみられ，感染症の際には，所属リンパ節が腫脹する．全身への影響は，発熱や倦怠感，食欲不振，悪心・嘔吐などがみられ，血液検査では，白血球の増加と核の左方移動，赤血球沈降速度の亢進，C反応性蛋白（CRP）の上昇が認められる．

b 肉芽組織形成期

線維芽細胞の増殖と血管の新生により肉芽組織が形成される時期であり，上皮が増殖する．

c 器質化の進行

毛細血管が減少し，コラーゲンなどの基質成分が増加し修復に向かう．

d 修復の完了

瘢痕組織が形成され，炎症反応が終息する．

2 歯周組織の炎症

a 歯肉炎

歯周組織は歯肉，歯根膜，セメント質，歯槽骨からなっており，その機能は歯を顎骨に固定し支持することである．歯肉炎とは，炎症が辺縁歯肉に限局しており，歯根膜の破壊や歯槽骨の破壊が生じていないものである．

症状としては，歯肉の腫脹，発赤，出血や歯周

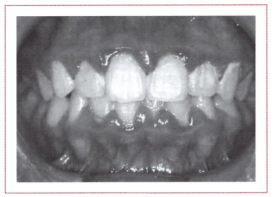

図 3-46 歯肉炎
歯肉の腫脹・発赤が認められる．

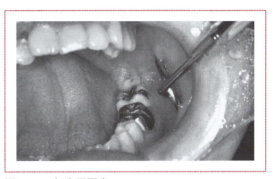

図 3-47 智歯周囲炎
智歯は半埋伏状態であり，被覆している周囲歯肉の発赤・腫脹を認める．

ポケットの形成がある（図 3-46）．
◉治療法
　歯肉炎のほとんどは，プラークに生育する細菌を原因とする単純性歯肉炎であるため，ブラッシングなどで口腔清掃を行うことにより改善する．

b 歯肉膿瘍

　歯肉炎が進行し，歯肉粘膜下に膿が貯留した状態を歯肉膿瘍とよぶ．原因歯付近の歯肉の限局性の腫脹，発赤を認める．自発痛や圧痛は著明ではない．歯周ポケットから自然排膿しない場合には，歯肉粘膜に自潰し内歯瘻を形成する．
◉治療法
　膿瘍切開やプローブを歯周ポケット深部に挿入することで排膿が促され，症状は消退する．合わせて，抗菌薬の投与も有効である．しかし，炎症因子の除去やスケーリングなどによる歯周ポケットの改善が行われなければ再発する．治療が奏効しない場合には，原因歯の抜歯を行うこともある．

c 歯冠周囲炎・智歯周囲炎

　一部あるいは大部分が軟組織で覆われた埋伏歯歯冠周囲に細菌感染が起こり，歯肉を中心とした炎症を起こす場合が多い．萌出スペースが不足している下顎智歯に多く認められる．完全埋伏状態にみえても本症を生じる場合には，歯冠がどこかで口腔と交通している．粘膜と歯の間に食渣が入り込み，清掃も困難であるため感染病巣を作りやすい．
　急性炎では，歯冠周囲の歯肉は浮腫性腫脹，発赤，圧痛，自発痛を伴い，進行すると排膿も認める．智歯周囲炎では，智歯周囲の咀嚼筋に炎症が波及すると，嚥下痛や開口障害を生じる．慢性化すると，歯冠周囲骨の吸収を認める（図 3-47）．
◉治療法
　局所の洗浄，抗菌薬・消炎鎮痛薬の投与を行い，消炎処置を行う．症状が改善した後，原因歯の抜歯を行う．ただし，萌出が望める歯は，歯冠を覆う粘膜を切除し歯の自然萌出を待つか，矯正治療により歯を牽引する．

B 急性下顎骨骨髄炎

1 原因

　骨および骨髄に炎症が波及し激烈な症状が発現する．
　原因としては主に 3 つが考えられる．
　①歯性感染であり，口腔内に原因となる歯のう蝕または歯周疾患が存在するもの．
　②薬剤性であり，根管治療に使用した薬剤の影響したもの．

③抜歯後，外傷後における細菌感染に起因するもの．

2 症状

急性下顎骨骨髄炎の症状としては，下記の症状が認められることが多い．

全身症状として，悪寒を伴う高い発熱，不眠，食欲不振，全身倦怠などが認められ，局所症状としては原因歯周囲歯肉の広範囲な腫脹，強い疼痛，大きな動揺，しばしば歯周ポケットからの排膿が認められる．

1期（初期）の症状では発生10〜14日間で歯，歯周組織に深在性激痛が起こる．2期（進行期）では近在の数歯にわたって歯が動揺し始め，打診痛（弓倉氏症状）が出現する．そして，炎症症状が認められる側のオトガイ神経支配領域に知覚異常（知覚の低下もしくは麻痺）が現れる（ワンサンVincent症状）．

症状の悪化に伴い，疼痛の範囲も広くなる．口腔内で排膿が確認され，口臭が悪化する．また骨髄内の炎症の波及拡大に伴い，歯の動揺および挺出が大きくなり，周囲軟組織にも炎症が波及し，主に頬部の熱感，腫脹，圧痛が顕著になり，しばしば開口障害も認められる．炎症の原因となる歯の所属リンパ節の圧痛，腫脹も認められる．

3期（腐骨形成期）の亜急性期では，周囲組織への炎症の波及に伴い骨への血流量が減少する．これにより骨髄や骨膜血行にも影響が及んだ結果，腐骨形成する．4期（腐骨分離期）亜急性期から慢性期に相当する期間では，壊死している腐骨の周囲に線維組織が形成され，下顎骨本体から分離される．

3 検査

血液検査では，白血球の増加を含め，CRPなどの検査値の悪化を認める．

単純X線検査においては原因となる部位，多くの場合は歯が原因であることが認められ，歯根の根尖にX線透過像が確認される．X線検査（CT撮影）およびMRI検査は進展範囲の確認に有用である．

4 治療方法

a 原因療法

根管治療，歯周治療，抜歯があるが，抗菌薬による炎症の改善を確認したあとに行うのが基本である．

b 対症療法

第1選択としては，薬物療法である．炎症の原因菌を同定し，効果の認められる抗菌薬を使用するのが望ましいが，細菌の同定までに時間がかかることから，まずは嫌気性菌に有効でありまた広域な抗菌作用を持った抗菌薬を選択する．症状や状態により薬剤の選択や再評価を行い，ペニシリン系，セフェム系，ニューキノロン系，ペネム系を主に使用する．これと併用して消炎薬と鎮痛薬を使用し，疼痛のコントロールを行う．また重症度により複数の抗菌薬の使用を考慮する．

1）局所洗浄療法

手術療法の後療法として用いることが多い．

2）手術療法

皮質骨離断術，腐骨除去術など

C 顎骨周囲の炎症

1 蜂窩織炎

1）口腔領域の組織隙の構成（図3-48）

顎骨，特に下顎骨周囲には緩い結合組織で構成された組織隙が存在し，それらの隙は連絡している．そのため，歯や顎骨に原因がある化膿性炎症

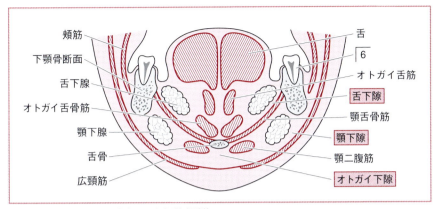

図 3-48 口底の組織隙（大臼歯部前額断）
〔中村武夫：歯性化膿性炎症．野間弘康，他（編）：標準口腔外科学．第3版，pp122-135，医学書院，2004より〕

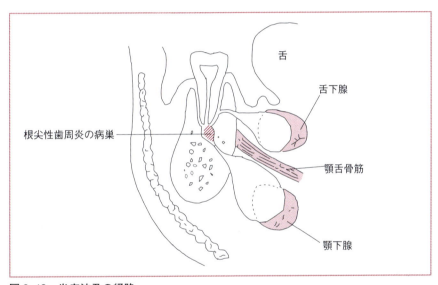

図 3-49 炎症波及の経路
〔秋元芳明：顎骨周囲軟組織の炎症．内山健志，他（編）：カラーアトラス サクシンクト口腔外科学．第3版，pp112-119，学建書院，2011より〕

が顎骨に近接する組織隙にいったん波及すると急速に拡大し，重症化しやすい．化膿性炎症により膿を孤立性に貯留した状態を膿瘍，組織隙に広くびまん性に拡大した状態を蜂窩織炎という．口腔周囲には舌下隙，顎下隙，オトガイ下隙，翼突下顎隙，側咽頭隙などがあり，互いに連絡している（図3-48）．これらの隙からさらに炎症が下方に拡大すると縦隔炎を発症し，病状は極めて重篤化する．顎骨周囲の炎症を診るときには，これらの解剖学的構造から炎症の拡大方向を把握することが極めて重要である．

2）蜂窩織炎の発症原因と起炎菌（図3-49）

蜂窩織炎は歯が原因の歯性感染症から拡大することが多い．図3-49に示すようにう蝕を原因とする根尖性歯周炎，歯周病を原因とする辺縁性歯周炎が進行すると局所に留まらず，顎骨内，あるいは歯肉に形成された膿瘍から膿汁が近接する組織隙に侵入し，蜂窩織炎となる．特に顎下隙は後

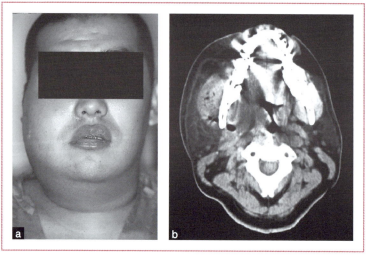

図 3-50 口底部蜂窩織炎
a：右側下顎の大臼歯の根尖性歯周炎が原因で，右側の顎下隙から炎症が頸部まで拡大している．
b：CT で炎症が咽頭に拡大し，気道が圧迫され狭小化していることがわかる．

方で翼突下顎隙，前方でオトガイ下隙，上方で舌下隙と連絡していることから，ここに炎症が波及すると下顎骨の内側，外側さらに健側にも炎症が拡大し，口底部蜂窩織炎となる．さらに後方に進めば，翼突下顎隙間を経由して側咽頭隙に拡大し，上・中咽頭に腫脹をきたし気道閉塞を発症することになる．下顎の第三大臼歯は萌出状態から急性炎症を起こしやすく，その炎症が直接顎下隙に波及するため，口底部蜂窩織炎の原因となりやすい．

蜂窩織炎に至る歯性感染症の原因菌は嫌気性菌の *Prevotella*，*Peptostreptococcus*，好気性菌の *Streptococcus* が検出されることが多い．

3）蜂窩織炎の症状（図 3-50）

顎骨周囲の蜂窩織炎は，全身的症状は他の急性感染症と同様で発熱をきたすとともに，経口摂取がしにくくなることから脱水症状を呈しやすい．臨床検査では，白血球数の増加，CRP の上昇，赤血球沈降速度の亢進，A/G 比の低下が認められる．局所症状は炎症が波及している隙によって異なる．頰部，顎下部，オトガイ部は発赤を伴うびまん性の腫脹をきたし，炎症の中心となる部位は著明な圧痛を認めるとともに，顕著な開口障害をきたす．舌下隙では口底部の腫脹による二重舌，顎下隙・翼突下顎隙・側咽頭隙では嚥下障害をきたすとともに，咽頭部に腫脹が及ぶため気道が狭窄して呼吸困難となり，重篤化すると気道閉塞に至る．口腔内の清掃性が低下することから，口腔は壊疽臭を呈する．

4）蜂窩織炎の治療

口腔領域の蜂窩織炎では炎症の波及範囲を正確に診断することが最も重要である．そのための画像検査には造影 CT 検査，MRI が有用である．画像検査で気道閉塞が認められる場合，あるいは予期される場合は気管切開を早期に行う必要がある．炎症の拡大範囲を診断したのち，排膿路の確保と炎症巣の通気を図るために口腔内あるいは口腔外から消炎手術により切開排膿を行ってドレナージを施す．合わせて抗菌薬の投与を行うが，起炎菌の同定と薬剤感受性検査には日数を要するため，第一選択として口腔連鎖球菌と嫌気性菌に抗菌活性が強い抗菌薬である β-ラクタム系（ペニシリン系，セフェム系）の抗菌薬を投与する．また経口摂取が困難であることが多いため，輸液・

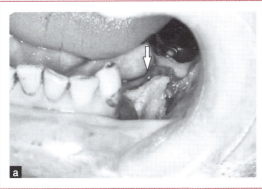
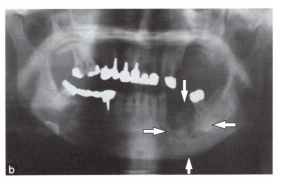

図 3-51　MRONJ Stage Ⅱ
a：左側下顎の臼歯部の歯肉から壊死した骨が露出している（矢印）．
b：パントモ X 線写真で同部の骨梁の消失と腐骨の形成が認められる（矢印）．

栄養管理も大切である．

2　薬剤関連性顎骨壊死

1）薬剤関連性顎骨壊死とは

　ビスホスフォネート（BP）は骨粗鬆症治療の第一選択薬であり，その他にも癌患者や骨量が減少する疾患に対して有効な治療法として使用されている．近年，BP 製剤を投与されている癌患者や骨粗鬆症患者が抜歯などの侵襲的歯科治療を受けた後に，顎骨壊死（bisphosphonate-related osteo-necrosis of the jaw；BRONJ）が発生し，BP 製剤と BRONJ の関連性を示唆する報告が増加し BRONJ に対する適切な対応，管理の確立が望まれている．また，最近では BP 製剤に加えて血管新生阻害薬も使用されるようになったが同様に顎骨壊死をきたすことがあることから，これらの病態をまとめて薬剤関連性顎骨壊死（medication-related osteonecrosis of the jaw；MRONJ）と称するようになった．しかしながら，MRONJ の発生頻度や病態に関する情報・知識などがいまだに広く正確には理解されておらず，発生機序，予防法や対処法について研究・検討が行われている．

2）薬剤関連性顎骨壊死の診断とリスク因子

　以下の 3 項目の診断基準を満たした場合に MRONJ と診断する．
①現在あるいは過去に骨吸収抑制薬か血管新生阻害薬による治療歴がある．
②口腔・顎・顔面領域に骨露出または口腔内外の瘻孔からの骨の触知が認められ，その状態が 8 週間以上持続している．
③顎骨への放射線照射歴がなく，明らかな顎骨への転移性疾患がない．

　ただし，骨の露出がみられない場合でも臨床所見や X 線学的変化からステージ 0 の MRONJ と診断することがある．臨床的には口腔内に顎骨の露出または壊死を認め，その部位に疼痛・腫脹・排膿，進行すると，下顎ではオトガイ部の知覚異常を認める．X 線検査では顎骨の吸収・硬化・腐骨形成が認められる（図 3-51）．

　MRONJ は窒素含有の BP 製剤による発生頻度が高い．MRONJ は下顎に多く，局所的リスクファクターは，抜歯や歯科インプラント埋入などの骨への侵襲的歯科治療，口腔衛生状態の不良，口腔内の骨隆起がある．全身的リスクファクターには癌，腎透析，貧血，糖尿病，肥満，骨パジェット病がある．副腎皮質ステロイド薬，免疫抑制薬，血管新生阻害薬の併用もリスクファクターとなる．

表 3-3　MRONJ の病期と治療方針

ステージング	治療法
Stage 0	・鎮痛薬，抗菌薬使用などの対症療法
Stage I	・抗菌性洗口薬の使用 ・3 か月ごとの経過観察 ・患者教育と骨吸収抑制薬投与適応の再評価
Stage II	・抗菌薬による対症療法 ・抗菌性洗口薬の使用 ・疼痛コントロール ・軟組織への刺激を軽減させるためのデブリードマンと感染対策
Stage III	・抗菌性洗口薬の使用 ・抗菌療法と疼痛コントロール ・感染ならびに疼痛を長期的に軽減させるための外科的デブリードマン/切除

・病期に関係なく分離した腐骨片は除去する．ただし，健常な骨を露出させない．
・露出壊死骨内の症状のある歯は，抜歯しても壊死過程が増悪はしないと思われるので抜歯を考慮する．

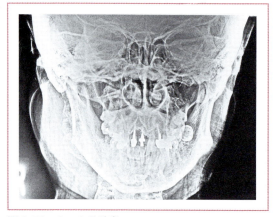

図 3-52　Garré 骨髄炎
右側下顎枝部から下顎角部の外側に骨の添加がみられる．
〔中村武夫：歯性化膿性炎症．野間弘康，他（編）：標準口腔外科学．第 3 版，pp122-135，医学書院，2004 より〕

3）薬剤関連性顎骨壊死の対応（表 3-3）

薬剤関連性顎骨壊死は症状によってステージ 0〜III に分類される．それぞれの症状と歯科，歯科口腔外科での対応を表 3-3 に示す．侵襲的な治療は症状の悪循環をきたすこともあるため，基本的には除痛と症状の進行を抑制することを中心に対処する．

4）歯科，歯科口腔外科との連携

骨粗鬆症治療薬で MRONJ の発生が予期される薬剤の添付文書には，投与開始前の歯科医師による口腔衛生管理指導と歯科治療の必要性が記載されている．歯科では投与前の患者に口腔衛生管理の必要性を喚起したうえで，根尖性歯周炎の治療，抜歯，義歯の調整などを済ませ，局所的なリスクファクターをできるだけ除去する．また，投与開始後も定期的な歯科受診により口腔衛生管理を行うことが MRONJ の発症予防につながる．

3　ガレー Garré 骨髄炎

顎骨に発生する骨髄炎は骨内の歯性病巣から発生するが，慢性骨髄炎が骨膜に波及して骨膜化に骨の新生をきたす場合をガレー Garré 骨髄炎という．病態は化骨性骨膜炎である．骨膜からの造骨機転が盛んな若年者の下顎の大臼歯部から下顎枝にかけて認められることが多い．大臼歯の根尖性歯周炎や抜歯後感染などによることが多い．X線検査で既存の皮質骨の外側に骨梁構造が明確な骨の新たな石灰化が認められる（図 3-52）．感染源を除去し抗菌薬を投与することで消退することが多い．

D 歯性上顎洞炎

　上顎洞は両側の上顎骨内に存在する含気性のスペースであり，副鼻腔の1つである．上顎洞は粘液分泌性の多列線毛円柱上皮によって覆われており，中鼻道に開口部をもち，分泌物を鼻腔に排出している．線毛は上皮から産生された粘液や洞内に侵入した異物を自然孔に移動させて排出する働きをもつ．

　コンピュータ断層撮影(CT)は，上顎洞の構造を把握するのに有用である．正常な上顎洞はX線透過性で，周囲を薄い骨に囲まれた明瞭な空洞としてみられる．上顎洞内に炎症などの異常が生じた際には，上顎洞の一部または全体のX線不透過像として認められる．

　上顎洞粘膜は，感染やアレルギー反応などの炎症性疾患，あるいは腫瘍性疾患などの影響を受けやすい．副鼻腔に発生した炎症のうち，上顎洞に発生したものを上顎洞炎とよぶ．特に急性上顎洞炎は痛みが強く，早期治療を必要とする重症感染症である．上顎洞炎を疑う場合には，口腔外科や耳鼻咽喉科などの専門医療機関に受診させる必要がある．

　口腔領域に炎症があると，顎下リンパ節，頸部リンパ節などの所属リンパ節にも炎症が起こる．急性リンパ節炎では，リンパ節が急速に腫大し圧痛がみられる．リンパ節周囲にまで炎症が波及すると，触知が困難となり皮膚に発赤を生じる．リンパ節炎が長期化すると，原発病巣が治癒しても線維性に肥大したリンパ節が残ることがあり，慢性リンパ節炎を生じる．

　また口腔領域に生じた化膿性炎症が，周囲の結合組織である組織隙に拡大することがある．組織隙は互いに交通しているため，炎症が急速に拡大する．急性歯性上顎洞炎は頰隙や口蓋隙，側頭下隙，眼窩下隙などに波及し，相当部の腫脹・圧痛・発赤や自発痛を生じる．

　上顎洞炎には，鼻炎などの鼻疾患が原因となり，両側性に起こる鼻性上顎洞炎と，歯の炎症や治療などが原因で片側性に上顎洞炎を生じる歯性上顎洞炎がある．特に上顎大臼歯は，根尖が上顎洞底に近接または根尖が洞内に突出している場合もあり，歯性上顎洞炎の起因歯となりやすい．また，歯の外傷，上顎臼歯の抜歯，インプラント埋入などの外科処置によっても口腔と上顎洞が交通し，歯性上顎洞炎を生じることがある．

1 急性歯性上顎洞炎

　原因歯の存在する側の上顎洞にのみ症状を認める．上顎洞炎の程度によって症状は異なるが，頰部・上顎洞部の自発痛，眼窩下部から頰部にかけてのびまん性腫脹・発赤，鼻閉感，鼻漏，嗅覚異常，原因歯の自発痛・打診痛・咬合痛などを生じる．

2 慢性歯性上顎洞炎

　原因歯を未治療で放置したり，その処置が不適切であると慢性歯性上顎洞炎を発症する．急性から慢性転化することや，初期は無症状で慢性の経過をとる場合がある．急性上顎洞炎と比較すると症状は軽度であるが，鼻閉，鼻漏，嗅覚異常，頭痛，疲労感などがみられる．

3 診断および治療

　歯性上顎洞炎の診断は，X線写真で根尖病巣や辺縁性歯周炎，破折などを有する歯の存在を確認する．またCT像では上顎洞内に特徴的な液面形成，上顎洞壁の一部または全体の粘膜肥厚や上顎洞全体のX線不透過性などがみられる．

　治療は，急性上顎洞炎の場合はまず消炎である．抗菌薬のほか，痛みを伴う場合は消炎鎮痛薬の投与も行う．急性症状が改善したのち，原因歯の根管治療や抜歯などの根本的治療，上顎洞内の洗浄

などを行う．マクロライド系抗菌薬は副作用が少なく長期投与に適している．保存的療法を3〜6か月施行して効果が得られない場合は，上顎洞根治手術（Caldwell-Luc法）を行う必要がある．

また原因歯を抜去した際に上顎洞口腔瘻を形成することが多く，自然閉鎖しないときは上顎洞口腔瘻閉鎖術が必要となる．これは上顎洞が消炎した状態で行い，頬粘膜や歯肉，口蓋粘膜などを利用し閉鎖を図る方法である．

E 特異性炎（歯性扁桃周囲炎，扁桃周囲膿瘍）

扁桃（tonsilla）とは，二次リンパ器官に分類される上皮性器官であり，口腔・鼻腔から吸引した異物に対して，咽頭にいたる前の免疫応答を行う．

口蓋弓の中間に位置する口蓋扁桃（palatine tonsil），舌根部に位置する舌扁桃（lingual tonsil），咽頭円板に位置する咽頭扁桃（pharyngeal tonsil），耳管開口部周囲に位置する耳管扁桃（tubal tonsil）などがあり，これらをまとめてワルダイエルの咽頭輪（Waldeyer's ring）とよぶ．口腔・鼻腔からの感染に対する生体防御の最初の砦となり，炎症を起こしやすいとされる．

本項での扁桃とは口蓋扁桃を示す．

扁桃周囲炎（peritonsillitis）は，耳鼻咽喉科領域では口蓋扁桃炎に続発して発症するが，歯科領域では，智歯の抜歯後や智歯周囲炎の後方拡大，重度う蝕歯の化膿性炎が扁桃周囲に波及して発症する．扁桃の急性炎症が扁桃の被膜を越えて波及し，被膜下の咽頭収縮筋との間に膿瘍を形成すると，扁桃周囲膿瘍（peritonsillar abscess）となる．起炎菌として，*Streptococcus*属・*Staphylococcus*属などの好気性菌や，*Peptococcus*属・*Peptostreptococcus*属・*Bacteroides*属などの嫌気性菌が同定されることが多い．一般に成人に多く認められ，乳幼児および小児には少ない．

適切な治療を行わなければ気道狭窄を起こす可能性があり，また，炎症が深部へ波及すれば，深頸部膿瘍・下行性縦隔炎・縦隔膿瘍など，致命的な疾患へ進展する可能性がある．

1 症状

通常一側性であり，高熱・開口障害・全身倦怠感・脱水症状・著しい咽頭痛と嚥下痛を認める．嚥下痛によって唾液の嚥下困難を生じ，流涎と摂食困難を引き起こす．また，口臭・舌苔も認める．

口腔内では，扁桃周囲が著明に腫脹・発赤し，口蓋垂は健側へ偏位している．重症の場合，患者は無意識に頭部を健側に傾けている．開口障害や咽頭痛から言語が不明瞭となりふくみ声（muffled voice）を呈する．

2 治療

嚥下痛によって経口摂取ができない場合が多く，通院による治療が困難と判断された場合は，入院下に輸液を含めた全身管理を行う．扁桃周囲炎に対しては，強力な抗菌薬投与による消炎が第一選択となる．

扁桃周囲膿瘍に対しては，抗菌薬投与下に穿刺または切開による外科的な排膿処置が行われることが多い．穿刺排膿か切開排膿かは，患者への侵襲度や膿瘍を形成している部位などから選択されるが，著しい開口障害により外科的な処置ができない場合もある．その場合は，抗菌薬による消炎で寛解を試みる．近年では，穿刺の反復と適切な抗菌薬の使用によって切開と同等の治療成果が得られるとの報告もある．

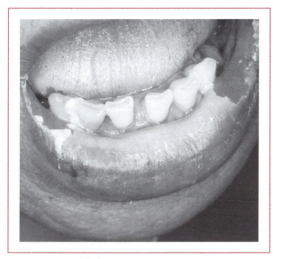

図3-53 カンジダ症

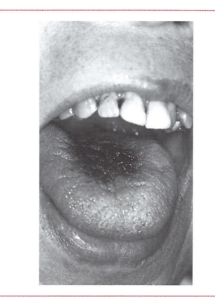

図3-54 カンジダ症　黒毛舌

F 全身感染症

1 カンジダ症

a 原因

各種カンジダ属菌を原因とする真菌症で，*Candida albicans* が主体であり，口腔内常在菌による日和見感染症の1つである．口腔内環境，基礎疾患，免疫抑制薬や抗菌薬の長期投薬など全身的因子による発症が認められる．

b 症状

皮膚や口腔粘膜の表在性真菌症では局部の炎症や不快症状が生じる（図3-53, 54）．

c 治療

通常抗真菌薬の投与と口腔ケアを行う．

2 結核

a 原因

主に抗酸菌群に属する *Mycobacterium tuberculosis* により引き起こされる感染症であり，結核菌を含む飛沫核の吸入による空気感染を示す．

b 症状

初感染は通常肺に起こるが，中枢神経，リンパ組織，血流，泌尿生殖器などにも感染し，発症する器官も全身に及ぶ．口腔および関連領域としては，顔面皮膚結核，口腔粘膜結核，頸部リンパ節結核などがある（図3-55）．結核予防法により届出の義務があり，最近徐々に増加傾向にあるといわれている．

c 診断

喀痰塗抹検査（チール・ニールセン染色），喀痰培養検査，ツベルクリン反応，DNA検査（PCR法），QFT検査，T-スポット検査，気管支鏡下の肺生検が用いられる．

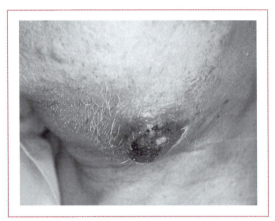

図 3-55　頸部リンパ節結核

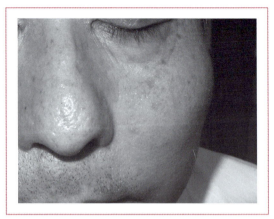

図 3-56　左側上顎顎放線菌症

3　梅毒

a　原因

性的感染症で，*Treponema pallidum* の感染によって発症する．妊娠中の感染母胎を通じた先天梅毒と，性交渉による後天梅毒に分類される．

b　症状

先天性梅毒の症状にはパロー裂溝，鞍鼻，ハッチンソンの3徴候（角膜実質炎，内耳障害性難聴，ハッチンソン歯）などがある．後天梅毒は潜伏期と顕症期を繰り返し多彩な臨床症状を呈しながら，第1期から第4期に進行する．近年新規患者数の増加が報告されている．

- 第1期　感染後3週間～3か月の状態
  Treponema が侵入した部位に無痛性の硬結，表面に潰瘍を形成し硬性下疳を生じる．鼠径部リンパ節腫脹や，感染後6週間を超えるとワッセルマン反応の梅毒検査で陽性反応が認められる．
- 第2期　感染後3か月～3年の状態
  全身のリンパ節腫脹，発熱，倦怠感，関節痛などの症状が生じ，バラ疹とよばれる特徴的な全身性発疹が現れる．
- 第3期　感染後3～10年の状態
  皮膚，筋肉，骨などにゴム腫が発生する．
- 第4期　感染後10年以降の状態
  多臓器に腫瘍が発生し，中枢神経系症状が現れる．

c　診断

ワッセルマン反応，ガラス板法，梅毒凝集法，TPHA試験がある．

4　顎放線菌症

a　原因

口腔常在菌である病原性の弱い嫌気性菌の放線菌属の混合感染症で *Actinomyces israelii* が主体であり，顎骨内に生じたものを顎放線菌症という（図3-56）．

b　症状

病変部は肉芽組織の増生と線維化による板状硬結，軟化して膿瘍を形成し，やがて自壊して瘻孔から排膿する．膿汁内に黄白色の菌塊を認める．

c　治療

抗菌薬投与および，嫌気性菌であるので膿瘍に対し切開・排膿術が有効である．

5 菌血症

a 原因

本来無菌である血液中に細菌が侵入した状態を指し，通常血液培養検査によって証明される．

b 症状

口腔内常在菌が抜歯などにより一過性に血液中に流入すると，健常者であればすぐに自己免疫能が働くが，先天性心疾患や弁膜症患者では感染性心内膜炎へと進展することがある．手術前に抗菌薬の予防投与が必要である．

6 敗血症

a 原因

従来は感染病巣などから細菌が血中に侵入し重篤な全身症状を呈する症候群とされたが，現在は病原体によって引き起こされた全身性炎症反応症候群（SIRS，後述）と定義されている．肺炎をはじめとした重症感染症，糖尿病や悪性腫瘍の化学療法によって免疫力が低下した場合に発症しやすい．

b 症状

悪寒，全身の炎症を反映して著しい発熱，倦怠感，鈍痛，意識障害を示す．播種性血管内凝固症候群（DIC）を発症すると血栓が生じるために多臓器が障害され，血小板が消費されて出血傾向となる．

7 歯性病巣感染

a 原因

歯性感染症は，口腔の慢性限局性の原病巣が原因となり，直接関連していない遠隔の臓器や部位に二次的に病変が生じる病態である．感染源はう

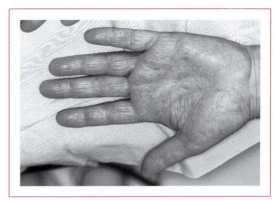

図 3-57 掌蹠膿疱症

歯，歯周炎，根尖病巣などで，細菌や代謝産物が産生され免疫応答反応から二次病変が生じる．

b 症状

二次病変は関節リウマチ，掌蹠膿疱症，心内膜炎など多岐に及んでいる（図 3-57）．

8 全身性炎症反応症候群（SIRS）

SIRS とは，侵襲に対応して免疫細胞が血中に放出された炎症性サイトカインによる全身性の急性炎症反応である．誘発しうる侵襲としては，細菌感染のほかに，外傷や手術，熱傷，膵炎，心不全などがある．重篤な臓器障害の前段階として，非常に重要な概念である．

a 定義

次の4項目のうち2項目以上を満たすと診断される．臨床的に簡便であり迅速に診断が可能であるため，重症患者のスクリーニングとして広く浸透している．

①体温：36℃以下，あるいは38℃以上
②脈拍：90回/分以上
③呼吸数：20回/分以上，あるいは $PaCO_2$ 32 mmHg 以下
④白血球数：12,000/mm^3 以上，あるいは 4,000/mm^3 以下，または10%を超える幼若球出現

4 口腔粘膜の疾患

A アフタおよびアフタ類似疾患

1 アフタ

アフタ（aphtha）は数 mm 程度の円形ないし楕円形の境界明瞭な潰瘍であり，一般的に強い接触痛を伴う．

潰瘍の中央部分はフィブリンの析出により黄白色調を呈し，周辺は充血した粘膜で囲まれる（紅暈）．この紅暈の強さが二次感染による炎症の強さを示す．

※ヒポクラテスやケルサスの時代から，小児，時に成人の口腔におけるある種の潰瘍を「アフタ」とよんでいた．ヘルペス性口内炎などで生じる水疱が破れるとアフタ様の潰瘍を形成することがあるが，一般的にはこれとアフタは区別する．

2 再発性アフタ

a 再発性アフタの背景

再発を繰り返すアフタを再発性アフタとよぶ．性別はやや女性に多い．一般的に5〜7日程度で治癒傾向を示し，10〜14日程度で完全に治癒する．瘢痕は残さない．

好発部位は舌，頰粘膜，口唇，歯肉などで，アフタの数は1回の罹患で1〜4個程度の場合が多い．

通常は全身症状を伴わないが，膠原病およびその類似疾患では他の全身症状に併発してアフタ性口内炎を生じることがある．ベーチェット Behçet 病ではほぼ100％，Sweet 病では約30％にアフタ性口内炎が生じ，クローン Crohn 病でも約20％の症例にアフタ性口内炎を認める．また潰瘍性大腸炎でもアフタ性口内炎を認めることがあるが，その出現率は0.1％と低い．自己炎症疾患の1つであり川崎病で高率に合併する periodic fever, aphthous stomatitis, pharyngitis, and adenitis syndrome（PFAPA 症候群）は疾患そのものの発症頻度は低いが，主な随伴症状の1つとして発熱とともにアフタ性口内炎を周期的に繰り返す．通常，単なる再発性アフタの場合に血液検査で異常値を示すことはないが，何らかの異常値があれば上記のような慢性炎症性疾患を念頭に全身の精査を行う．

b 原因および誘因

原因は不明であるが，過労，精神的ストレス，細菌やウイルス感染，胃腸障害，歯や歯科用金属による刺激，ビタミン不足などが誘因として挙げられる．また月経周期との関連性を指摘する者もいる．

c 治療

最もよく使用される薬剤はステロイド外用薬である．口腔用の副腎皮質ステロイド含有軟膏には，デキサメタゾン含有軟膏やトリアムシノロンアセトニド含有軟膏がある．ステロイド外用薬を大量に長期間使用した場合にはカンジダ症を発症する可能性があるので注意する．食事に支障が出るほどの接触痛にはリドカイン塩酸塩ゼリーなどを局所塗布するが，多量に塗布すると口腔・咽頭の知覚が広範囲に麻痺して誤嚥を生じるので注意する．

症状の改善や治癒を促進するために口腔内を清潔に保つ．アズレンスルホン酸ナトリウム水和物には創傷治癒促進作用と消炎作用があり，1日数回の含嗽は有効である．ある種のレーザー照射は局所症状を改善する．ビタミン B_2 やビタミン B_6 などの投与，また半夏瀉心湯などの漢方薬も有効

表3-4 厚生労働省ベーチェット病診断基準(2016年小改定)

(1) 主症状
1. 口腔粘膜の再発性アフタ性潰瘍
2. 皮膚症状
   a. 結節性紅斑様皮疹
   b. 皮下の血栓性静脈炎
   c. 毛囊炎様皮疹，痤瘡様皮疹
      参考所見：皮膚の被刺激性亢進
3. 眼症状
   a. 虹彩毛様体炎
   b. 網膜ぶどう膜炎（網脈絡膜炎）
   c. 以下の所見があれば(a)(b)に準じる
      (a)(b)を経過したと思われる虹彩後癒着，水晶体上色素沈着，網脈絡膜萎縮，視神経萎縮，併発白内障，続発緑内障，眼球癆
4. 外陰部潰瘍

(2) 副症状
1. 変形や硬直を伴わない関節炎
2. 精巣上体炎（副睾丸炎）
3. 回盲部潰瘍で代表される消化器病変
4. 血管病変
5. 中等度以上の中枢神経病変

(3) 病型診断の基準
1. 完全型
   経過中に4主症状が出現したもの
2. 不全型
   a. 経過中に3主症状，あるいは2主症状と2副症状が出現したもの
   b. 経過中に定型的眼症状とその他の1主症状，あるいは2副症状が出現したもの
3. 疑い
   主症状の一部が出現するが，不全型の条件を満たさないもの，及び定型的な副症状が反復あるいは増悪するもの
4. 特殊病変
   完全型または不全型の基準を満たし，下のいずれかの病変を伴う場合を特殊型と定義し，以下のように分類する
   a. 腸管(型)ベーチェット病—内視鏡で病変（部位を含む）を確認する
   b. 血管(型)ベーチェット病—動脈瘤，動脈閉塞，深部静脈血栓症，肺塞栓のいずれかを確認する
   c. 神経(型)ベーチェット病—髄膜炎，脳幹脳炎など急激な炎症性病態を呈する急性型と体幹失調，精神症状が緩徐に進行する慢性進行型のいずれかを確認する

〔厚生労働省科学研究費補助金ベーチェット病に関する調査研究事務局 ベーチェット病研究班(http://www.nms-behcet.jp/patient/behcet/standerd.html)より〕

である．精神的ストレスを緩和し，過労や睡眠不足を改善，栄養補給，規則正しい生活を行うなどの指導を行う．

3 ベーチェット Behçet 病

a ベーチェット病の背景(表3-4)

ベーチェット病は口腔粘膜のアフタ性潰瘍，外陰部潰瘍，皮膚症状（結節性紅斑，皮下血栓性静脈炎，毛囊炎様皮疹など），眼症状（ぶどう膜炎）の4つの症状を主症状とする慢性再発性の全身性炎症性疾患である．1937年にトルコのイスタンブール大学皮膚科 Hulsi Behçet 教授が初めて報告した．シルクロードに沿った地域に多く，欧米ではまれである．また日系人であるにもかかわらず南米在住者にはほとんど発症しないことから，遺伝的素因に加えて何らかの環境因子や感染因子（単純疱疹ヘルペス1型や *Streptococcus sanguis* など）の関与が疑われている．

日本では北高南低の分布を示し、北海道や東北に多い。平成25年3月末現在、わが国におけるベーチェット病の特定疾患医療受給者数は19,147人である。性差はなく、20～40歳（30歳代前半がピーク）に多い。副症状としては関節炎、副睾丸炎、深部静脈血栓症、バッド・キアリ症候群、大動脈炎、中枢・末梢神経障害、大腸潰瘍などが挙げられる。HLA-B抗原の1つであるHLA-B51抗原の保有者が患者に多く、1991年の厚生省ベーチェット病調査研究班の報告では、通常日本人の保有率が15%程度であるのに対して、ベーチェット病患者全体では53.8%（男55.1%，女52.0%）であり、うち完全型で58.3%，不全型でも51.5%と高い値を示している。したがってHLA-B51あるいはその近傍に存在する疾患関連遺伝子が重要な役割を果たしていると想定されている。

b ベーチェット病におけるアフタ（図3-58）

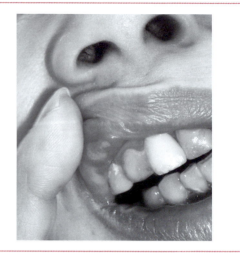

図3-58　ベーチェット病におけるアフタ
（名古屋市立大学大学院医学研究科加齢・環境皮膚科学分野　森田明理教授ご提供）

アフタ性口内炎は60%以上の症例で初発症状として出現し、最終的にほぼ100%の症例でみられる。初期のベーチェット病の多くは10 mm未満のアフタが数個程度みられるに過ぎず、単なる再発性アフタとの鑑別は困難である。この小アフタは70～80%の症例で出現する。一方、10 mm以上に及ぶ辺縁不整の深い潰瘍（大アフタ）が約20%でみられる。また、ヘルペス性口内炎に似た小水疱に始まり2 mm程度のアフタが多発する症例（疱疹状潰瘍型）が5%程度にみられる。アフタの再発間隔については1～2日おきに数個のアフタを繰り返す例が多い（全体の7割程度）。また経過が長い症例ほどアフタ消失後に瘢痕は残りやすい。

c 口腔への対応

軽度のアフタ性口内炎にはステロイド外用薬で対応する。全身の休養と保温に留意し、ストレスの軽減に努める。口腔衛生は良好に保つ。う蝕や歯肉炎などは適宜治療を行う。喫煙は病気自体の悪化因子であるため禁煙する。食事において特に禁忌や推奨するものはないが、バランスのとれた食事内容を心掛ける。

d 経過と予後

10～30歳代では重篤な副症状（前述）を生じやすい。アフタ性口内炎で始まり、いくつかの症状が徐々にそろって診断基準を満たし、慢性に経過する。治療を行っても最終的にアフタ性口内炎のみが症状として残ることもある。

一般に眼症状や特殊病変がない場合には予後は悪くない。眼症状のある場合は、特に眼底型の網膜ぶどう膜炎で予後が悪い。中枢神経病変、動脈病変、腸管病変などの特殊型ベーチェット病は多様な後遺症を残すことがある。

B 潰瘍を形成する疾患

潰瘍とは皮膚や粘膜面における限局性の上皮組織の欠損をいう（浅いものは「びらん」とよんで区別している）。大きさや深さはまちまちで、単発性のものもあれば多発するものもある。原因はさまざまで、外力により上皮が欠損したもの（例：

外傷性潰瘍，褥瘡性潰瘍）や，炎症（例：潰瘍性口内炎），腫瘍（例：口腔粘膜癌）などにより生じる．褥瘡性潰瘍のように最初から潰瘍としてみられるものもあるが，水疱あるいは発赤・紅斑から，びらんや潰瘍へと続く疾患が多い．表面は白色偽膜に被覆されることが多く，易出血性で，強い刺激痛を訴えるのが一般的である．

以下に代表的な潰瘍を形成する疾患を概説する．

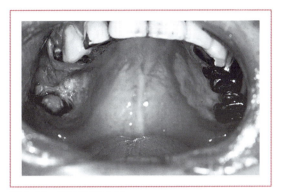

図 3-59 潰瘍性口内炎

1 潰瘍性口内炎

口腔常在菌の混合感染による口腔粘膜の急性感染性疾患をさす．発熱などの全身症状とともに，歯肉に急性炎症が生じ，次に潰瘍へと進行し，さらに潰瘍病変は周囲粘膜に拡大する．発熱，悪寒，全身倦怠感，頸部リンパ節の腫脹などの全身症状に加え，歯肉や口腔粘膜の広範囲の潰瘍形成，自発痛や接触痛が強く，易出血性で口臭を伴う（図 3-59）．壊死性潰瘍性歯肉口内炎，ワンサン口内炎ともよばれる．

誘因として，重度の栄養障害，免疫能の低下，全身感染症による体力の消耗などの全身の抵抗力の低下があり，もともと慢性炎症（歯肉炎，歯周炎）が多い辺縁歯肉や歯間乳頭部から，感染性の急性炎症，潰瘍形成をきたしたものと考えられている．病変部からは紡錘菌やスピロヘータなどが検出され，宿主の免疫力の低下を伴った口腔常在菌の混合感染と考えられている．

治療は，全身抵抗力の低下が誘因であるため安静，休養，全身状態の改善が必要であり，抗菌薬の投与，口腔内の保清が行われる．通常発症から1週間ほどがピークで，2〜3週間ほどで改善する．

2 壊疽性口内炎（➡Side Memo 4）

潰瘍性口内炎に，さらに腐敗菌が感染し広範な組織の壊死をきたした状態をいう．体力の消耗や抵抗力の低下などにより宿主の免疫力がさらに低下している場合に発症しやすい．病変が拡大し，

> **Side Memo 4　壊死と壊疽の違い**
>
> 壊死とは，生体内の一部の組織や細胞が死ぬことあるいは死んだ状態をいう．壊疽とは，壊死に陥った組織が腐敗菌による感染を受けて腐敗し，黒変して悪臭を放つようになったものをいう．

骨が露出して腐骨を形成することや，口唇，頬部から顔面皮膚に穿孔する例もみられる（この状態は，水癌あるいはノーマともよばれる．現在はまれである）．

3 放射線性口腔粘膜炎（放射線性口内炎）

放射線照射に起因する口腔粘膜の炎症性疾患である．放射線が照射された部位の口腔粘膜に，発赤，浮腫，びらん，潰瘍形成が生じ，同部の疼痛，接触痛などがみられる（図 3-60）．重症化した場合は，発熱や摂食障害などが生じる．放射線およびそれによって生じた活性酸素による粘膜上皮基底細胞の破壊と炎症，それに伴う上皮再生能の抑制が原因である．さらに粘膜下結合組織中の血管内皮細胞や線維芽細胞の障害も生じているため，口腔内の機械的刺激や細菌感染が粘膜炎の発症を助長したり悪化させる．放射線性の唾液腺障害による唾液分泌の減少も口腔粘膜の乾燥，自浄作用の低下をもたらし，粘膜炎を助長，悪化させる．抗癌剤を併用している場合は，抗癌剤が有する細胞傷害作用，免疫抑制作用が加わり，さらに

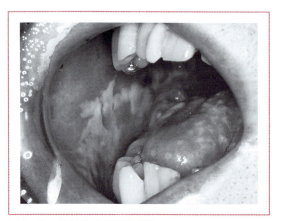

図 3-60 放射線性口腔粘膜炎
NCI-CTCAE, WHO scale でいずれも Grade 3.

表 3-5 NCI-CTCAE v4.0 口腔粘膜炎の判定基準

Grade 1：無症状または軽症：治療を要さない
Grade 2：中等度の疼痛：経口摂取に支障がない；食事療法を要する
Grade 3：高度の疼痛：経口摂取に支障あり
Grade 4：生命を脅かす結果：緊急処置を要する
Grade 5：死亡

表 3-6 WHO scale（口腔粘膜炎の判定基準）

Grade 0：なし
Grade 1：口腔びらん・紅斑
Grade 2：口腔紅斑・潰瘍形成あるが固形物摂取可
Grade 3：口腔潰瘍形成あり 流動食のみ摂取可
Grade 4：経口栄養摂取不可

悪化しやすい．

粘膜炎は照射野に限局して発生し，その程度はほぼ放射線照射量に比例する．放射線治療開始後 7〜10 日で発症し，放射線照射終了後 2〜4 週間で治癒する．病変の重症度は 5 段階に分類されており，米国国立癌研究所（National Cancer Institute；NCI）の有害事象共通毒性基準（**表 3-5**），または，WHO の scale（**表 3-6**）がよく用いられている．

病変は，放射線治療の中止により回復する（一時的な休止が行われることがある）．しかし，中止は困難な場合が多く，対症療法（口腔ケア，疼痛管理，薬剤による含嗽・散布・塗布・貼付など）が行われている．予防として，氷による冷却（アイスボールをなめる）や粘膜被覆剤の貼付，事前の歯科管理（歯にかぶせた金属などにより放射線の散乱線が生じ，粘膜炎が重症化することがあるため，金属除去を行ったり，義歯や歯牙鋭縁により粘膜炎ができやすいため，これらを調整するなど）がある．重症化を防ぐためにも照射前からの口腔ケアは特に大切である．

4 ベドナーのアフタ（Bednar aphtha）

主に乳幼児の硬口蓋部の粘膜に，表在性で対称性に形成される外傷性の潰瘍を指す．翼状潰瘍ともよばれる．浅い不定形の潰瘍で，灰白色の線維性偽膜で覆われ，周囲に発赤を伴う．左右の潰瘍が連なって蝶翼状になることがある．乳幼児に多く，授乳時の哺乳瓶の硬い乳首などによる機械的刺激により，潰瘍または外傷性変化が生じたものが多い．治療は，刺激を避けると自然治癒する．潰瘍があるうちは特に口腔内を清潔に保つようにする．ステロイド軟膏の塗布は治癒を早める．

5 リガ・フェーデ Riga-Fede 病

先天性歯*が原因で，舌下面に生じる外傷性の潰瘍病変を指す（**図 3-61**）．哺乳時などに先天性歯が舌下面に擦れることで慢性的な外力が加わり，潰瘍や肉芽組織が形成される（通常では，乳歯の萌出は生後 7 か月頃からなので，哺乳時期には歯牙はなく，このような外傷は生じない）．潰瘍部の痛みが強い場合は，乳児が哺乳をいやがるため注意を要する．

治療としては，原因の除去（歯の切端部を削合し純化するか，場合によっては抜歯が適応となる）と，消炎療法（口腔内の保清，薬物の塗布など）が行われる．ステロイド軟膏の塗布は治癒を早める．

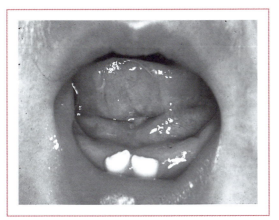

図3-61 リガ・フェーデ病

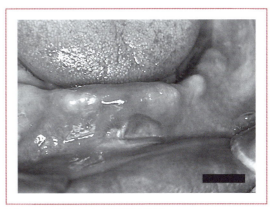

図3-62 義歯による褥瘡性潰瘍

＊先天性歯：先天性歯とは生下時にすでに萌出している歯（出産歯）と新生児期に萌出する歯（新生歯）のことである．

6 褥瘡性潰瘍

継続的な圧迫や摩擦による物理的な刺激が原因となって生じる潰瘍病変．長期臥床で仙骨部皮膚などに生じるいわゆる「床ずれ」と同様で，口腔粘膜では義歯による圧迫や摩擦（図3-62），歯牙の鋭縁などによる慢性刺激（図3-63）が口腔粘膜の特定の部位に加えられて生じる．前述のベドナーのアフタ，リガ・フェーデ Riga-Fede 病も褥瘡性潰瘍の一種である．義歯による圧迫では組織の循環不全が原因となって，慢性的な摩擦では繰り返される慢性炎症が原因となって生じる．これらの物理的因子の他に，栄養状態や免疫力の低下，細菌・真菌感染などの因子が加わり増悪する．

治療は，原因の除去（義歯の調整，歯牙の削合・研磨，義歯の使用制限など）によって自然治癒する．消炎療法（口腔内の保清，薬物の塗布など）も行われる．ステロイド軟膏の塗布は治癒を早める．ただし，褥瘡性潰瘍が口腔粘膜癌に変化している場合があるので注意を要する．口腔粘膜は原因除去により数日，長くても2週間程度で改善するが，改善しない場合は口腔癌を疑った検査（生

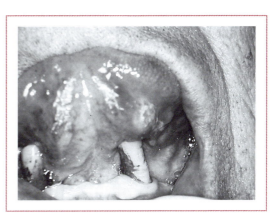

図3-63 歯牙による褥瘡性潰瘍

検など）が必要である．

C ウイルス感染症

ウイルス感染症は，ウイルスが媒体となって動物もしくはヒトからヒトに感染する感染症である．ウイルスの大きさはとても小さく20〜100 nmであるため，空気中や手指，食品，血液などさまざまな経路で感染を起こす．よく耳にするウイルス感染症は，インフルエンザ，ノロウイルス，アデノウイルスなどであるが，本項では口腔粘膜に症状を呈するウイルス感染症を紹介する．

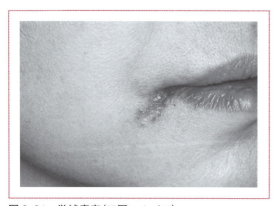

図3-64 単純疱疹(口唇ヘルペス)
口角部に多数の小水疱がみられる.

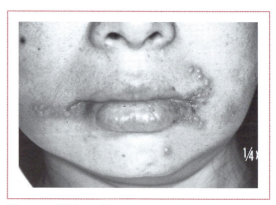

図3-65 両側の口唇ヘルペス
両側の口唇から周囲皮膚に小水疱を認める.

1 単純疱疹

単純疱疹ウイルス(herpes simplex virus；HSV)の感染が原因である．口腔領域では口唇疱疹と疱疹性歯肉口内炎がある．HSV感染は初感染と再感染があるが，抗体を保有しない時期の初感染では多くが不顕性感染になることが知られている．初感染後，ウイルスが三叉神経節や脊髄後根神経節に潜伏感染し，後に再活性化して症状を呈することもある．HSVは1型(HSV-1)と2型(HSV-2)があるが，口腔に感染するのは，ほとんどがHSV-1である．HSV-2は性器ヘルペスの原因ウイルスとなる．また，HSV-1は顔面神経にも潜伏感染することがあり，再活性化によりベル麻痺を発症することもある．

a 口唇ヘルペス(図3-64, 65)

口唇疱疹とよばれ，口唇およびその周囲に皮膚に小水疱を形成する．多くの場合は成人のHSV-1の再発による．紫外線の曝露，発熱や疲労，歯科治療が誘因になることがある．前駆症状として水疱形成の数時間前から赤唇と皮膚との境界部付近の瘙痒感や灼熱感が認められる．その後，水疱を形成し破れてびらんとなる．痂皮を形成して1〜2週間程度で治癒する．

治療はアシクロビル軟膏の塗布を1日に数回行う．なるべく早期より塗布を開始することが推奨される．

b 疱疹性歯肉口内炎

HSV-1の初感染により惹起される歯肉口内炎である．母体からの移行抗体が減弱した生後6か月〜6歳の乳幼児に好発する．感染後3〜7日で発症する．40℃近い発熱と全身倦怠感，食欲不振，扁桃痛があり，その後2〜3日で，リンパ節の腫脹と圧痛，口腔内の症状が出現する．歯肉，口唇，頰粘膜，口蓋，舌にアフタ様の小潰瘍が多数みられ，その後融合して不定形の潰瘍を形成する．潰瘍は接触痛，刺激痛を伴うため，摂食困難になる．発熱は数日で解熱し，口腔内病変は10日〜2週間で治癒に向かう．まれに髄膜炎を併発することもある．成人の再感染での発症では歯肉に病変が見られず，疱疹性口内炎とよばれる．近年，成人のHSV-1抗体の保有率は低下しており，成人の初感染もみられる．

治療はアシクロビルの投与を行う．感染予防のために抗菌薬の投与も行う．摂食困難患者の場合，水分と栄養の補給が必要になる．経口摂取ができないようであれば，輸液や経管栄養を行う場合もある．

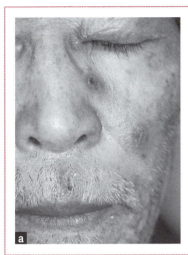
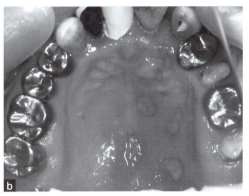

図 3-66 帯状疱疹
左側三叉神経第 2 枝領域に水疱が出現し破れて痂皮を形成した(a). b は同じ患者の口腔内所見. 口腔内にも左側に多数のびらんを認める.

2 帯状疱疹(図 3-66)

　水痘・帯状疱疹ウイルス(varicella-zoster virus；VZV)は小児期に水痘に罹患した後に神経節に潜伏感染していた VZV が免疫力の低下などで再活性化され，神経支配領域の皮膚に水疱性の病変を形成する．三叉神経，肋間神経，坐骨神経に発症することが多く，通常は正中を越えない．栄養不良，過労，感冒，外傷，免疫能低下などが誘因となる．小児期に水痘に罹患した既往のある 20 歳前後と 60 歳以上の高齢者に好発する．通常，数日間発症領域に疼痛を認め，軽い発熱を伴う場合もある．その後，片側性に神経支配領域に一致して帯状もしくは集簇性に皮膚の浮腫性紅斑を認め，その後，大小の水疱を形成する．その間，強い神経痛様の疼痛を伴う．水疱は膿疱，びらん，痂皮，色素沈着や瘢痕形成し，3～4 週間で治癒する．帯状疱疹の軽快後も帯状疱疹後神経痛が残遺することがある．疼痛は高齢者ほど強いといわれている．顔面では三叉神経領域に発症することが多く，特に第Ⅱ枝や第Ⅲ枝に発症すると口腔内にも水疱が出現し，破れて易出血性のびらんを形成する．なお，顔面神経の膝神経節に発症し，①顔面神経麻痺，②外耳道および耳介周囲の水疱形成，③耳鳴り，めまい，難聴など内耳症状の 3 主徴を示すものを Ramsay Hunt 症候群という．

　帯状疱疹の治療はアシクロビルもしくはビダラビンの点滴静注が行われる．感染予防のために抗菌薬の投与も行う．また，疼痛対策として消炎鎮痛薬の投与や，局所にアシクロビル軟膏を塗布する．時には神経ブロックも行われる．全身状態の改善のため栄養補給が必要な症例もある．

3 ヘルパンギーナ

　ヘルパンギーナはコクサッキーウイルス(coxsackie virus)A4 の感染によって生じるアフタ性咽頭炎である．まれにはコクサッキーウイルス A2，A5，A6，A8，A12 が関与している場合がある．1～4 歳の幼児に好発するが，時に小児や成人にも発症する．夏に流行する傾向がある．症状は突然の高熱を認め発症し，軟口蓋部を中心に口腔の後部から口峡咽頭部に発赤と多数の小水疱を形成する．水疱は破れてアフタ様小潰瘍になる．食欲不振，全身の倦怠感，頭痛などを伴う．発熱は通常 2～3 日で解熱し，その後，1 週間ほ

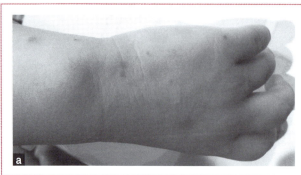
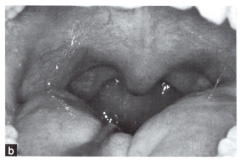

図 3-67　手足口病
a：手足口病患者の手にみられた小紅斑と浅い潰瘍．手掌や足蹠にも同様の小紅斑がみられる．
b：手足口病患者の口腔内．両側の軟口蓋と咽頭にアフタ様の潰瘍がみられる．

どで自然治癒することが多い．

　治療は対症療法が行われる．食欲不振などで全身状態が悪い患者には，栄養状態の改善と栄養管理が行われる．通常 1 週間～10 日間ほどで自然治癒するため，その間は経過観察を行う．

4　手足口病（図 3-67）

　手足口病（hand foot and mouth disease）はエンテロウイルス（entero virus）71 もしくはコクサッキーウイルス（coxsackie virus）A16 の感染による疾患である．まれにはコクサッキーウイルス A2，A4，A5，A10 やエコーウイルス（echo virus）が関与している場合がある．発症年齢は 1～4 歳の幼児で，時に小児や成人にも発症することがある．夏季に流行する夏風邪の一種で，幼児においては集団感染を認めることが多い．潜伏期間は 3～6 日で，その後，発熱，口内痛，食欲不振をきたす．口腔内の病変は，頰部，舌，軟口蓋，歯肉にみられ，小紅斑として出現し，小水疱を形成成，その後，破れて直径 2～3 mm の小さく浅い潰瘍となる．また，同時期に手掌，足蹠にも小さな赤い発疹と小水疱を認め，破れて潰瘍を形成する．まれに，顔面にも病変を認めることもある．約 1 週間で自然治癒する．

　治療は対症療法が行われる．全身状態，栄養状態の改善と栄養管理が行われる．比較的軽症の患者が多く，通常 1 週間で自然治癒するため，その間は経過観察を行う．まれに，小児において髄膜炎を併発する症例があるので注意を要する．

5　麻疹

　麻疹（はしか）（measles）は麻疹ウイルス（measles virus）の感染によって全身に発疹をきたすウイルス感染症である．好発年齢は 1 歳代が最も多く，患者の約半数が 2 歳までに発症する．季節は春から夏に多い．潜伏期間は比較的長く 7～14 日で，その後発症し，カタル期，発疹期，回復期を経て治癒する．カタル期は 3～4 日間ぐらい続き，前半では 38℃ 前後の発熱，倦怠感などの感冒様の症状や結膜炎症状がみられる．カタル期の後半に出現する口腔粘膜疹をコプリック斑（Koplik spot）という．両側の頰粘膜の大臼歯相当部にやや膨隆した小さな 1 mm ほどの白斑が集簇性に出現する．眼症状として，多量の眼脂，流涙，眼痛がみられることがあり，まれに角膜潰瘍や角膜穿孔が起こり失明することもある．カタル期の後半には一時解熱するが，再び高熱が出現しする．これを二峰性発熱というが，その直後に発疹が出現する．発疹は紅色でやや隆起し，体幹や顔面，後に四肢にまで及ぶ．この時期に口腔粘膜，口蓋部

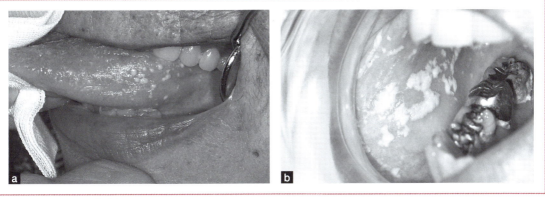

図 3-68 口腔カンジダ症
a：舌縁部に *Candida albicans* による多数の小斑点状の菌塊を認める．
b：頬粘膜にカンジダによる斑点状もしくは帯状の白色病変を認める．

にも潰瘍が出現し痛みを伴う．これらの症状と全身倦怠感のため，経口摂取は不良となりやすく，特に乳幼児では脱水に注意が必要である．発疹は通常 5～6 日すると皮がむけて色素沈着を残し回復していく．回復期の 2～3 日目までは感染力があるので，解熱しても 3 日間は注意を要する．

　麻疹ウイルス感染後 72 時間以内であれば，麻疹ワクチン接種すると発症の予防が可能であるといわれている．予防には 1 歳早期の麻疹ワクチン接種が推奨されている．治療は対症療法が行われる．食欲不振などで全身状態が悪い患者には，栄養状態の改善と栄養管理が行われる．易感染性となるので抗菌薬の投与が行われる．合併症には肺炎，中耳炎，心筋炎，ウイルス性脳炎などがあり十分に注意する．特に二次感染と発熱時の解熱剤の投与方法に注意する．

D 肉芽腫性炎

　肉芽腫性炎 granulomatous inflammation は，結節状の肉芽組織の増殖（肉芽腫）を特徴とする慢性炎症の 1 つの病態であり，結核や梅毒，放線菌症などの細菌感染症やカンジダ症などの真菌感染症においてみられる．特殊な病原体によって生ずる慢性炎症であり，肉芽腫が病原体によって特徴的な病理組織像を示すことから，特異性炎 specific inflammation ともよばれる．

1 口腔カンジダ症

　口腔カンジダ症は，真菌の一種である *Candida albicans* の感染によって引き起こされる．宿主の抵抗力が弱まることで病原性を増すことから高齢者や乳児に多く，栄養状態の低下や免疫力の低下など全身状態の悪化に伴ってみられる．抗菌薬の長期使用による菌交代現象も発症要因となる．口腔粘膜上で真菌が菌糸状に増殖するため，偽膜様の白色病変として認められる．口腔内症状は多彩であるが，初期には主として舌，口蓋，頬粘膜に白色苔状の小斑点として現れ（図 3-68a），時に拡大して帯状や板状となる（図 3-68b）．痛みは初期にはないが，病変の進展に伴い食事時のしみ感や自発痛として現れる．急性偽膜性カンジダ症は乳児の口腔粘膜に急速に波及することがあり，「鵞口瘡」ともよばれる．また，まれに粘膜の深部に特異な肉芽腫を形成することがあり，肉芽腫性カンジダ症といわれる．診断は病理検査もしくは細菌検査にてカンジダ菌を証明する必要があるが，

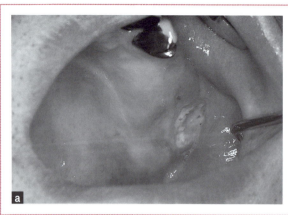
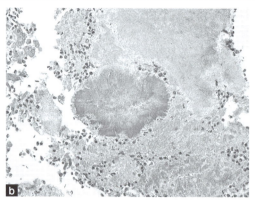

図 3-69　顎放線菌症
a：左上顎の大臼歯相当部に腐骨の露出を認める．
b：生検により腐骨部から採取した組織に放線菌塊を認める（H-E 染色，400×）．

病変はガーゼで容易に拭い去ることができその下に赤みを帯びた粘膜が認められるため，鑑別は比較的容易である．治療は抗真菌剤の内服または含嗽となるが，同時に口腔内保清や義歯の清掃の指導が重要となる．

2　結核

結核菌（*Mycobacterium tuberculosis*）の感染により生じる．口腔結核は一次的に発症することは極めてまれであり，肺など他部位の結核病巣より血行性，リンパ行性に二次的に生じ，しばしば微熱や全身の疲労感を伴う．局所の臨床症状として，歯肉や舌，口蓋粘膜などにおける潰瘍形成のほか，顎下部や頸部のリンパ節に多数の無痛性腫脹をきたす結核性リンパ節炎がみられる．病理組織学的には，中心部の乾酪壊死と周囲に散在する巨細胞や類上皮細胞を特徴とする肉芽腫性病変である．診断は，胸部 X 線写真，痰や病変部からの結核菌の検出，あるいは病理組織学的検査により確定される．補助診断としてツベルクリン反応があるが，近年では血清学的なインターフェロン γ 遊離試験であるクォンティフェロン TB 検査や T-スポット検査が信頼性の高い補助診断として実施される．治療では抗結核薬を 6 か月間投与する．

3　顎放線菌症

口腔常在菌である放線菌（*Actinomyces israelii*）による感染症である．う歯や歯周病，抜歯創などから感染し，多くは化膿菌との混合感染症として発症する．下顎角部や顎下部に好発し，病巣はびまん性に腫脹し多発性の膿瘍を形成する．周囲は線維化をきたして特有の板状硬結を示し，強い開口障害を伴う．瘻孔からの排膿を認め，また腐骨を生じて一部が口腔粘膜に露出することがある（図 3-69a）．病理組織学的には，放線菌塊を含む膿瘍とその周囲の肉芽組織の増生を特徴とする（図 3-69b）．診断は膿汁内の放線菌塊の検出や病巣からの放線菌の分離培養によりなされる．治療はペニシリン系抗菌薬の大量投与が基本となる．

4　梅毒

梅毒トレポネーマ（*Treponema pallidum*）による性感染症である．胎児期の母胎からの感染による先天性梅毒と，接触感染による後天性梅毒がある．臨床病期が第 1 期から 4 期まで分けられている．先天性梅毒では種々の全身症状のほか，歯の異常として上顎切歯のハッチンソンの歯や臼歯においてフルニエの歯がみられることがある．後天

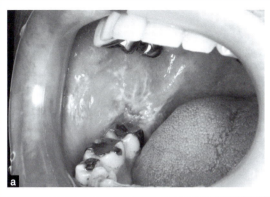 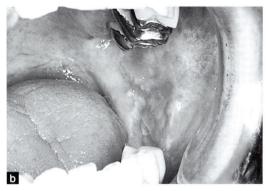

図 3-70 口腔扁平苔癬の病態
a：白色型，b：紅色型．

性梅毒では，第 1 期に口唇など感染局所に初期硬結が出現するが，3 週間ほどで自然消失する．第 2 期には全身症状とともに口腔内に乳白色の粘膜斑がみられる．肉芽腫性病変は第 3 期になって口蓋や舌にゴム腫として認められるが，近年では第 3 期や第 4 期まで進行する例は極めて少ない．診断は，ワッセルマン反応や梅毒トレポネーマ赤血球凝集法（TPHA）などの梅毒血清反応を用いて行われる．治療はペニシリン系抗菌薬が第一選択となる．

E 皮膚科的疾患

1 口腔扁平苔癬

a 概念

扁平苔癬は角化異常を伴う難治性の慢性炎性疾患であり，現在までのところ原因は不明で，その発症機序についても不明な点が多い．体幹の他，頭皮，爪などに生じるが，病変が口腔粘膜部に発現するものを特に口腔扁平苔癬とよぶ．

b 疫学

口腔扁平苔癬の有病率は，一般人口の 1.27％（男 0.96％，女 1.57％）と報告されている．人種差，地域差はない．

c 病態および病理

典型例では両側頬粘膜に網状の白斑として出現し，白色線条の間にしばしば紅斑を伴う．紅斑の一部にびらんや浅い潰瘍，水疱などを伴った紅色病変を認める場合もある．頬粘膜の他，歯肉頬移行部，舌側縁，歯肉，舌背，口唇，口角部などにも発症し，口腔内の複数の部位に及ぶこともある．現在は，従来の網状，斑状，丘疹，びらん，萎縮／紅斑，水疱の 6 型を白色型（white type）（網状，白斑，丘疹），紅色型（red type）（びらん，萎縮／紅斑，水疱）の 2 型に分類している（図 3-70）．

口腔粘膜の通常の色は，上皮下の血管内血液が透けて見えることによって薄いピンク色として認識される．そのため，上皮の厚さ，角化の程度，色素形成の程度，上皮下組織内の毛細血管密度と分布により色に変化が現れる（図 3-71）．口腔扁平苔癬では，上皮層の肥厚と上皮下の炎症性変化およびリンパ球の帯状浸潤のため深部血管が透過できないことより白色型の病態を示す．炎症性の障害が強く，さらにびらんや潰瘍を形成した部分

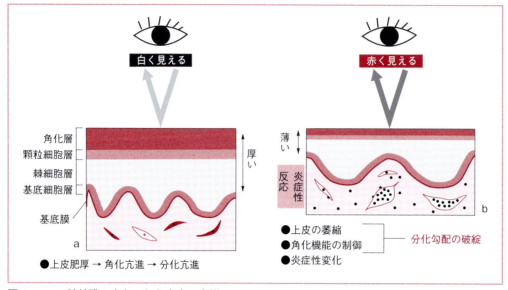

図 3-71 口腔粘膜の白色,紅色病変の病態
a:なぜ白く見えるのか? b:なぜ紅く見えるのか?

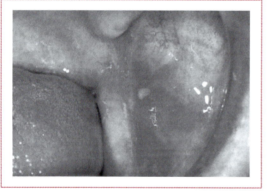

図 3-72 口腔上皮内腫瘍(OIN/CIS:oral intraepithelial neoplasm/carcinoma in situ)
視診では紅色型の口腔扁平苔癬と診断されたが,生検により高度の上皮異形成が認められ,OIN/CIS との最終診断となった.

は赤く認識され,紅色型としての病態を示す.びらんが強く潰瘍に近くなるとその上のフィブリン析出によって白色を呈するが,フィブリンを除去する典型的な紅色型であることがわかる.

口腔扁平苔癬では上皮異形成はみられない.中等度や高度の上皮異形成を認めるときは口腔扁平苔癬から除外し,口腔上皮内腫瘍(oral intraepithelial neoplasia;OIN)または口腔上皮性異形成(oral epithelial dysplasia;OED)に分類する(図3-72).これらは病理組織学的に口腔扁平苔癬と鑑別が可能である.

d 悪性転化

口腔扁平苔癬の癌化率は約1〜3%,癌化までの期間は海外報告では約5年,本邦報告では約10年である.視診のみでは診断は不可能なため,口腔扁平苔癬の臨床診断がなされた場合は生検が必須であり,10年間の経過観察が必要である(図3-73).皮膚原発の扁平苔癬は悪性化しない.

e 治療

口腔扁平苔癬は一般に難治性で,治療には長期間を要する.ステロイド剤による局所療法が一般的であるが,他にも種々の治療法は実践されている.発症要因や増悪因子が想定できる場合には,可能な限りその対象を取り除く努力が必要である.

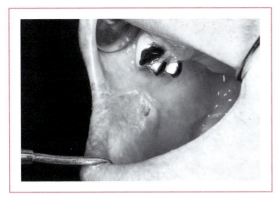

図 3-73 口腔扁平苔癬の癌化
初診時口腔扁平苔癬の病理診断であったが，10 年後に癌化し扁平上皮癌となった．

2 天疱瘡および類天疱瘡（自己免疫性水疱症）

a 概念

　自己免疫性水疱症は多彩な表皮抗原に対する自己抗体によって皮膚が障害され水疱を形成する一連の皮膚疾患であり，現在異なった抗原に反応する多数の病型が知られている．自己免疫性水疱症の中には，口腔粘膜病変を生じるもの，あるいは口腔粘膜病変が主体となる疾患が多くある．このような疾患として，尋常性天疱瘡，落葉状天疱瘡，抗 BP180 型粘膜類天疱瘡，抗ラミニン 332 型粘膜類天疱瘡などがある．

b 病態および病理

　天疱瘡群疾患では，通常，上皮（表皮）細胞間接着を失い，上皮（表皮）内水疱を生じ，棘融解とよばれる．類天疱瘡群（抗表皮基底膜部抗体を示す疾患）では，上皮（表皮）と上皮下組織（真皮）間の接着が障害されて上皮（表皮）下水疱を生じる．
　口腔扁平苔癬の紅色型の一部で，広い範囲にびらんや水疱がみられると，臨床像が天疱瘡や類天疱瘡に類似することがある．病理組織所見では水疱形成の位置，大きさや上皮の形態により鑑別され，血清検査では天疱瘡は抗 Dsg1 抗体または

Dsg3 抗体が陽性，類天疱瘡では BP180 抗体やラミニン 332 抗体で診断する．蛍光抗体法は類天疱瘡の診断に有用である．

c 治療

　ステロイドや免疫抑制薬の内服など．

F 色素沈着を主徴とする病変

1 色素性母斑（図 3-74，75）

1）概念

　粘膜上皮と粘膜固有層の間や粘膜固有層内にメラニン産生能を有する母斑細胞（melanocyte）が増殖して形成された淡褐色～黒褐色の色素斑または結節を指す．

2）症状

　通常皮膚にみられ，口腔粘膜はまれである．口腔内では口蓋に多く，口唇，頰粘膜，歯肉の順である．やや女性に多い．大多数は最大径が 10 mm 以内で，粘膜面から少し隆起しているものが多い．
　組織学的には，母斑細胞の存在する部位によって，接合性（境界）母斑，真皮内（粘膜内）母斑，複合性母斑に分類される．母斑細胞が粘膜上皮と粘膜固有層の境界部に認められる接合性および複合性母斑は悪性黒色腫に移行することがあり，鑑別が重要である．

3）治療

　悪性化を考慮して切除を行い，病理組織検査を実施する．

2 メラニン色素沈着（図 3-76，77）

1）概念

　メラニン形成細胞内で産生されたメラニンが基底細胞の細胞質内に沈着することにより生じる．多くは生理的色素沈着であるが，Addison 病，

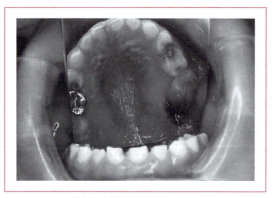

図 3-74　色素性母斑（複合性母斑）
口蓋に黒褐色の色素性母斑を認める．

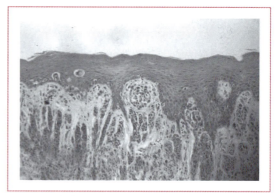

図 3-75　色素性母斑の病理組織学的写真
粘膜上皮と粘膜固有層の境界部および粘膜固有層内に母斑細胞を認める．

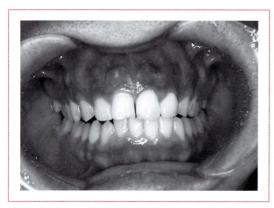

図 3-76　メラニン色素沈着
上下前歯部歯肉に帯状褐色のメラニン色素沈着を認める．

Albright 症候群および von Recklinghausen 病，Peutz-Jeghers 症候群などの全身疾患の部分症状としてもみられる．

2）症状
　前歯部付着歯肉に好発し，びまん性，帯状の淡褐色から黒褐色の色素沈着が起こる．
　有色人種に多く，日本人の発生頻度は約5％で，白人ではほとんどみられない．性差はないとされている．
　組織学的には，上皮基底細胞の細胞質内に顆粒状のメラニン沈着を認める．

3）治療
　審美的に患者の希望があれば除去する．炭酸ガスレーザーや Er：YAG レーザーによる蒸散治療が行われる．

3　外来性色素沈着（図 3-78，79）

1）概念
　重金属である蒼鉛，鉛，水銀などが歯科材料として局所的に接触や混入した場合，あるいは薬剤として摂取された場合や職業的に体内に入った場合などに生じる色素沈着をさす．

2）症状
　アマルガムやその他の歯科用金属の溶出，あるいは金属除去時の金属片が埋入したものは，金属刺青（metal tattoo）あるいはアマルガム刺青（amalgam tattoo）といわれ，中〜高齢者に時々みられる．
　梅毒の治療（駆梅療法）に蒼鉛剤を使用すると，歯肉辺縁に蒼鉛縁とよばれる青黒色の線状着色をきたすことがあるが，最近ではほとんどみられない．
　慢性鉛中毒は，鉛や鉛製品を扱う人にみられる職業病で，その症状として歯肉辺縁に鉛縁とよばれる青黒色の沈着が起こることが知られている．また慢性水銀中毒は水銀を扱う職業の人に起こることがあり，その場合には水銀縁とよばれる青紫色の着色がみられることがある．慢性銀中毒の場合には，褐色または紫色の沈着が現れる．

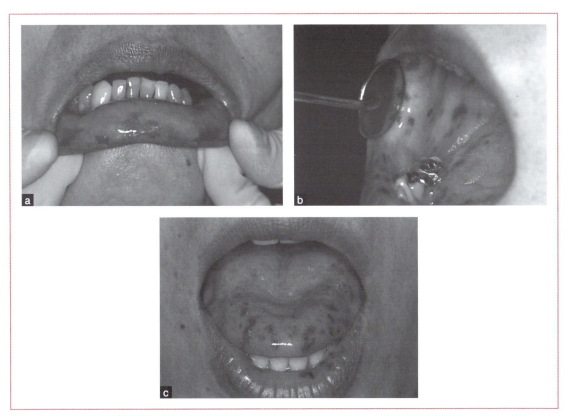

図 3-77 メラニン色素沈着
a：口唇，b：頬粘膜，c：舌に斑状にメラニン色素沈着を認める．

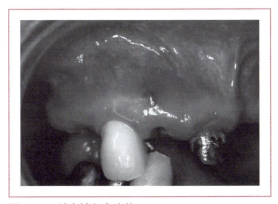

図 3-78 外来性色素沈着
歯肉に黒色の metal tattoo を認める．

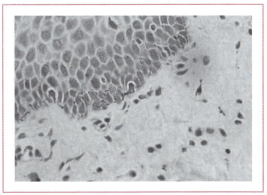

図 3-79 外来性色素沈着の病理組織学的写真
上皮直下の粘膜固有層に金属粒子を認める．

　組織学的には，上皮基底細胞層直下の粘膜固有層に金属小片あるいは黒色，暗青色の顆粒状色素の沈着を認める．

3）治療
　原因物質の除去．必要があれば切除する．

G 舌の疾患

1 地図状舌（図3-80）

　舌に発生する口腔粘膜疾患の1つで，小児や若い女性に多くみられる．糸状乳頭の部分的欠落により，舌背にびらんを呈し，その周囲に不定形の単発性もしくは多発性の灰白色斑紋を形成する．通常は無症状であることが多いが，食事時にしみると訴えることや味覚異常を訴えることもある．原因は不明であるが，ビタミンB群欠乏，睡眠不足，ストレス，微生物などが関与していると考えられている．治療は対症療法であり，アズレン含嗽や，ステロイド軟膏の塗布，口腔清掃を行う．本症は通常，摂食機能障害や構音障害を認めることはない．

2 溝状舌（図3-81）

　舌背に多数の溝を形成する疾患である．通常，無症状のことが多いが，溝に食物残渣が停滞しやすく，炎症を惹起したり，口臭の原因になることもある．いったん舌炎を起こすと，舌の疼痛を生じたり，味覚障害（➡Side Memo 5, 6）を起こすことがある．発症原因としては，遺伝的要因や舌の慢性炎症，外傷などに起因すると考えられている．またナイアシン欠乏症，糖尿病，梅毒などの全身疾患やダウンDown症，メルカーソン・ローゼンタールMelkersson-Rosenthal症候群との関連性が指摘されている．炎症を伴い，疼痛や味覚

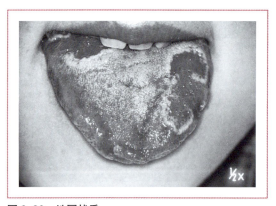

図3-80　地図状舌
舌背に類円形，境界明瞭な地図状の斑を認める．

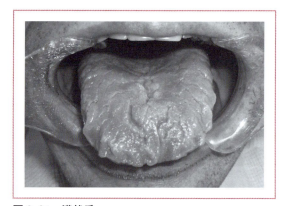

図3-81　溝状舌
舌背に多数の裂溝形成を認める．

Side Memo 5　味覚障害

　味覚は甘味，苦味，酸味，塩味，旨味の5要素から成り立つ．味覚の受容体に物質が化学的に結合し，味覚が検出される．舌の味覚の受容体は味蕾に存在し，味蕾は茸状乳頭，葉状乳頭，有郭乳頭の舌乳頭上に存在する．その他，軟口蓋，喉頭蓋などにも分布している．味覚障害は神経障害，亜鉛欠乏，口腔乾燥症，薬剤性などが原因で出現する．神経障害では茸状乳頭の味覚受容体細胞を顔面神経の鼓索神経が司る．また葉状乳頭や有郭乳頭では舌咽神経を，喉頭・食道では迷走神経を司り，これらが障害されると味覚障害を生じる原因となる．また，亜鉛欠乏では加工食品や食品添加物により，亜鉛吸収を阻害したり排泄を促進したりすることで生じる．亜鉛を含む海藻，貝などの摂取を心がける．また，口腔乾燥症では口腔粘膜の水分が欠失することで，食物の味物質が溶出せず，味蕾が作用しにくくなり味覚障害が生じやすくなる．薬剤性味覚障害の原因となる薬は，降圧薬，抗菌薬，抗うつ薬，消化性潰瘍治療薬など亜鉛キレート作用や唾液分泌抑制作用によって生じる．

Side Memo 6　味覚検査法

　臨床的に用いられる味覚機能検査として，電気味覚検査と濾紙ディスクを用いた検査があり，保険適用の検査として行われている．電気味覚検査法では，左右の鼓索神経，舌咽神経，大錐体神経領域の計6か所で測定する．電気味覚の発生機序については，唾液の電気分解によって産生されたイオンによる説や，味覚を司る神経終末を直接電気的に刺激したことによる説がある．濾紙ディスク法(図3-82)は，各味覚神経支配領域別の定量的検査法で，円形の濾紙に味液(ショ糖，食塩，酒石酸，塩酸キニーネ)を浸して測定部位(鼓索神経，舌咽神経，大錐体神経領域)に置き，被験者が感じた味を答えてもらう方法である．

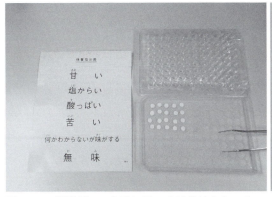
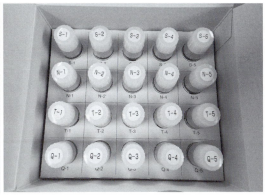

図3-82　濾紙ディスク法に用いる味覚検査キット

障害を引き起こす症例以外は特に治療の必要はない．舌背の溝が不潔にならないよう口腔清掃指導を行う．本症では炎症が起こらない限り，通常，摂食機能障害や構音障害をきたすことはない．

3　黒毛舌(図3-83)

　舌背に黒く，あたかも舌に毛が生えたように見える疾患である．これは舌の糸状乳頭が伸長・角化し，*Candida albicans* や枯草菌などの増殖により黒褐色の着色が認められるためである．抗菌薬の長期連用やステロイド投与中に発症することがあり，注意を要する．また，喫煙やコーヒー，紅茶などの色の濃い飲食物の摂取により，舌の着色がみられることがある．通常，無症状であるが，糸状乳頭の伸長が著しいものでは舌苔付着が顕著になり，細菌増殖により炎症を引き起こすこともある．また，清掃不良により違和感や口臭，味覚障害の原因ともなりうる．治療としては，可能な

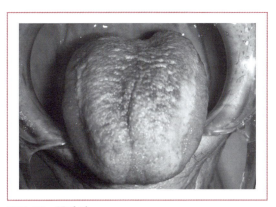

図3-83　黒毛舌
舌の糸状乳頭が伸長し，あたかも毛が生えたような外観を呈する．

らば原因と考えられる薬剤の中止や変更を行ったり，真菌が増殖している場合は抗真菌薬の投与を行ってもよいが，基本的には舌ブラシなどによる口腔清掃を行い，局所の保清で対応する．通常，摂食機能障害や言語障害を引き起こすことはない．

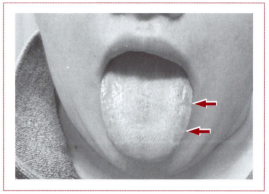

図 3-84 巨舌症
舌尖がオトガイ部に達し，舌の側縁が両側口角に接する．また歯の圧痕（矢印）を認める．

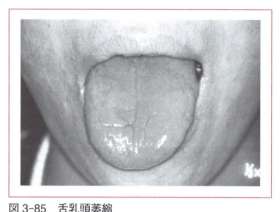

図 3-85 舌乳頭萎縮
舌乳頭萎縮のため，舌背表面が赤く平滑な舌を呈している．Plummer-Vinson 症候群も同様に舌乳頭萎縮を伴う．

4 舌扁桃肥大

　舌扁桃は口蓋扁桃，咽頭扁桃，耳管扁桃とともにワルダイエル Waldeyer 咽頭輪を形成するリンパ組織である．舌根部に認められ，球状，顆粒状に隆起する．喉頭蓋に近接しており，舌扁桃肥大を認めるようになると，喉頭異物感や咳嗽の原因になることがある．また，インフルエンザや鼻炎で後鼻漏により舌根部に細菌が付着すると，炎症を惹起することで喉頭異物感や発熱を生じる原因となりうる．さらに，舌扁桃肥大は睡眠時無呼吸症候群の原因ともなりうる．含嗽やトローチ剤の外用薬を使用し，口腔内保清を行う保存的治療が主体であるが，炎症が慢性化し腫脹が治らない場合では切除を行うこともある．

5 巨舌症（図 3-84）

　舌が通常と比較して顕著に肥大している場合を巨舌症という．本症では舌が歯列弓内に収まらず下顎歯列を覆い，開咬や下顎前突症といった不正咬合を伴うことがある．また，舌の容積が大きいため口呼吸を認め，口腔乾燥を認めることもある．著しい巨舌症の場合では，摂食機能障害，構音障害，呼吸障害を伴うこともある．先天的要因と後天的要因により巨舌症は発症する．前者では Down 症や先天性甲状腺機能低下症の 1 症状として認められる．また，後者では舌の血管腫，リンパ管腫，神経線維腫など，腫瘍が原因となる場合や，成長ホルモンが過剰分泌されて起こる末端肥大症の症状として認めることがある．原因となる腫瘍に対する治療を行う．機能障害を伴っていれば舌縮小術を行うなど外科的治療の適応となる．

6 舌乳頭萎縮（図 3-85）

　乳頭の萎縮と消失の程度と範囲によりいくつかに分けられる．舌乳頭の大きさが舌背の他の部分に残存する正常な舌乳頭に比較して明らかに縮小しているか，もしくは一部消失した軽度の状態から，大部分の舌乳頭が消失している高度な状態，舌背全体にわたり舌乳頭が消失した平滑舌といわれるものまで存在する．後述のプランマー・ヴィンソン Plummer-Vinson 症候群も舌乳頭萎縮を伴う．

7 プランマー・ヴィンソン Plummer-Vinson 症候群

　鉄欠乏性貧血，舌炎，嚥下障害を三主徴とする

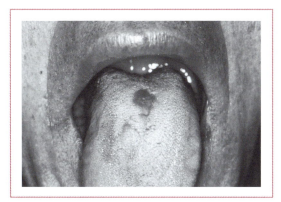

図 3-86　正中菱形舌炎
舌背中央部に菱形の結節状隆起を認める.

疾患で，近年は栄養状態の改善もありわが国では比較的まれな疾患である．症状は動悸，息切れ，全身倦怠感などの貧血症状の他に，輪状後部や頸部食道の粘膜萎縮・Web（ウェブ）形成に基づく固形物の嚥下困難感および舌や口腔粘膜の萎縮による舌炎・口角炎である.

8　ハンター Hunter 舌炎

悪性貧血に関連した萎縮性舌炎として Hunter により報告された疾患であるが，現在ではビタミン B_{12} 欠乏が原因で生じる舌炎を広義の Hunter 舌炎ということが多い．ビタミン B_{12} 欠乏による DNA 合成障害の結果，貧血，消化器症状，神経症状などの多彩な症状を呈し，口腔領域では舌の疼痛や味覚障害を生じることがある.

9　正中菱形舌炎（図 3-86）

舌背の後部中央に菱形ないし長楕円形の斑，隆起として認められる．大きさは 2〜3 cm で，通常，表面滑らかな赤色斑であるが，灰白色隆起を示すこともある．原因に関しては，胎生期に萎縮する不対結節が残存しているために生じるとの説があるが，局在性の慢性増殖性カンジダ症であるとの見解もある.

H　口唇の疾患

1　肉芽腫性口唇炎（図 3-87）

肉芽腫性口唇炎は，1945 年に Miescher らによって初めて報告された疾患で，臨床的には口唇の持続性浮腫性腫脹，組織学的には非乾酪性類上皮細胞肉芽腫を特徴とする疾患である．口唇や顔面腫脹に顔面神経麻痺，皺襞舌が加わり，二主徴以上を呈するものを Melkersson-Rosenthal syndrome（MRS）とよび，肉芽腫性口唇炎をその不全型や部分症状とする見方もある.

a　病因

歯周病や扁桃炎などの口腔内病巣感染，金属アレルギー，食物アレルギー，遺伝的素因，自律神経機能異常からの循環障害，クローン病との関連，あるいはこれらが複合的因子として発症すると考えられている.

b　症状

はじめは突然上下唇（発症頻度：75％），顔面頬部（50％）にびまん性あるいは結節性の腫脹が生じ，数時間〜数日で消失するが，反復性に発症して最終的にはゴム様の弾性硬になる．溝状舌（皺襞舌；20〜40％）を伴う巨大舌，顔面神経麻痺（30％）が，時に数か月〜数年先行し，一過性から次第に持続性に移行する.

c　病理組織学的所見

真皮全層の浮腫，リンパ管の拡張，リンパ球・形質細胞・組織球の浸潤がみられ，最後に類上皮細胞，ラングハンス巨細胞，リンパ球からなる肉芽腫が形成される.

d　治療

口腔内の感染病巣や歯科金属，食物アレルゲン

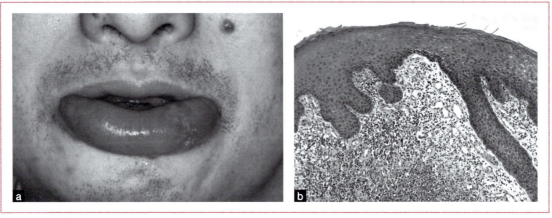

図 3-87　肉芽腫性口唇炎
50歳，男性．下唇の腫脹（a）と病理組織学的所見（b）．粘膜固有層にみられる血管周囲性の炎症性細胞浸潤や肉芽腫の所見を呈する．

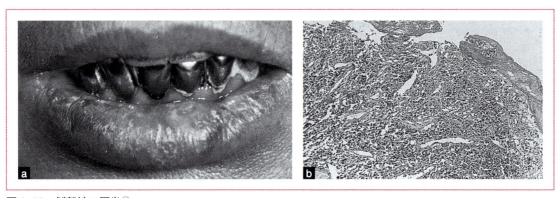

図 3-88　剝離性口唇炎①
65歳，女性．下唇の腫脹と粘膜亀裂（a）．病理組織学的所見（b）では粘膜固有層にみられる血管周囲性の炎症性細胞浸潤を伴う．

などの原因と考えられる病巣除去を行ってみる．副腎皮質ステロイド薬であるトリアムシノロン局注やプレドニゾロンの内服，抗アレルギー薬であるトラニラストの内服が有効である．
⦿Melkersson-Rosenthal 症候群
　①肉芽腫性口唇炎に，②再発性の顔面麻痺や再発性の口唇・顔面・眼瞼の浮腫，口唇炎，③舌の亀裂（溝状舌）の三主徴を伴う疾患を Melkersson-Rosenthal 症候群とよぶ．病因は不明．

2　剝離性口唇炎（図 3-88，89）

　口唇の乾燥に外的刺激が加わって口唇粘膜の剝離を生じる．これを剝離性口唇炎という．

a　病因

　ドライマウス（口腔乾燥症）などによって口唇の小唾液腺である口唇腺の唾液分泌機能が低下し，口唇に亀裂や口角炎が生じ，剝離性口唇炎を発症する．その他の原因として日焼け，ビタミン B_2・B_6 の欠乏，小児の舌なめずりの繰り返しで発症することがある．

b 治療

口唇のびらん部への副腎皮質ステロイド薬軟膏の塗布，含嗽薬による口腔内含嗽の励行．

3 クインケ Quincke 浮腫（図3-90）

クインケ浮腫は，血管透過性が亢進することで毛細血管から過剰に滲出液が漏出し，組織間に溜まって浮腫が起きる皮膚・粘膜に限局する一過性浮腫で，血管性浮腫ともいう．

a 原因

原因は不明で，アレルギー体質，自律神経不安定な人に多く発症し，体質遺伝が多いと言われる．降圧剤であるACE阻害剤によって口唇の腫脹が生じる場合がある．

b 症状

突然発症し，翌日には自然消褪するものが多い．

c 治療

抗ヒスタミン薬・抗アレルギー薬を使用するのが一般的．

◉遺伝性血管浮腫

血管性浮腫の中でも，家族性を伴って，口唇，手足の浮腫，消化器症状，喉頭浮腫が生じる遺伝性血管浮腫がある．補体系蛋白の1つである補体第1成分阻止因子（C1インヒビター；C1-inhibitor；C1-INH）の先天的欠損または機能不全により血管性浮腫が生じ，抜歯などのストレスによって発症する．特に喉頭浮腫により死亡するものもある．

治療：抗プラスミン剤や新鮮血漿の輸血が有効であるが，重症例ではヒト血漿由来C1インヒビ

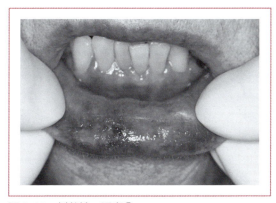

図3-89 剝離性口唇炎②
56歳，女性．下唇のびらん．

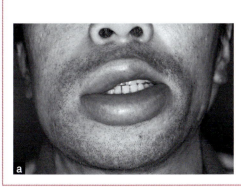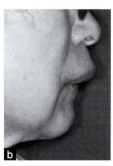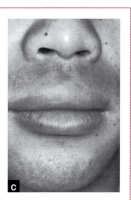

図3-90 クインケ Quincke 浮腫
上下唇の浮腫性腫脹．
a：45歳，男性．
b：70歳，女性．
c：35歳，男性．

ター製剤(C1-INH)の静注が不可欠である．

薬物による歯肉増殖症

1 歯肉増殖症とは

薬剤性歯肉増殖症に関連する薬剤は20種類以上の薬剤の報告があるが，代表的なものに，抗痙攣薬のフェニトイン，カルシウム拮抗薬のニフェジピン，免疫抑制薬のサイクロスポリンが挙げられる．1939年にKimballによってフェニトインによる歯肉増殖症が初めて報告された．フェニトインの副作用として，嘔吐，食欲不振，多毛症などが挙げられるが，なぜ口腔内の結合組織のみ増殖するのかは，現在でも解明されていない．

a 原因

いまだに原因は解明されていないが，病理組織変化においては，いずれの薬剤性歯肉増殖であっても同じような所見を呈している．上皮の錯角化，上皮の深部への侵入，コラーゲン線維と細胞外基質の増生などがみられることから以下の仮説がある．
1) 線維芽細胞の増殖
2) コラーゲン過産生
3) コラーゲン代謝酵素活性の低下
4) 線維芽細胞のカルシウムチャネルの抑制
5) 炎症性サイトカインや成長因子による生体反応

その他に，増悪因子として歯垢(デンタルプラーク)の間接的関与がある．

b 鑑別診断

薬剤性歯肉増殖症の特徴的臨床所見は，歯間乳頭歯肉が，近遠心部から歯間中央に向けて幅と厚さを増していくことである．それに伴って辺縁歯肉が肥大し，やがては歯冠を覆い尽くすほどの硬

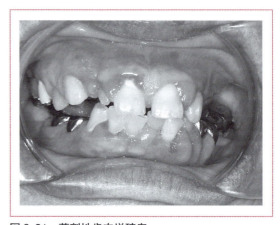

図3-91 薬剤性歯肉増殖症
カルシウム拮抗薬による歯肉増殖症．歯肉が増殖し歯面を覆っている．

い歯肉肥厚が生じ，結節状，球状あるいは分葉状の歯肉増殖をきたす(図3-91)．線維性の硬い歯肉で発赤の少ないタイプもあれば，発赤と浮腫性腫脹を伴い顕著な歯肉増殖タイプもある．前歯部の唇側面でみられることが多い．薬剤性歯肉増殖症は投与開始から3か月までに発生することが多い．鑑別診断としては，炎症性歯肉増殖，エプーリス，遺伝性歯肉線維腫症，急性骨髄性白血病による歯肉増殖，悪性腫瘍などがある．

c 治療方法

まず，増悪因子であるデンタルプラークを最少化する．そのためには歯周病治療を行いデンタルプラークの除去を徹底的に行う．薬剤が継続使用され，改善しない場合は，以下の治療方法が選択される．

1) 薬剤の中止

主治医に相談し薬剤を変更する．あるいは同系統の薬物でも歯肉増殖の副作用報告がされていない薬剤への変更が必要である．

2) 外科的切除

上記の治療を行い，改善されない場合に外科的処置として肥厚した歯肉切除術を施行する．近年ではレーザーを用いた外科手術も有効である．

J 口腔乾燥症

1 口腔乾燥症とは

　口腔乾燥症とは口腔内の唾液が不足して生じる病態であり，一般にはドライマウスとよばれることも多い．本来は口腔の乾燥症状を表す「症状名」であったが，昨今では慣用的に口腔の乾燥症状を示す種々の疾患を含んだ広義の「疾患名」として用いられている．したがって，口腔乾燥症という疾患には成り立ちが異なる種々の疾患が含まれることになる．口腔乾燥症は古くから知られていたが，その診断や治療が困難であることなどから，積極的に取り上げられることはほとんどなかった．しかしながら最近では，目が乾くドライアイと同様に，口腔乾燥症に対する社会的な関心が高まってきたことも後押しとなり，口腔乾燥症の診断や治療の方法は飛躍的に進歩してきた．

表 3-7 口腔乾燥症の分類（日本口腔内科学会案）

(1) 唾液腺自体の機能障害によるもの
　1) シェーグレン症候群
　2) 放射線性口腔乾燥症
　3) 加齢性口腔乾燥症
　4) 移植片対宿主病（GVHD）
　5) サルコイドーシス
　6) 後天性免疫不全症候群（AIDS）
　7) 悪性リンパ腫
　8) 特発性口腔乾燥症

(2) 神経性あるいは薬物性のもの
　1) 神経性口腔乾燥症
　2) 薬物性口腔乾燥症

(3) 全身性疾患あるいは代謝性のもの
　1) 全身代謝性口腔乾燥症
　2) 蒸発性口腔乾燥症

注）心因性の場合は歯科心身症と診断し，口腔乾燥症には含めないこととする．
2008 年に日本口腔粘膜学会（現在は日本口腔内科学会）が示した原因別の口腔乾燥症（ドライマウス）の分類案から，ここでは診断名のみを示す．この分類案には診断名がその定義あるいは根拠と共に示されている．
（中村誠司：ドライマウスの分類と診断．日口外誌 55：169-176, 2009/中村誠司：ドライマウスはどのような病気か？　鑑別すべき疾患とは？　―原因別に考えるドライマウスの診断．日本歯科評論 75：37-46, 2015 より）

2 口腔乾燥症の原因

　唾液には，口腔の保湿，潤滑，浄化，歯や粘膜の保護といった物理的作用，食物の消化，味覚（溶解あるいは溶媒作用），緩衝（酸やアルカリの中和や温度の緩和）といった化学的作用，抗菌あるいは抗ウイルス（リゾチーム，ラクトフェリン，抗体などの作用），排泄，創傷治癒促進（ホルモンなどの作用）といった生物学的作用などがある．そのため，唾液が不足すれば多様な病態を引き起こすことになる．

　口腔乾燥症を原因別に分類[1]すると，①唾液腺自体の機能障害によるもの，②神経性あるいは薬物性のもの，③全身性疾患あるいは代謝性のものの3つに大別でき，日本口腔内科学会の分類を**表 3-7**に示す．なお，臨床的に問題となるのは慢性的ないしは持続的な場合である．

　唾液腺自体の器質的変化を伴った機能障害によるものとしては，外分泌腺が特異的に障害を受ける膠原病の1つであるシェーグレン Sjögren 症候群によるものが第1に挙げられる．その他の唾液腺自体の機能障害を生じる原因としては，放射線治療と加齢性変化が臨床的に重要で，特に加齢性変化は社会の高齢化に伴って増加してくると考えられるので注意すべきである．また，造血幹細胞移植後の移植片対宿主病（graft-versus-host disease；GVHD），サルコイドーシス，後天性免疫不全症候群（acquired immunodeficiency syndrome；AIDS），悪性リンパ腫に伴って生じたり，唾液腺炎，唾石症，唾液腺腫瘍，さらにはそのための唾液腺摘出により生じたりすることもある．さらに，口腔乾燥症状はそれほど著明ではないものの，最近注目されている全身疾患である IgG4 関連疾患にも注意する必要がある．この疾患は持続性かつ無痛性の唾液腺腫脹を特徴とし，

いわゆるミクリッツ Mikulicz 病とキュトナー Küttner 腫瘍が含まれている．

神経性あるいは薬物性のものとしては，抑うつ，ストレスなどの精神状態や抗不安薬，抗うつ剤，降圧剤などの薬物によるものが多く，中枢性および顔面神経上唾液核などの唾液分泌に関わる神経系の抑制（主に副交感神経の抑制あるいは遮断）が原因とされている．口腔乾燥症の原因別分類の中では最も患者が多いとされている[1-3]．

全身性疾患あるいは代謝性のものとしては，脱水などによる全身的な水分欠乏，貧血，糖尿病，腎障害などの全身性疾患によるものが主であるが，口呼吸，過呼吸，開口，摂食嚥下障害などに伴って局所的な保湿力が低下し，水分が蒸発して生じるものも含まれる．この蒸発性のものは，超高齢者社会である日本では患者は少なくないので，注意を払うべきである．さらに，日本口腔内科学会の分類の中では唯一唾液分泌量の減少を示さないという特徴もあるため，分類を改変して独立させ，注意喚起することも検討されている．

なお，口腔乾燥感を始めとした口腔乾燥症に特徴的な訴えがあるものの，唾液分泌の減少も他覚的な口腔乾燥症状もみられない心因性の場合が少なくない．その場合は歯科心身症の1つとみなされる．

3 口腔乾燥症の症状

口腔乾燥症の症状は原因が異なってもほとんど同じで，症状だけで原因を見分けるのは困難である[1-4]．自覚症状としては，口渇，飲水切望感，唾液の粘稠感，口腔粘膜や口唇の乾燥感や疼痛，味覚異常，ビスケットやせんべいなどの乾いた食物を嚥下しにくいなどがある．他覚症状としては，舌乳頭の萎縮による平滑舌や溝状舌（図3-92），口腔粘膜の発赤（図3-93，94），口角びらん（図3-92），う歯の多発（図3-95），歯周病の増悪，歯や義歯の汚染，口臭などがみられる．口腔粘膜や口角部の症状の発現にはカンジダ菌が関

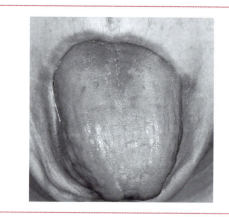

図3-92　口腔乾燥症でみられる舌と口角炎
シェーグレン症候群の患者で，舌背の全体にわたって舌乳頭は萎縮し，一部に発赤，表面の平滑化，溝状化がみられる．さらに，両側の口角部に発赤とびらんがみられる．
〔中村誠司：ドライマウス．住田孝之（編）：やさしいシェーグレン症候群の自己管理．pp66-73，医薬ジャーナル社，2008 より〕

わっており，口腔カンジダ症の1つの型である慢性萎縮性（紅斑性）カンジダ症と考えられている．

軽度の口腔乾燥症の場合や，口呼吸，過呼吸，開口，摂食嚥下障害などに伴う局所的な水分蒸発によるものの場合には，舌乳頭が萎縮して舌背部が平滑になるのではなく，逆に苔が生えたような舌苔が増えることがあり，さらに毛が生えたような毛舌（図3-96）を呈することもある．舌苔や毛舌は細菌が付着しやすく，口腔内の不潔や口臭などの原因にもなる．

口腔乾燥症に起因して，前述した舌炎や口角炎に加え，再発性アフタや難治性潰瘍などの口腔粘膜疾患が併発することがあり，いったん生じると難治性であることが多い．さらに，摂食嚥下障害，誤嚥性肺炎などの感染症，上部消化器障害が生じることも知られているので，特に高齢者では注意が必要である．

以下に，口腔乾燥症の主な原因とその特徴を述べる．

1）シェーグレン Sjögren 症候群（図3-92～95）

シェーグレン症候群は，外分泌腺が特異的に障害を受ける膠原病の1つであるため，口腔乾燥症に加えてドライアイなどの他の乾燥症状も主徴と

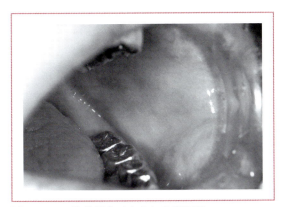

図 3-93 口腔乾燥症でみられる頬粘膜
シェーグレン症候群の患者で，頬粘膜は乾燥し，発赤と萎縮がみられる．
〔中村誠司：シェーグレン症候群とドライマウス．斎藤一郎(監)：ドライマウスの臨床．pp9-18，医歯薬出版，2007/中村誠司：シェーグレン症候群への対応．斎藤一郎(監)：ドライマウスの臨床．pp122-127，医歯薬出版，2007 より〕

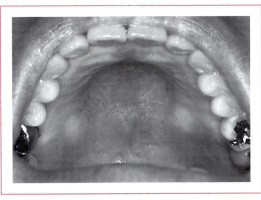

図 3-94 口腔乾燥症でみられる口蓋
シェーグレン症候群の患者で，口蓋粘膜には発赤がみられ，その周囲の一部には白苔がみられる．
〔中村誠司：シェーグレン症候群とドライマウス．斎藤一郎(監)：ドライマウスの臨床．pp9-18，医歯薬出版，2007/中村誠司：シェーグレン症候群への対応．斎藤一郎(監)：ドライマウスの臨床．pp122-127，医歯薬出版，2007 より〕

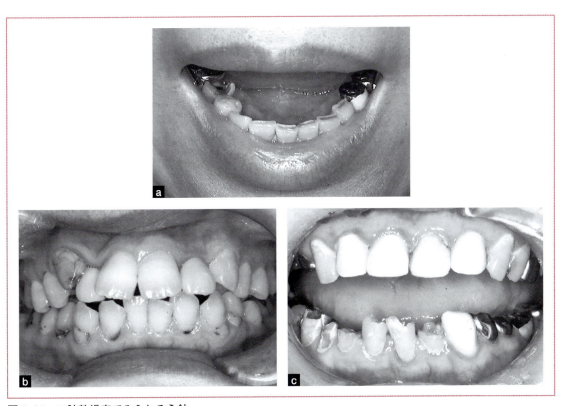

図 3-95 口腔乾燥症でみられるう蝕
a：シェーグレン症候群の患者で，下顎前歯や小臼歯の歯頸部のう蝕がみられる．
b：シェーグレン症候群の患者で，下顎前歯の切端部にう蝕がみられる．
c：シェーグレン症候群の患者で，多発性う蝕がみられる．これは口腔乾燥症そのものによるのではなく，口腔乾燥症のために飴などの嗜好品を頻繁に摂取することに起因する．
〔中村誠司：シェーグレン症候群とドライマウス．斎藤一郎(監)：ドライマウスの臨床．pp9-18，医歯薬出版，2007/中村誠司：シェーグレン症候群への対応．斎藤一郎(監)：ドライマウスの臨床．pp122-127，医歯薬出版，2007 より〕

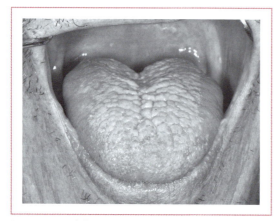

図3-96 口腔乾燥症でみられる舌
摂食嚥下障害による蒸発性口腔乾燥症の患者で，舌背の全体にわたって蒸発性の場合の特徴である舌苔の肥厚がみられる．
(中村誠司：ドライマウスはどのような病気か？ 鑑別すべき疾患とは？ ―原因別に考えるドライマウスの診断．日本歯科評論 75：37-46, 2015より)

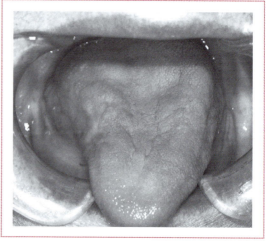

図3-97 放射線性口腔乾燥症でみられる舌
数年前に右側舌癌のために放射線治療を受けた患者で，舌乳頭は萎縮し，表面はやや平滑になっている．
〔中村誠司：口腔乾燥症．山根源之，他（編）：日本歯科評論・増刊．最新 チェアーサイドで活用する口腔粘膜疾患の診かた．pp166-169, ヒョーロン・パブリッシャーズ，2007より〕

し，さらには乾燥症状以外の多彩な全身症状を伴うことが多いので注意が必要である．日本には約50～100万人の患者がいると推定されており，男女比は約1：15と圧倒的に女性に多く，50歳代の更年期前後の女性に好発するという特徴がある．他の原因と基本的には同様の症状がみられるが，病気が進行すると極めて重篤な症状がみられるようになる．さらに，逆行性感染などが原因となり，耳下腺や顎下腺の腫脹や疼痛を繰り返し生じることがあるのも特徴である．

2）放射線性口腔乾燥症（図3-97）

頭頸部領域の癌に対して行う放射線療法や造血幹細胞移植などの際の全身放射線照射によって生じる．これは唾液腺が放射線に対する感受性が非常に高く，萎縮・線維化といった組織障害により生じるためである．口腔内には放射線性口内炎が必発するが，口腔乾燥はそれとほぼ同時期，あるいはより早期にみられ，治療後も長期にわたって障害が残るのが特徴である．

3）神経性あるいは薬物性口腔乾燥症（図3-98）

神経性あるいは薬物性の口腔乾燥症の場合は，前述のように副交感神経の抑制あるいは遮断によるものと考えられており，唾液腺自体の器質的変化はみられない．そのため，十分な刺激があれば唾液は分泌されるので，安静時にはさまざまな自覚症状があるにもかかわらず，摂食時の訴えは少ないことが多い．口腔乾燥症の発症や程度は，神経性の場合には抑うつ，ストレスなどの精神状態との関連が，薬物性の場合には原因薬物の使用の時期や量との関連が明確であることが多い．なお，表3-8に原因となる主な薬物を示すが，副作用の1つとしてみられることが多い．

4）貧血による全身代謝性口腔乾燥症（図3-99）

鉄欠乏性貧血での特徴である赤い平らな舌や口角炎は，口腔乾燥症とそれに起因する慢性萎縮性（紅斑性）カンジダ症と考えられている．また，悪性貧血の場合にみられるハンターHunter舌炎も同様のものと考えられている．

5）心因性のもの（歯科心身症）

心因性の場合は歯科心身症とみなされ，口腔乾燥感の訴えがあるものの客観性に乏しく，唾液分泌の減少も他覚的な口腔乾燥症状もみられない場

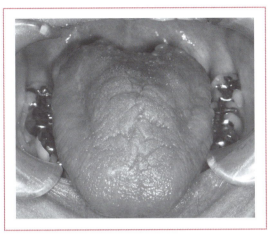

図3-98　薬物性口腔乾燥症でみられる舌
抗うつ薬を服用中の患者で，舌乳頭は萎縮し，発赤を伴い，一部に溝を形成している．
〔中村誠司：口腔乾燥症．山根源之，他（編）：日本歯科評論・増刊．最新 チェアーサイドで活用する口腔粘膜疾患の診かた．pp166-169，ヒョーロン・パブリッシャーズ，2007 より〕

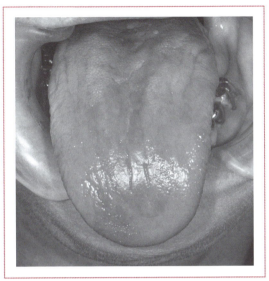

図3-99　全身代謝性口腔乾燥症でみられる舌
鉄欠乏性貧血の患者で，舌乳頭は著明に萎縮し，舌背部の表面は平滑となり，一部に発赤を伴っている．
〔中村誠司：ドライマウスはどのような病気か？　鑑別すべき疾患とは？　―原因別に考えるドライマウスの診断．日本歯科評論 75：37-46, 2015 より〕

表3-8　口腔乾燥症を生じる主な薬物

(1) 精神的作用を持つ薬物 　催眠薬，抗精神病薬，抗うつ薬，気分安定薬，精神刺激薬，抗不安薬，抗躁薬，抗めまい薬，抗てんかん薬，抗パーキンソン薬，痙縮・筋緊張治療薬，自律神経系作用薬，麻薬，覚醒剤，酒類
(2) 循環器に作用する薬物 　降圧剤（カルシウム拮抗薬），利尿薬，抗不整脈薬，抗狭心症薬，交感神経抑制薬，血管拡張作用薬，昇圧薬，低血圧症治療薬
(3) 呼吸器に作用する薬物薬 　気管支拡張・喘息治療薬，呼吸促進薬，鎮咳薬，去痰薬
(4) 消化器に作用する薬物 　胃酸分泌抑制薬（H_2 ブロッカー，プロトンポンプ阻害剤），健胃薬
(5) 抗アレルギー薬 　抗ヒスタミン薬
(6) 解熱・鎮痛・抗炎症薬 　鎮痛薬，消炎酵素剤，ステロイド剤

〔中村誠司：ドライマウスはどのような病気か？　鑑別すべき疾患とは？　―原因別に考えるドライマウスの診断．日本歯科評論 75：37-46, 2015 より改変〕

合を指す．唾液分泌量が正常範囲であり，口腔粘膜にも異常がないことを丁寧に説明し，心療内科あるいは精神科に対診をする必要があろう．

4　口腔乾燥症の診断

　口腔乾燥症に特徴的な訴えがある，あるいは口腔乾燥症に特徴的な症状がみられる患者における診断の流れを図3-100に示す[1-3]．前述のように種々の原因が考えられるので，まずは既往歴や使用中薬剤を含めた慎重な問診が必要である．必要に応じて他の身体症状を調べたり，血液検査を行ったり，医科に対診したりする．口腔に関しては，前述の口腔乾燥症状に注意して診察すればよい．そのうえで唾液分泌量の測定を行うが，その方法としては刺激時唾液を測定するガム試験あるいはサクソン試験，安静時唾液を測定する吐唾法が一般的である．いずれの検査も簡便かつ容易に行うことができるので，複数の検査を積極的に行い，少なくとも刺激時と安静時唾液の両方を測定

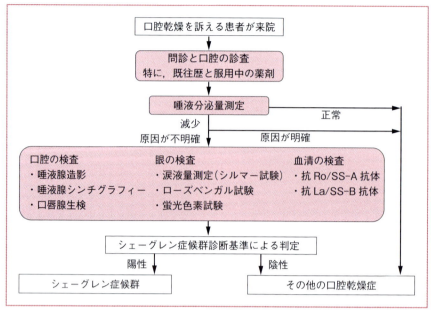

図 3-100　口腔乾燥症の診断の流れ（フローチャート）
〔中村誠司：ドライマウスの分類と診断．日口外誌 55：169-176, 2009／中村誠司：口腔乾燥症．山根源之，他（編）：日本歯科評論・増刊．最新 チェアーサイドで活用する口腔粘膜疾患の診かた．pp166-169, ヒョーロン・パブリッシャーズ，2007／中村誠司：ドライマウスはどのような病気か？　鑑別すべき疾患とは？　―原因別に考えるドライマウスの診断．日本歯科評論 75：37-46, 2015 より改変〕

すべきである．

　鑑別診断をする際に，まずはじめに重要なのは，唾液の減少によって生じるものなのか，あるいは唾液の減少によらないものなのかを鑑別することである．そのためには，前述の口腔乾燥症状の診察と唾液分泌量の測定が重要である．そして，唾液分泌量の減少もみられず，口腔乾燥症状も自覚症状のみで他覚的症状が全くみられない場合には，心因性の歯科心身症を考えるべきである．蒸発性の場合も唾液分泌量の減少はみられないが，口呼吸，過呼吸，開口，摂食嚥下障害などに伴って局所的な保湿力が低下して生じるので，原因が同定できれば鑑別は比較的容易である．

　一方，口腔乾燥症に特徴的な症状あるいは唾液分泌量の減少が明らかである場合は，原因の同定，つまり口腔乾燥症の分類を的確に行うことが必要になる．原因が同定できなければ，有効な治療あるいは的確な対応を選択し実施することは困難である．

　唾液腺自体の機能障害による口腔乾燥症の場合は，唾液腺の器質的変化を伴うために刺激時も安静時も唾液分泌は低下し，いずれの測定方法を用いても唾液分泌量の減少がみられる．また，臨床症状としても多くの自覚症状と他覚症状がみられる．

　神経性あるいは薬物性の口腔乾燥症の場合は，前述のように唾液腺の器質的変化はみられないため，十分な刺激があれば唾液は分泌される．そのため，刺激時よりも安静時の唾液分泌低下が著明にみられるという特徴がある．薬物性と判断するためには，その薬物の使用と口腔乾燥症の出現との時期的関連性を確認することが必要である．

　全身性疾患あるいは代謝性の口腔乾燥症の場合は，刺激時も安静時も唾液分泌は低下する．ただし，前述のように蒸発性の場合には，いずれの測定方法によっても唾液分泌量の減少はみられない．

　明確な原因が見つからずにシェーグレン症候群が疑われる，あるいは否定できない場合には，わが国のシェーグレン症候群診断基準（1999 年改

訂)に準じて口腔，眼，血清の検査を行い，検査結果を診断基準に照らし合わせて診断をすることが必要になる[1-4]．口腔に関しては，唾液分泌量測定(ガム試験，サクソン試験)，口唇腺生検，唾液腺造影，唾液腺シンチグラフィーなどを行うが，特に口唇腺生検，唾液腺造影，唾液腺シンチグラフィーでは本症候群に特徴的な異常所見がみられる．眼に関しては，涙液量測定(シルマー試験)，ローズベンガル試験あるいは蛍光色素試験を行い，血清学的には，免疫グロブリン量や抗Ro/SS-A抗体や抗La/SS-B抗体といった自己抗体の有無を検査する．以上の検査結果をわが国の診断基準に照らし合わせ，シェーグレン症候群かどうかを診断する〔詳細は第3章8-2「シェーグレンSjögren症候群」(175頁)を参照〕．

なお，上記のすべての検査がどこの病院でも可能というわけではないので，必要に応じて専門診療科がある大学病院などへ対診すべきである．また，後期高齢者などでは，唾液分泌量の測定すらも困難な場合が少なくない．最近では，より簡便な検査が求められており，口腔粘膜の水分量を測定する口腔水分計も開発されている．今後は，どのような場合でも実施でき，的確に診断できる検査体系を確立しなければならない．

5 口腔乾燥症の治療

口腔乾燥症の原因が明らかで，その治療が可能な場合には(例えば，貧血や糖尿病など)，その原因疾患に対する治療を行えば口腔乾燥症は改善あるいは治癒する．しかし，シェーグレン症候群，放射線照射，加齢性変化による口腔乾燥症などのようにその治療が不可能あるいは容易ではない場合には，口腔乾燥症に対する対症療法に終始することになる．ただし，適切な治療や指導を行えば，唾液分泌量の増加がみられることが多く，その結果，口腔乾燥症が改善することが十分に期待できる．さらに，舌炎，口角炎，再発性アフタなどの口腔乾燥症に起因する合併症を治し，予防することも可能である．患者のQOLの向上や合併症の予防のためには，積極的に口腔衛生指導や対症療法を行うべきで，治療に用いる主なものを**表3-9**に示す[2-5]．

1) 日常生活における注意点および口腔衛生指導

基本的な日常生活についての指導は治療の一環として欠かせない．唾液腺は，頻回に刺激を受けて唾液分泌を促されることにより，唾液分泌機能がある程度回復すると言われている．そのため，唾液分泌を促すような食品(梅干し，レモン，酢の物など)を積極的に摂るように，逆に香辛料などの刺激性のものや口腔粘膜に付着しやすい食品は避けるように勧めるとよい．口腔周囲の筋力を強化する筋機能療法や唾液腺マッサージも，唾液腺機能の回復効果があるとされている．

口腔内の環境の向上も積極的に図るべきで，厳密な歯科治療と併せて歯磨きやうがいなどの十分な口腔衛生指導を行うべきである．

摂食嚥下障害があり，セルフケアが十分にできないような高齢者の場合には，介助者が定期的に歯磨きや洗浄といった口腔ケアを実施せざるを得ない．洗浄は生理食塩水や水道水でも十分に効果があるが，後述する洗口剤や抗菌薬などを用いるとさらによい．さらに，マスクを着用して口腔内の保湿に努めたり，室内の湿度に気を配ったりすることも有効である．

2) 口腔乾燥症そのものに対する治療

内服薬ではセビメリン塩酸塩とピロカルピン塩酸塩が唾液分泌促進に有効である．これらはムスカリン性アセチルコリンアゴニストであり，唾液腺や涙腺に存在するムスカリン性アセチルコリン受容体に結合して分泌機能を促進する．しかしながら，現時点ではセビメリン塩酸塩はシェーグレン症候群のみに，ピロカルピン塩酸塩はシェーグレン症候群と放射線治療に伴う口腔乾燥症にしか保険適用はない．

その他，植物アルカロイド，唾液腺ホルモン，去痰剤などが用いられているが，いずれも即効性はなく，著しい効果が期待できるものではない．

表 3-9 口腔乾燥症の治療に用いる主なもの

内服薬	
一般名(商品名)	用法・用量
ムスカリン性アセチルコリンアゴニスト： 　セビメリン塩酸塩(サリグレンカプセル,エボザックカプセル 30 mg) 　ピロカルピン塩酸塩(サラジェン錠・顆粒 0.5% 5 mg)	3カプセル/日 分3 3錠あるいは包/日 分3
植物アルカロイド：セファランチン(セファランチン末)	5〜10 mg/日 分3
去痰剤，気道粘膜調整剤，粘液溶解剤： 　アンブロキソール塩酸塩(ムコソルバン錠 15 mg) 　ブロムヘキシン塩酸塩(ビソルボン錠 4 mg)	6錠/日 分3 6錠/日 分3
漢方薬： 　人参養栄湯 　麦門冬湯 　小柴胡湯 　白虎加人参湯	7.5〜9 g/日 分3 9 g/日 分3 6〜7.5 g/日 分3 9 g/日 分3
副腎皮質ステロイド剤：プレドニゾロン(プレドニン 5 mg)	1〜2錠/日 分1〜2
人工唾液	
人工唾液(サリベート 50 g)	
含嗽あるいは洗口剤	
アズレンスルホン酸ナトリウム・炭酸水素ナトリウム(含嗽用ハチアズレ顆粒 2 g など) 臭化ドミフェン(オラドール含嗽液 1%) ポビドンヨード(イソジンガーグル 7% など) アムホテリシン B(ファンギゾンシロップ) その他(マウスウォッシュ，オーラルウェット，パイオエクストラ・マウスリンス，ペプチサル・ジェントルマウスリンス，コンクール・マウスリンス，バトラー・マウスコンディショナー，バイオティーン・マウスウォッシュ，絹水など)	
口腔用軟膏・トローチ剤・ゲル・スプレー・ガムなど	
トリアムシノロンアセトニド(ケナログ軟膏 0.1%，アフタッチ貼付錠 0.025 mg など) デキサメタゾン(アフタゾロン軟膏 0.1%，デキサルチン軟膏 0.1% など) 塩酸クロルヘキシジン(ダン・トローチ・ヒビテン 5 mg) 臭化ドミフェン(オラドール口中錠 0.5 mg) 硫酸フラジオマイシン・塩酸グラミシジン S(複合トローチ 2.5 mg・1 mg) ミコナゾール(フロリードゲル経口用 2%) その他(オーラルバランス，ウェットケフ・スプレー，バイオエクストラ・アクアマウススプレー／アクアマウスジェル／アクアマウスペースト，オーラルモイスト・デンタルジェル，ペプチサル・ジェントルマウスジェル，コンクール・マウスジェル，DMX・ミスト／シート，バトラー・ジェルスプレー／うるおい透明ジェル／デンタルケアタブレット，バイオティーン・ガムなど)	

〔中村誠司：口腔乾燥症．山根源之，他(編)：日本歯科評論・増刊．最新 チェアーサイドで活用する口腔粘膜疾患の診かた．pp166-169，ヒョーロン・パブリッシャーズ，2007／中村誠司：シェーグレン症候群とドライマウス．斎藤一郎(監)：ドライマウスの臨床．pp9-18，医歯薬出版，2007／中村誠司：シェーグレン症候群への対応．斎藤一郎(監)：ドライマウスの臨床．pp122-127，医歯薬出版，2007／中村誠司：ドライマウス．住田孝之(編)：やさしいシェーグレン症候群の自己管理．pp66-73，医薬ジャーナル社，2008 より改変〕

漢方薬は適応さえ合えば期待できる場合がある．

　唾液の補充に用いるスプレー式のエアゾール製人工唾液は，少量で口腔内を持続的に湿潤させ，口腔粘膜や舌乳頭の萎縮を予防するのに有効である．その他，ゲルやスプレーなどの湿潤剤，ガム，タブレットなどもあるので，積極的に用いるとよい．

3) 口腔乾燥症に起因する合併症に対する治療

　口腔内全体の疼痛や灼熱感の訴えがある場合にはヒアルロン酸を含む洗口液が有効で，口腔環境の向上のためにも意義がある．アズレンスルホン酸ナトリウム・炭酸水素ナトリウム，臭化ドミフェンなどの非刺激性の含嗽液も用いられるが，ポビドンヨードは刺激成分が菲薄化した粘膜面に残留するので控えたほうが無難である．

　舌炎や口角炎の発症にはカンジダ菌が関与しているので，抗真菌剤であるアムホテリシンBのシロップ，ミコナゾールの軟膏，イトラコナゾールの内用液が有効である．特に，口角炎に対してはミコナゾールの軟膏が使用しやすく，有効性も高い．

　比較的高頻度にみられるアフタ性口内炎に対しては，ステロイド含有の軟膏あるいは貼付錠や各種トローチが用いられているが，これらを長期投与する場合には口腔カンジダ症や毛舌を誘発することがあるので注意が必要である．

参考図書

1) 中村誠司：ドライマウスの分類と診断．日口外誌 55：169-176，2009
2) 中村誠司：口腔乾燥症．山根源之，他（編）：日本歯科評論・増刊．最新 チェアーサイドで活用する口腔粘膜疾患の診かた．pp166-169，ヒョーロン・パブリッシャーズ，2007
3) 中村誠司：ドライマウスはどのような病気か？ 鑑別すべき疾患とは？ ―原因別に考えるドライマウスの診断．日本歯科評論 75：37-46，2015
4) 中村誠司：シェーグレン症候群とドライマウス．斎藤一郎（監）：ドライマウスの臨床．pp9-18，医歯薬出版，2007
5) 中村誠司：シェーグレン症候群への対応．斎藤一郎（監）：ドライマウスの臨床．pp122-127，医歯薬出版，2007
6) 中村誠司：ドライマウス．住田孝之（編）：やさしいシェーグレン症候群の自己管理．pp66-73，医薬ジャーナル社，2008

5 口腔・顎領域の囊胞

A 囊胞の概要

　囊胞の本来の定義は，"周囲を囊胞壁で囲まれ，その中に種々の液状の内容物を入れている病変"である．上皮性囊胞壁を伴わない単純性骨囊胞や脈瘤性骨囊胞，静止骨空洞などは偽囊胞とよばれるが，しばしば囊胞に含まれて分類されている．

　顎口腔領域は体全体の中で最も囊胞性病変の発生頻度が高い．また，顎口腔領域の病変の中でも囊胞性病変は全体の1/3から1/4を占めるほど高頻度に遭遇する．その大きな理由は，顎骨に歯に由来する歯原性囊胞が高頻度に発生することにある．

　顎顔面領域の囊胞は，顎骨部に発生する囊胞と軟部組織に発生する囊胞に大別され，わが国においては石川の分類（1982）が広く用いられている（**表3-10**）．しかし，同分類に含まれている歯原性角化囊胞は2005年のWHO歯原性腫瘍分類から"角化囊胞性歯原性腫瘍"として腫瘍に分類されている．また，"いわゆる顔裂性囊胞"とされているものも顔面縁突起の癒合部に発生するとの考えで古くから用いられてきた名称であるが，WHO分類では顔裂性囊胞の存在を否定し，そのカテゴリーが廃止された．鼻口蓋管囊胞と鼻歯槽囊胞は

表 3-10　口腔領域の囊胞の分類(石川の分類，1982)

```
A. 顎骨部に発生する囊胞
    a. 歯原性囊胞
        歯根囊胞
        含歯性囊胞(濾胞性歯囊胞)
            萌出囊胞
        原始性囊胞
        歯原性角化囊胞*
        歯肉囊胞
            幼児の歯肉囊胞
            成人の歯肉囊胞
        石灰化歯原性囊胞
    b. いわゆる顔裂性囊胞*
        鼻口蓋管囊胞
        正中口蓋囊胞*
        鼻歯槽囊胞(鼻唇囊胞)
        球状上顎囊胞*
        正中下顎囊胞*
    c. その他の囊胞性病変
        術後性上顎囊胞
        単純性骨囊胞
        脈瘤性骨囊胞
        静止性骨空洞
B. 軟部組織に発生する囊胞
        粘液囊胞(粘液瘤，ガマ腫)
        類皮囊胞および類表皮囊胞
        鰓囊胞(リンパ上皮性囊胞)
        甲状舌管囊胞
            胃または腸粘膜を含む異所性囊胞
```

*は本文参照

表 3-11　上皮性囊胞の WHO 組織分類(1992)

発育性 developmental
　歯原性 odontogenic
　・幼児の歯肉囊胞 gingival cysts of infants(Epstein 真珠 Epstein pearls)
　・原始性囊胞 primordial cyst
　・含歯性(濾胞性)囊胞 dentigerous(follicular)cyst
　・萌出囊胞 eruption cyst
　・成人の歯肉囊胞 gingival cyst of adults
　・腺性歯原性囊胞 glandular odontogenic cyst
　非歯原性 non-odontogenic
　・鼻口蓋管(切歯管)囊胞 nasopalatine duct(incisive canal)cyst
　・鼻唇(鼻歯槽)囊胞 nasolabial(nasoalveolar)cyst

炎症性 inflammatory
　・歯根囊胞 radicular cyst
　　根尖ならびに根側 apical and lateral
　　残存囊胞 residual cyst
　・傍歯(炎症性傍歯，下顎の感染性頰側)囊胞 paradental(inflammatory collateral, mandibular infected buccal)cyst

〔武田泰典，他：WHO による歯原性腫瘍の新たな組織分類とそれに関連する上皮性囊胞について．日口外誌 52：54-61，2006 より〕

残っているが，顔面裂とは無関係の発生要因とされている．

WHO の顎囊胞分類は 1992 年以降改訂がなされていないが，前述の"歯原性角化囊胞"の腫瘍への移行などを踏まえ，武田ら(2006)は表 3-11 のような分類を提唱している．

1　顎骨内囊胞

顎骨に発生する囊胞は含歯性囊胞を代表とする発育性囊胞と歯根囊胞を代表とする炎症性囊胞に大別される．発育性囊胞はさらに歯原性囊胞と非歯原性囊胞に分けられる．顎骨内囊胞は緩慢に発育し，小さいうちには特別な臨床症状は呈さない．そのため，他の目的で撮影された X 線写真で偶然発見されたり，二次感染を契機に発見される場合が多い．X 線像は一般に境界明瞭な単房性透過像を示し，囊胞が増大すると骨の膨隆をきたし，近接する歯の歯根を圧迫しながら歯の傾斜や転位を起こし，歯列異常が生じるようになる．さらに増大すると皮質骨が吸収され，菲薄化あるいは消失し，羊皮紙様感や波動を呈し，顔貌の変形もきたすようになる．

2　軟組織内囊胞

唾液腺に関連した粘液の貯留による囊胞と胎生期の遺残した組織に由来する囊胞に大別される．前者はガマ腫(図 3-101)や粘液貯留囊胞(粘液瘤)(図 3-102)であり，後者は類皮囊胞や類表皮囊胞が代表的である．

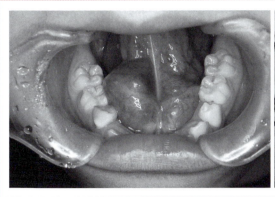
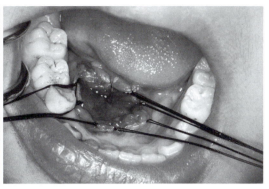

図 3-101　ガマ腫の病態写真と開窓療法

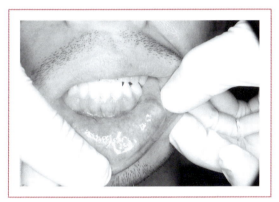

図 3-102　左下唇粘液貯留囊胞

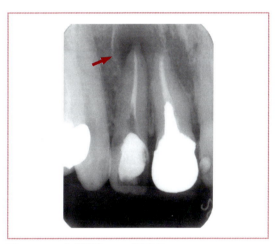

図 3-103　歯根囊胞の X 線写真
失活歯の歯根と連続する透過像を認める(矢印).

3　歯原性囊胞

歯胚や歯に関連して発生する囊胞の総称で，歯根囊胞と含歯性囊胞の頻度が高い．

a　歯根囊胞

根尖性歯周組織炎である歯根肉芽腫の中に根尖部の残存歯胚上皮(マラッセの上皮遺残)が入り込み，上皮が増殖して囊胞化した炎症性囊胞で，全身の囊胞性疾患の中でも最も頻度の高い囊胞である．失活した歯の歯根に連続した単房性の X 線透過像として現れる(図 3-103)．

b　含歯性囊胞(濾胞性歯囊胞)

歯胚のエナメル器に囊胞性変化が起こって形成される囊胞で，囊胞内に埋伏歯の歯冠を含む(図 3-104)．歯の硬組織が形成される前のエナメル器で囊胞化が生じた場合には原始性囊胞となる．

4　非歯原性囊胞

歯に関連する組織に由来しない囊胞で，鼻口蓋管囊胞(図 3-105)，鼻唇囊胞(鼻歯槽囊胞)，術後性上顎囊胞(図 3-106)などが挙げられる．

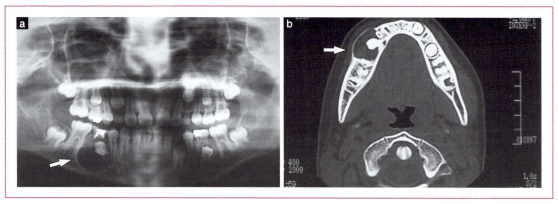

図 3-104 含歯性囊胞
a：パノラマ X 線写真．b：CT 像．右下顎小臼歯の歯冠を含む単房性透過像を認める（矢印）．

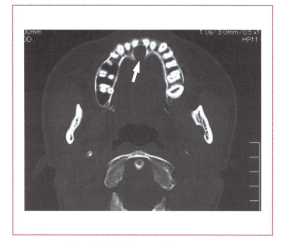

図 3-105 鼻口蓋管囊胞の CT 像
鼻口蓋管相当部に単房性透過像を認める（矢印）．

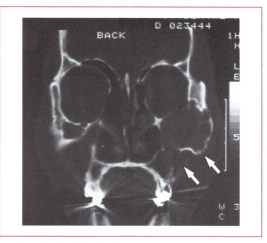

図 3-106 術後性上顎囊胞の CT 像
左上顎洞に多房性透過像を認める（矢印）．

5 治療の概要

a パルチェ Partsch Ⅰ 法

ドイツ人医師 Carl Partsch が 1892 年に報告した方法で，顎骨囊胞の一部を除去し，囊胞腔を口腔の副腔とする治療法で，大きな囊胞に適応される．X 線が発見された 1895 年以前に発表された方法で，臨床的に骨膨隆などが現れる大きな病変が主な治療対象の時代であった．口腔に向かってアンダーカット（下掘れ）がないように大きく開放し，囊胞を口腔の副腔として治療する方法である（図 3-107a）．顎骨形態の変形は避けられないが，侵襲が小さく，また，死腔がないため，感染の危険が少ない利点があり，現在でも完全摘出が困難な症例では適応されることがある．

b パルチェⅡ法

同じく Partsch が 1910 年に報告した方法で，囊胞を完全摘出し，創を閉鎖する方法である．比較的小さい囊胞が適応であるが，現在では大半の囊胞がこの方法で治療される（図 3-107b）．

c 開窓療法

顎骨囊胞の囊胞壁を穿孔させ，その穴にチューブ状のものを固定したり，比較的大きな穴であれ

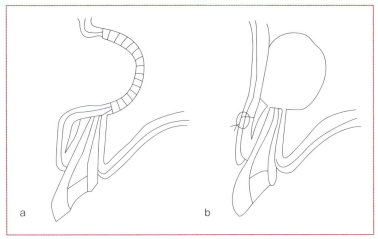

図3-107　パルチェⅠ法，Ⅱ法
a：パルチェⅠ法．嚢胞壁の一部を保存し，嚢胞腔を口腔の副腔とする．
b：パルチェⅡ法．嚢胞壁を摘出し，閉鎖創とする．

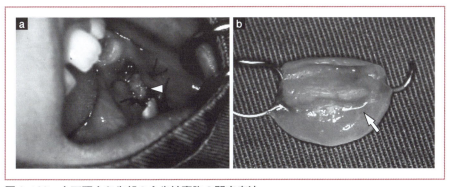

図3-108　左下顎小臼歯部の含歯性嚢胞の開窓療法
a：後継永久歯が見えている（矢頭）．
b：栓塞子（オブチュレーター）；嚢胞内に突起（矢印）を挿入し，開窓部が閉鎖しないようにする．

ばそこに栓塞子（オブチュレーター）を挿入したりして，腔内を減圧し，嚢胞の縮小を図る方法（図3-108）である．パルチェⅠ法と類義語で用いられる場合もあるが，基本的には異なる治療概念である．根本治療として行われるパルチェⅠ法と異なり，嚢胞縮小後に摘出手術を行うための前処置的な意味を持つ．しかし，含歯性嚢胞に対する開窓療法では，嚢胞の縮小と嚢胞内の歯の萌出誘導により，後の摘出が必要ない場合もある．減圧が目的であり，開窓部は自浄性を有していないため，術者や患者自身による嚢胞腔の洗浄など特別な管理が必要となる．

ガマ腫に対する開窓療法は嚢胞に大きく開窓口を設けることで根本治療を目指す（図3-101）．

B 顎骨に発生する嚢胞

顎骨内にはさまざまな嚢胞が生じるが，WHO分類（1992年）では，歯の発生や歯性感染に関連して発生する歯原性嚢胞と，歯とは無関係な非歯原性嚢胞に大別される．

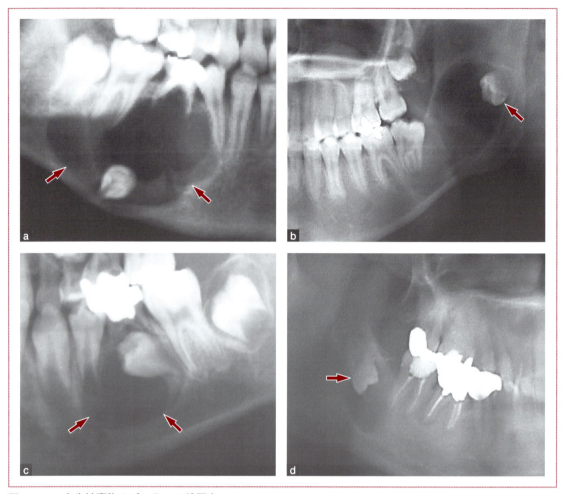

図 3-109　含歯性囊胞のパノラマ X 線写真
a, b：下顎第二小臼歯の歯冠を囲む類円形の骨透過像（→）が認められる．囊胞に接する第二乳臼歯はいずれも歯髄炎の治療がなされている．
c, d：下顎第三大臼歯に生じた含歯性囊胞．囊胞腔の増大に伴って，罹患歯（→）は大きく変位する．

1　歯原性囊胞

　歯原性囊胞は，囊胞壁の内側を裏装する上皮細胞が歯の発生に関連する歯原性上皮に由来するものである．また，歯原性囊胞は，発育性囊胞（含歯性囊胞や原始性囊胞など）と炎症性囊胞（歯根囊胞や残留囊胞など）に区分される．

a　含歯性（濾胞性歯）囊胞

　囊胞腔内に埋伏歯の歯冠が含まれ，埋伏歯の歯頸部に囊胞壁が付着する囊胞である．成因は不明だが，退縮エナメル上皮と歯冠との間に液体が貯留するという説や，先行乳歯の根尖部病変による永久歯歯胚への刺激が関与するという説がある．比較的若年者に多く発生し，好発部位は下顎第三大臼歯部，下顎小臼歯部，上顎犬歯部などである．

　X 線写真上，含歯性囊胞は埋伏歯の歯冠を取り囲む境界明瞭な単房性の骨透過像を呈し，時には類円形の骨透過部位が歯冠の片側に位置することもある（図 3-109）．組織学的に囊胞壁は 2～3 層の非角化性歯原性上皮で裏装されており，二次感染を伴うと上皮は厚くなり扁平上皮様になる．

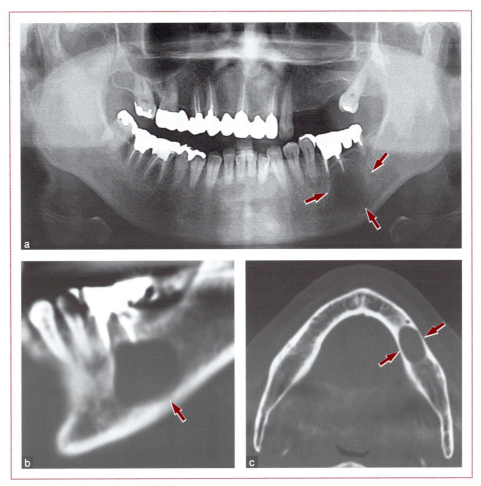

図 3-110 下顎大臼歯の歯根嚢胞
a（パノラマ X 線写真）：左側下顎第一大臼歯の歯根尖から下顎骨下縁に至る類円形・単房性の骨透過像（矢印）が認められる．
b（矢状断 CT 写真），c（水平断 CT 写真）：歯根嚢胞は大きく増大し，頬舌側の皮質骨が菲薄化している（矢印）．

b 原始性嚢胞

歯冠が形成される前の歯胚から生じる嚢胞と考えられている．通常は単房性であり，組織学的に嚢胞壁は正角化もしくは非角化性重層扁平上皮で裏装される．発生頻度は比較的少ないが，下顎第三大臼歯部に好発する．

c 歯根嚢胞

う蝕に継発する歯髄病変から根尖部あるいは根側部に細菌感染が波及し，歯根膿瘍や歯根肉芽腫を生じることがある．歯根嚢胞は，このような膿瘍腔あるいは肉芽腫内にマラッセ遺残上皮やヘルトヴィッヒ上皮鞘遺残などの歯原性上皮が迷入し増殖したものと考えられる．

歯根嚢胞は他の嚢胞に比べて比較的発現頻度が高く，幅広い年齢層に生じるが，特に 20 歳代と 30 歳代に多いとされる．好発部位は上顎前歯部や下顎臼歯部で，乳歯にはほとんど発生しない．また，嚢胞の大きさは小指頭大以下のものが大半であるが，時には母指頭大以上に増大する症例や上顎洞内に大きく進展する症例もある．

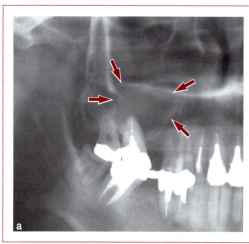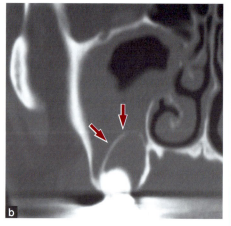

図 3-111　上顎大臼歯の歯根囊胞
a（パノラマ X 線写真）：右側上顎第二大臼歯の歯根尖を囲むように類円形の骨透過像（→）が認められる．
b（前額断 CT 写真）：歯根囊胞は周囲に薄い骨壁（→）を伴い上顎洞内に増大している．上顎洞の不透過像は，歯根囊胞の炎症が上顎洞内に波及していることを示唆する．

　X 線写真では，歯根の尖端部や側方部を含む単房性の囊胞で，境界明瞭な類円形の骨透過像を示す（図 3-110, 111）．大部分の歯根囊胞壁は非角化重層扁平上皮によって裏装され，直下には炎症性細胞浸潤の著明な層があり，その外側に炎症性細胞の少ない線維性結合組織層がみられる．

　なお，歯根囊胞を有する罹患歯のみが抜去され，囊胞が顎骨内に取り残され発育・増大した場合は，残留囊胞または残存性囊胞とよばれる．

2　非歯原性囊胞

a　鼻口蓋管（切歯管）囊胞

　胎生期に形成される鼻口蓋管（切歯管ともいう）の上皮遺残から生じる囊胞であり，典型例では口蓋正中前方部に膨隆を認める．成因は不明であるが女性に比べて男性に多く，30〜50 歳代に好発する．X 線写真上，上顎骨正中部に境界明瞭な円形・卵円形あるいは洋ナシ型の透過像が認められる（図 3-112）．

　組織学的に囊胞壁は重層扁平上皮，多列線毛円柱上皮，あるいはその両方によって裏装されている．

b　鼻歯槽（鼻唇）囊胞

　胎生期の鼻涙管原器の上皮遺残に由来し，鼻翼基部と上顎骨表面との間の軟組織に発生する囊胞で，発生頻度は極めて少ない．臨床症状は鼻翼部の腫脹，鼻唇溝の消失，鼻腔底の隆起（Gerber 隆起という），上顎前歯部の歯肉唇移行部の腫脹などである．X 線写真上，上顎骨の表面に圧迫吸収像を認めることもある．

c　上下顎の正中囊胞，球状上顎囊胞

　正中口蓋囊胞，正中下顎囊胞や球状上顎囊胞などの顔裂性囊胞は，胎生期の顔面突起融合部に残存する上皮に由来すると考えられていたが，1992 年の WHO 分類では，発生学的観点から否定され除外された．

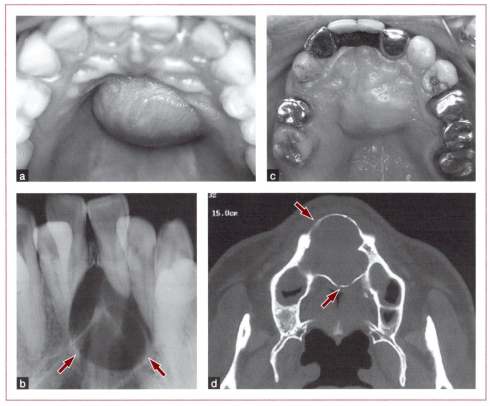

図 3-112　鼻口蓋管囊胞
a, b：口蓋粘膜正中部は半球状に膨隆し，咬合法Ｘ線写真では上顎骨正中部に洋ナシ型の骨透過像（矢印）が認められる．
c, d：高齢者に発生した鼻口蓋管囊胞で口蓋粘膜は大きく膨隆している．水平断CT写真では囊胞は唇側・口蓋側に増大し，類円形の骨透過像（矢印）を呈する．

C　その他の囊胞

1　術後性上顎囊胞

上顎洞炎に対して根治手術を行ったのち，数年〜数十年の長期間経過し生じる囊胞のことをいう．

a　成因

根治手術の際，残存した洞粘膜の一部が瘢痕組織内に埋没し囊胞形成するという説や，術後の出血または分泌物が組織中に残存してできる説，根治手術で形成した対孔の閉鎖によって発生する説などがある．

b　症状

臨床症状として，上顎洞炎根治手術後に長期間経過したのちに現れる当該側頬部および同側の上顎歯肉頬移行部の腫脹や疼痛が出現する．また，同側の上顎小臼歯や大臼歯の歯痛や違和感などを自覚することがある．その他，囊胞の発生位置や拡大方向によっては，耳鼻科的症状として鼻閉や鼻漏，眼科的症状として眼球突出や複視などの症状を訴える場合がある．

パノラマＸ線写真やウォータース法では，当該側の上顎洞の不透過性が亢進した像がみられる（図 3-113）．

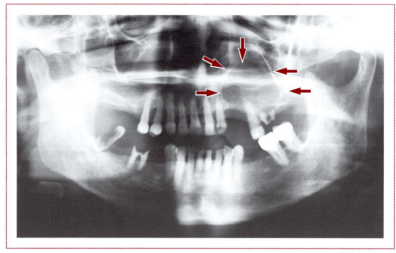

図 3-113　術後性上顎囊胞のパノラマ X 線像
左側上顎側切歯遠心から第一大臼歯に及ぶ X 線不透過像（矢印）を認める．

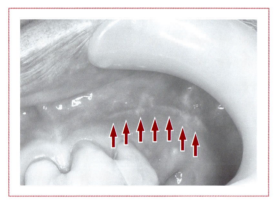

図 3-114　術後性上顎囊胞の口腔内写真
歯肉頰移行部に手術瘢痕（矢印）を認める．

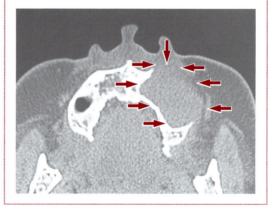

図 3-115　術後性上顎囊胞（矢印）の CT 像

c 診断

問診による上顎洞炎根治手術の既往の有無（図 3-114），および理学的に同部位の歯肉頰移行部の手術瘢痕の有無を確認することは診断する際に重要である．同時に上述した症状や，X 線所見などから診断する．囊胞の大きさや位置の把握には CT 画像（図 3-115）が有用である．

d 治療

炎症症状がある場合には消炎後，上顎洞炎根治手術に準じた術式で囊胞摘出術を行う．

2　単純性骨囊胞

裏装上皮を有さないが，臨床的または X 線的に囊胞様腔を呈する病変を囊胞様病変（偽囊胞）といい，単純性骨囊胞はその 1 つである（図 3-116）．

外傷性骨囊胞，出血性骨囊胞，孤在性骨囊胞，進行性骨囊胞ともよばれ，10〜20 歳代の男性にみられることが多い．好発部位は下顎骨の前歯部に多く，次いで骨体部，下顎角部の順に多い．

a 成因

明らかではない．しかし，外傷により骨内にで

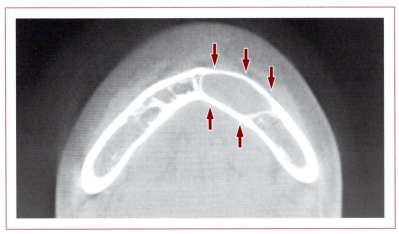

図 3-116　単純性骨嚢胞（矢印）の CT 像

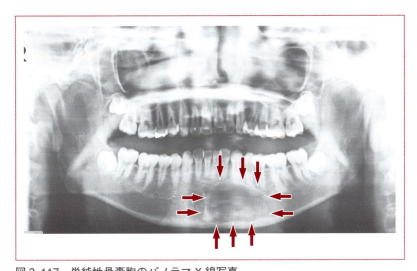

図 3-117　単純性骨嚢胞のパノラマ X 線写真
下顎正中から左側下顎第二小臼歯にかけて X 線透過像（矢印）を認める．

きた血腫の器質化が障害されて嚢胞様になったとする説や，骨の発育・血流異常による説などがある．

b 症状

無症状に経過することが多いが，まれに局所の膨隆や疼痛を訴える場合がある．

c 診断

パノラマ X 線像は，単房性の X 線透過像としてみられるが，境界は不明瞭で不鮮明な部分もある（図 3-117）．また，辺縁がホタテ貝の貝殻様"scalloping 状"を呈することがある．

隣在歯の歯根吸収や動揺はなく，歯髄生活反応も陽性を示す．

嚢胞壁は肉眼的に認めず，あっても極めて菲薄であり，病理学的にも嚢胞壁は結合組織で上皮はみられない．

d 治療

骨を開削，開放し，薄い嚢胞壁を摘出または掻爬後閉創する．予後は良好で，再発は少ない．

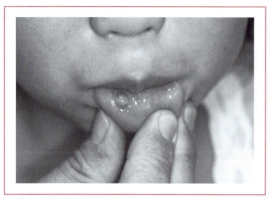

図 3-118　粘液囊胞
下唇の右側よりに半球状で半透明の腫瘤がみられる．

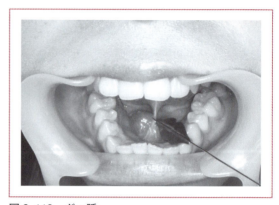

図 3-119　ガマ腫
右側の口底部が半球状に腫脹し，半透明で一部帯青色にみられる．

D 軟組織に発生する囊胞

1 粘液囊胞

小唾液腺から分泌される唾液が，腺体や導管が閉塞することで流出障害を起こしたり，周囲に漏洩することによって生じる．好発部位は下唇や舌下部で，原因は歯牙による外傷が多い（図 3-118）．

a 症状

正常粘膜下に境界明瞭な半球状で無痛性かつ触診上軟らかい腫瘤としてみられる．大きくなると被覆粘膜は半透明状になり，波動を触れる．貯留液の増加に伴って自潰もしくは歯牙の刺激で破れるが，再発を繰り返すことが特徴である．

b 治療

囊胞の摘出術を行う．小さい場合や，摘出時に囊胞が破れた場合は周囲組織とともに切除する．

2 ガマ腫

舌下腺や顎下腺の導管障害に起因する貯留囊胞である．外観がガマ蛙の咽頭囊に類似していることが名称の由来である．若年者に多くみられる．

a 症状

口底部に無痛性の腫脹としてみられる．正常粘膜下に片側性に発生することが多く，唾液を貯留していることから，半透明の帯青色にみられる．通常無痛性で波動を触れ，再発を繰り返していることが多い（図 3-119）．

b 治療

浅在性のガマ腫には摘出術を選択することもあるが，被膜が非常に薄く破れやすいため開窓（囊胞の上壁部分の粘膜を切除し，囊胞内部を開放状態にすることで内容液が再び貯留しないようにする術式）を行うことが多い．再発を繰り返す場合は舌下腺を摘出することがある．さらに，ガマ腫に対し，手術ではなく OK-432 注入療法が選択されることがある．

3 類表皮囊胞，類皮囊胞

胎生期に第 1 および第 2 鰓弓の正中癒合部に迷入した上皮が囊胞化することで生じる．若年者の口底正中部に多い．

a 症状

囊胞壁に毛囊，汗腺，皮脂腺などの皮膚付属器官を含む場合を類皮囊胞といい，含まない場合を類表皮囊胞という．囊胞内腔には角化物を多く含み豆腐のカスに類似したオカラ状を呈する．

b 治療

外科的な囊胞摘出が第一選択である．顎舌骨筋の下方に発生した場合は皮膚側から切開を行い，摘出することもある．

4 リンパ上皮性囊胞（側頸囊胞，鰓囊胞）

a 成因

リンパ上皮性囊胞（lymphoepithelial cyst）は，側頸囊胞（lateral cervical cyst），鰓囊胞（branchial cleft cyst）ともよばれる胎生期の鰓裂遺残あるいは耳下腺上皮細胞由来の囊胞である．

b 症状

胸鎖乳突筋前縁に沿う頸部に主に発生し，波動を触れる軟らかい無痛性の腫瘤を呈する．内容液は淡黄色の粥状あるいは漿液性などさまざまな性状を呈する．

c 病理組織学的所見

囊胞壁は，重層扁平上皮からなる裏装上皮が大部分を占め，結節状あるいはびまん性なリンパ組織からなる．

d 診断

類皮囊胞，顎下型ガマ腫，膿瘍などの鑑別診断が必要である．CT 画像では境界明瞭な内部が均一な円形あるいは楕円形の腫瘤として描出される．MRI では T1 強調像で低信号，T2 強調像で高信号を示すことが多い．

e 治療方針

囊胞の摘出を行う．

5 甲状舌管囊胞（正中頸囊胞）

a 成因

甲状舌管囊胞（thyroglossal duct cyst）は頸部に発生する囊胞で，胎生 3 週頃に始まる甲状腺の発生に関連する甲状舌管の上皮索・管の遺残に由来する．

b 症状

本疾患の多くは乳小児時期に認められ，舌盲孔から甲状腺の間に発生し，波動を触れる可動性の腫瘤を呈する．ほとんどが頸部正中で舌骨より下方に発生し，腫瘤の増大は比較的緩徐である．

c 病理組織学的所見

囊胞壁は重層扁平上皮あるいは絨毛上皮や円柱上皮で裏装される．

d 診断

類皮（表皮）囊胞や異所性の甲状腺などの鑑別診断が必要で，超音波検査や MRI 検査が行われ，シンチグラフィーが併用される．

e 治療方針

囊胞と上皮索・管を同時に摘出する．Sistrunk 法が用いられることが多い．

6 口腔・顎・顔面の腫瘍および類似疾患

A 腫瘍の概要

腫瘍とは身体を構成する細胞が自律性に分裂・増殖してできた過剰な細胞塊である．自律性とは周囲から制約を受けずに独自に勝手気ままに分裂・増殖することである．

1 腫瘍の種類

a 上皮性腫瘍，非上皮性腫瘍，混合腫瘍

腫瘍には上皮性腫瘍，非上皮性腫瘍と混合腫瘍がある．上皮性腫瘍は皮膚表面を覆う表皮や消化管，尿路などの内腔を覆う粘膜上皮，分泌を行う腺組織の腺上皮から発生する腫瘍である．非上皮性腫瘍は結合組織，脂肪組織，骨・軟骨組織，筋組織，神経組織，血管，リンパ管などの非上皮性組織から発生するものが非上皮性腫瘍である．また，2種類以上の異なる組織成分からなる腫瘍を混合腫瘍という．腫瘍の病理組織学的所見としては細胞配列の不揃い，核分裂像や核の濃染などの細胞異型性がみられる（表3-12）．

b 良性腫瘍と悪性腫瘍

腫瘍は予後との関連性やその発育形式，速度などの生物学的な性質から良性腫瘍と悪性腫瘍に分けられる．良性腫瘍の発育は遅く，局所に限局しており膨張性に増殖して，周囲との境界は明瞭である．これに対し悪性腫瘍の発育は速く，周囲組織に浸潤性に増殖し，腫瘍の境界も不明瞭であり，肺などへの遠隔転移がしばしば起こり，予後不良である．上皮性の悪性腫瘍を癌腫，非上皮性の悪性腫瘍を肉腫として区別する（表3-13）．

c 歯原性腫瘍と非歯原性腫瘍

歯を形成する組織に由来する腫瘍を歯原性腫瘍

表3-12 腫瘍の分類

		上皮性腫瘍	非上皮性腫瘍	混合腫瘍
良性腫瘍	歯原性腫瘍	エナメル上皮腫 角化嚢胞性歯原性腫瘍 石灰化上皮性歯原性腫瘍	セメント芽細胞腫 歯原性粘液腫 歯原性線維腫	歯牙腫 エナメル上皮線維腫
	非歯原性腫瘍	乳頭腫 腺腫	線維腫 血管腫，リンパ管腫 脂肪腫 筋腫 骨腫，軟骨腫 多形性腺腫	
悪性腫瘍	歯原性腫瘍	悪性エナメル上皮腫	エナメル上皮線維肉腫	
	非歯原性腫瘍	扁平上皮癌 腺癌	骨肉腫 線維肉腫 筋肉腫 白血病 悪性リンパ腫	唾液腺悪性混合肉腫

表 3-13 良性腫瘍と悪性腫瘍の鑑別点

	分類 事項	良性腫瘍	悪性腫瘍
臨床所見	発育速度	遅い	速い
	発育様式	膨張性	浸潤性
	周囲の異常硬結・癒着	少ない	多い
	潰瘍形成	なし	多い
	遠隔転移	なし	あり
	放射線感受性	低い	高いものが多い
	抗癌剤感受性	低い	高いものが多い
	予後	良好	不良
組織所見	全身的影響	なし	悪液質
	細胞異型性	軽度	高度
	核の濃染性	クロマチンが少なく，濃染しない	クロマチンが多く，濃染する
	核分裂像	少ない	多い
	細胞配列の規則性	比較的整	不整

といい，一般的に顎骨の中に発生するが，時には顎骨外の歯肉部に発生することもある．その大多数は良性腫瘍である．一方，歯を形成する組織に由来しない組織から発生する腫瘍を非歯原性腫瘍という．それぞれ上皮性腫瘍と非上皮性腫瘍があり，さらに良性腫瘍と悪性腫瘍がある（**表 3-12**）．

B 良性腫瘍

1 歯原性良性腫瘍

上皮性の歯原性良性腫瘍にはエナメル上皮腫，角化囊胞性歯原性腫瘍，石灰化上皮性歯原性腫瘍がある．非上皮性の歯原性腫瘍にはセメント芽細胞腫，歯原性粘液腫，歯原性線維腫があり，混合性の歯原性良性腫瘍として歯牙腫，エナメル上皮線維腫がある．

a エナメル上皮腫

歯原性上皮である歯堤上皮，エナメル上皮，あるいはマラッセの上皮残遺などから由来する歯原性腫瘍であり，歯牙腫と並んで発生頻度は高く，歯胚のエナメル器に類似した病理組織構造を示す．好発部位は下顎骨の大臼歯部，下顎枝であり，充実型と囊胞型とに分けられる．

一般に顎骨内に無痛性に発生し，次第に増大して顎骨の膨隆へと進み，顎骨の羊皮紙様感，歯の位置の移動，咬合の異常を起こす．表面の口腔粘膜は正常である．X線所見は境界明瞭な多房性，時には単房性の透過像を示す（**図 3-120**）．まれに顎骨外の歯肉組織に発生する周辺性エナメル上皮腫の形をとることもある．

治療は囊胞型には開窓術が，充実型には摘出術が適応されるが，腫瘍が骨梁間へ侵入増殖する性質があるため再発の原因となることがある．腫瘍の大きなものに対しては区域切除や辺縁切除が行われる．

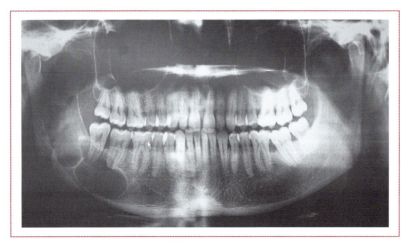

図 3-120 エナメル上皮腫の X 線像
右側下顎骨大臼歯部から下顎枝にかけて多房性の透過像がみられる．

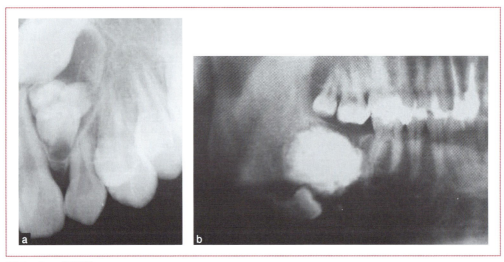

図 3-121 歯牙腫
a：集合性歯牙腫，b：複雑性歯牙腫．

b セメント芽細胞腫（セメント腫）

歯根表面を覆うセメント質の増殖病変である．下顎骨の大臼歯部に多くみられ，X線所見としては歯根と連続した骨との境界明瞭な不透過像を示す．感染などの症状がなければ放置してよい．

c 歯牙腫

歯を構成する硬組織の増殖からなる腫瘍状病変である．歯に類似した小さな歯様の硬組織が多数集まった集合性歯牙腫と歯を構成する硬組織が不規則な塊状を示す複雑性歯牙腫とがある．自覚症状はほとんどなく，大きくなると顎骨の膨隆や歯列の異常が起きる．X線検査で偶然発見され，不透過像として認められる（図 3-121）．

治療は特に症状がなければ放置するが，感染を繰り返したり，顎骨や歯列の形態に異常が出たときには摘出する．

d 角化嚢胞性歯原性腫瘍

歯原性角化嚢胞として分類されていたが，浸潤性や再発率の特徴から2005年のWHO分類で腫瘍として取り扱うことになった．歯胚の上皮由来と考えられている．X所見は単房性，多房性の境界明瞭なX線透過像を示す．治療は摘出，および切除が行われるが，摘出後に再発することがある．

2 非歯原性良性腫瘍

上皮性非歯原性良性腫瘍には多形性腺腫，乳頭腫などがある．また非上皮性非歯原性良性腫瘍では線維腫，血管腫，リンパ管腫，脂肪腫，筋腫，骨腫，軟骨腫などがある．

a 多形性腺腫

唾液腺の上皮性の腫瘍であり，多彩で複雑な組織像を示し，被膜を有する．多形性腺腫は唾液腺腫瘍の中で最も頻度の高い腫瘍であり，全体の60％を占める．発症部位は耳下腺が圧倒的に高く（約80％），次いで顎下腺，小唾液腺由来である．口腔内では小唾液腺由来である口蓋に好発する．また，本腫瘍は疼痛や神経麻痺症状を伴い悪性化することもあるので注意を要する．

b 乳頭腫

皮膚や粘膜から発生する表面が粗糙で細顆粒状，乳頭状の上皮性腫瘍である．舌，口蓋，歯肉，口唇や頬粘膜にみられる．

c 線維腫

口腔粘膜の腫瘍状病変としては最も多くみられるものであり，線維芽細胞と膠原線維を主な構成成分とした良性の腫瘍性病変の総称である．真の腫瘍は少なく，反応性あるいは炎症性の増殖病変であることが多い．

d 血管腫，リンパ管腫

血管，リンパ管を構成する組織からなる病変で，真の腫瘍はまれで，先天的な過剰形成，または血管，リンパ管の拡張をきたす病変である．ともに舌，口唇，頬粘膜に好発し，血管腫の表在性のものは深紅色，青紫色を呈し，圧迫により退色する．リンパ管腫の表在性のものは半透明，小顆粒状を呈している．

e 脂肪腫

成熟した脂肪組織から発生する腫瘍であり，頬粘膜，舌，口唇，口底にみられる．表面は健常な粘膜に覆われ，柔軟で弾力性のある帯黄色を呈する．

f 骨腫

成熟した緻密な骨組織よりなる良性腫瘍である．顎骨では多くが発育異常や反応性の骨増生であり，真の腫瘍は少ない．顎骨内部に発生する中心性骨腫と，顎骨の表面に発生する周辺性骨腫がある．

C 悪性腫瘍

1 歯原性悪性腫瘍

a 悪性エナメル上皮腫

転移を伴う歯原性上皮に由来するエナメル上皮腫を悪性エナメル上皮腫というが，発生は極めてまれである．

2 非歯原性悪性腫瘍

a 癌腫

口腔領域での悪性腫瘍は肉腫に比べ，圧倒的に

> **Side Memo 7　口腔悪性腫瘍の病期分類（TNM分類）**
>
> 　TNM分類は原発巣の大きさと広がりT (tumor)，所属リンパ節転移の有無と転移腫瘍の広がりN (node)，遠隔転移の有無M (metastasis)で表し，それぞれに度数をつけて病期(stage)を表現する国際対癌連合(International Union Against Cancer：UICC)によって定められた分類である．この分類は，治療計画の参考となり，予後の指針を与え，治療効果評価の一助とし，治療機関相互の情報交換と癌の継続的研究に寄与するという目的で広く用いられている．

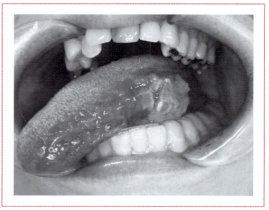

図3-122　左側大臼歯部の舌縁に発症した舌癌

癌腫が多い．また，日本における口腔癌の発生頻度は全癌数の約1％である．

　病理組織学的には口腔粘膜上皮に由来する扁平上皮癌が約80％以上を占め，残りは唾液腺の腺上皮由来である．口腔癌発症は50歳以上の高齢者に多く，男女差は日本および世界ともに男性に多い．発症の部位別では舌が最も多く，次いで歯肉，口底に多くみられる．

　発症初期の疼痛は軽度であるが，腫瘍の増大に伴い疼痛は増す．肉眼的には乳頭型，肉芽型，びらん型，潰瘍型などさまざまな形をとり，腫瘍組織の周囲に硬結を形成する．進展すると開口，咀嚼，嚥下，構音障害や呼吸障害を起こす．また，口腔癌はリンパ行性に所属リンパ節である頸部リンパ節に，血行性に肺転移を起こす．また，癌の病期分類のためには国際対癌連合(International Union Against Cancer；UICC)のTNM分類が用いられている(➡Side Memo 7)．

1) 舌癌

　舌癌は口腔癌の中で一番頻度が高く，誘因として喫煙，飲酒，う蝕歯の鋭縁や不適合義歯の慢性的な刺激が考えられている．発生部位は臼歯部相当の舌側縁や舌下面に多くみられ，頸部リンパ節への転移を起こす(図3-122)．

2) 歯肉癌

　上下顎骨の歯肉に発生する癌であり，前歯部に比べて臼歯部に多く発生する．

b　肉腫

　結合組織，脈管系組織，造血組織などの非上皮性に由来する悪性腫瘍であり，口腔領域では癌腫よりも少なく口腔悪性腫瘍の約10％未満である．その中では悪性リンパ腫の発症率が高く，その他，骨肉腫や線維肉腫，横紋筋肉腫，平滑筋肉腫，白血病などがみられる．肉腫は癌腫に比べて，比較的若年者に発症し，癌腫に比べて発育が速く，リンパ行性あるいは血行性に遠隔転移を起こしやすく，予後不良のものが多い．

1) 骨肉腫

　骨を形成する間葉系組織から発生し，骨組織を形成する肉腫であり，大腿骨，腓骨などの長管骨に好発する．頭頸部領域での発生は少ないが下顎骨に好発する(図3-123)．

2) 悪性リンパ腫

　リンパ系由来の腫瘍であり，大きくホジキン病と非ホジキンリンパ腫に分けられる．ホジキン病の日本での発生頻度は欧米に比べて低く，頸部リンパ節の腫大が他の部位のリンパ節に比べ多い．一方，非ホジキンリンパ腫の日本での発生は悪性リンパ腫の大部分を占めている．治療は病型や病期によって異なるが，化学療法や放射線療法が行われる．

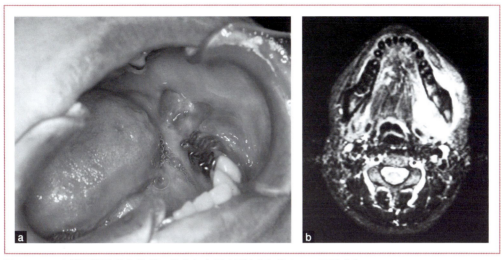

図 3-123　左側下顎骨後臼歯部に発症した骨肉腫(a)とその MR 画像(b)

3）悪性黒色腫

メラニン色素産生を有するメラノサイトに由来する悪性腫瘍で皮膚や粘膜に発生する．口腔内では硬口蓋や歯肉に多くみられる．

C 前癌病変と前癌症状

前癌病変とは細胞異型性が認められ，正常なものに比べてより癌化しやすい病変をいい，白板症，紅板症，リバーススモーキング口蓋角化症がある．

前癌症状とは細胞異型性はみられないが，癌化のリスクが有意に高い病変をいう．鉄欠乏性嚥下障害，口腔扁平苔癬，口腔粘膜下線維症，梅毒，円板状エリテマトーデス，色素性乾皮症，萎縮性表皮水疱症などがある．

D その他の腫瘍性病変

1 エプーリス

エプーリスとは歯肉部に生じた線維性結合組織の増生を主体とする限局性腫瘤を総括する臨床病名である．後述するように，組織学的所見と臨床

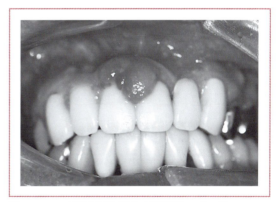

図 3-124　上顎中切歯部の肉芽腫性エプーリス

所見からいくつかの型に細分類されている．通常は反応性または炎症性の増殖を指し，腫瘍性のものは含めないが，一部に真の腫瘍との区別が困難なものが含まれる．

肉眼的に歯牙の唇側・頬側歯肉や歯間乳頭部歯肉に，有茎性または広基性のポリープ状病変として生じる（図 3-124）．通常は有歯部に生じ，歯肉の慢性炎症による刺激，歯石や不良補綴物による機械的刺激が原因とされている．エプーリスの型により発症年齢，性別に若干の違いはあるが，おおむね 20～30 歳代の成人に好発し，男性よりも女性に多い．

組織学的に腫瘤表面は健常な重層扁平上皮で被

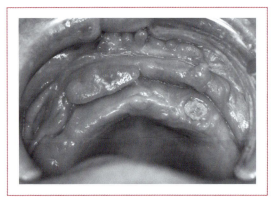

図 3-125　上顎前歯部に生じた義歯性線維腫

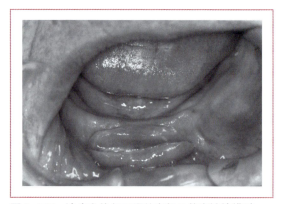

図 3-126　潰瘍を伴う下顎前歯部の義歯性線維腫

覆されており，上皮下組織の病理組織学的所見から肉芽腫性エプーリス，線維性エプーリス，血管腫性エプーリス，線維腫性エプーリス，骨形成性エプーリス，巨細胞エプーリスなどに分類されている．また臨床的特徴から，生下時に認めるものを先天性エプーリス，妊娠中に生じるものを妊娠性エプーリスとよぶ．

肉芽腫性エプーリス，線維性エプーリス，血管腫性エプーリスはそれぞれ，病変が炎症性肉芽組織，膠原線維に富む結合組織，血管腫様に毛細血管の増生を伴う結合組織から成るものをいう．線維腫性エプーリスは線維芽細胞様の細胞に富み，線維腫に似た組織像を呈する．しかし真の腫瘍ではなく，細胞成分が豊富な線維性エプーリスと考えられている．骨形成性エプーリスは骨形成を伴う線維性結合組織から成り，線維性エプーリスの中に化生による骨形成が生じたものである．妊娠性エプーリスは組織学的には血管腫性エプーリスと同じものであり，女性ホルモンの影響で生じる．

なお巨細胞エプーリスは顎骨の中心性巨細胞肉芽腫が歯槽部に発症したものであり，周辺性巨細胞肉芽腫ともよばれる．先天性エプーリスは顆粒細胞腫との異同が問題になっている．

治療は病変の部位，大きさにより局所麻酔または全身麻酔で外科的切除を行う．隣在歯の抜歯は必ずしも必要ないが，保存困難な場合は同時に抜歯を行う．隣在歯を保存する場合は歯肉縁の炎症巣や歯石を完全に除去する．歯槽骨の切除は通常，必要ない．術後再発はほとんどないが，巨細胞エプーリスは他の型に比べて再発が多いと言われている．

2　義歯性線維腫

不適合義歯の床縁の刺激による線維組織の反応性の増生である．組織学的に膠原線維の豊富な線維性結合組織から成る．表層は健常粘膜上皮で被覆される．通常，前歯部口腔前庭に生じる（図 3-125）．義歯性潰瘍に随伴して生じることもある（図 3-126）．

治療は外科的切除であるが，義歯が安定するように病変の切除と同時に口腔前庭形成術を行うことが多い．新しく作製した義歯の適合がよければ再発は少ない．

3　骨隆起（内骨症，外骨症）

顎骨の骨髄内に生じた骨増生を内骨症（図 3-127），顎骨表面の骨膨隆を外骨症（図 3-128）とよぶ．いずれも真の腫瘍ではなく，過剰な咬合力などの刺激による反応性骨増生である．組織学的に層板構造を有する成熟骨から成る．40 歳以上に多い．

放置しても悪性化を生じることはなく，障害が

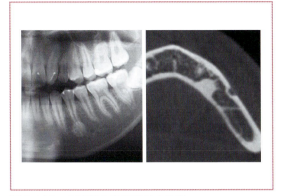

図 3-127　左下顎小臼歯部の内骨症

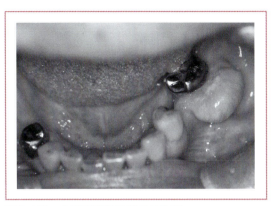

図 3-128　左側下顎臼歯部の外骨症

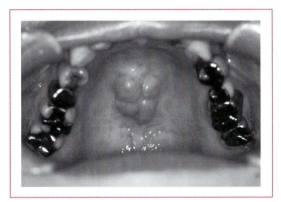

図 3-129　口蓋隆起

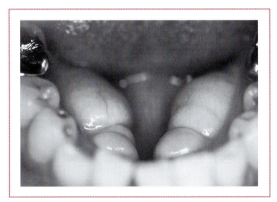

図 3-130　両側性の下顎隆起

なければ治療の必要はない．しかし咀嚼や会話の妨げになる外骨症では外科的に隆起部を削除する．術後再発は少ない．

4　下顎隆起，口蓋隆起

前述の骨隆起のうち，硬口蓋正中部に生じたものを口蓋隆起（図3-129），下顎小臼歯の舌側に生じたものを下顎隆起（図3-130）とよぶ．下顎隆起はしばしば両側性にみられる．日本人では成人の40〜50％に生じ，男性よりも女性に多い．

骨隆起と同様に障害がある場合は外科的削除の適応である．特に義歯作製の際に削除が必要になることが多い．

5　顎骨の線維性骨異形成症

顎骨の無痛性増大を生じる病気で，骨形成に関わる間葉系組織の発育異常と考えられている（図3-131）．すなわち骨組織が成熟化せずに幼若骨のまま過剰増殖をきたした状態である．反応性疾患とされているが原因は不明である．若年期に生じることが多く，男女差はない．下顎骨よりも上顎骨に多く，前歯部よりも臼歯部に好発する．単骨性に生じるものが多いが，上下顎骨に多発性に生じることもある．

外科的切除術または減量術が適応される．放射線治療は悪性化が報告されているため適応できない．

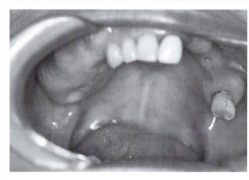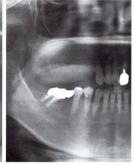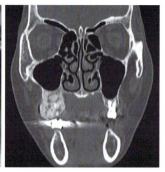

図 3-131　右上顎臼歯部歯槽骨の線維性骨異形成症

7 顎関節の疾患

A 顎関節症

1 概念

　顎関節症とは，顎関節や咀嚼筋の疼痛，関節の雑音，開口障害あるいは顎運動異常を症状とする病態の包括的診断名である．海外における頭蓋顎顔面痛の一部としてのTMD（DC/TMD）の概念と類似しているが，異なる部分もある．最も重要な点は，開口障害をきたす疾患は多いので，顎関節症ではない疾患を顎関節症と誤診しないようにする鑑別診断である．顎関節症であることが確定されたなら，病態は咀嚼筋痛障害，顎関節痛障害，顎関節円板障害および変形性顎関節症に区分される．

2 自覚症状

　切歯間開口域は通常40～45 mm程度であるが，耳前部の痛みで25～30 mm程度しか開口できない状態となる非復位性関節円板障害が典型的な症状である（図 3-132）．随伴症状として，耳が痛い，首が突っ張る，肩こりなどの自覚症状がある．

3 疫学

①支障を感じていない一般集団を健診しても40～75％に関節雑音や下顎運動制限を認め，約30％に疼痛の自覚症状を認める極めて罹

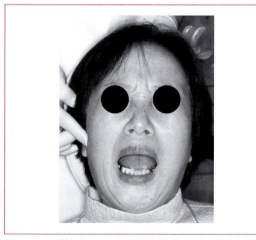

図 3-132　顎関節症による顎関節痛，開口障害，開口時下顎偏位

顎関節痛，開口障害，開口時下顎偏位が認められる．

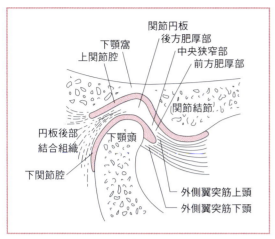

図 3-133 顎関節の正常構造

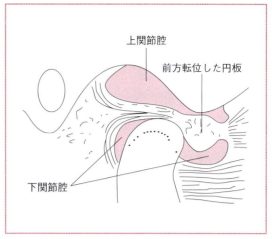

図 3-134 顎関節円板障害（非復位性円板前方転位，Ⅲ型 b）

患頻度が高い疾患である．無症状で円板の位置異常が観察される頻度も高い．どの程度生活支障度があれば治療を要するのかが問題となるが，実際に治療が必要なのは 5〜6％とされている．
②受診の頻度が最も高いのは，20〜40 歳代の女性である．男女比は 1：3 である．

4 検査

a 問診

症状を訴える部位，初発時期，症状の変化，生活習慣などを聴取する．

b 現症

視診，触診にて，切歯間開口域，開口運動路，顎関節や咀嚼筋の疼痛，顎関節の雑音（クリック，クレピタス）や運動障害などを診査する．

c 画像診断

パノラマ X 線撮影や顎関節 4 分割撮影などで下顎頭や顎骨の硬組織診断をして，骨の変形などを診断する．MR 画像診断は，関節円板の転位・変形や関節腔内滲出液，円板後部組織の炎症などの診断に有用である．

5 病理・病態

顎関節症は，2013 年の日本顎関節学会による顎関節症の病態分類と診断基準で，咀嚼筋痛障害（Ⅰ型），顎関節痛障害（Ⅱ型），顎関節円板障害（Ⅲ型）（a. 復位性と b. 非復位性に分けられる），変形性顎関節症（Ⅳ型）の 4 つの病態に分類されるが，顎関節円板障害の患者が 60〜70％を占める．

咀嚼筋障痛障害（Ⅰ型）：顎運動時に生じる筋に起因する疼痛障害．関節円板の転位はない正常像（図 3-133）．
顎関節痛障害（Ⅱ型）：顎運動時に生じる関節包などに起因する疼痛障害．
顎関節痛障害（Ⅲ型）：関節円板の転位，変形など起因する疼痛障害．
 復位性顎関節円板障害（Ⅲ型 a）：関節円板が前方転位しているが，開口するとクリックとともに円板が下顎頭上に乗る．
 非復位性顎関節円板障害（Ⅲ型 b）：関節円板が前方転位しており，開口しようとしても下

顆頭は関節円板に阻害されて前方滑走できず大きく開口できない．後部結合織は伸展されて痛みを発する（図3-134）．顎関節症の典型的な状態で，図3-132のような臨床症状である．
変形性顎関節症（Ⅳ型）：下顎頭の骨変形を伴う疼痛障害．

6 治療

顎関節症はほとんどが進行する疾患ではなく時間の経過とともに症状が軽くなる疾患であることが大規模な疫学調査で明らかになっている．

治療は，まず下記の保存的治療法から始める．奏効しない場合は関節円板障害に対して関節鏡を用いた外科治療もかつて盛んに行われたが，現在では適応される例は少ない．

a 理学療法

温罨法，ソフトレーザー，低周波治療などが行われる．

生活悪習癖の改善を目的にした生活指導やカウンセリングが有効である．上下顎の歯牙を接触させる習癖（tooth contact habit：TCH）を制限することで，顎関節症の症状が改善すると報告されている．

b 薬物療法

消炎鎮痛薬は有効である．

c スプリント療法

上顎型スタビライゼーションスプリント（咬合挙上板）は有効である．

d 開口訓練

開口障害を主訴とする関節円板転位に起因すると考えられる顎関節症患者〔顎関節円板障害非復位性（Ⅲ型b）〕において，関節円板の位置など病態の説明を十分に行ったうえで，患者本人が徒手的に行う開口訓練（鎮痛薬の併用は可）を行うことで，症状が改善する．

e 関節洗浄

関節腔に麻酔し，洗浄後，薬物を注入し，必要に応じてマニピュレーション（徒手整復）を行う．関節腔内洗浄により炎症性サイトカインを除去し，軟骨表面の被覆保護，機械的衝撃の緩和，潤滑作用を目的としてヒアルロン酸を使用することが多い．

B 顎関節の発育異常・形成不全

1 先天異常および発育異常

下顎頭，関節円板，関節腔，下顎窩の形態発生は，胎生14週までに終了する．胎生3〜8週の間に障害があると，顎関節および咀嚼器官に欠損や形成不全などの先天異常が現れる．また，出生後に外傷や感染症などの障害因子を受けると，発育不全や過形成などの発達異常が生じる．治療には，顎関節形成術が行われる．

a 下顎骨関節突起欠損

下顎頭無形成，下顎頭欠損とともに下顎窩，関節結節の形成不全なども伴う．以下に記す頭頸部の症候群の一部分症として生じ，他の奇形も合併している．

骨形成不全症は，コラーゲンの成熟過程に欠陥があり，骨が脆弱であるばかりでなく，関節弛緩も認められる．

1）鰓弓症候群

片側顔面形成不全症，第1，第2鰓弓症候群，ゴールドナール症候群などの別名もある．片側性小耳症，巨口症，下顎枝および下顎頭の形成不全があり（図3-135），耳の形成不全，患側耳前部陥凹による顔面非対称が認められ，眼球類皮腫と脊

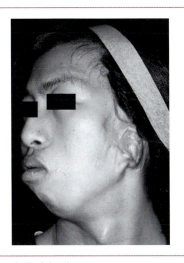

図 3-135　鰓弓症候群

椎異常もみられる．

2）トリーチャーコリンズ Treacher Collins 症候群

常染色体優性遺伝であり，両側性頬骨の欠損，眼裂外側の下方偏位，下眼瞼外側のまつげ欠損，下顎の形成不全による特異的顔貌を示し，口蓋裂が認められることもある．小顎症による舌根沈下で気道閉塞を起こしやすく，睡眠時無呼吸症候群がみられる．

3）ナジェ Nager 症候群

頭蓋顔面骨格と四肢の奇形で先端顔異骨症とよばれる．重度の小顎症で早期小児期に気管切開が必要なことが多い．

b 下顎骨関節突起形成不全

1）先天性障害

下顎頭無形成と形成不全は，程度の異なる前記 a の 1）〜3）と同様の先天異常である．

2）後天性障害

下顎頭の発育は 16〜20 歳ごろまで続き，この間に炎症，外傷，放射線などの発育障害因子が作用すると，下顎頭の発育不全が起こる．外傷によるものが一番多く，感染，関節リウマチなどによるものもある．

顎関節強直症を合併する場合もあり，片側性のものは下顎頭の明らかな左右差，患側下顎枝長の短縮，下顔面の変形および非対称，開口時顎偏位，両側性のものは小顎症，下顎の後退を示す．相対的上顎前突，過蓋咬合，交叉咬合などの咬合不全を呈する．

c 下顎骨関節突起肥大

下顎頭過形成，下顎頭過剰発育とも表現される．先天性顔面半側肥大症と，後天性下顎頭過形成がある．外傷，内分泌異常などの関与が考えられている．

d 先天性二重下顎頭

e 結合組織性過剰可動性

1）エーラー・ダンロス Ehlers-Danlos 症候群

コラーゲンの代謝異常により，全身的な関節弛緩をきたす．

2）マルファン Marfan 症候群

長管骨の過成長などとともに，結合組織の全身的な異常により関節弛緩が著明に認められ，脱臼や足変形，側弯症がみられる．顎関節でも習慣性脱臼がみられることがある．

3）その他

骨形成不全症，Down 症候群などでも関節弛緩が認められる．

C 顎関節脱臼

1 定義

顎関節脱臼（前方脱臼）とは，あくびや哄笑，歯科治療や麻酔挿管時，打撲など過度な外力によって，下顎頭が関節結節より前方に出て，下顎窩に戻らない状態を指す．解剖学的原因としては，浅い下顎窩，平坦な関節結節，下顎頭などの骨形態異常が挙げられる．また，関節包・靱帯など関節

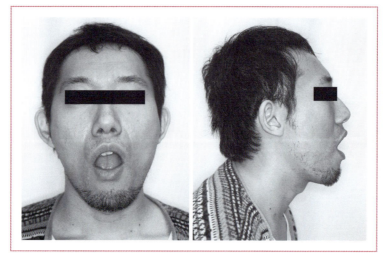
図 3-136　顎関節脱臼の顔貌写真
下顎は前方へ突出し，顔貌は面長となる．

周囲組織の伸展や弛緩も原因となる．咀嚼筋の協調不全も原因となり，脳神経疾患患者の中枢機能障害により顎関節脱臼を併発することがある．さらに，無歯顎もしくは多数歯欠損の認知症高齢者で，長期間放置された陳旧例が多くみられる．

2　症状

一般に顎関節部に疼痛を生じ，顎運動が制限され，閉口不能となる．ただし，陳旧化した場合には必ずしも疼痛は認めない．顎運動制限のため，発音や咀嚼などが困難となる．触診により，患部耳前部の陥凹，関節結節の前方の膨隆が触知される．両側性脱臼の場合，下顎は前方へ突出し，顔貌は面長となり，流涎などが認められる（図 3-136）．片側性脱臼の場合は，下顎は健側に偏位し，顔貌は非対称となる．開閉口は多少可能で，交叉咬合，患側の鼻唇溝の消失などが認められる．

3　画像検査

1）パノラマエックス線撮影（図 3-137）
2）シュラー Schüler 法エックス線撮影（図 3-138）
3）CT 撮影

4　治療

新鮮脱臼に対しては徒手整復を行う．陳旧化した場合など徒手整復が困難なときには，観血的整復が行われる．また，習慣性脱臼の場合には整復は容易ではあるが，脱臼の頻度により，再脱臼防止のための観血的治療を検討する．

a　新鮮脱臼の場合

術者の患者に対する立ち位置で，ヒポクラテス Hippocrates 法（患者の正面に立つ）とボルカース Borchers 法（患者の背側に立つ）の2つの方法がある．ただし，脱臼がはっきりしない場合には，骨折や顎関節症（関節円板のクローズドロックや筋筋膜性疼痛など）といった他の病態と鑑別する必要がある．

1）ヒポクラテス法

患者を椅子に腰掛けさせて，頭部をしっかり固定する．あまり高い椅子だと術者が力をかけにくい．術者は患者の前に立ち，両側の拇指を口腔内に入れて下顎臼歯咬合面に置き，他の4指は口腔外から下顎下縁を把持する．そして，術者は体重をかけて拇指で下顎臼歯部を押し下げると同時に，他の4指でオトガイを持ち上げ，前歯部が上方に

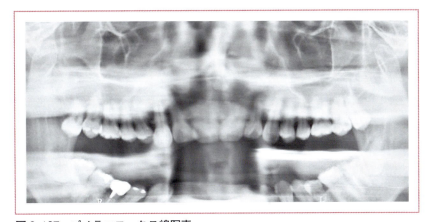

図 3-137　パノラマエックス線写真
下顎窩に位置するはずの下顎頭が，関節結節を乗り越えて前方に位置している．

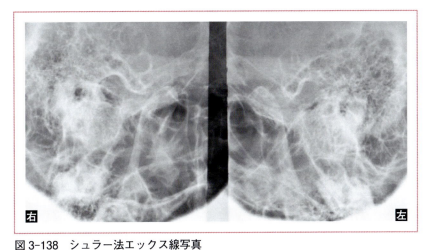

図 3-138　シュラー法エックス線写真
下顎窩に位置するはずの下顎頭が，関節結節を乗り越えて前方に位置している．

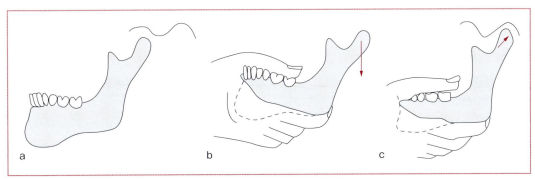

図 3-139　顎関節脱臼の整復法（ヒポクラテス法）
a：下顎頭が前方脱臼した状態．
b：下顎を押し下げ，前歯部を上方に回転させた状態．
c：整復した状態．

回転するようにする．さらに下顎を後方に押すようにして，下顎頭を下顎窩に復位させる（図 3-139）．

2）ボルカース法

術者が後方から患者の頭部を抱えるように固定し，両側拇指と他の4指を用いて下顎を把持する．そして，下顎を前上方に回転させながら後方に引きつけて整復する．

b 徒手整復が困難な陳旧性脱臼の場合

脱臼後数週間復位されずに放置されると，靱帯の伸展，関節腔内に線維性結合組織が増生・充満するなど関節部の二次的器質変化が生じて，徒手整復が困難になる．患者が無歯顎で咬合や咀嚼に関心がない場合，意識消失，脳血管障害，認知症，精神障害などにより気づかれなかった場合，全身状態が重篤で他に優先すべき治療があった場合などに陳旧化しやすい．治療としては，顎間持続牽引を行う．最後臼歯部にバイトブロックなどで押し下げ，前歯部はゴムなどで牽引しオトガイ部の挙上を行う．このような非観血的治療が奏効しない場合には，観血的に整復を行う．

c 習慣性脱臼の場合

整復後に，再脱臼を防止する処置を行う．

1）非観血的治療

弾性包帯やチンキャップ，顎間ゴム牽引などで顎運動の制限を図る．また，義歯やスプリントなどで咬合を安定させ，脱臼の頻度の減少を図る．

2）観血的治療

（1）関節制限術

口腔粘膜を縫合することで短縮したり，関節結節の前方部に骨移植やプレート固定を行うことで下顎頭の運動制限を図る．

（2）下顎頭の運動平滑化

関節結節を平坦にして，脱臼しても容易に整復できるようにする．

D 顎関節強直症

1 定義

顎関節部の器質的異常による顎運動障害（開口障害）で，下顎骨（主に下顎頭）と頭蓋骨（主に側頭骨の下顎窩）とが線維性または骨性癒着している場合をいう．

2 症状

無痛性に顎運動制限（開口および前方・側方すべて）が生じ，開口量は上下顎の前歯部での計測で線維性では数 mm で，骨性ではひずむ程度でほとんど開口できない（健常人における通常の開口量は 40〜45 mm）．言語への影響はほとんどないが，構音のしにくさから会話明瞭度が低下する可能性がある．なお，成長発育期に生じた場合には下顎ばかりでなく上顎の成長も抑制され，顔面非対称，咬合平面傾斜を呈する．

3 原因

小児期における顎関節部への外傷（骨折，捻挫など．介達性に力がかかるため本人に顎関節部受傷の意識がなく，痛みのため口を開けないことから癒着する可能性がある）および感染の波及の結果生じるとされるが，先天性または後天性（関節に症状を伴う全身疾患：リウマチ性関節炎，SAPHO 症候群，乾癬性関節炎など）にも生じることがある．

4 診断

画像検査（図 3-140），特に CT（図 3-141）により顎関節（下顎頭と側頭骨）の癒着状態（部位・範囲）を確認することで容易に診断がつくが，周囲

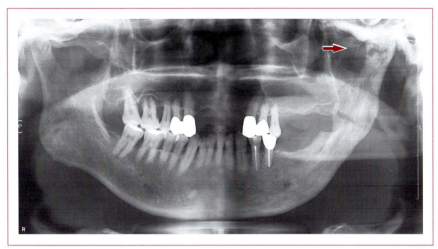

図3-140 左側骨性顎関節強直症
SAPHO症候群による強直症(矢印).

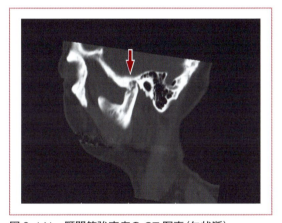

図3-141 顎関節強直症のCT写真(矢状断)
癒着部位が確認できる(矢印).

の組織に癒着がないことを確認する必要がある．同様に無痛性の開口障害を呈する咀嚼筋腱・腱膜過形成症では，開口量は25mm程度で，前方・側方運動が認められることから強直症との鑑別が可能である．また，その他の異常(筋突起過長症，頬骨弓骨折，放射線照射など)についても，画像での鑑別が可能である．

5 治療

日常生活に支障があるため，授動術を行う．CTによる精査後，顎関節授動術，偽関節形成術，人工関節置換術などから手術方法を決定する．術後の再癒着を防ぐために，中間挿入物を入れる場合もある．術後は連日の開口練習を3～6か月継続する．顎関節以外に問題がなく，開口量が得られるようになれば，会話明瞭度の低下があった場合でも改善が見込まれる．なお，成長発育期からの顎関節強直症の結果生じた顔面非対称，咬合平面傾斜がある場合には，顎関節授動術とは別に成長終了後に外科的矯正手術の適応となることがある．

8 唾液腺疾患

A 唾石症

唾液腺やその導管内で，唾液中のカルシウム塩が沈着し，石(唾石)が形成される疾患である．唾石症は，唾液腺疾患の中で頻度の高い疾患の1つである．唾石のほとんどは顎下腺に生じ，耳下腺にもまれにみられるが，舌下腺や小唾液腺では非常にまれである．大きさは，砂粒大の小さなものから数 cm に及ぶものまでみられる．

診断には，触診(双手診，双指診)と X 線撮影(咬合法，パノラマ X 線写真，CT)が有用である(図 3-142, 143 の矢印).

1 症状

摂食時に唾液腺が腫れ(唾腫)，激しい痛み(唾疝痛)がみられることがあるが，無症状の場合もある．また，導管内にある唾石が原因で唾液腺炎が生じて発見されることもある．

2 治療

小さな唾石は，開口部から自然に排出されることがあるが，一般的には外科的に摘出される．顎下腺の導管内にある唾石(導管内唾石)は，導管上の口腔粘膜を切開して唾石のみを摘出する．顎下腺の内部にある唾石(腺体内唾石)は，症状がある場合には顎下腺摘出を考慮する．導管と顎下腺の

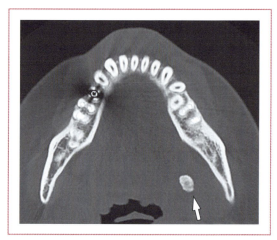

図 3-143　唾石症の CT

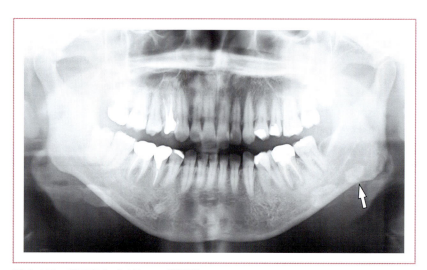

図 3-142　唾石症のパノラマ X 線写真

移行部にある唾石は，口腔内から摘出を試み，困難な場合に顎下腺摘出を考慮する．

B 唾液腺炎，唾液分泌障害

1 流行性耳下腺炎

いわゆる「おたふくかぜ」で，2～3週間の潜伏期を経て，片側あるいは両側の唾液腺の腫脹を特徴とするムンプスウイルスによる感染症である．唾液腺の有痛性の腫脹の他，嚥下痛や発熱を伴うことが多いが，通常1～2週間で軽快する．唾液腺の腫脹は，耳下腺に境界不鮮明な軟らかい腫脹としてみられることがほとんどであるが，顎下腺や舌下腺にも起こることがある．耳下腺開口部の発赤が認められるが，膿汁の排出はない．一般的には血清学的に酵素免疫抗体(EIA)法にて急性期に免疫グロブリンM(IgM)抗体を検出するか，ペア血清でのIgG抗体価の有意な上昇で診断される．

患者は3～6歳で約6割を占める．接触あるいは飛沫感染で伝播し，感染力は強い．ただし，感染しても症状が現れない不顕性感染も3割程度あるとされる．

合併症としては，髄膜炎，脳炎，膵炎，難聴などがあり，その他，成人男性には睾丸炎，成人女子には卵巣炎がみられ，不妊の原因となることがある．

流行性耳下腺炎およびその合併症の治療は対症療法である．ワクチンによる予防が効果的である．

2 シェーグレン Sjögren 症候群

涙腺と唾液腺を標的とする臓器特異的自己免疫疾患である(表3-14)．症状として眼と口腔の乾燥に限られる原発性シェーグレン症候群と，関節リウマチ，全身性エリテマトーデス，強皮症など

表3-14 シェーグレン症候群の診断基準

以下の4項目の中で2項目以上が陽性であればシェーグレン症候群と診断
1) 口唇小唾液腺の生検組織でリンパ球浸潤 2) 唾液分泌量の低下：ガムテスト，サクソンテスト，唾液腺造影，シンチグラフィーなど 3) 涙の分泌低下：シルマーテスト，ローズベンガル試験，蛍光色素試験など 4) 抗SS-A抗体か抗SS-B抗体が陽性

の膠原病を合併する二次性シェーグレン症候群に分類される．関節リウマチの患者の約2割にシェーグレン症候群が発症するとされる．

患者の年齢層は50歳代にピークがあり，男女比は1：14で，圧倒的に女性に多く発症する．

乾燥症状に対しては対症療法が中心で，眼乾燥に対しては，①涙の分泌を促進，②涙の補充，③涙の蒸発予防，④涙の排出を低下，を組み合わせる．口腔乾燥に対しては，まず唾液分泌作用を有する薬剤を服用しているときには中止を検討し，加えて，①唾液の分泌促進：セビメリン塩酸塩，ピロカルピン塩酸塩(副作用として，消化器症状や発汗など)，②人工唾液の噴霧，③う蝕や口腔カンジダ症の予防，を組み合わせる．

間質性肺炎，間質性腎炎，中枢神経症状などの主要臓器症状にはステロイドや免疫抑制薬であるシクロホスファミドなどの投与を積極的に検討する．まれに悪性リンパ腫を発症する患者がいる．

3 ミクリッツ Mikulicz 病

唾液腺(耳下腺，顎下腺，舌下腺)および涙腺の無痛性，対称性の持続性腫脹を呈するのが特徴である．従来，ミクリッツ病はシェーグレン症候群の一亜型とされたが，シェーグレン症候群とは異なり，高IgG4血症を呈すること(表3-15)，口腔乾燥症状や涙液低下などシェーグレン症候群に似た症状を呈するものの，ステロイドに対する治療反応性が良好で，腺分泌機能の回復も認められることが特徴である．高IgG4血症を呈するIgG4

表 3-15　IgG4 関連ミクリッツ病の診断基準

1 ＋（2 and/or 3）で，IgG4 関連ミクリッツ病と診断
1）涙腺，耳下腺，顎下腺の持続性（3 か月以上），対称性に 2 ペア以上の腫脹
2）高 IgG4 血漿（135 mg/dL 以上）
3）唾液腺組織生検で著明な IgG4 陽性の形質細胞浸潤

関連疾患である自己免疫性膵炎，自己免疫性下垂体炎，リーデル甲状腺炎，間質性肺炎，間質性腎炎，後腹膜線維症などをしばしば合併する．

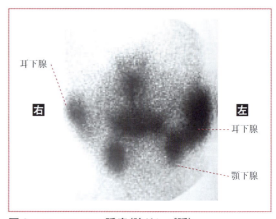

図 3-144　Warthin 腫瘍（腺リンパ腫）
左側耳下腺でのテクネシウムの取り込みが著明．

4　分泌障害について

唾液の分泌はさまざまな原因で障害される．まず，唾液腺自体の機能が低下するのは，①頭頸部癌放射線治療，②自己免疫疾患：シェーグレン症候群，GVHD（移植片対宿主病）など，③腺の萎縮：加齢や糖尿病，女性ホルモンの減少など，④唾液腺炎であり，①〜③の機能低下は不可逆性である．

次に，唾液腺に分泌機能はあっても，⑤閉塞：唾石など，⑥脱水・電解質異常：下痢，嘔吐，輸液の制限，発熱，高血糖，貧血，人工透析，尿崩症，利尿薬など，⑦分泌刺激の減少：禁食，咀嚼障害など，⑧副交感神経の抑制：鎮静薬，睡眠薬，抗ヒスタミン薬など，⑨交感神経の興奮：甲状腺機能亢進，精神的ストレスなど，⑩神経障害：脳血管障害，脳腫瘍など，によって，分泌が障害される．

5　唾液腺シンチグラフィー

テクネシウム（$^{99m}TcO_4^-$）というラジオアイソトープ（RI）を静脈注射すると，テクネシウムは血液内から速やかに消失し，唾液腺，甲状腺，胃粘膜などに集積する（静注 20〜30 分後に撮像）．テクネシウムの集積後に，レモンやクエン酸などの唾液分泌刺激物を患者の口腔に含ませ，唾液とともに排泄される経過を画像化することで，唾液腺の機能を定量的に測定できる．

唾液腺シンチグラフィーは，造影に比べて検査時間がやや長くなり，RI を使用するが，苦痛はほとんどない．

テクネシウムを過剰に取り込む唾液腺腫瘍として，Warthin 腫瘍（腺リンパ腫）が有名である（図 3-144）．

6　唾液検査

a　安静時唾液分泌検査

吐唾法：視覚（読書など），聴覚（音楽など），嗅覚（香水など）なども含めて，刺激のない環境下で 15 分間に分泌された唾液を吐き出して，1.5 mL 以上であれば，問題なしと判断する．

b　刺激性唾液分泌検査

ガムテスト・サクソン Saxon テスト：ガムを 10 分間かんで，その刺激によって分泌された唾液が 10 mL 以上であれば問題なしと判断する．サクソンテストでは，ガムの代わりにガーゼを 2 分間かんで，ガーゼに浸みこんだ唾液の重量を測定してもよい．「テスト後のガーゼ重量」−「テスト前のガーゼ重量」が 2 g 以上であれば正常．

ただし，ガムテスト・サクソンテストで問題がないようにみえても，安静時唾液が減少している患者もいる．

7 唾液腺造影法

唾液腺造影法は，唾液腺開口部から導管内に細いカテーテルを挿入し，ヨード系造影剤を約1mL注入し，X線撮影を行う．

唾液腺の導管が造影され，主導管から末梢導管に至る導管の拡張，狭さ，位置の偏りなどの異常をみることができる．シェーグレン症候群の造影像は，唾液腺体内に点状，顆粒状の影が散在するのが特徴である．ヨード過敏症，重度の甲状腺疾患，肝疾患，腎疾患などのある人には行えない．

造影剤を注入する際には痛みを伴う場合がある．造影剤の注入後，唾液腺部の腫れがみられるが，数時間以内で消退する．

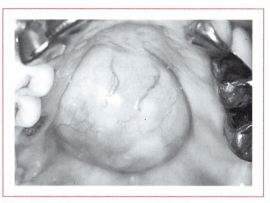

図3-145　口蓋部の大きな多形性腺腫
良性腫瘍では，このように大きくなった場合でも，表面に潰瘍を認めないことが多い．
〔戸塚靖則：歯・口腔・顎・顔面の炎症，腫瘍，囊胞，外傷と治療後の欠損．夏目長門（編）：言語聴覚士のための基礎知識 臨床歯科医学・口腔外科学．pp180-211，医学書院，2006 より〕

C 唾液腺の腫瘍

1 多形性腺腫

唾液腺の中で最も発生頻度が高い腫瘍であり，全唾液腺腫瘍の約60％を占める．耳下腺腫瘍の53〜77％，顎下腺の44〜68％，そして小唾液腺腫瘍の33〜43％が本腫瘍である．発現部位は，耳下腺が約80％と最も多く，顎下腺，小唾液腺と続く．舌下腺に発生することはまれである．小唾液腺での部位別頻度としては大部分を口蓋が占め，次いで上口唇，そして頰粘膜と続く．口蓋に発生した多くが口蓋片側の硬軟口蓋移行部に生じる（図3-145）．発現年齢は30〜60歳の広い分布を示し，やや女性に多い．

a 症状

無痛性の緩慢な発育を呈するため自覚症状に乏しい．表面性状は平滑でドーム状の腫瘤性病変として見つかることが多いが，腫瘍に外的侵襲が加わると，二次的に潰瘍を形成する．初期は可動性病変であるが，増大に伴い次第に可動性が低下することが多い．なお口蓋粘膜は伸縮性に乏しいため，口蓋に発生した多形性腺腫は非可動性である．

耳下腺発生の多形性腺腫の大部分が浅葉に発生するため，耳前部から下顎枝を覆うような腫脹を認めることが多い．顔面神経麻痺や疼痛を生じることはまれであるが，もしそれらを認める場合は，悪性（多形性腺腫由来癌）を疑う．

b 治療

外科的切除が基本となる．周囲組織を含めた十分な切除を行い，安易な被膜部での腫瘍摘出は避けるべきである．なお大唾液腺に生じた場合は，安全域を含めた腫瘍部の切除にとどめず，腺体の全摘出が基本である．耳下腺浅葉に生じた場合は，顔面神経を保存した耳下腺浅葉切除術が推奨される．耳下腺深葉に生じた場合は，耳下腺全摘出が基本となるが，可能な限り顔面神経の保存に努める．また口蓋部に発生した場合は，骨膜・正常粘膜を含み一塊で切除する．

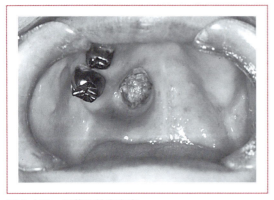

図 3-146　口蓋の粘表皮癌
口蓋に生じた悪性腫瘍では，この程度の大きさの腫瘍でも表面に潰瘍を認めることが多い．
〔戸塚靖則：歯・口腔・顎・顔面の炎症，腫瘍，囊胞，外傷と治療後の欠損．夏目長門（編）：言語聴覚士のための基礎知識 臨床歯科医学・口腔外科学．pp180-211，医学書院，2006 より〕

多形性腺腫の多くは良性腫瘍であり，周囲組織を含めた十分な切除を行えば予後は極めて良好である．しかし不適切な手術では術後再発も珍しくなく，また約5％に悪性転化をきたすといわれる．

2　粘表皮癌

最も発生頻度が高い唾液腺悪性腫瘍の1つであり，全唾液腺腫瘍の約10％を占める．耳下腺に最も多く発生し，小唾液腺，口蓋へと続く（図3-146）．まれに顎骨中心性に生じ，顎骨中心性唾液腺腫瘍の中では最も頻度の高いものとなっている．特に好発年齢はなく，広い世代にわたって発生することが知られているが，10歳代における発生はまれである．しかし一方で小児における最も発生頻度が高い唾液腺悪性腫瘍でもある．

発生原因としては，放射線治療の既往などが報告されているが，放射線治療の既往がある患者はわずかであり，他の唾液腺腫瘍同様にほとんどが原因不明である．一般的に下唇，口底，舌，臼後結節は，唾液腺腫瘍の発生部位としてはまれではあるが，粘表皮癌の発生部位としては最も頻度が高いことも特徴として挙げられる．

予後は悪性度と病期分類による．低悪性度のものは，一般的に予後がよい．局所再発や遠隔転移はまれであり，ほとんどの患者の予後は良好である．しかし高悪性度のものは予後不良であり，生存率は30〜50％程度となる．一般的に顎下腺に発生する粘表皮癌は，耳下腺に発生するものと比較して予後不良といわれている．また小唾液腺由来のものは全般的に予後がよいが，舌や口底に発生した場合は，悪性度が高く予後不良であることが多い．

a　症状

通常緩慢で非対称な無痛性腫瘤として認められる．痛みや神経障害を呈することもまれではなく，これらの症状は悪性度に相関するといわれる．なお小唾液腺由来の粘表皮癌は，前述のとおり口蓋部に発生することが多く，大唾液腺同様に非対称的腫脹を認め，時として青みを帯びているため粘液囊胞と誤診されることも少なくない．

b　治療

治療の基本は，安全域を含めた外科的切除である．組織学的分化度よりも十分な安全域を確保した外科的切除が予後を決定するとの報告もあるため，慎重な手術が必要である．

3　腺様囊胞癌

緩徐な発育と著明な浸潤性増殖，そして病理組織学的に篩状の胞巣形成という特徴を示す唾液腺悪性腫瘍である．あらゆる唾液腺に発生するが，約半数が小唾液腺由来である．小唾液腺腫瘍の中では多形性腺腫に次いで高頻度で，口蓋部が最も多く，そのほか口底，頰粘膜，舌にも好発する．耳下腺での発生頻度は低く2，3％に過ぎない．しかし顎下腺の発生頻度は比較的高く，顎下腺腫瘍の12〜17％を占める．発現年齢は40〜70歳と広い分布を示し，20歳以下の発生はまれである．男女比はほぼ同じであるが，やや女性に多いという報告もある．

局所再発傾向が高く，また遠隔転移も約35%と高頻度に認められ，予後は極めて不良である．なお転移の好発部位は肺と骨である．腫瘍の組織型は，管状型(tubular type)，篩状型(cribriform type)，充実型(solid type)の3つに分けられる．上記3つの型はそれぞれ混在し，充実性の占める割合が高いほど予後は不良であるといわれる．なお比較的遅発性の再発，遠隔転移を呈する傾向があるため，5年生存率は70%程度と比較的高値を示すが，時間の経過とともに生存率は減少し，10年生存率で50%程度，そして20年生存率で約25%と極端な低下を示す．

a 症状

腺様嚢胞癌は，通常緩慢な発育で腫瘍を形成する．痛みは重要な指標であり，時として明らかな腫大を呈する前よりも早期に生じることがある．患者の多くが，持続的な鈍くかつ徐々に増大する痛みを訴える．神経麻痺症状を示すことも珍しくない．これらの痛みや麻痺といった神経症状は，本腫瘍が神経，血管，結合組織など周囲の軟組織に対して著明な浸潤性増殖を有することに起因する．骨破壊は扁平上皮癌などと比較して軽度である．一般的に緩徐な発育のため，受診まで数年を経過した症例も多く，すでに遠隔転移を伴っている症例も珍しくない．

b 治療

外科的切除が一般的に行われるが，補助的放射線療法も適応となる場合もある．転移様式は血行性が多く，リンパ節転移は比較的まれであるため，頸部郭清術は必須ではない．なお治療に関わらず予後不良であるため，局所進展症例や転移を認める症例などに対して，積極的な拡大切除などを不必要に行うべきではないとの成書もある．また近年では炭素線を用いた重粒子線治療も多く行われており，有用性が報告されている．

9 血液疾患

A 貧血

1 貧血総論

a 貧血の定義

貧血(anemia)とは「血液単位容積あたりのヘモグロビン量の減少」と定義されている．診断基準として，WHOは小児および妊婦では11 g/dL未満，思春期および成人女性では12 g/dL未満，成人男性では13 g/dL未満としている．

b 貧血の分類

貧血は症候(症状)であり，その原因は大別すると①赤血球の産生低下，②赤血球の破壊の亢進(溶血)，③赤血球の喪失(出血)に分類される．

c 貧血の病因

赤血球は生理的には120日の寿命で崩壊する．生体において赤血球を一定数に保つためには常に新たな赤血球の補充が必要である．赤血球は骨髄において赤芽球前駆細胞の増殖・分化，赤芽球を経て，網赤血球に成熟して末梢血に放出される．その過程で鉄，ビタミン，葉酸などが必要で，エリスロポエチン(EPO)の刺激が必須である．

d 貧血と症状（口腔症状）

貧血の症状としては易疲労感，立ちくらみ，作業効率の低下，集中力低下，動悸，息切れ，微熱などがみられる．しかし，その症状の程度はヘモグロビンの程度と必ずしも並行しないことが多く，慢性に進行した貧血では7g/dL程度の貧血での症状を訴えないこともある．身体所見として皮膚・結膜・粘膜・爪の蒼白を呈し，頻脈，収縮期心雑音を聴取する．舌炎や嚥下困難などの口腔症状を呈する貧血としては鉄欠乏性貧血，ビタミンB_{12}欠乏による巨赤芽球性貧血である悪性貧血が知られている．

2 貧血各論

a 鉄欠乏性貧血

1）概念

鉄欠乏性貧血（iron deficiency anemia）は生体において鉄の需要と供給のバランスが崩れることにより，ヘモグロビン合成に必須の鉄が不足することにより生じる小球性低色素性貧血である．外来を訪れる貧血患者の約70％を占める．

2）原因

鉄欠乏をきたす原因は，①摂取不足（菜食主義，過度なダイエット，牛乳で育てられた乳児），②吸収不全（胃十二指腸切除後，小腸切除後），③需要の増大（成長期の女子および妊婦），④過剰の喪失（消化管出血，過多月経，痔出血），に大別される．

3）臨床症状（口腔症状）

貧血の共通症状としての全身倦怠感，易疲労感，頭重，めまい，耳鳴り，顔面・可視粘膜・爪の蒼白，体動時の動悸，息切れがみられる．鉄欠乏性貧血の特徴的な症状として，口腔内症状が挙げられ，舌乳頭の萎縮，舌炎，口角炎は高頻度でみられ，口腔乾燥症もみられ，時に嚥下困難，嚥下痛などの症状もみられる（図3-147）．低色素性貧血，舌炎，嚥下困難の合併をPlummer-Vinson

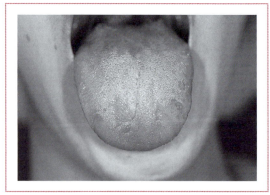

図3-147 鉄欠乏性貧血患者にみられる口腔乾燥と舌乳頭の部分的な萎縮

症候群という．これらの症状は粘膜の萎縮に伴う炎症が原因になっている．それ以外の症状として，爪の変形，月経異常（月経が不規則になり，時に無月経），無力症，異食症（氷を多量に摂取，壁土や糞便などの異物をかじったりする異常行動で小児に多い），脾腫がみられる．

4）検査値

赤血球数の低下，MCV（平均赤血球容積）およびMCHC（平均赤血球ヘモグロビン濃度）の低下．血液像で赤血球の中心部の淡染性，小球性低色素性の変化，大小不同をみる．骨髄所見として細胞密度は高く，赤芽球系細胞が増加する．血清鉄は減少し，総鉄結合能は増加する．

5）治療

貧血の治療としては，鉄欠乏の原因や基礎疾患がある場合は，その除去ないし治療が必須である．鉄欠乏性貧血の治療は鉄剤の投与のみが有効であり，経口療法と注射療法があるが経口療法が原則である．食事療法は予防としては有効であるが，貧血の治療には大量の肉類などを摂取しなければ効果がなく，実際的ではない．

口腔症状の治療は，貧血の根本治療が原則であるが，貧血の治療の過程で広義の口腔ケアによる対症療法が必要になる．歯科医院にてう蝕・歯周病などの治療を行い，咬合不全がある場合は，適切な義歯やクラウン・ブリッジにより咬合の回

復・安定を図る．歯科衛生士による適切な口腔衛生実地指導を受け，ブラッシング，歯間ブラシ，デンタルフロスなどにより，適切にセルフケアができるように指導する．口腔乾燥に関しては口腔清拭の後，各種マウスゲルを使用し保湿に努める．舌炎や口角炎に対してはアズレン製剤（含嗽，軟膏など）を使用する．びらん，潰瘍などが認められ疼痛がひどい場合はステロイド軟膏も考慮するが，口腔乾燥が合併している場合はカンジダ症を誘発する場合もあり，限局性に短期間使用すべきである．

b 悪性貧血

1）概念

悪性貧血（pernicious anemia）は巨赤芽球性貧血の代表的疾患で，ビタミン B_{12} の欠乏により発症し，貧血のほか，神経症状や消化管症状を呈する．本疾患はビタミン B_{12} が発見されるまでは致死的な経過をたどったため悪性の名がつけられたが，治療が可能になった現在でもそのままの名称が使われている．

2）原因

胃粘膜の萎縮により内因子（ビタミン B_{12} と結合する糖蛋白質）の分泌が欠如あるいは低下することによるビタミン B_{12} の腸管からの吸収が障害され，ビタミン B_{12} 欠乏をきたすために発症する．胃全摘をはじめとするその他さまざまな原因によるビタミン B_{12} 欠乏に基づく巨赤芽球性貧血とは区別される．胃粘膜の萎縮は自己免疫の機序によって発症すると考えられている．慢性甲状腺炎に本疾患が合併することが知られている．

3）臨床症状

自覚症状として一般的な貧血症状，消化器症状，神経症状が出現する．消化器症状としては本疾患に特異的な Hunter 舌炎が挙げられ，舌乳頭の萎縮，平滑化し発赤した舌がみられ，食事がしみて痛く，経口摂取困難となる（図 3-148）．萎縮性胃炎による食欲不振，心窩部不快感などもみられ，胃癌の合併率が高い．

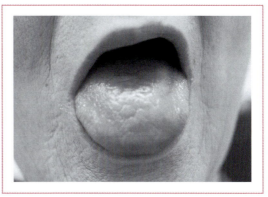

図 3-148 悪性貧血患者にみられる Hunter 舌炎
舌乳頭の萎縮，平滑化し発赤した舌．食事がしみて痛く，経口摂取困難となる．

神経症状は 40％の患者でみられ，指趾のしびれ，振動覚や位置覚の低下，歩行障害，痙性失調症へ進行する．知覚異常，深部腱反射亢進，病的反射，Romberg 徴候陽性もみられる．さらに，意識障害，味覚障害，視力障害，認知症，統合失調症に類似した症状もみられることがある．これらの神経症状は貧血の程度と相関しない．

4）検査値

大球性正色素性貧血を示し，MCV は 100〜140 fl を示すが，MCHC は正常である．網赤血球は減少し，白血球数，血小板数も減少することも少なくない．血液像は楕円形の大赤血球が観察され，好中球の過分葉がみられる．骨髄は過形成で，赤芽球が増加する．血液生化学検査では間接ビリルビン，LDH の上昇がみられ，血清ビタミン B_{12} 濃度は低下する．抗内因子抗体，抗壁細胞抗体が高頻度に検出される．

5）治療

ビタミン B_{12} の非経口投与を行う．悪性貧血は，ビタミン B_{12} の吸収障害により発症するため，治療は非経口投与が原則であるが，内因子がない状態でも連日 1,000〜2,000 μg の大量のビタミン B_{12} を経口投与すると腸管での吸収率は低いが必要量は確保されるといわれている．貧血の改善により，口腔症状も速やかに，かつ劇的に改善するが，貧血治療の過程で，広義の口腔ケアが必要で

B 出血性素因

1 出血性素因総論

a 特徴・原因

出血性素因（hemorrhagic diathesis）とは出血傾向（bleeding tendency）を示す病態と出血性疾患（hemorrhagic disease or hemorrhagic disorder）を総称したものである．出血性素因は，血管，血小板，凝固・線溶系因子とそれぞれに対する阻止因子の量的・質的異常が原因で出現する（表3-16）．

いずれの異常も先天性と後天性があり，先天性は単一因子，後天性は複数の異常が合併していることが多い．疾患の頻度としては後天性が圧倒的に多い．

家族歴がないからといって先天性を否定できるものではなく，血友病は家族歴がない孤発例が30％ほどみられる．また，先天性出血疾患でも軽症例では40～50歳代で初めて診断される症例もある．出血性素因に関する研究は日々進んでおり，新しい概念，新しい検査方法，新薬が次々に出されており，常に最新の情報を得る必要がある．

b 止血機序（図3-149）

小さな血管が破綻すると血管収縮し，その部分を流れる血流は緩徐となり，破れた血管壁に露出した膠原線維などに血小板が粘着，凝集し，血小板の塊が速やかに形成される（一次止血血栓の形

表3-16 出血傾向をきたす病態と主な疾患

分類	病態	主な疾患
血小板の減少	骨髄での産生低下	薬剤性，再生不良性貧血，急性白血病，発作性夜間ヘモグロビン尿症，巨赤芽球性貧血
	破壊・消費の亢進	薬剤性，特発性血小板減少性紫斑病（ITP） 播種性血管内凝固症候群（DIC） 全身性エリテマトーデス（SLE） 血栓性血小板減少性紫斑病（TTP） 溶血性尿毒症症候群
	脾の通過時間延長	脾腫をきたす各種疾患
血小板機能異常	先天性	血小板無力症，ストレージ・プール症候群，放出機能異常症，Bernard-Soulier症候群
	後天性	薬剤性（出血傾向はまれ），肝硬変，腎不全
血管結合組織異常	血管性	血管性紫斑病（アレルギー性紫斑病，Schönlein-Henoch紫斑病）
	結合組織性	単純性紫斑，老人性紫斑
凝固因子の異常	先天性活性低下	血友病A，血友病B，von Willebrand病 その他の凝固因子欠乏症
	後天性活性低下 （消費亢進，産生低下，阻止物質）	DIC 肝硬変，劇症肝炎，ビタミンK欠乏 薬剤性（抗菌薬，抗凝固薬）
線溶阻止因子の異常	先天性活性低下 （極めてまれ）	プラスミノーゲン・アクチベーター・インヒビター欠損症 α_2-プラスミノーゲン・インヒビター欠損症
	後天性活性低下	重症肝障害，急性前骨髄性白血病，前立腺癌，DIC

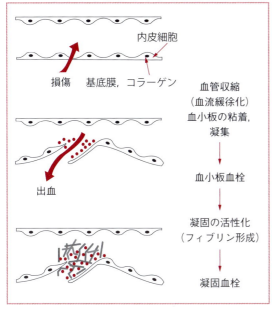

図 3-149　止血機序
〔浅田祐士郎：循環障害．渡辺照男（編）：カラーで学べる病理学．第 4 版，p39，ヌーヴェルヒロカワ，2014 より〕

成）．引き続いて血液凝固系が活性化されてフィブリンが形成されることにより安定した止血血栓となる．

c 凝固機構（図 3-150）

　血液凝固は血液凝固因子とよばれるローマ数字がつけられた血漿蛋白質の連鎖反応により起こる．凝固反応は通常，外因系と内因系に分けられる．外因系は損傷した血管外膜の組織因子が血漿中の第Ⅶ因子と結合することにより開始され，内因系は第Ⅻ因子の活性化から開始され，両者が途中で合流し，第Ⅹ因子が活性化され，トロンビン（Ⅱa）が生成される．トロンビンはフィブリノーゲンを不溶性のフィブリンに転換し，フィブリンが血小板，白血球，赤血球を絡みつけ，血栓を強固で安定的なものにする．この血液凝固過程には制御機能が働いており，血液凝固が促進しすぎないように制御されている．これに関与する蛋白質はアンチトロンビンⅢ，プロテインC／トロンボモジュリン系などである．血液凝固が終了す

ると，その後，線溶機構が働き，プラスミノーゲンからプラスミノーゲン・アクチベーター（uPA，tPA）により活性化されたプラスミンはフィブリンを溶解させる．プラスミノーゲン・アクチベーターの活性はプラスミノーゲン・アクチベーター・インヒビターにより制御されている．

d 診断

　診断のきっかけは健康診断であり，人間ドックにおける検査値異常のことが多い．紫斑，関節内出血，鼻出血，月経過多，下血，歯肉出血などの自覚症状がある場合は各診療科を受診することが多い．先天性疾患は頻度が低く，小児科で幼少期に診断がついていることが多い．出血性素因の診断は医療面接が極めて重要で，出血の部位，性状，いつから始まったか，自然出血はあるか，誘因はあるか，家族歴はあるか，服薬歴はあるかを問うことが重要である（図 3-151）．

e 検査方法

　速やかに施行すべき基本的な検査項目をフローチャートに示している（図 3-151）．この基本的検査で出血性素因が疑われる場合は詳細な鑑別診断を進める．

2　出血性素因各論

a 特発性血小板減少性紫斑病（ITP）

1）概念

　血小板に対する自己抗体が産生されるために末梢での血小板の破壊，さらに骨髄での血小板産生の障害も加わって，血小板減少をきたす．ITPはidiopathic thrombocytopenic purpuraの略語として知られているが，病態解析が進み，免疫学的な異常により血小板が減少するという意味でimmune thrombocytopenia（ITP）の名称が推奨されている．抗血小板抗体が産生される原因や疾患が存在しない場合はprimary，それ以外はsecond-

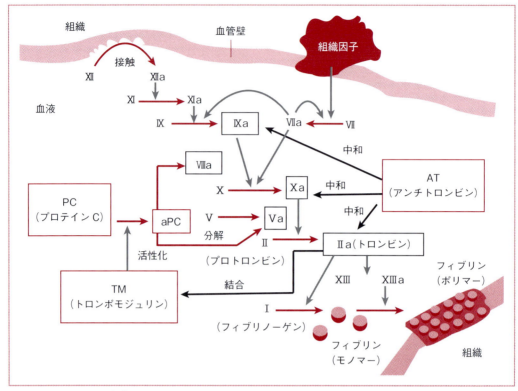

図3-150　血液凝固機構
ローマ数字の右のaは活性化(activated)を意味する．
〔高橋芳右(監)：アンチトロンビン製剤．日本血液製剤協会ホームページより〕

ary とよばれる．

2) 原因

慢性胃炎，胃十二指腸潰瘍，胃癌の一因として知られている *Helicobacter pylori*(HP)とITPの関連が多く報告されており，HPを除菌すると血小板が上昇することが知られている．

3) 症状

表在性の点状出血や紫斑などの小出血や粘膜の出血は，血小板や毛細血管の障害を疑う(図3-152, 153)．一般に血小板や血管障害ではじわじわ滲むように出血する．血小板障害においても，歯肉出血がみられる．出血性素因の診断を受けておらず，抜歯後に出血性素因が疑われる場合の様相として，血小板障害の場合は，いつまでもじわじわと滲むように出血がみられる．

4) 診断

ITPの診断は現在のところ除外診断である．出血症状があり，血小板数が100,000個/μL以下であり，骨髄像に特別な異常がなく，血小板減少をきたしうる各種疾患が否定できるときに診断する．なお，血小板結合性免疫グロブリンGの増量も診断の項目に入れられているが，患者血清における抗体陽性率は20〜40%といわれている．

5) 治療

ITP患者の多くは治療としてステロイド投与を受けている．一般的に，血小板数が50,000個/μL以上を目安にコントロールされているが，ステロイド投与でコントロール不良の場合は脾臓摘出も考慮される．手術時の止血に必要な血小板数についての統一した見解はないが，50,000個/μL以上が1つの目安になっている．手術に際し，血小板を上昇させるには，免疫グロブリン大量投与，血小板輸血が行われるが，前者では十分な血小板量が得られないことがあり，後者では反復投与に

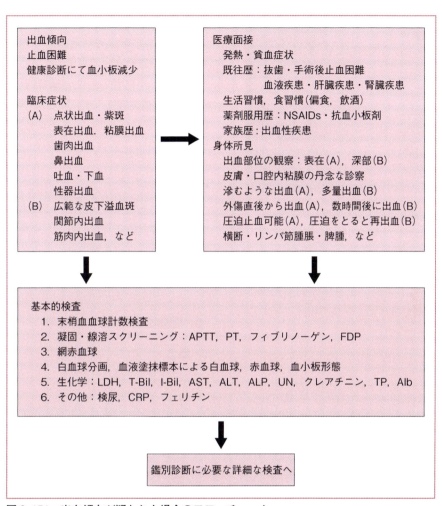

図 3-151　出血傾向が疑われた場合のフローチャート
〔川合陽子：出血傾向. 日本臨床検査医学会包括医療検討委員会, 厚生労働省(編)：臨床検査のガイドライン 2005/2006, pp90-96, 日本臨床検査医学会, 2005 より改変〕

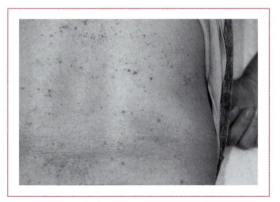

図 3-152　ITP 患者にみられる皮下の点状出血

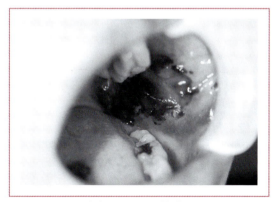

図 3-153　ITP 患者にみられる粘膜下出血

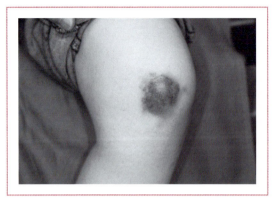

図 3-154 血友病患者にみられる関節内の出血

より種々の原因による血小板輸血不応が起こる．近年，トロンボポエチン受容体作動薬が承認され，多くの症例で投与により血小板は上昇する．

b 血友病

1）概念・疫学

血友病(hemophilia)は X 連鎖劣性遺伝性の先天性凝固障害症である．第Ⅷ因子の活性の低下する血友病 A と，第Ⅸ因子活性の低下する血友病 B の 2 病型に分けられる．全血友病患者は男子出生 5,000～10,000 人に 1 人とされており，血友病 B は A の 1/5 程度である．

2）原因

血友病の本態は，第Ⅷ因子または第Ⅸ因子遺伝子の異常に基づき，それぞれの因子の量的または質的異常症である．これまでに，多くの遺伝子異常が報告されており，第Ⅷ因子遺伝子に関しては，欠失，挿入，ナンセンス変異，ミスセンス変異と多様である．一方，第Ⅸ因子遺伝子は点変異が多いとされている．

3）症状

関節内や筋肉内への深部出血では血友病のような凝固障害を疑う(図 3-154)．鼻出血や歯肉出血がみられる．血友病の場合，確定診断がされていないか，補充療法がなされず，抜歯のような小手術を行うと，幼若な血餅が形成され，風船が膨らむように血餅内部に後出血が起こる．

4）診断

血友病は X 連鎖劣性遺伝病であり，通常保因者である母親を介して男子の 1/2 に発症する．家系内に全く出血者のいない孤発例が約 30% である．血友病の診断は，まずスクリーニングで APTT（活性化部分トロンボプラスチン時間）の上昇を確認し，第Ⅷ因子活性，第Ⅸ因子活性を定量することによりなされる．

5）治療

出血や手術に際し，欠乏する凝固因子を経静脈的に補う補充療法が行われる．手術に際し，血友病の場合はすでに診断されている症例がほとんどであるが，まれに後天性の血友病(自己抗体の産生など)があり，注意が必要である．

C 播種性血管内凝固症候群

1）概念

播種性血管内凝固症候群(disseminated intravascular coagulation syndrome：DIC)はさまざまな原因により引き起こされる広汎な血管内の凝固亢進が持続的に進行するために，全身性微小血栓が発生し，循環不全による多臓器不全，血栓による消費性凝固障害による出血傾向をきたす後天的症候である．

2）基礎疾患と誘因

どの疾患でも基礎疾患になりうるが，癌，白血病などの悪性腫瘍，熱傷，感染症，不適合輸血，膠原病，羊水混入などが多い．

3）臨床症状

全身性微小血栓による臓器障害(深部静脈血栓症，片麻痺，痙攣，心筋梗塞，ショック，肺梗塞，急性呼吸促迫症候群，乏尿，無尿，下血，肝不全など)と，血栓による消費性凝固障害(血小板減少，凝固因子減少，線溶系亢進により紫斑，鼻出血，消化管出血，血尿，頭蓋内出血，採血部からの出血，血痰)による症状が複合的に出現する．

4）診断・検査値

厚生労働省の診断基準が 1988 年に出されたが，感染症に感度が低く，分子マーカーが採用されて

分類	基本型		造血障害型		感染症型	
血小板数 (×10⁴/μL)	12< 8< ≦12 5< ≦8 ≦5 >5 であるが 24 時間以内 に 30％以上の減少*¹	0点 1点 2点 3点 +1点			12< 8< ≦12 5< ≦8 ≦5 >5 であるが 24 時間以内 に 30％以上の減少*¹	0点 1点 2点 3点 +1点
FDP (μg/mL)	<10 10≦ <20 20≦ <40 40≦	0点 1点 2点 3点	<10 10≦ <20 20≦ <40 40≦	0点 1点 2点 3点	<10 10≦ <20 20≦ <40 40≦	0点 1点 2点 3点
フィブリノーゲン (mg/dL)	150< 100< ≦150 ≦100	0点 1点 2点	150< 100< ≦150 ≦100	0点 1点 2点		
プロトロンビン 時間比	<1.25 1.25≦ <1.67 1.67≦	0点 1点 2点	<1.25 1.25≦ <1.67 1.67≦	0点 1点 2点	<1.25 1.25≦ <1.67 1.67≦	0点 1点 2点
アンチトロンビン (％)	70< ≦70	0点 1点	70< ≦70	0点 1点	70< ≦70	0点 1点
TAT, SF または F1+2	基準範囲上限の 2 倍未満 基準範囲上限の 2 倍以上	0点 1点	基準範囲上限の 2 倍未満 基準範囲上限の 2 倍以上	0点 1点	基準範囲上限の 2 倍未満 基準範囲上限の 2 倍以上	0点 1点
肝不全*²	なし あり	0点 −3点	なし あり	0点 −3点	なし あり	0点 −3点
DIC 診断	6点以上		4点以上		6点以上	

- *¹ 血小板数>5万/μL では経時的低下条件を満たせば加点する(血小板数≦5万では加点しない).血小板数の最高スコアは 3 点までとする.
- FDP を測定していない施設(D-ダイマーのみ測定の施設)では,D-ダイマー基準値上限 2 倍以上への上昇があれば 1 点を加える.ただし,FDP も測定して結果到着後に再評価することを原則とする.
- プロトロンビン時間比:ISI が 1.0 に近ければ,INR でも良い(ただし DIC の診断に PT-INR の使用が推奨されるというエビデンスはない).
- トロンビン-アンチトロンビン複合体(TAT),可溶性フィブリン(SF),プロトロンビンフラグメント 1+2(F1+2):採血困難例やルート採血などでは偽高値で上昇することがあるため,FDP や D-ダイマーの上昇度に比較して,TAT や SF が著増している場合は再検する.即日の結果が間に合わない場合でも確認する.
- 手術直後は DIC の有無とは関係なく,TAT,SF,FDP,D-ダイマーの上昇,AT の低下など DIC 類似のマーカー変動がみられるため,慎重に判断する.
- *² 肝不全:ウイルス性,自己免疫性,薬物性,循環障害などが原因となり「正常肝ないし肝機能が正常と考えられる肝に肝障害が生じ,初発症状出現から 8 週以内に,高度の肝機能障害に基づいてプロトロンビン時間活性が 40％以下ないしは INR 値 1.5 以上を示すもの」(急性肝不全)および慢性肝不全「肝硬変の Child-Pugh 分類 B または C(7 点以上)」が相当する.
- DIC が強く疑われるが本診断基準を満たさない症例であっても,医師の判断による抗凝固療法を妨げるものではないが,繰り返しての評価を必要とする.

図 3-155 日本血栓止血学会 DIC 診断基準の暫定案
〔DIC 診断基準作成委員会:DIC 診断基準暫定案.血栓止血誌 25:629-646, 2014 より〕

いないなどの問題点が指摘され,世界的にも種々の診断基準が存在するなか,わが国では 2014 年に日本血栓止血学会 DIC 診断基準の暫定案が出された(図 3-155).基本型,造血器腫瘍型,感染症型に分けられ,血小板数,FDP(フィブリン／フィブリノーゲン分解物),フィブリノーゲン,PT 時間比,AT(アンチトロンビン活性),TAT(トロンビン-アンチトロンビン複合体),SF(可溶性フィブリン)または F1+2(プロトロンビンフラグメント 1+2),肝不全のスコアを合計して判断するとされている.

5) 治療

基礎疾患の除去が不可欠である.対症的には抗凝固療法としてヘパリン(未分画ヘパリン,低分子ヘパリン)投与,ATⅢ製剤投与,ガベキサートメシル酸塩,ナファモスタットメシル酸塩投与,抗線溶療法,血小板,凍結血漿,赤血球の補充療法が行われる.

10 神経疾患

A 三叉神経痛

　三叉神経痛は，人間が体験する痛みの中で最も強い痛みといわれるほどの激痛が，片側顔面に瞬間的に生じるという顕著な臨床的特徴がある．痛みの原因によって，三叉神経根を血管が圧迫して発症する典型的三叉神経痛と，器質的疾患で生じる症候性三叉神経痛に分類される．

1 典型的三叉神経痛

a 概念

　顔面の感覚神経である三叉神経の眼神経(第1枝)，上顎神経(第2枝)，下顎神経(第3枝)のうちの1つもしくは複数の枝の支配領域に一致して，発作性の激痛を繰り返し生じる疾患である．

b 疫学

　年間発症数は10万人当たり5〜10人程度とされる．女性が男性より1.5〜2倍多く，発症年齢は50〜70歳代が多く，若い人はまれである．

c 臨床的特徴

　電撃様疼痛と表現される堪え難い痛みが発作性に生じる．痛みの持続時間は数秒から1〜2分で，痛みの発作後，痛みを誘発できない不応期が存在する．通常，発作と発作の間に症状はないが，鈍痛が持続する場合がある．
　痛みは三叉神経の支配領域に限局し，片側性に発生する．罹患側は右が左の約1.5倍である．上顎神経領域または下顎神経領域に好発するため，頬またはオトガイが罹患部位になることが多い．
　三叉神経痛は，食事や洗顔，髭剃り，会話，歯磨きなどの日常動作で誘発されるため(トリガー因子)，日常生活に著しい支障をきたす．軽く触れると激痛を誘発するトリガー域が存在し，口角や鼻唇溝，口唇，鼻翼，歯肉に痛みを誘発することが多く，パトリックPatrickの発痛帯といわれる．また，罹患枝が顔面骨から出る眼窩上孔，眼窩下孔，オトガイ孔を圧迫すると，強い圧痛を訴え，バレーValleixの3圧痛点という．
　通常，三叉神経領域に感覚異常はない．罹患側の顔面筋攣縮をしばしば誘発するため，疼痛性チックとよばれていた．
　発作が数週〜数か月続いた後，痛みが消失する寛解期が存在することはあるが，自然治癒はない．

d 病因

　三叉神経痛の80〜90％は，小脳橋角部の三叉神経入口部で，屈曲した脳血管(上小脳動脈，脳底動脈，前下小脳動脈など)が三叉神経根を慢性的に圧迫することが原因と考えられている．

e 検査

　頭部顔面のMRIは，原因を検索するうえで有用である．典型的三叉神経痛のMRIは正常であるが，15％以下の頻度で脳腫瘍や多発性硬化症，脳梗塞などの症候性三叉神経痛の所見を認める．また，MRI脳槽撮影は，圧迫血管を含めた三叉神経根周囲の構造を描出でき，三叉神経痛の責任血管を同定することが可能である(図3-156)．

f 診断

　三叉神経痛の診断では，痛みの詳細な聴取が重要である．三叉神経痛特有の痛みがあり，頭部顔面のMRIで三叉神経に対する血管の圧迫以外に明らかな原因がないことで診断する．

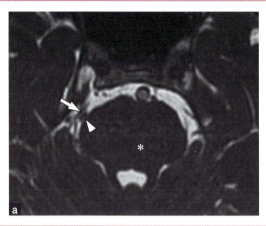
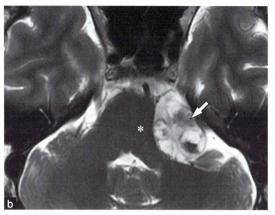

図3-156 三叉神経痛のMRI
a：典型的三叉神経痛患者の小脳橋角部のMRI（FIESTA法で撮像）．右三叉神経根（矢頭）が血管（矢印）で圧迫されている．＊橋．
b：症候性三叉神経痛患者の小脳橋角部のMRI（T2強調像で撮像）．橋（＊）が聴神経腫瘍（矢印）で圧迫され変形している．

g 治療法

典型的三叉神経痛の治療法は，薬物療法，神経ブロック療法，神経血管減圧術，ガンマナイフ治療がある．侵襲の少ない薬物療法から始めることが多く，薬物治療が無効あるいは副作用のため継続が困難な場合，他の治療法の適応を考慮する．

1）薬物療法

カルバマゼピンが第一選択薬であり，痛みの強度と発作の頻度が減少する．投与量は1回投与量を100 mg，1日2～3回の食前内服から開始し，効果が不十分であれば徐々に増量し，最大量として600 mgとする．カルバマゼピンは眠気，ふらつきなどの軽い症状から肝機能障害，骨髄抑制作用（顆粒球減少など）や重症薬疹などの重篤な副作用を生じることがある．

2）神経ブロック療法

三叉神経ブロックは，局所麻酔薬，神経破壊薬，高周波熱凝固法などで三叉神経の伝導を一時的または長期的に遮断し，トリガー域からの刺激を減少させることで三叉神経痛を軽減させる．ブロック後，直ちに鎮痛が得られる．

3）神経血管減圧術

典型的三叉神経痛の唯一の根治療法である．全身麻酔下で開頭し，手術用顕微鏡下に三叉神経を圧迫している血管を移動し，減圧を図る．90%以上の症例が手術直後に痛みが改善し，70～85%は長期的にも良好な結果を得ている．

4）ガンマナイフ治療

ガンマナイフ治療は，三叉神経に対して高線量一括照射を行い，痛みをとる治療である．

侵襲の低い治療法であるが，直後の除痛効果は70～80%である．疼痛改善には，1か月程度を要する．

2 症候性三叉神経痛

a 概念

症候性三叉神経痛は，典型的三叉神経痛と鑑別が難しい痛みであるが，原因が三叉神経に対する血管の圧迫以外の証明可能な器質的病変により生じる．原因として，腫瘍や帯状疱疹，外傷が多い．

b 臨床的特徴

両側性の発症や若年発症，三叉神経の支配領域に感覚障害や他の脳神経症状などを随伴する場合，また痛みの持続時間が長い，間欠期が短い，発作後に不応期を示さない，電撃痛に拍動性疼痛などが混在するなど，痛みが典型的でない場合に症候性三叉神経痛を疑う．

c 病因

三叉神経痛の10%前後が小脳橋角部腫瘍(髄膜腫，聴神経腫瘍，類上皮腫など)によって生じる．また，顎顔面領域の悪性腫瘍や転移性腫瘍が三叉神経末梢枝に浸潤することが原因になることもある．若年性で両側性の三叉神経痛の場合，多発性硬化症を疑う．顔面骨骨折後や抜歯後の神経障害性疼痛が三叉神経痛様の発作性疼痛を生じる場合もある．

d 検査

頭部顔面のMRIは，症候性三叉神経痛の診断において最も重要な検査であり，脳腫瘍や多発性硬化症，脳梗塞などの症候性三叉神経痛の所見が認められる．

e 治療

症候性三叉神経痛においては，原因疾患の探索が重要であり，原因に応じた治療を行う．症候性三叉神経痛にカルバマゼピンは効きにくく，難治性になることが多い．また小脳橋角部腫瘍による症候性三叉神経痛に対しては，外科的切除が行われる．

B 神経麻痺

1 顔面神経麻痺

脳神経にみられる麻痺では最も多い麻痺で，中枢性と末梢性に大別される．末梢性が多く，中年期以降の女性に多く現れる傾向がある．

a 中枢性顔面神経麻痺

中枢性顔面神経麻痺は，顔面神経核より中枢側の障害により起こる．原因は，出血，損傷，腫瘍，炎症などの脳底部における病変であり，半身不随や病的反射などを伴うことが多い．また，前額部の麻痺は認められない．

b 末梢性顔面神経麻痺

末梢性顔面神経麻痺は，顔面神経核またはそれ以下の部位，多くはそのはるか末梢における障害によって生じる．原因は外傷や手術による神経損傷，ヘルペスウイルスや帯状疱疹ウイルスの感染性疾患が挙げられる．前額部の麻痺を認め，そのほとんどは片側性でベル症状を認める．ベル症状とはまばたきが困難で，目は大きく開いたままとなる(麻痺性兎眼)．眼瞼を閉じようとすると，眼球が上方を向き白い強膜が露出し白眼のみが見えるようになる(ベルの現象)ことから，その症状の由来とされている．その他鼻唇溝が消失し，口笛不能となる．また顔面神経麻痺の他に障害部位によって聴覚障害，涙腺または唾液腺分泌障害，軟口蓋または舌前2/3の味覚異常がみられる．

c 中枢性・末梢性の鑑別

中枢性顔面神経麻痺と末梢性顔面神経麻痺の鑑別は，前者は額のしわ寄せができ，後者はしわ寄せができない．これは前額の筋肉が両側性支配であるため，一方の錐体路が障害されても他方の錐体路からの信号が伝わるためである．これに対して後者は，眼，口の周りの筋肉は反対側の運動野からのみ支配されているので，この障害により眼，口の運動が障害される．

d 評価法

顔面神経麻痺の評価法には，顔面各部位の動きを評価し，その合計で麻痺程度を評価する部位別

表3-17 40点法(柳原法)

	ほぼ正常 4点	部分麻痺 2点	高度麻痺 0点
安静時非対称			
額のしわ寄せ			
軽い閉眼			
強閉眼			
片目つぶり			
鼻翼を動かす			
頬を膨らます			
イーっと歯を見せる			
口笛			
口をへの字に曲げる			

表3-18 House-Brackmann法

grade		安静時	額のしわ寄せ	閉眼	口角の運動	共同運動	拘縮	痙攣	全体的印象
I	正常	正常	正常	正常	正常	—	—	—	正常
II	軽度麻痺	対称性緊張正常	軽度〜正常	軽く閉眼可能, 軽度非対称	力を入れれば動くが軽度非対称	±	±	±	注意してみないとわからない程度
III	中等度麻痺	対称性緊張ほぼ正常	軽度〜高度	力を入れれば閉眼可能, 非対称明瞭	力を入れれば動くが非対称明瞭	中等度 +	中等度 +	中等度 +	明らかな麻痺だが, 左右差は著明でない
IV	やや高度麻痺	非対称性緊張ほぼ正常	不能	力を入れても閉眼不能	力を入れても非対称明瞭	高度 +	高度 +	高度 +	明らかな麻痺, 左右差も著明
V	高度麻痺	非対称性口角下垂鼻唇溝消失	不能	閉眼不可	力を入れてもほとんど動かず	—	—	—	わずかな動きを認める程度
VI	完全麻痺	非対称性緊張なし	動かず	動かず	動かず	—	—	—	緊張の完全消失

〔日本顔面神経研究会(編):顔面神経麻痺診療の手引―Bell麻痺とHunt症候群. p30, 金原出版, 2011より〕

評価法と,顔面全体の動きを概括的に捉えて評価する方法がある.現在,世界的に用いられている評価法には,前者の40点法(柳原法)(表3-17)と後者のHouse-Brackmann法(表3-18)がある.40点法はベル麻痺,Hunt症候群の麻痺を評価する目的で作成されたのに対して,House-Brackmann法は聴神経腫瘍術後の麻痺を評価するために考案された評価法で,対象は異なるが両者には互換性がある(表3-19).なお,ベル麻痺,Hunt症候群ともその発症機序には膝神経節で再活性化したウイルスの関与が考えられている.ウイルスとしては前者では単純疱疹ウイルス(HSV-1),後者では水痘帯状疱疹ウイルス(VZV)が挙げられる.

表3-19 House-Brackmann法と40点法(柳原法)の互換表

	40点法(柳原法)
grade I	40
grade II	32〜38
grade III	24〜30
grade IV	16〜22
grade V	8〜14
grade VI	0〜6

〔日本顔面神経研究会(編):顔面神経麻痺診療の手引―Bell麻痺とHunt症候群. p30, 金原出版, 2011より〕

e 治療

末梢性顔面神経麻痺の治療は薬物療法，理学療法がある．薬物療法の目的は原因ウイルスの増殖による障害の進展防止と末梢循環不全による局所の浮腫軽減である．抗ウイルス薬は本来，ウイルス抗体価の上昇を確認して投与すべきであるが，特発性顔面神経麻痺の病態には，VZV・HSV-1が深く関わっているということで，初診時から抗ウイルス薬の投与を行うことが望ましい．また，抗浮腫作用目的と神経変性の阻止または進行を抑制することを目的にステロイドの投与を行う．その他にビタミン B_{12} 製剤を使用することもある．ビタミン B_{12} は神経細胞の保持に必須のビタミンで，欠乏すれば末梢神経障害を起こすことが知られている．ビタミン B_{12} 製剤は神経細胞での核酸や蛋白質の合成を促すことで末梢神経障害を改善する効果が期待されている．

理学療法では交感神経ブロックやマッサージなどが挙げられる．交感神経ブロック，いわゆる星状神経節ブロック（SGB）の効果は末梢血管を拡張して浮腫を軽減，また障害を受けた神経への酸素補給を促す作用がある．星状神経節は下頸交感神経節と第1胸部交感神経節が癒合した神経節で，その支配領域は頭部・顔面・頸部および上胸部であり，SGBはこの領域の有痛性疾患，虚血性疾患など幅広い適応をもった神経ブロック法である．ベル麻痺やHunt症候群では，側頭骨の顔面神経管内で発生する膝神経節の炎症とそれに続く浮腫により神経への圧迫と虚血が起こり，その結果麻痺が発生すると考えられている．SGBは病変部の血管を拡張させ，虚血を改善する効果があり，変性の進行を阻止することが期待できる．さらにSGBは重症糖尿病患者や妊婦に対し，ステロイド療法を行いにくい場合は有効であると考えられている．

2 三叉神経麻痺（下歯槽神経麻痺）

三叉神経麻痺も顔面神経麻痺と同様に，中枢性と末梢性に大別される．

a 中枢性三叉神経麻痺

中枢性三叉神経麻痺は，脳底部などに基礎疾患（脳腫瘍など）があることで，三叉神経支配領域の知覚低下，咀嚼筋運動麻痺が発現するものである．また広範な麻痺とともに他の脳神経障害の症状も伴うことがある．

b 末梢性三叉神経麻痺

末梢性三叉神経麻痺では，障害を受けた同側の知覚低下および咀嚼筋麻痺を呈し，知覚過敏や異常感覚を合併することがある．原因は，炎症や腫瘍による神経の圧迫，外傷や手術，歯科治療時の伝達麻酔などである．三叉神経第1枝の障害は前頭部の皮膚に感覚異常を生じる．三叉神経第2枝の障害では顔面上半分の皮膚および上顎の歯牙および粘膜に感覚異常を生じる．三叉神経第3枝の障害では顔面下半分の皮膚，下顎の歯牙および粘膜に感覚異常を生じる．また舌の前方2/3の味覚異常を生じる．運動麻痺は咀嚼筋に現れ，さらに咬筋の萎縮や下顎反射の消失などがみられる．

c 評価

三叉神経麻痺の知覚異常は，神経学的徴候からみたSeddon分類で知覚脱失・異感覚・錯感覚・知覚鈍麻に分けられる．

三叉神経麻痺の主観的評価としてVisual Analogue Scale（VAS），歯科用ピンセットなどを用いて2点識別検査やセメス・ワインスタインSemmes-Weinstein（SW）モノフィラメント知覚テスター，温度感覚検査（冷覚・温覚），電流閾値検査などがある．これら主観的検査は神経単位の検査には有効であるが，客観性，定量性，信頼性に乏しい．客観的評価には知覚神経活動電位（SNAP）の導出，誘発脳電位（SEP），脳磁図（MEG）などが

あるが，客観的検査を実施している施設は少ない．

d 治療

末梢性三叉神経麻痺の治療は薬物療法，理学療法がある．薬物療法では，手術直後の下顎管内浮腫による神経の圧迫の軽減目的にステロイドの投与を行う．また，神経賦活作用があるとされているビタミン B_{12} 製剤を使用する．理学療法では顔面神経麻痺と同様にSGBが挙げられる．

C 舌痛症

持続的な舌の痛みを訴えるが，舌に特異的な異常所見を認めない原因不明の疾患である．発現した身体症状が，医学的に説明のつかないMUS(medically unexplained symptoms)の1つとされている．舌を含む口腔内全体に同様の症状をきたす疾患は口腔内灼熱症候群(burning mouth syndrome)とされ，舌のみに症状をきたす本症は，その一亜型とみなされている．

1 症状

舌尖部，舌縁部などに，灼熱感や表在性の痛みを訴えるが，粘膜の発赤やびらん，潰瘍などの器質的な変化は認めない．多くの患者が，症状を「ヒリヒリ感」や「ピリピリ感」といった不快な異常感覚として表現し，併せて口腔乾燥や味覚異常などを訴えることがある．原因は不明であるが，精神的な要因が発症の契機となることがあり，中高年の女性に多い．精神的な問題として，舌症状に対する強度の不安や口腔癌への癌恐怖症(cancerophobia)などが背景にあり，うつ症状を有していることもある．

2 診断

舌に器質的所見を有さないことを確認する．そして，種々の確定的要因による続発性の舌痛でないことを診断する．1日に2時間以上続く痛みが，3か月以上続く場合に舌痛症と診断されている．

舌に疼痛をきたす疾患は，局所的な要因によるものと全身的な要因によるものがある(表3-20)．このため，舌所見だけでなく，口腔衛生状態や歯，補綴物の状況，舌弄癖などを診査するとともに，カンジダ症や，ヘルペスウイルスなどのウイルス感染を除外する必要がある．また，全身的な要因として，舌炎をきたす可能性のある貧血やビタミン欠乏症，ベーチェット病などの全身疾患，口腔乾燥を惹起する疾患と薬物服用，神経系疾患の鑑別診断などが重要である．これらに異常があれば，治療による改善を図り，結果的に舌症状の改善を認めるかが診断の一助となる．

3 治療

心因性の諸問題やうつ症状を認める場合は，心理療法やカウンセリングに加えて，抗不安薬(エチゾラムなど)，三環系抗うつ薬(アミトリプチリンなど)，漢方薬の投与を行う．

表 3-20 舌に疼痛をきたす症状と原因

	症状	原因
局所的な要因	褥瘡性潰瘍	歯の鋭縁(う蝕など) 不良補綴物 下顎歯列の不正咬合(叢生など) 悪習癖(舌弄癖)
	舌炎・口内炎・口腔粘膜炎	口腔衛生不良 口腔乾燥症 アフタ性口内炎(再発性アフタ) 口腔扁平苔癬 口腔カンジダ症 各種アレルギー(歯科用金属・その他) ウイルス性口内炎(HSV・VZV など) 放射線性口内炎・抗癌薬有害事象 前癌病変(白板症・紅板症など) 口腔癌
全身的な要因	舌炎・口内炎・口腔粘膜炎	鉄欠乏性貧血 悪性貧血 亜鉛欠乏症 微量元素・ビタミン欠乏症 ベーチェット病 周期性好中球減少症 慢性移植片対宿主病
	口腔乾燥(唾液分泌減少)	シェーグレン症候群 糖尿病 血液透析 薬物性口腔乾燥症
	神経痛様疼痛	三叉神経痛(帯状疱疹後疼痛含む) 舌咽神経痛 各種中枢神経障害

中枢性疾患による口腔機能障害

A 障害

1 中枢神経の概略

中枢性疾患による口腔の生理的機能障害,すなわち構音・咀嚼・嚥下・味覚の障害は,中枢神経(脳・脊髄)から末梢神経を経て,その終末である筋,感覚受容体,分泌腺(唾液腺)の異常として現れる.この経路のうち,病変が存在する部位・レベルによって,同じ疾患であっても障害の現れかたには違いがみられる.

上位運動ニューロン系は錐体路とよばれ,大脳皮質運動野から起こり,内包の後脚,中脳の大脳底,橋部を経て,延髄で神経線維が交叉し(錐体交叉という),錐体側索路(外側皮質脊髄路)として脊髄側索を下行する.また,一部の神経線維は

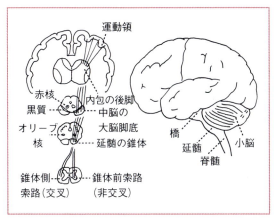

図3-157 上位運動ニューロン（錐体路）

表3-21 口腔機能障害をきたす中枢性疾患

①脳・脊髄の損傷，腫瘍，先天奇形	脳血管障害，脳脊髄腫瘍，外傷，アーノルド・キアリ奇形，延髄空洞症
②中枢神経の脱髄性疾患	多発性硬化症
③脳・脊髄の感染性・炎症性疾患	破傷風，脳炎，髄膜炎，プリオン病，神経ベーチェット病
④基底核変性疾患	パーキンソン病，ハンチントン舞踏病，アテトーゼ，ジストニー症候群，口部ジスキネジア，本態性振戦
⑤運動ニューロン疾患	筋萎縮性側索硬化症，進行性球麻痺，脊髄小脳変性症
⑥機能性疾患	てんかん

錐体で交叉せずにそのまま錐体前索路（前皮質脊髄路）として脊髄を下行し，これらはともに脊髄前角に至る（図3-157）．錐体路の一部はこのほかに皮質延髄路を形成し，延髄と橋の運動性脳神経核に至る．

一方，同じ大脳皮質運動野から起こり，錐体路以外の経路で運動機能に関係する神経路も存在し，これを錐体外路とよぶ．一般に錐体外路からの運動支配は錐体路からの運動とよく調和しているので，健常状態ではほとんど意識されることはないが，錐体外路系の疾患では特異な運動の出現により錐体外路系の存在が明らかとなる．この錐体外路系に属する中枢神経の部位は，大脳皮質，視床，線条体（尾状核，被殻，淡蒼球），視床下部，黒質，小脳，オリーブ核などである．

口腔領域における運動・知覚・自律神経系の神経支配および働きと，末梢神経以降の異常による口腔機能障害は他項（本章2〜5）に譲り，本項では中枢神経，すなわち脳・脊髄の疾患による口腔機能障害について記載する（表3-21）．また，筋疾患や精神疾患は中枢神経疾患ではないが，便宜上ここで述べる．

2 各中枢性疾患と口腔機能障害

a 脳・脊髄の損傷や腫瘍および先天異常による口腔機能障害

1）脳血管障害（脳出血，脳梗塞），脳腫瘍，外傷

脳血管障害などの後天性疾患による脳実質の障害により，その下位の障害がみられる．脳血管障害が片側に生じた場合では，その反対側に片麻痺を認め，障害と同側の上位ニューロン障害では，一般的に筋緊張の亢進がみられ（緊張性麻痺），速度の遅い発話となり（仮性球麻痺），麻痺側では顔面神経や舌下神経領域の弛緩性麻痺となる．障害が両側性に起きた場合，あるいは多発性の脳梗塞では典型的な仮性球麻痺として出現することもある．さらに，口腔領域では下記のものが知られている．

（1）アヴェリス Avellis 症候群：延髄における錐体路および疑核（舌咽神経および迷走神経運動核）が障害されることにより起こる．脳出血などが原因となり，患側の軟口蓋・咽頭・声帯の麻痺と，健側の片麻痺が起こる．

（2）ブリソー Brissaud 症候群：脳橋の障害に起因するもので，腫瘍によるものが多い．口腔にお

いては，口唇・舌・下顎の間代性痙攣と，患側の口唇の挙上がみられる．

(3) ヴィラレ Villaret 症候群：穿通性外傷，腫瘍，炎症（扁桃周囲膿瘍など）によって起こる舌咽神経・迷走神経・副神経・舌下神経・頸部交感神経麻痺である．軟口蓋，咽頭，声帯の麻痺による口腔内の運動麻痺，嚥下障害，発音障害，舌後方1/3の味覚障害，ホルネル Hornel 症候群などを呈する．

2）アーノルド・キアリ Arnold-Chiari 奇形

発生異常によるもので，小脳下部，脳幹下部，第4脳室が変形・延長・下垂し，大孔から脊柱管内に嵌入したもので，しばしば骨の形成異常も合併する．水頭症，頭痛，歩行障害などの症状を呈し，口腔領域では，嚥下障害，声帯麻痺，無呼吸発作などの下部脳幹障害による症状がみられる．

3）脊髄空洞症 syringomyelia

脊髄実質中に空洞が生ずる病態で，大孔部や後頭蓋窩に先天性の奇形を伴うもの（アーノルド・キアリ奇形），外傷や，脊髄のくも膜炎に続発するもの，脊髄腫瘍に伴うものなどに分けられる．延髄空洞症（syringobulbia）は，延髄実質内に空洞を形成するもので，一般的には脊髄空洞症が延髄に及んだものとされているが，まれに延髄に限局したものもある．延髄空洞症では，顔面の解離性感覚障害（温痛覚が障害され触覚が保たれる）が特徴的である．延髄の運動神経核障害により，咽頭や舌の筋萎縮や筋力低下がみられる．

b 中枢神経の脱髄性疾患による口腔機能障害

神経の髄鞘が脱落し，軸索は一般に保存される疾患の総称であるが，多発性硬化症がその代表的なものである．

1）多発性硬化症 multiple sclerosis；MS

中枢神経白質の非化膿性脱髄炎である．再発と寛解を繰り返し，中枢神経に多巣性に発生する（時間的空間的多発性）．したがって，臨床症状も多彩な組み合わせで出現する．視力障害や異常反射の出現が多いといわれており，口腔領域では18％に嚥下障害が起こるとされている（旧厚生省特定疾患多発性硬化症調査研究班 1973）．またこの場合，嚥下障害は重篤であることが多い．

c 脳・脊髄の感染性・炎症性疾患に伴う口腔機能障害

1）破傷風 tetanus

偏性嫌気性グラム陽性桿菌である *Clostridium tetani* による感染症で，感染により産生された菌体外毒素が中枢神経に作用し，骨格筋の硬直性痙攣を主とする全身症状を呈する．1〜2週間の潜伏期をおいて，全身倦怠感や開口障害を初発症状として発症する．次いで，痙攣，嚥下障害，発語障害，発熱，破傷風顔貌（痙笑）が出現するが，意識は清明である．一般に潜伏期9日以内，開口障害から痙攣まで48時間以内，新生児，高齢者では予後不良である．

2）脳炎 encephalitis，髄膜炎 meningitis

病因にはウイルス，細菌，スピロヘータ，原虫などがあり，罹患部位や重症度により症状もさまざまである．主な症状は発熱や頭痛，意識障害などであるが，まれに構音障害や嚥下障害をみることもある．

3）プリオン病

正常プリオン〔prion；proteinaceous infectious particle（蛋白性感染粒子）の意味〕蛋白が何らかの原因で異常プリオン蛋白に代わり，これが脳内に蓄積し，発症する．プリオン病の80％以上は孤発性クロイツフェルト・ヤコブ Creutzfeldt-Jakob 病（CJD）であり，成人に発症し，亜急性に進行する致死性の疾患である．抑うつ，性格変化，行動異常により発症し，認知症，失認，失行，失語，四肢麻痺と進行し，終末期には失外套症候群を呈し，無動・無反応となり，誤嚥性肺炎や褥瘡の拡大，感染により死亡する．口腔領域では，顔面筋や舌の萎縮・脱力，嚥下障害，構音障害などが報告されている．感染性のものとして，わが国では死体硬膜移植による医原性 CJD，英国などでは

狂牛病の感染による新変異型 CJD が多数報告されている．

4) 神経ベーチェット Behçet 病

全身の諸臓器に急性炎症を繰り返しながら進行する原因不明の難病である．①再発性アフタ性口内炎，②脈絡網膜炎，③外陰部潰瘍，④結節性紅斑様皮疹などの皮膚病変を 4 主徴とするが，神経ベーチェット病は 4 主徴を呈さない不全型が多く（約 80％），また眼症状を欠くものは 3/4 を占める．初発症状は構音障害，精神症状，歩行失調が多い．中枢神経系のうち脳幹や視床・基底核の病変が多く，構音障害は約 70％ に，嚥下障害は 30％ にみられる．

d 基底核変性疾患

1) パーキンソン症候群（パーキンソニズム）
　　parkinsonism

パーキンソン病にみられる①筋固縮，②安静時振戦，③無動，④姿勢反射障害の四大徴候の 1 つまたはそれ以上を呈する疾患群の総称で，本態性（一次性）パーキンソニズム，症候性パーキンソニズム，二次性パーキンソニズムに分類される．

このうち本態性（一次性）パーキンソニズムはパーキンソン病を指す．錐体外路系疾患の代表と言われ，神経変性疾患の中では頻度が高く，わが国では人口 10 万人あたり 100 人程度といわれているが，発症年齢は 50〜70 歳代が大半を占めるため，70〜80 歳代の年代別有病率は 700 人以上と推測されている．黒質線条体および青斑核の神経細胞の脱落によりドパミンの産生が低下し，視床皮質経路に対する抑制が強くなるために発症するものと考えられている．

症候性パーキンソニズムには，脳血管性パーキンソニズム（小梗塞巣など），脳炎後パーキンソニズム，薬剤性パーキンソニズム，一酸化炭素，マンガンなどによる中毒性パーキンソニズム，脳腫瘍や頭部外傷後遺症によるものがある．

二次性パーキンソニズムでは，進行性核上性麻痺や大脳皮質基底核変性症などが挙げられる．また，線条体黒質変性症，オリーブ橋小脳萎縮症およびシャイ・ドレーガー Shy-Drager 症候群は，近年，多系統萎縮症とよばれることがある．

パーキンソニズムにおける口腔領域の障害は，口唇あるいは口周囲の振戦，口唇や舌の筋硬直による緩徐で不明瞭な構音などで，嚥下障害は本症の約半数にみられるという．歩行において最初に踏み出しに躊躇がみられ（initial hesitation），小刻みな歩行から徐々に加速し小走りとなる前傾突進歩行（festination）が特徴的であるが，発話においても initial hesitation がみられ，発話の速度が次第に速くなるという現象がみられる．

2) ハンチントン Huntington 病

踊るような不随意運動と知能障害を主症状とする疾患で，第 4 染色体短腕に異常を持つ常染色体優性遺伝である．線条体（被殻），特に尾状核の萎縮が特徴であり，中・小型細胞の変性・脱落がみられる．舞踏病運動は顔面，舌，体幹，四肢と体全体に及び，口腔領域では，顔をしかめる（grimacing），口をすぼめる，舌の出し入れやひねるような動きなどがある．この不随意運動は睡眠中には停止する．動き自体は滑らかであり，軽度のものでは，行儀が悪く見えたり癖のように見えることがある．また，決まったリズムはなく不規則である．若年例では痙攣を伴うことも多い．

3) アテトーシス，ジストニー症候群

いずれも脳基底核障害に起因する異常姿勢や不随意運動（運動の過剰）である．舌・口唇などの筋の硬直，痙性（筋緊張亢進），振戦，失調を基調とした構音障害が認められる．

アテトーシスは主に被殻（尾状核）の異常によって生じ，緩徐で不規則な不随意運動である．脳性麻痺によるものが 90％ 程度とされているが，ウィルソン病（遺伝性の銅代謝異常疾患で，脳基底核への銅沈着による小脳症状や錐体外路症状がみられるもの），脳炎後遺症でもみられる．

ジストニー症候群は被殻や淡蒼球が責任病変部と考えられている．ねじれるような特異な異常姿勢を特徴とし，安静臥位では軽減するが，座位や

立位では増悪する．アテトーシスよりもさらに緩徐な異常運動である．脳血管障害や薬剤（クロルプロマジンやハロペリドールなどの向精神薬）などが原因で生じたものは，症候性ジストニーとよばれる．

4）口部ジスキネジア oral dyskinesia

口唇・舌を中心に，顔面・咀嚼筋に出現する比較的速く滑らかな不随意運動である．絶え間なく口をもぐもぐさせたり，唇を舐めたり，舌を捻転・突出させたり，頬を膨らませたり，奇怪な表情運動を示すなど，さまざまな常同的運動がみられる．この不随意運動は，睡眠中や随意運動に集中しているときには消失する．多くは特発性で，高齢者に歯の異常や欠損，義歯などと関係して出現する．続発性では，抗精神病薬の長期投与により出現する遅発性ジスキネジア，抗パーキンソン病薬誘発性ジスキネジアがある．

見かけの異常さとは対照的に，患者自身は不随意運動に不自由を感じていないことが多く，治療の適応は患者の愁訴や治療における患者負担と治療効果などを考慮して判断する．

5）本態性振戦 essential tremor

姿勢時あるいは動作時の振戦のみを症状とするものであり，孤発性と家族性があり，家族性の遺伝形式は常染色体優性といわれている．発症年齢は，家族性では10～40歳，孤発性では40歳以降のことが多い．安静時や少量の飲酒により改善するのが特徴であり，精神的緊張，ストレス，疲労などにより振戦は増悪する．好発部位は上肢であるが，頭頸部や声帯にも起こる．不随意の声の震えを主徴とする primary voice tremor は，本疾患の一種と考えられている．

e 運動ニューロン疾患

1）筋萎縮性側索硬化症
　　amyotrophic lateral sclerosis；ALS

上位および下位運動ニューロンがともに障害される代表的な運動ニューロン疾患（変性疾患）である．筋萎縮と筋力低下が主症状であり，舌の線維束性攣縮は本症診断上，重要な所見である．発症年齢のピークは50歳代で，発病は緩徐かつ進行性である．初発部位により，上肢型・下肢型・球型などに分けられる．上肢型が最も多く，次いで，舌の麻痺・萎縮や球麻痺症状による構音障害を呈する球型が多い．疾病の進行による呼吸筋にも麻痺が及ぶ．①他覚感覚障害，②眼球運動障害，③膀胱直腸障害，④褥瘡がみられないというALSの陰性の4主徴がある．

2）進行性球麻痺 progressive bulbar paralysis；
　　PBP（デュシェンヌ Duchenne 麻痺，舌・口唇・喉頭麻痺）

延髄の脳神経核運動核（三叉神経，顔面神経，舌咽神経，迷走神経，舌下神経）における萎縮性変性による舌・口唇・喉頭の弛緩性麻痺，嗄声，嚥下障害，誤嚥，口唇閉鎖障害による流涎などを主症状とする．原因は鉛中毒，マンガン中毒，感染，ビタミン欠乏などが挙げられている．多くは中年以降の発病で，進行すると誤嚥性肺炎，呼吸障害などにより致死的となる．

3）脊髄小脳変性症
　　spinocerebellar degeneration；SCD

運動失調を主症状とする遺伝性または非遺伝性の神経変性疾患を総称して言う．わが国では，遺伝性に対し非遺伝性は約2倍の頻度である．遺伝性SCDは常染色体優性遺伝形式を示すものが多い．緩徐な進行性の運動失調（失調性歩行，四肢協調運動障害，構音障害など）が主症状であり，これに加えて痙縮などの錐体路徴候，振戦などの錐体外路徴候，眼球運動障害などが出現する．

f 機能性疾患

1）てんかん epilepsy

てんかんはヒトが罹患する中枢神経疾患の中で最も頻度の高いものの1つである．世界保健機関（WHO）では「種々の原因による慢性脳疾患で，大脳ニューロンの過剰発射に由来する反復性の発作を主徴とし，種々の臨床および検査所見を伴う」と定義されている．すなわち，1つの疾患という

よりは，症状や経過・予後にまとまりのある症候群と考えられる．しかも，その症状は多様で，原因も複雑である．発作症状は部分（焦点，局所）発作と全般発作があり，口腔領域では，複雑部分発作として口をもぐもぐさせたり，舌なめずりをするなどの食行動性自動症（側頭葉起源の発作）や，単語や簡単な文章を繰り返ししゃべる言語性自動症などがある．

フェニトインなどの抗てんかん薬の長期服用により歯肉増殖が起こることはよく知られている．

g 筋疾患

1）重症筋無力症 myasthenia gravis

骨格筋の神経筋接合シナプスにおけるアセチルコリン受容体に対する抗体により，神経筋伝導ブロックが生じるため発症する自己免疫疾患である．日内変動があり，易疲労性を特徴とする．口腔領域では咬筋や，構音に関連した筋の疲労性がみられ，連続した発話により，構音が緩徐で不明瞭となり，また開鼻声が目立つが，休息によって改善する．

2）進行性筋ジストロフィー
progressive muscular dystrophy；PMD

骨格筋筋線維の変性・壊死により，進行性の筋力低下，筋緊張低下，筋萎縮をきたす遺伝性疾患である．遺伝様式，臨床像，病理学的特徴によりいくつかに分類される．X染色体劣性遺伝によるデュシェンヌ型はPMDのなかでは最も多く，男児出生2,000～3,000人あたり1例程度である．4～5歳頃に，転倒しやすい，走れないといった症状で発症する．顔面・口腔・咽頭を含む全身の筋萎縮・筋力低下が進行し，多くは呼吸不全で20歳前後に死亡する予後不良の疾患である．

3）筋緊張性ジストロフィー
myotonic dystrophy；MD

筋強直（myotonia；筋収縮の後，筋の弛緩が遅延する病態）と，筋力低下・筋萎縮などの骨格筋症状を主症状とし，白内障，前頭部禿頭，知能低下などを伴う常染色体優性遺伝による疾患である．発症は通常20～30歳代であるが，新生児期から低緊張で呼吸障害を呈する先天性筋強直性ジストロフィーもある．

咬筋，側頭筋が侵されることにより，閉口障害による特徴的な斧状顔貌を呈する．また，咽頭筋の萎縮により，嚥下障害，開鼻声をきたす．舌では，叩打後に局所的に強い筋収縮が起こりしばらく弛緩しない叩打ミオトニーがみられる．呼吸不全や心伝導障害，心不全などにより，50歳代で死亡することが多い．

4）ミトコンドリア脳筋症
mitochondrial encephalomyopathy

ミトコンドリアは，生体内のエネルギー源であるATPを産生する細胞内の小器官である．脳と骨格筋のミトコンドリアDNAの異常により，ミトコンドリアに形態的・機能的異常が起こる．母性遺伝で，小児期の発症が多い．筋力低下，筋萎縮のほか，外眼筋麻痺，難聴，小脳失調，知能低下，痙攣などの症状を呈し，球麻痺による構音障害もみられる．

5）多発筋炎 polymyositis；PM

骨格筋の特発性炎症性疾患であり，皮膚症状を合併する場合は皮膚筋炎（dermatomyositis；DM）とよばれる．自己免疫疾患と考えられている．筋痛，筋脱力，発熱，全身倦怠感，体重減少などの症状を表す．咽頭筋群も侵されやすく，嚥下障害や発語障害をきたすことも多い．早期に治療が開始されれば治療に反応し，症状の改善もみられるが，筋組織が結合組織で置換された状態では治療による効果はない．

h 精神的要因による口腔機能障害（→Side Memo 8）

1）顎口腔領域に明らかな異常を認めないが，口腔領域の愁訴を訴えるもの（いわゆる口腔心身症）

（1）顎関節症（その他の型）

明らかな異常所見がないにもかかわらず，顎関節周辺の違和感を訴えるものに対して，顎関節症

のその他の型（Ⅴ型）という診断名を用いることがある．しかし，顎関節症は他の型でも環境的ストレスなどで症状の変化や増悪がみられるため，この分類には異論もある．

(2) 舌痛症

舌に異常がないにもかかわらず，強い痛みを訴えるものを舌痛症という．舌痛症とは「舌痛を主訴とし，他覚的に舌に異常が認められないにもかかわらず，表在性・限局性に慢性的持続的な自発痛を舌に訴えるもの」と定義されている（日本歯科心身医学会診断基準1984）．中年以降の女性に多い．

(3) 自臭症

強い口臭を訴えるが，他覚所見に欠けるものを自臭症（精神医学では，口臭に固執する自己臭症）と言う．

2）歯科口腔外科疾患と精神症状が関係していると考えられる状態

典型的な症状とは異なる愁訴を有する顎関節症や，義歯の不適合を強く繰り返し訴えるような症例，舌痛症が疑われるが，歯や義歯による刺激も否定しきれないような症例などがある．このような症例では，精神面の関与について十分に検討する必要がある．また，精神的緊張やストレスにより症状が増悪する口腔外科疾患で，特に顎関節症Ⅰ型（咀嚼筋の障害によるもの）においてこの傾向が強い．このような病態では，身体疾患の治療のみならず，生活習慣の指導や抗不安薬の併用などが必要なこともある．

B 治療

中枢性疾患による口腔機能障害に対する治療は，各疾患についての治療と，各症状すなわち，咀嚼障害・嚥下障害・味覚障害・構音障害に対する治療とに分けて考える必要がある．

1 各疾患に対する治療

それぞれの疾患に応じた治療法があるが，本項では，代表的な疾患の治療法についてごく基本的なことのみ記述する．詳しくは成書を参照されたい．

また，中枢神経疾患のなかには根本的な治療方法がないものも少なくなく，治療によっても後遺障害なく回復させることが可能な疾患はどちらかというと少なく，麻痺などの機能障害が残るものも多い．

Side Memo 8 心気症状

身体に異常がないにもかかわらず身体愁訴を認めるものを心気症状という．心気症状のなかには，これが統合失調症の一症状として現れているものもある．身体の異常感がかなり奇妙な表現で訴えられる場合，これをセネストパチー（体感異常症：顎が引っぱられる・捻じれる，上あごが波打つ，歯茎が溶ける，など）という（図3-158）．思春期から青年期にこのような症状があらわれる場合は，セネストパチー症状だけで統合失調症を疑うこともある．また中高年では心気症状がうつの一症状としてあらわれることもあり，憂うつ感や気分の重さなどを訴えるかどうかは重要な所見である．

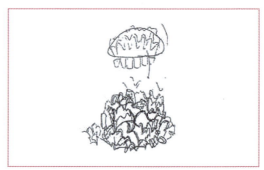

図3-158　セネストパチーを訴える患者が口腔内の異常感をスケッチしたもの
70歳代男性で，上顎の動揺感を訴えていた．

a 脳血管障害や脳挫傷などの外傷

早期には呼吸や血圧の管理，脳浮腫の予防などが行われる．また，症例によっては開頭血腫除去手術なども行われる．これらの治療のほかに，早期より急性期のリハビリテーションが行われる．これは体位変換や関節可動域訓練など廃用症候群の予防であり，また，意識回復後には座位訓練や基本ベッド上訓練が行われる．座位が保持できるようになるということは，その後の嚥下訓練を行うにあたり非常に重要である．その後には，それぞれの予後予測に基づいて基礎訓練・応用訓練へと進む．

b アーノルド・キアリ Arnold-Chiari 奇形や脊髄空洞症

後頭蓋窩などに対する手術が行われる．

c 多発性硬化症

一般にステロイド剤などの免疫抑制薬が用いられる．しかし，経過としては寛解・増悪を繰り返しながら次第に後遺障害が残っていくものが多い．

d 感染症

それぞれ抗菌薬や抗ウイルス薬などが用いられる．一方，プリオン病には治療方法はなく，治療は対症的なもののみとなる．神経ベーチェット病では副腎ステロイド剤が用いられるが，これも寛解・再発を繰り返し，完全寛解することはまれである．

e パーキンソン Parkinson 病

脳内ドパミンの補充を目的に L-ドーパ製剤，ドパミン放出促進にアマンタジン，線条体ドパミン受容体刺激を目的にドパミン作動薬，アセチルコリン系の遮断を目的に抗コリン薬の投与などが行われる．また，視床の中継核を凝固破壊することで振戦や固縮を軽減する定位脳手術も行われる．しかし，これらの治療はあくまで補充療法，対症療法に過ぎないため，病気の進行は阻止できない．ハンチントン Huntington 病ではドパミン受容体遮断薬が用いられるが，認知症の進行を抑える治療方法はない．本態性振戦にはβ遮断薬のプロプラノロールや抗不安薬のジアゼパムなどが用いられる．

f 筋萎縮性側索硬化症，進行性球麻痺，脊髄小脳変性症などの運動ニューロン疾患

現在のところ治療法はなく，対症療法や介護が治療の主体である．

2 口腔機能障害に対する治療

中枢性疾患による口腔機能障害とは，咀嚼障害，味覚障害，嚥下障害，構音障害が主である．しかし，中枢性の疾患では，口腔領域の症状のみならず，患者は意識障害や知能障害，四肢体幹の機能障害（麻痺や不随意運動，これに伴う姿勢保持の困難など）にも悩まされており，患者の全身状態や精神状態にも十分配慮して治療にあたらなければならない．

すなわち，上記障害のほかにも，上肢の麻痺や運動失調により口腔清掃が十分に行えないこと，舌・口唇や咀嚼筋の筋力低下や不随意運動により閉口が十分になされないことによる口腔内の乾燥や流涎，開口障害や不随意運動により歯科検診や歯科治療が困難となることも口腔衛生上重要である．口腔ケアの具体的な実施方法については他項（239頁）を参照されたい．

不随意運動や歯軋りなどにより歯が過剰に摩耗した状態を咬耗という．症状が著しい場合にはナイトガード（図3-159）などの装置を歯列にかぶせて予防をすることもあるが，根本的な治療方法ではない．

中枢性疾患による口腔機能障害に対しては，それぞれの症状に応じた対症療法が行われる．

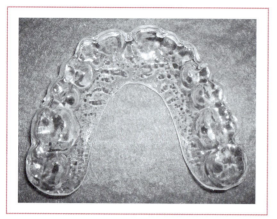

図3-159 咬耗を予防するためのナイトガード

a 咀嚼障害に対する治療

　咀嚼は単に下顎を上下運動させることではなく，食塊を口腔内に保持し，舌や頬の運動により攪拌しつつ食物を噛み砕き，すり潰し，嚥下可能な状態にすることである．したがって，中枢性疾患による咀嚼障害はこれらの運動障害や口腔内の知覚障害によって起こるものと考えることができ，この咀嚼における下顎運動を完全に回復させることは困難である．

　治療に際しては，咀嚼時の口唇や頬による機能回復を目的とした口唇閉鎖（lip seal）訓練や舌の可動域訓練などが行われる．一方，対症的なものとしては，口唇や頬を手指で抑えながら咀嚼をする方法がある．また，有床義歯を使用している患者では，義歯の床縁，床研磨面形態，人工歯排列位置が頬舌の筋圧について均衡のとれた中立帯になければならず，疾患（麻痺）によりこのバランスが崩れたときには義歯の調整が必要となることもある．

b 嚥下障害に対する治療（➡Side Memo 9）

　嚥下障害の問題点となるものは，①食塊の送り込みの障害，②誤嚥，③食物の鼻腔への逆流，である．このうち誤嚥，すなわち嚥下咽頭期から嚥下食道期への移行の際に食物が食道へ入らず，喉頭から気管内へ流入する現象は，嚥下障害における最も重要な病態の1つである．

　嚥下障害とは，栄養の問題のみならず，呼吸器の問題でもあり，また，患者にとっては大きな心理的問題としての側面も持っている．食事の経口摂取ができるということは，単に栄養を摂取するのみではなく，患者の治療に対するモチベーションを高め，摂食行動が適度な刺激となるという意味においても重要である．

　嚥下障害の治療は，リハビリテーションと手術的治療に分けられる．しかし，全く嚥下・経口摂取が不可能であれば，経管栄養，胃瘻造設，中心静脈栄養などを行い，生命維持を優先する．

　経口摂取訓練（嚥下訓練）を開始する場合，摂食時の安全姿勢（座位で頭を少し前屈させ顎を引き，健側が患側より下になる）を保つようにする．このためには，体幹や頭部の姿勢保持および，頸部可動域の訓練も必要となる．誤嚥を防止するためには強い咳ができる必要があり，腹式呼吸や呼気を強く出す（huffing）訓練を行う．

　嚥下訓練には，嚥下機能の回復・獲得を目的とした機能的訓練法と，残った機能で代償させることにより嚥下を行えるようにする代償的方法とがある．また，具体的な方法として食物を使った直接法と，食物を使わない間接法があるが，代償的方法では基本的にすべて直接法となる．

1）機能的訓練法

　機能的訓練法では，嚥下動態のうち，口腔期・咽頭期・食道期のいずれで障害が起きているかを評価し，必要な訓練を計画する（表3-22）．

> **Side Memo 9　嚥下障害の薬物療法**
>
> 　嚥下障害に対して，薬物療法が行われることがある．例えば，嚥下改善薬として半夏厚朴湯などの漢方薬が用いられる．この半夏厚朴湯は抗不安薬や抗不眠の作用もあり，心と体の状態と整えて，飲み込みをよくすると考えられている．

表 3-22 中枢疾患により障害される嚥下動態の各過程

	口腔期	咽頭期	食道期
球麻痺 仮性球麻痺	■	■	
多発性硬化症	■	■	■
パーキンソン症候群	■	■	■
筋萎縮性側索硬化症 進行性球麻痺	■		
重症筋無力症 進行性筋ジストロフィー 筋緊張性ジストロフィー	■		

■ は，病変部位によりどの過程でも障害が起こる．

(1) 口腔期の嚥下障害に対して行われる訓練
① 食塊の保持訓練：液体や軟食を舌の上で保持した状態を保つようにする．嚥下はさせないで，食塊を保持するようにする．
② 舌の後退訓練：舌の後退運動を意識的に行う，あるいは咳や欠伸様の運動をすることで舌の後退運動を促す．

(2) 咽頭期の嚥下障害に対して行われる訓練
① 咽頭収縮訓練：舌を突出させながら嚥下動作を行う方法で，舌咽頭筋の収縮力強化を目的とする．
② 息ごらえ嚥下法（声門閉鎖嚥下法）：嚥下時に声帯閉鎖をさせるために，吸気後，息ごらえをして嚥下をさせる．
③ 知覚を刺激する訓練：口腔内に刺激を与えることにより嚥下中枢の知覚閾値を下げ，嚥下中枢を刺激する方法である．
  (ⅰ) スプーンなどで舌を圧してから食物を口の中へ入れる．
  (ⅱ) 冷たいものや，酸味のある食物で刺激する．
  (ⅲ) よく咀嚼運動をさせて刺激する．

(3) 各種嚥下法
咽頭期の運動を随意的にコントロールする方法で，導入時には空嚥下をさせながら訓練をする．
① 頸部前後屈嚥下法：喉頭蓋谷（舌根部と喉頭蓋の間の陥凹部）に貯留した食物を頸部を後屈することにより押し出し，次に頸部を前屈することにより嚥下する方法．
② 頸部前突嚥下法：食道入口部の開大が不十分な場合に，頸部を前へ突き出す姿勢をとることにより同部を解剖的に開大させて嚥下を助ける方法．
③ 舌根押し上げ嚥下法：咽頭期の舌根後方運動を強化するために，舌背および舌根部を挙上させて口蓋に押し付けるようにしながら咽頭に力を入れて嚥下する方法．
④ メンデルソン Mendelson 法：嚥下における喉頭の挙上量増加および挙上時間延長を目的として，意識的に咽頭を挙上し，締めるようにしながら嚥下する方法．

食道期の嚥下障害は，その本態の多くが通過障害であり，口腔機能の障害とは区別して考えるべきものである．したがって，嚥下訓練といったものが行われるのではなく，ブジーやバルーンなどを用いた食道の拡張が行われる．

2) 代償的方法
代償的方法には，姿勢の調節，食物一口量の調節，食物粘度の調節などがある．

姿勢の調節は，口腔や咽頭の位置・角度を調節することにより食物の流れを調節するものである．嚥下障害の症状により，以下のものを選択し，組み合わせて行う．

(1) 頸部前屈姿勢
下顎を引くようにして頸部を前屈させることにより，舌根部と喉頭蓋を後方に移動させ，喉頭の入口部を狭くし，喉頭蓋谷を拡大させる．舌の後方移動や喉頭における気道閉塞（咽頭期の開始の遅延）に障害のある場合に用いる．

(2) 頸部後屈姿勢
頸部を後屈させ，上を向くようにすることで，食物を流し込む方法である．舌運動が障害されている場合に有効である．

(3) 頸部健側側屈姿勢
片側性の障害や片麻痺などにより，片側の口

腔・咽頭の知覚や舌・咽頭壁の運動が障害されている場合に用いる．頸部を健側に側屈（横に倒す）させることにより，障害側にある食物を健側へ移動させて嚥下を助ける方法である．

(4) 頸部回旋姿勢

健側側屈姿勢が，口腔・咽頭における左右の高さの差によって患側から健側へ食物を誘導する方法であるのに対し，回旋姿勢では頸部を患側へ回旋させる（横に向ける）ことにより，患側の咽頭を狭めて，食物を健側に多く誘導する方法である．

食物一口量の調節は，嚥下障害において重要である．咽頭期の誘発が遅延している患者では，一口の食塊量を増量することによって嚥下咽頭期の運動が誘発されることがある．一方，咽頭期の運動自体が障害されている場合には，大きな食塊を嚥下することは困難であり，この場合には食塊を少量にする必要がある．

食物の粘度を調整し，食塊の流動性や凝集性を変えることにより，嚥下を助けることも行われる．軟らかい固形物や流動食などにより，嚥下訓練や姿勢調節などを行う．

3) 嚥下障害に対する手術

通常6カ月程度は機能的訓練法や代償的方法を行って経過をみるが，改善傾向がない場合や回復の見込みのない場合，そしてひどい誤嚥がある場合には手術的治療に移行することもある．嚥下障害に対する手術は，嚥下機能改善手術と誤嚥防止を目的に行われるものとに分けられる（表3-23）．

(1) 嚥下機能改善手術

基本的には生理的な手術であるが，術後に誤嚥が残ることがあり，また，術後のリハビリテーションが必要となる．術式の選択としては，嚥下咽頭期の惹起が遅延するような仮性球麻痺による嚥下障害（喉頭挙上期の誤嚥）では喉頭挙上術（図3-160）が，嚥下咽頭期の停滞する球麻痺による嚥下障害（喉頭下降期の誤嚥）では輪状咽頭筋切断術の適応となるが，これらの混合型の誤嚥も多く，いろいろな術式を組み合わせる．

表3-23 嚥下障害に対する手術方法

嚥下機能改善手術	口角挙上術，咽頭弁手術，咽頭縫縮術，輪状咽頭筋切除術，喉頭挙上術
誤嚥防止手術	喉頭蓋閉鎖術，喉頭蓋縫縮術，気管食道分離術，気管食道吻合術，気管切開術

(2) 誤嚥防止手術

咽頭期の嚥下障害が重度で，著しい誤嚥を伴うような場合に行われるが，音声機能を犠牲にしてしまうという大きな欠点がある．喉頭摘出術は近年行われることは少なくなり，気管食道吻合術，喉頭気管分離術（リンデマン Lindeman 法，バロン Baron 法），声門縫着術などが行われる（図3-161）．

c 味覚障害に対する治療

薬剤性の味覚障害では，可能であれば薬剤の変更をする．また，心因性の味覚障害では精神科的治療を行うこととなる．

d 構音障害に対する治療

声門から口唇に至る管腔を声道と言い，声道での共鳴特性を変化させたり，閉鎖や狭窄部位を作り雑音を付加することにより言語音は形成される．そして，この過程の障害が構音障害である．症状として，置換（substitution），省略（omission），歪み（distortion）などがある．

構音障害には，①器質性構音障害（dysglossia：舌切除後や口蓋裂など，声道形態的異常によるもの），②機能性構音障害（dyslalia：器質的，運動的な異常はないが，構音を誤って習得したもの），③聴力障害による構音障害（高度の両側聴力障害が存在することによって構音障害や言語発達の障害をきたすもの．機能性構音障害の特殊型と考えられる），④運動障害性（＝麻痺性）構音障害（dysarthria：構音器官の運動障害による構音障害）がある．

中枢性疾患による機能障害は運動障害性構音障害であり，さらに痙性麻痺性障害，弛緩性麻痺性

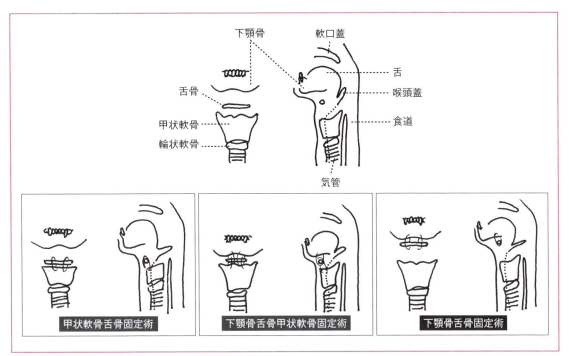

図 3-160 喉頭挙上術

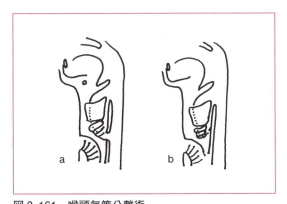

図 3-161 喉頭気管分離術
a:リンデマン法,b:バロン法.

障害,錐体外路性構音障害,失調性障害,筋性構音障害(運動減少型障害,運動過多型障害),混合性障害などに分類される(表 3-24).それぞれの障害による構音障害の詳細については成書を参照されたい.

ここではこれら構音障害に対する口腔外科的アプローチ,すなわち装具や装置を用いた治療および手術的な治療について述べる.

表 3-24 中枢性疾患による構音障害

痙性構音障害
麻痺性構音障害
錐体外路性構音障害
失調性構音障害
筋性構音障害
混合性障害

1) 装具による治療

(1) 軟口蓋挙上装置 palatal lift prosthesis(PLP)

軟口蓋を挙上させることで,開鼻声を軽減させる.装置は上顎臼歯で保持するため,無歯顎の患者には使用できない(図 3-162).

(2) チンキャップ

弛緩性麻痺による筋力低下症例では,下顎の挙上を補助する.痙性麻痺による不随意な下顎の開口や前突には,下顎開大に対して抑制的に用いる(図 3-163).

2) 手術的治療

軟口蓋の運動障害による開鼻声に対して,咽頭

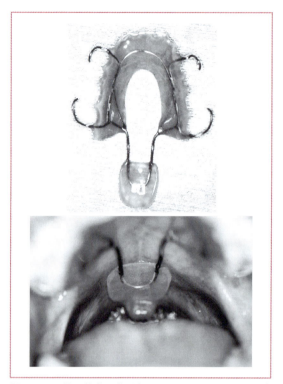

図 3-162　軟口蓋挙上装置（palatal lift prosthesis ; PLP）
palatal lift の装置により，軟口蓋を挙上する．

弁形成術が行われる．これは咽頭後壁に粘膜弁を作成し，これを軟口蓋の鼻腔側面に縫い付けることにより，軟口蓋を吊り上げるものである（図3-164）．

片側性の喉頭麻痺による声門閉鎖不全では，麻痺側の声帯を内転して固定させる声帯内転術や，麻痺側声帯に筋膜や脂肪組織を移植する方法が行われる．

C 評価

1 中枢性疾患における口腔機能の評価

それぞれの障害について，以下の点に着目して評価を進める．
①障害の進行の程度：障害の進行程度につい

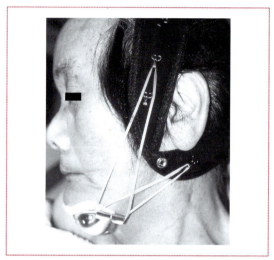

図 3-163　チンキャップによる下顎の保持

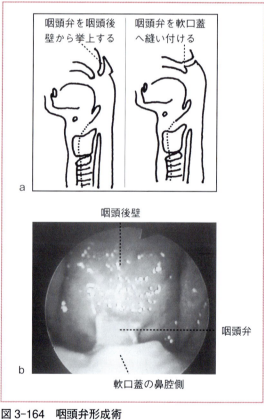

図 3-164　咽頭弁形成術
a：上茎法による咽頭弁形成術．咽頭後壁に作成した粘膜弁により，軟口蓋を吊り上げる．b：鼻咽腔ファイバースコープにより鼻腔側から見た咽頭弁．

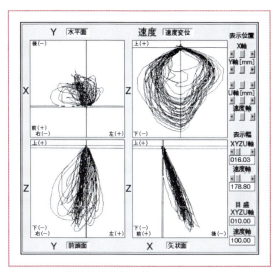

図3-165 顎機能総合検査装置による顎運動の解析

表3-25 味覚評価の基本液(4味質)

4味質	基本液
甘味	4.0％ショ糖液
酸味	1.0％クエン酸液
塩味	2.5％塩化ナトリウム液
苦味	0.075％塩酸キニーネ液

て，改善しているか，不変か，あるいは増悪しているかの評価を定期的に行う．

②障害のレベルについての評価(高位診断)：中枢のどのレベルでの障害であるかについて評価する．

③中枢レベルにおける障害部位の評価：左右，障害されている領域の評価などを行う．

④合併する障害の評価：呼吸状態の評価のほか，姿勢保持が可能か，頸椎の可動域制限や拘縮，上肢の麻痺や不随意運動の有無および機能の評価，知能障害の程度などの評価を行う．

また，治療や訓練によりどのように改善し，どの障害が残存しているかの定期的な評価が重要である．

2 各種機能評価

a 咀嚼機能の評価

主観的な評価としては，どのような食品がかめるか，食事にかかる時間や回数，食事内容などを記録し，分析する方法がある．

咀嚼試料を用いたものとしては，咀嚼により赤く発色するフロキシン含有ガムの発色の程度を色彩色差計により評価する発色ガム法，ガム咀嚼によって溶出した糖の測定，グミ咀嚼によって溶出する色素の比色定量などがある．

咬筋や側頭筋などの咀嚼筋に対して，筋電図検査を行う方法もある．これは咀嚼に伴う筋の活動様式，リズムなどを評価するものである．

歯に装置を付けて咀嚼運動をさせ，顎運動を評価する方法も用いられる（図3-165）．

b 嚥下機能の評価

嚥下において最も重篤な合併症は，誤嚥による窒息や誤嚥性肺炎である．したがって，呼吸機能の評価が重要である．呼吸機能の評価は，胸部X線撮影，スパイロメトリー，動脈血ガス分析などを参考にする．しかし，口腔機能障害のある患者では，口唇閉鎖不全や鼻咽腔閉鎖機能不全などにより正確なスパイロメトリー検査ができないこともあり，注意が必要である．鼻呼吸ができるかどうかの評価は，重要である．すなわち，呼吸が弱く口唇閉鎖が不十分であると口呼吸となり，摂食・嚥下の際にも口呼吸となり，誤嚥のリスクが高くなるからである．また，咳嗽反射の減弱や障害がないか，喀痰排出のための咳が可能かどうかの評価を行う．X線ビデオ透視撮影は嚥下動作の詳細な把握が可能であり，嚥下機能評価では最も信頼性の高い評価法である．

c 味覚の評価

1）味液を用いる方法

4種類の基本液（表3-25）を用いて，これを舌に滴下するか，口腔内に含ませて識別する．定量

的な判定はできない．

2）ディスク法

4味質を5種類の濃度に調整した直径5mmの濾紙ディスクを舌に置き，味質の種類と閾値を識別させる方法である．やや煩雑であるが，定量的な評価も可能で，前記の味液を用いる検査法よりも再現性がある．

3）電気味覚計

舌や口蓋を刺激導子により電気刺激をすることで，酸味を帯びた金属性の味を感じることにより閾値を判定するものである．

d 構音機能の評価

口腔領域における構音障害の評価では，声道を構成する各器官，すなわち口唇・舌・下顎・口蓋（軟口蓋，硬口蓋）・咽頭について視診・触診を行い，また，運動についての評価も行う．また，歯の欠損や義歯の装着具合なども構音に影響するので，これらを確認することは重要である．

検査法として，鼻咽腔ファイバースコープ（図3-164）やX線ビデオ透視撮影による軟口蓋や咽頭壁の動きの評価，口腔内圧の測定などが行われる．

12 加齢による口腔機能障害

A 加齢と老化

年齢が増すことを加齢（aging）といい，生物学的な加齢は受精直後から死ぬまで続く．加齢に伴って生ずる現象は加齢現象という．このうち，受精後から成熟するまでの加齢現象を成長・発育（growth and development）といい，成熟後の加齢現象を老化（senescence, aging）という．

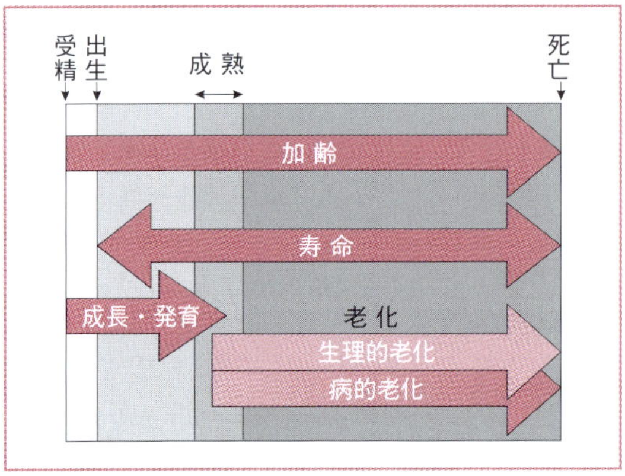

老化の特徴として普遍性（誰にでも起こる），内因性（生体内に原因がある），進行性（個体差はあるが進行する），有害性（生体に不利益に働く）の4つが指摘されている（Strehler, 1962）．また，老化は加齢に伴い誰にでも生ずる生理的老化（physiological aging）と，疾患により老化が促進された状態である病的老化（pathological aging）に分類されるが，それぞれの個人においては生理的老化と病的老化が混在して明確に分類できないことが多い（図3-166）．

老化による生体機能の変化として予備力の低下，回復力の低下，防御反応の低下，適応力の低下が認められる．老化は，「分子レベル」「細胞レベル」「組織レベル」「器官レベル」「個体レベル」の5つの生物学的なレベルのいずれにおいても進行する．

図3-166 加齢と老化

表 3-26 加齢に伴う口腔機能障害の原因と症状

関係する機能	部位		加齢による変化	
			原因	疾患や機能障害
咀嚼機能	歯		咬耗，歯の欠損，咬合の変化	器質性咀嚼障害，審美障害，発音困難，咬合高径の低下，う蝕
	歯周組織		歯槽骨吸収，歯肉退縮	歯周病，う蝕，器質性咀嚼障害
	筋		サルコペニア	機能性咀嚼障害
	脳・神経系		高次脳機能障害，パーキンソン病など	機能性咀嚼障害
	骨		歯槽骨の吸収，骨梁の減少，顎関節の平坦化	歯周病 顎関節症，顎関節脱臼
	唾液		唾液腺の萎縮，腺細胞数の減少 唾液分泌量の減少	口腔乾燥症，う蝕
	味覚		味蕾の萎縮，味蕾の減少	味覚障害
摂食・嚥下機能	脳・神経系		高次脳機能障害，パーキンソン病など	先行期の障害，機能性嚥下障害
	歯，歯周組織		歯の欠損，咬合の変化，歯周病	準備期の障害
	筋	舌	舌筋の萎縮，舌運動能低下，舌圧低下	口腔期の障害，送り込み困難
		軟口蓋	口蓋帆挙筋力の低下	鼻咽腔閉鎖不全
		咽頭	咽頭収縮筋力の低下	咽頭期の障害，嚥下圧低下
		喉頭	喉頭周囲筋力の低下	喉頭挙上量減少 喉頭挙上時間延長
構音障害	歯		歯の欠損，咬合の変化	器質性構音障害
	歯周組織，骨		歯槽骨吸収，顎堤吸収	器質性構音障害
	筋	口唇・舌・軟口蓋	筋力の低下，運動能低下，巧みさの低下	運動障害性構音障害
		声帯運動	声帯筋群の筋力低下	運動障害性構音障害
	脳・神経系		高次脳機能障害，パーキンソン病など	運動障害性構音障害

B 加齢に伴う顎口腔領域の障害

顎口腔領域は口腔・顎顔面・頸部の諸器官により構成され，これらの器官は高次脳機能により統合的に制御されて協調的に働く．そして，摂食，嚥下，構音，呼吸気の出入り口，表情の形成などの機能を司っている．顎口腔領域には生理的老化に伴う形態的あるいは機能的な変化が生ずるが，同時に歯周病，口腔粘膜疾患，顎関節疾患，腫瘍などの病的老化が増加することから，個々の個体に生じた変化は，生理的老化か病的老化によるものかは明確に分類できない．そして，老化の程度に応じてさまざまな障害が生ずる．たとえば口腔における代表的な形態の変化といえる歯の欠損により咀嚼機能障害が生ずる．また，唾液分泌量の減少や口腔周囲筋や嚥下に関与する筋の機能低下は，摂食嚥下障害や構音障害の原因となる．さらに，脳血管障害などの高次脳機能障害により顎口腔領域の機能に障害が生ずる(表 3-26)．

1 加齢に伴う顎口腔領域の変化

a 歯

　歯の咬合面や隣接面には咬耗や摩耗が生じ，歯冠の形態が変化する．隣接面の摩耗により歯列弓の周径は経年的に小さくなる．エナメル質は咬耗により薄くなり，エナメル質が失われて象牙質が露出することがある．過度に咬耗が進むと咬合高径が低下する．また，上下の歯の接触関係は面状となり咬頭嵌合位に場が形成される．歯頸部にはくさび状欠損やアブフラクション（abfraction），根面う蝕が生ずる．エナメル質や象牙質は硬化して脆くなり亀裂が入り，色調は濃くなって透明度が低下する．歯髄腔は第二象牙質や第三象牙質の形成により狭小化し，歯髄組織の細胞数は減少して線維化や石灰化が起こる．

b 歯周組織

　歯肉が退縮し，歯肉表面に認められるスティップリングは減少する．組織学的には上皮層や角化層の菲薄化と上皮突起の減少が生ずる．結合組織では，細胞数の減少，硝子化，弾性線維の増生や断裂により弾性が低下する．セメント質は加齢に伴い厚くなり肥厚するが，高齢者では細胞数の減少と形成速度の低下を認める．歯根膜には，細胞数の減少，歯根膜線維の断裂や粗化，軽度の弾性線維の増生を認め，歯根膜腔の拡大や狭小化が生ずる．また，歯根膜中のセメント粒は増加する．歯槽骨には骨添加機転の低下による吸収と多孔性の変化が生ずる．歯槽骨頂の吸収に伴って歯肉が退縮し，歯根が露出する．生理的老化と歯周病により生じた病的老化との判別は困難である．

c 歯と咬合の喪失

　高齢者が歯を喪失した原因は，歯周病，う蝕，外傷の順に多い．高齢になると残存歯数は減少することが多いが，歯が20本以上残っているとほとんどの食品がかめると感じる．平成23年歯科疾患実態調査では，80歳で20本以上の歯を有する割合は3人に2人以上にまで増加した．

　上下の歯がかむことを咬合といい，歯数の減少に伴って上下の歯の咬合支持域が減少する喪失歯数が多い場合は咬合が失われる．咀嚼は上下の歯がかみ合うことによって行われるので，歯が残っていても咬合する歯数が減少すると咀嚼能力は低下する．野生の動物は歯を失うと食物摂取ができなくなり生命維持が困難となるが，ヒトは義歯などの補綴装置により咬合や咀嚼機能の回復が期待できる．

d 筋

　歯の喪失を放置して咀嚼や咬合が困難となることや，長期にわたりミキサー食などの軟食を食べることは，咀嚼筋の筋力が低下する原因となる．また，高齢者において全身的に筋肉の量が減少することをサルコペニア（sarcopenia）という．そのうち，加齢によるものを原発性サルコペニア，また低栄養や活動性低下に続発したものを二次性サルコペニアという．

　サルコペニアはフレイル（frailty，虚弱）の原因となる．フレイルとは加齢に伴って筋力や心身の活動性が低下した状態で，運動器の障害により要介護になるリスクの高い状態であるロコモティブシンドローム（locomotive syndrome）の原因となる．さらに，ロコモティブシンドロームは摂食行動を減少させることから咀嚼筋を使う機会を減らす．全身のサルコペニアと連動して顎口腔領域の筋にもサルコペニアが生じ，口腔内環境の悪化，咀嚼障害，嚥下障害などの原因となる．さらに，口腔のサルコペニアにより減少した栄養摂取量が二次性サルコペニアの原因となるというような悪循環が起きる．

e 骨

　高齢者では全身的に骨量や骨密度の低下を認め，特に閉経後の女性では骨粗鬆症が生じやすい．全身の骨と顎骨の骨密度低下は閉経後の女性

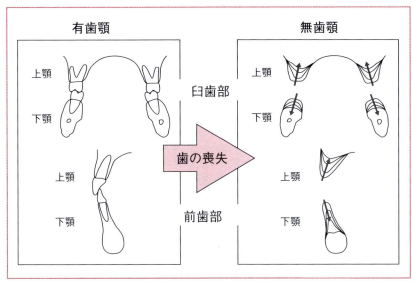

図 3-167 歯の喪失と顎堤の吸収（断面図）

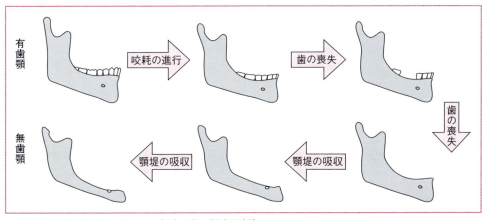

図 3-168 歯の喪失と顎堤の吸収（下顎の側方面観）

において関連が認められる．高齢者では顎骨の皮質骨は薄くなり，骨梁は減少する．骨髄腔は広くなり脂肪組織の量が増える．高齢者においても下顎骨よりも上顎骨の骨密度が低い．歯槽骨頂の高さは低くなるが，歯周病による病的変化との判別は困難である．歯根周囲に観察される歯槽硬線の幅は薄くなる．

歯槽骨吸収や顎骨の萎縮は歯の喪失とも関連する．無歯顎者では経年的に顎堤の吸収が進行して萎縮した顎堤となる（図 3-167）．下顎の顎堤の吸収が著しいと，オトガイ孔や下顎管の相対的な位置は下顎骨の上方に位置する（図 3-168）．一般的に顎堤の吸収が著しい高齢者では，義歯による咀嚼能力の回復が難しい．顎関節では下顎窩が浅くなり下顎頭の形態は扁平化し，関節窩は浅くなる．関節包の伸展のため顎関節の可動域が増加する．また，有歯顎者よりも無歯顎者で可動域が大きい．

f 顔貌

顔の皮膚の萎縮，皮下組織による支持力低下，表情筋の萎縮，重力による顔面の下垂，皺の増加などにより顔貌は老化する．さらに，歯の喪失や

過度な咬耗により咬合高径が低くなると老人様の顔貌となる．

g 唾液

唾液は耳下腺，顎下腺，舌下腺および小唾液腺から分泌され，潤滑作用，洗浄作用，味覚誘導，保湿作用，抗菌作用，消化作用，緩衝作用，体液量の調整作用などにより口腔の健康を維持している．高齢者では薬剤の副作用による口腔乾燥症が多い．

h 口腔粘膜

高齢者には全身疾患，免疫力の低下により口腔粘膜疾患が発症しやすい．主な口腔粘膜疾患として，義歯による外傷性の潰瘍，アフタ性口内炎，ウイルス性口内炎，扁平苔癬，義歯性口内炎や口腔カンジダ症，白斑症，腫瘍などがある．また，重度な口腔乾燥症では口腔粘膜の剝離上皮がオブラート状に堆積することがある．

i 感覚

1) 味覚

味覚受容器の味細胞は味蕾に存在し，味蕾の多くは舌にあるが軟口蓋や咽頭，喉頭蓋にも存在する．高齢者では味細胞の空胞化，核の濃縮，細胞形質の膨隆がみられる．味覚は基本5味（甘味，塩味，酸味，苦味，旨味）に分類される．高齢者は健常成人と比較して味覚閾値が高い傾向があり，特に塩味の閾値が高く塩分過剰摂取の原因となる．

2) 体性感覚

口腔における触覚，圧覚，痛覚，温覚などの体性感覚は若年者より高齢者において閾値が高い．すなわち，高齢者では口腔の体性感覚が鈍化する．このことは，咀嚼機能や摂食嚥下機能，構音機能の低下に関与する．

2 加齢に伴う顎口腔領域の疾患

a う蝕

高齢者では唾液分泌量の低下が生じ，同時に歯肉退縮による歯根の露出が多いことから口腔衛生状態が不良な場合はう蝕になりやすい．高齢者の歯頸部う蝕の色調は濃い茶色で，表面が滑沢で光沢を帯びている．慢性的なう蝕が多く，成人と比較して疼痛や歯髄感染の原因となることは少ない．口腔清掃状態が適切であれば進行が遅く経過観察を行うが，治療が必要な場合は，う蝕を除去してから修復物による充塡を行う．また初期う蝕の進行防止のためにフッ素塗布やフッ化物による洗口が行われる．感染が歯髄や根尖にまで及んでいる場合は歯内治療が必要である．

b 歯周病

歯周病に罹患した高齢者は多く，歯周病は高齢者が歯を失う最も多い原因である．歯周病の原因は歯垢を形成している細菌である．ADLが低下した高齢者では口腔清掃が不良となりやすい．このような場合は歯周病になりやすく悪化しやすいため，専門的口腔ケアが必要である．また，歯周病により心臓疾患，脳血管障害，糖尿病，誤嚥性肺炎など，高齢者に多い全身疾患に罹患するリスクが高まる．逆に，糖尿病などの全身疾患の影響で歯周病が増悪することもある．

c 口腔粘膜疾患

高齢者には成人と比較してアフタ性口内炎，ウイルス性口内炎，扁平苔癬，カンジダ性口内炎などの口腔粘膜疾患が多く，特に全身状態が不良で免疫力の低下した高齢者に生じやすい．不良な義歯の使用により，潰瘍，びらん，咬傷などの外傷性粘膜疾患が生ずる．また，清掃状態の悪い義歯の装着によりカンジダ性口内炎が生じる．

d 口角炎

高齢者の口角炎にはカンジダ菌が関与している場合が多い．また，歯の欠損や義歯の咬合高径の低下が関与している場合もある．ビタミン B_2，B_6 の不足が関与していることがある．

e 口腔乾燥症

高齢者には口腔乾燥症が多い．高齢者では唾液腺の腺房細胞の細胞数の減少や萎縮が生ずるにもかかわらず，健康な高齢者では唾液分泌量が正常に保たれている．このことから高齢者における口腔乾燥症の原因は抗高血圧薬，利尿薬，向精神薬，抗ヒスタミン薬などによる副作用が多いと考えられている．その他，シェーグレン症候群や関節リウマチなどの自己免疫疾患，糖尿病も口腔乾燥症の原因となる．口腔乾燥症では唾液による口腔の自浄作用が低下し，う蝕，歯周病，口腔カンジダ症に罹患しやすい．また，咀嚼や嚥下が困難となる．

f 口臭

歯周病，口腔清掃不良，舌苔，口腔乾燥症，口腔機能低下は，高齢者においても口臭の原因となる．その他，鼻咽頭疾患，呼吸器疾患，消化器疾患による口臭がある．

g 味覚障害

高齢者には味覚障害が多いが，味覚の低下には全身疾患やその治療のための内服薬が関与している場合が多く，加齢による影響よりも個人差が大きいと考えられている．亜鉛不足が原因となっている場合もある．唾液に溶けた味の成分が味として感じられるため，唾液分泌量の影響を受ける．

h 顎関節脱臼

高齢者では関節包や関節靱帯の伸展のため顎関節の可動域が増加して顎関節脱臼を起こしやすい．習慣性顎関節脱臼による開口状態が続くと口腔乾燥症や誤嚥性肺炎を起こしやすくなるため，バンテージやチンキャップによる固定が行われる．

i 咀嚼障害

咀嚼とは食物を摂取しかんで食塊を形成することである．咀嚼障害は，器質性咀嚼障害と運動障害性咀嚼障害に分類される．器質性咀嚼障害は歯質や歯の欠損，腫瘍摘出後の実質欠損などにより起こる．多数歯の欠損や無歯顎では咀嚼能力の低下が著しく，義歯などの補綴装置により形態や機能の回復が行われる．一方，運動障害性咀嚼障害は，神経筋疾患，認知症，高次脳機能障害，サルコペニアやフレイルなどを背景として，咀嚼器官の運動障害により起こる．

j 摂食嚥下障害

高齢者では，疾患の増加に加えて中枢神経系や末梢神経系の機能低下，筋力の低下，歯の欠損，不適切な義歯，認知機能低下などが摂食嚥下障害の原因となる．生理学的にみた嚥下の過程は，液体を命令嚥下させたときの造影所見から導き出された3期モデルや4期モデル，さらに，4期モデルに先行期を加えた5期モデルがある（図3-169）．一方，固形食物の咀嚼・嚥下では咀嚼中に一部の食塊が口腔の前方から咽頭に送り込まれ，咀嚼・食塊形成（processing）と咽頭への送り込みである第2期移送（stage Ⅱ transport）がオーバーラップして進行する．このことを示したモデルをプロセスモデル（process model）（図3-170）という．

ヒトは下咽頭部で食道と気道が交叉して誤嚥が起きやすい構造となっている（図3-171）．正常な嚥下では食物は食道に入るが，誤嚥では食物が誤って気道に入る（図3-172）．

1）5期モデルからみた高齢者の摂食嚥下障害
（1）先行期の障害

先行期の障害は，食物や食行動が認知できないことや食行動が成立しない場合に起こる．視覚，嗅覚，触覚，味覚などを司る感覚器官の障害により食物が認知できない場合や，食欲不振や拒食に

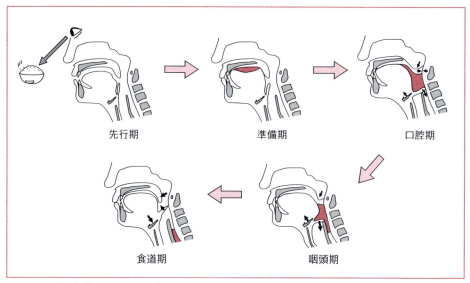

図 3-169　摂食嚥下の 5 期モデル
先行期：食物を認知して口に運ぶ．
準備期：食物を口の中に取り込み咀嚼する．
口腔期：咀嚼した食物を舌運動で咽頭に送り込む．
咽頭期：食物を咽頭から食道に送り込む．
食道期：食物が食道を通過して胃に送り込まれる．

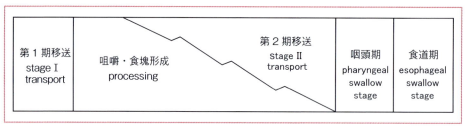

図 3-170　プロセスモデル

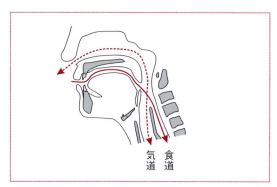

図 3-171　食道と気道の交叉

よるもの，上肢や手指の障害により食行動ができない場合が相当する．また，認知症や高次脳機能障害により食物を食べる物として認知できないことや，食べ方がわからないなどの場合も相当する．これらの障害は高齢者では増加する．

(2) 準備期の障害(咀嚼機能の障害)

準備期の障害は食物を取りこむ捕食とその後の咀嚼の問題により生じる．捕食は口唇，口唇周囲の筋，前歯，閉口筋などによって行われるため，これらの器官の障害や前歯の欠損がある場合に起こる．また，神経筋機構の障害が関与する場合もある．液体では口唇が，固体では口唇と前歯が直

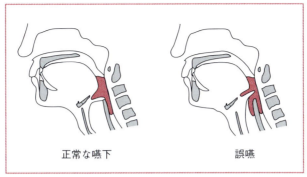
図3-172　正常な嚥下と誤嚥における食物の流れ

接的な捕食器官となる．捕食に続いて口唇，頬粘膜，舌運動によって上下顎の歯の間に食物が運ばれ，咀嚼運動による食物の粉砕や混和により食塊が形成される．義歯などの補綴装置が装着されている場合は上下顎の人工歯により咀嚼が行われる．高齢者では歯の欠損や歯周病により咬合力や咀嚼能力の低下が生じている場合が多い．そのような場合は，咀嚼時間の延長や咀嚼回数の増加が生ずる．食物の保持能力が低下して咽頭への流入が起こる場合もある．

(3) 口腔期の障害

歯列に囲まれた食塊が舌運動により咽頭に送り込みができないことによって起きる．また，食塊の保持ができない場合は嚥下運動前誤嚥が起こる．下顎は上下顎の咬合により固定されるため，歯による咬合がない場合には筋による代償作用で固定される．歯の欠損や舌や頬，軟口蓋の器質的な障害，運動麻痺や知覚障害，球麻痺や舌下神経麻痺による舌萎縮，鼻咽腔閉鎖不全などが原因となる．嚥下に必要な舌圧が保たれていても最大圧力は低下している場合は予備能の低下が生じているために，食塊の咽頭への送り込みに影響する．

(4) 咽頭期の障害

咽頭期の障害は嚥下反射によって誘発される咽頭への食物の流れ込みと喉頭閉鎖のタイミングが一致していない場合に生ずる（図3-172）．また，口腔期の延長が起こると咽頭期の短縮が代償的に起こり，少量ずつ何度も嚥下して咽頭残留が増加し

て嚥下運動後の誤嚥が起こる．脳血管障害などの中枢神経系の疾患による咽頭や喉頭の運動麻痺，嚥下反射の惹起遅延や嚥下運動量低下や消失，咳反射の消失，食道入口部開大制限が原因となる．咽頭収縮筋や舌骨上筋群の筋力低下も誤嚥の原因となる．咽頭部や喉頭部の腫瘍や炎症も原因となる．喉頭下垂が生じている場合は喉頭挙上量を増加させて代償しているが，喉頭挙上運動時間が延長し，予備力低下のために誤嚥が起こりやすい．

(5) 食道期の障害

食物が胃に送り込まれるための蠕動運動の障害や腫瘍などによる食道の狭窄がある場合に生ずる．また，腹圧の上昇，筋・筋膜の弛緩や食道裂孔周囲の脂肪組織の減少により，胃の内容物が逆流して誤嚥を起こすことがある．組織学的に加齢による粘膜上皮や筋層の萎縮，壁在神経叢の形態や機能変化により蠕動波伝搬速度低下や食道排出時間の遅延をきたしやすい．

2) プロセスモデルからみた高齢者の摂食嚥下障害

第1期移送（stage I transport）の障害により食物が前歯部から臼歯部に移送できない様子が観察される．咀嚼・食塊形成（processing）の障害では，食物の咬断・粉砕・臼磨による食塊形成ができず口腔内にたまる様相が観察される．第2期移送（stage II transport）の障害では，食塊が口腔の奥に送り込まれない．プロセスモデルでは咀嚼・食塊形成と第2期移送がオーバーラップして進行す

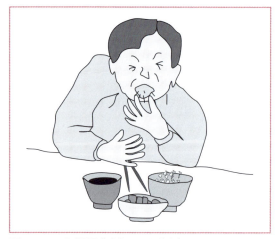

図 3-173　顕性誤嚥(咳込みを伴う)

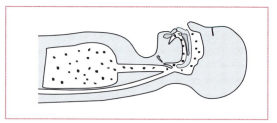

図 3-174　不顕性誤嚥(静かな誤嚥)

る(図 3-170)ことを捉えており，双方の障害が混在して出現することが確認できる．咽頭期や食道期における障害は 5 期モデルと同様である．

3）老嚥(presbyphagia)

疾患のない高齢者であっても，嚥下のフレイルにより嚥下機能が低下することがある．これを老嚥という．老嚥は，嚥下に関与する筋のサルコペニアによって起こる．

4）嚥下中枢の障害による嚥下障害

嚥下反射は，咽頭や喉頭からの知覚情報が延髄網様体の孤束核に分布する嚥下中枢に入り制御され，中枢性パターン発生器(central pattern generator；CPG)により制御される運動で，さらに上位の嚥下中枢が CPG 活性化の閾値を調節している．橋や延髄の障害による仮性球麻痺や球麻痺では，嚥下中枢の障害により経口摂取障害や誤嚥を生ずる．

5）顕性誤嚥(aspiration)と不顕性誤嚥(silent aspiration)

口から入った食物が食道を通って胃に入るのが正常な嚥下である．一方，食物を飲み込んだときに食道に入らず気管に入るのが誤嚥で，通常は誤嚥したものを排出するために咳き込みが起こり誤嚥していることがわかる．このような誤嚥を顕性誤嚥という(図 3-173)．しかし，就寝時などに口腔の唾液が咳込みを伴わずに知らないうちに起こる誤嚥がある．このように静かに起きる誤嚥を不顕性誤嚥という(図 3-174)．急性期の脳血管障害では不顕性誤嚥が起こりやすい．また，どちらの誤嚥も高齢になると増加する．

6）摂食嚥下障害の可能性を考慮すべき症状や疾患

高齢者を観察したときに，流涎，食事中の咳込み，食べ物の引っかかり，食後の嗄声，咀嚼困難，咀嚼時間の延長，口腔内の食物残留，鼻への飲食物の流動，飲込み時間の延長，嚥下開始の遅れ，食事時間の延長，食物摂取量の減少，嗜好の変化，発語不明瞭などが認められた場合は，摂食嚥下障害の可能性を考慮すべきである．また，肺炎や微熱の繰り返し，誤嚥性肺炎，窒息，脱水，意識状態の悪化，脳血管障害，認知症，高次脳機能障害などの既往がある高齢者は摂食嚥下障害のハイリスクグループである．

k 加齢に伴う構音障害

構音障害(dysarthria, speech disorder)は器質性構音障害，運動障害性構音障害，機能性構音障害，聴覚性構音障害に分類される．このうち加齢と関わりがあるのは器質性構音障害と運動障害性構音障害である．高齢者における器質性構音障害の原因として，歯の欠損や腫瘍摘出による実質欠損がある．一方，運動障害性構音障害の原因は，口唇・舌・軟口蓋を構成する筋の筋力低下，声帯運動を司る声帯筋・輪状甲状筋・喉頭筋などの筋力低下，肺機能や呼吸筋の筋力低下による呼気圧

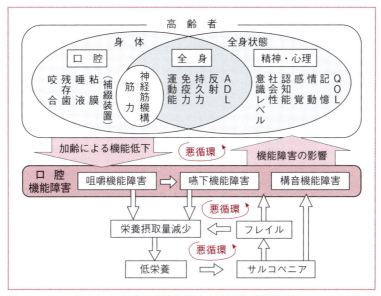

図 3-175　高齢者における口腔機能障害が関連した悪循環

の低下である．また，原因疾患として多いのは，脳血管障害による構音器官の運動障害や麻痺である．発語器官に障害がないにもかかわらず発語が不明瞭となったときには脳血管障害を疑い，その原因が構音障害によるものか失語症であるかを鑑別する必要がある．なお，機能性構音障害は医学的な原因が認められない構音障害で若年者で問題となる．また，聴覚性構音障害は聴覚障害による二次的な発音の障害である．

1）高齢者における口腔機能障害が関連した悪循環

加齢により全身，口腔，精神・心理面の領域で機能低下が生じるが，これらの機能低下は直接・間接的に口腔機能障害を引き起こす原因となる．その結果生じた口腔機能障害は，高齢者の全身，口腔，精神・心理面にさらなる悪影響を及ぼす．また，口腔機能障害により栄養摂取量が低下してサルコペニアやフレイルが生ずる原因となるが，サルコペニアやフレイルにより口腔機能障害がさらに進行する．このように，高齢者の口腔機能障害はさまざまな領域に影響しながら悪循環を形成している（図 3-175）．

C 加齢による口腔機能障害の治療

1 咀嚼障害への対応

多数歯を失った器質性咀嚼障害の高齢者に対しては，義歯などの補綴装置による咬合回復が行われる．一方，身体機能が著しく低下した高齢者では，神経筋疾患，認知症，高次脳機能障害，サルコペニアやフレイルを背景とした運動障害性咀嚼障害が生じ，義歯の装着が困難な場合や，装着しても機能回復が困難なことがある．このような場合には，義歯を使用しないで摂食するための機能訓練による栄養状態の維持・改善を行う．さらに，きざみ食，軟食，ペースト食など食の調整について考慮する必要がある（図 3-176）．

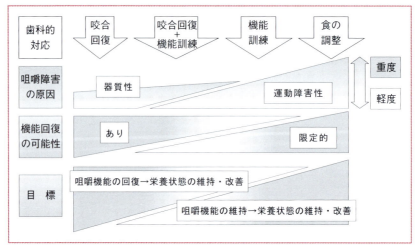

図 3-176 咀嚼障害と栄養改善の考え方
〔菊谷 武：栄養改善を目標とした運動障害性咀嚼障害患者への取り組み．日補綴会誌 7：102-105，2015 より〕

2 摂食嚥下障害への対応

a 身体機能訓練

(1) 基礎訓練（間接訓練）

食物を用いずに嚥下機能の回復を行うための訓練である．嚥下体操，口腔ケア，口唇・頰・舌のマッサージ，舌の機能訓練，ブローイング訓練，アイスマッサージ，頭部挙上訓練（シャキア訓練），開口訓練，構音訓練，軟口蓋挙上訓練，バルーン拡張法などがある．

(2) 摂食訓練（直接訓練）

食物を用いて行う訓練であるが，誤嚥による合併症のリスクがあるため，事前の基礎訓練と検査が必要である．

b 代償法

代償法とは，嚥下の各相における機能障害を姿勢の調整や食品形態の調整などにより補うことをいう．

c 口腔内装置

PAP（舌接触補助床，嚥下補助床，palatal augmentation plate），PLP（軟口蓋挙上装置，palatal lift prosthesis），Bulb 型 speech aid，swallow aid が製作される．

d 食具の工夫

機能障害の程度に応じて，スプーンやフォークの形状を工夫したり，食具固定用の自助具を使用する．また，誤嚥を防ぐために頸部伸展位を防ぐ自助具を用いる．

3 口腔乾燥症の治療

唾液分泌の原因となっている疾患がある場合は治療を行う．シェーグレン症候群や放射線障害の場合は唾液分泌改善薬が処方される．高齢者の口腔乾燥には漢方薬を用いることがある．薬剤性の場合は，副作用の少ない薬剤への変更や投与量の調整が行われる．口腔機能訓練として唾液腺のマッサージや口腔体操を行わせる．口腔の保湿剤や人工唾液が用いられる．

4 味覚障害の治療

味覚障害の治療は原因に対応することが大切である．薬剤性の場合は処方医に対診する．栄養障害性の場合は食事指導を行い，亜鉛不足の場合は亜鉛製剤が有効である．口腔疾患として，口腔乾燥症，口腔カンジダ症，舌炎，義歯などが原因となっている場合は原因疾患の治療を行う．さらに，耳鼻咽喉科疾患，糖尿病などの内科疾患，心因性疾患が原因となっている場合は専門診療科との連携が重要となる．

5 口腔ケア

口腔内の汚れは，誤嚥性肺炎の原因となる．特に，摂食嚥下障害がある場合は誤嚥のリスクが高いため口腔ケアは必須である．口腔ケアは，自ら行うセルフケア，家族や介護者による口腔ケア，医療職による口腔ケア，歯科衛生士，歯科医師による専門的口腔ケアに，高齢者のADLに対応して段階的に分類される．口腔ケアを行うときのリスク管理として，誤嚥しにくい姿勢や体位の調整，感染防御，誤嚥防止，損傷への配慮が必要である．また，口腔ケアは口臭の予防としても有効である．

13 口腔の機能障害と検査および評価

A 摂食嚥下障害

1 評価に必要な基礎知識

 摂食嚥下のメカニズム

食卓で食事を摂る場面を想定する．捕食者はまず目の前の飲食物を認識し，箸やスプーンなどの食具ですくうなどして(例えばなみなみと注がれた飲み物であれば口を器に近づけるなどして)，口腔に取り込む．続いて口腔に取り込んだ飲食物を，下顎や舌，頬部などの感覚と運動の協応，唾液分泌によって，食塊(飲み込みやすい形状)に調え，咽頭側に移送する．次に食塊の刺激が嚥下反射を惹起させ，これを引き金にして喉頭は上前方に挙上，披裂部は喉頭蓋基底部に接触，声門は閉鎖し，気道が閉鎖，食道の入り口が開くなどのパタン運動が起こる．同時に嚥下反射は，舌-口蓋間の閉鎖(アンカー機能)，軟口蓋-上咽頭間の閉鎖(鼻咽腔閉鎖機能)，舌根-咽頭後壁間の閉鎖を惹起させ，食塊を食道に向かって駆出させる．そして食道に達した食塊は，蠕動運動で肛門側に向かって移送，その間消化器官で消化吸収され，最終的に消化されなかった不要物は糞として排出される．

摂食嚥下は，5期モデルやプロセスモデルによる解釈が摂取嚥下障害者への評価やアプローチの際には大変有用である．5期モデルは摂食嚥下を「先行期」「口腔準備期」「口腔期」「咽頭期」「食道期」の5つの段階でとらえ，一方のプロセスモデルは咀嚼嚥下と指示嚥下のメカニズムの違いから摂食嚥下をとらえる(208頁参照)．

一方，摂食嚥下には「摂取を拒否する」機能が存在する．人は雑食性の動物であり，ネズミやチンパンジー同様，脳幹において，栄養バランスを保たせるために「(自身の)不足栄養素」を把握，そして「目の前の飲食物の栄養素」を分析する．その結果，身体に必要と判断したなら貪欲に取り込み，

逆に腐敗物や毒であれば摂取を拒否する．われわれはこのような能力を有している．「摂取を拒否する」機能には，口に入る前に摂取を拒否する「遠隔性拒否」，口の中に入った飲食物を吐き出す「口唇性拒否」，嚥下後に嘔吐あるいは下痢によって排出する「内臓性拒否」がある．これらの知識は，特に食事を摂りたがらない対象者に対する評価やアプローチを行う際に役に立つことがある．

近年，摂食嚥下のメカニズムは徐々に解明されているものの，まだわかっていないことも多い．言語聴覚士は，研究などによって示される新しい知見にアンテナを立て，より正しい評価やアプローチ法を行うため，適宜知識や技術を更新する姿勢が求められる．

b 各種疾患および病期による障害の特徴

摂食嚥下障害を「疾患および病期」を考慮に入れて評価することは必須である．例えば対象者の「むせがある」という症状ひとつとっても，初期の一側性の大脳病変がある対象者と，中期の筋萎縮性側索硬化症（ALS）がある対象者ではアプローチの方法は異なる．具体的には急性期から回復期の一側性大脳病変がある対象者であれば「キュア（障害そのものへの改善を目指した積極的な治療や訓練などを中心としたアプローチ）」が有効と考えられているが，中期のALSがある対象者であれば「ケア（障害の程度に合わせてできるだけ食べるための代償法・嚥下調整食の提供を中心としたアプローチ）」を行う．

もし言語聴覚士が，疾患の種類や病期を考慮に入れず，対象者の症状のみで評価し対症療法的アプローチを行った場合，改善効果が得られないことや，逆に症状が悪化することもあろう．摂食嚥下障害の評価やアプローチにおいて，疾患や病期を正しく把握することは臨床上欠かせない．

c ライフステージごとの障害の特徴

障害が発生した時期によって評価やアプローチの方法は異なる．例えば，摂食嚥下機能獲得前に障害が起こった乳幼児であれば，正常な摂食嚥下機能獲得の道筋を参考にしながら対象児の障害の特徴を踏まえ食べる機能の発達を促す．さらに，摂食嚥下機能獲得後に障害が起こった中年期以降の「摂食嚥下機能の生理的低下」と，加齢や障害などによって引き起こされる「嚥下機能の障害」では評価やアプローチの方法が異なる．特に終末期においては，対象者のみならず家族の評価にも重きをおかなければならない．

「死」は悲しみを与えるが同時に家族の死生観を育み，後を生きる者たちにとって「生」を再検討する機会になる．この段階の摂食嚥下障害の評価やアプローチは，対象者の食を支援する一方で，併せて家族の心に寄り添い見守ることが強く求められる．このように対象者のライフステージを正しく把握することは「障害」および「障害を有する人や家族を支える」ためには欠かせない．

2 評価のための3つの柱

評価とは，「情報収集」「観察」「検査」などから得られた情報・所見をもとに，対象者の心身の状態や対象者側の主訴などに合わせ，問題点や予後，アプローチの方法について考察しまとめることである．的を射た評価は的を射たアプローチを導き，的外れの評価は的外れのアプローチを招く．そのため評価の精度を上げることは大変重要である．通常「初期評価（最初に行われる評価）」は精度が低いことが多い．そのため実施したアプローチの効果や対象者の反応などを手掛かりに，初期評価を見直すことが不可欠である．評価やアプローチは，初期評価およびこれらの見直しの過程を繰り返すことで，その精度が高まっていく（→Side Memo 10）．

a 情報収集

情報収集とは，対象者や家族，他機関，他職種などから「今，ここで」以外の情報を得ることである．具体的には，医療面接やカンファレンス，カ

> **Side Memo 10　正しい評価法を身につけよう**
>
> 　2014年の診療報酬改定を機に，「胃瘻偏重ではなく，可能な限り経口摂取を試みよう」とする認識が広まった．これは大変歓迎すべきことであるが，一方で評価が不十分なまま，根拠を有さないまま，想いだけが先行した支援が横行していくのではないかと危惧されている．「理論なき実践は暴力（舘村卓先生）」．言語聴覚士には，正しい評価法やアプローチ法を身に付け，理論と実践が結びついた臨床家を目指し精進してもらいたいと切に願う．

ルテや問診表・紹介状などから，栄養状態，血液データ，全身の姿勢運動機能，疾患の状態ならびに併存疾患の有無，薬物の使用状況，対象者の人生史と食習慣，既往，現病，食に関する生活歴，嗜好，家庭における食事摂取状況などの情報を収集する方法である．

　情報収集により，摂食嚥下障害のタイプや重症度，予後をある程度推測することができる．

b 観察

　観察とは，言語聴覚士の視点をもって「今，ここで」の所見を得ることである．観察には「自然観察」と「介入観察」がある．自然観察とは食事場面などを直接観察することであり，介入観察とは声掛け，食具の変更，姿勢の変更など試験的に行い，それに対する対象者の反応を観察し所見を得ることである．前述の⒜情報収集で得られた情報は摂食嚥下障害の領域に習熟したもの以外の見立てであることも少なくなく，往々にして信憑性に欠ける．そのため本領域に習熟した言語聴覚士による所見は大変意味を持つ．

　食事場面の観察では対象者の健康状態，症状の確認，言語聴覚士の声掛けに対する対象者の反応，食欲の有無，注意力，認知能力，むせや湿性嗄声の有無と飲食物との関連，咀嚼能力，嚥下に要する時間の測定，食事能力の日内差などを，さらに食事場面以外においては，生活場面などにおける全身の姿勢運動機能，参加意欲および持久力，心理的状態などをみる．

c 検査

　情報収集と観察で得られた情報・所見は主観的な判断が多く含まれる．そこで客観的な所見を得るためにはできる限り検査を実施することが望ましい．基本的に検査には先行研究に裏打ちされたデータが存在しており，目の前の個人を，より客観的に推し量ることが可能である．ただし現在の摂食嚥下障害領域の検査の多くは妥当性が高くないことが指摘されている．言語聴覚士には多くの検査から対象者の状況に合わせたより妥当性の高い検査を選択し，実施することが求められる．近年では「EAT-10」「MASA」に代表されるような妥当性が高いといわれている検査が登場している．今後の検査の研究および開発に伴う今後の学術的な発表に注目する姿勢が求められる．

　摂食嚥下機能を調べる検査には，全体像を把握するための「スクリーニング検査」と，より細かく把握するための「精査（掘り下げ検査）」がある．現在，摂食嚥下領域のスクリーニング検査には「反復唾液嚥下テスト（RSST）」「水飲みテスト」「フードテスト」「頸部聴診法」「嚥下前・後X線検査」「咳テスト」などがあり，精査には嚥下造影検査（VF），嚥下内視鏡検査（VE）などがある．これまで，VF・VE検査は評価の柱として扱われてきた．しかしこれらは特殊な環境設定での検査であり，必ずしも対象者の摂食嚥下機能を測る妥当な方法とは言えない．評価を行う際は，VFやVE検査だけですべてを判断するのではなく，必ず「情報収集」「観察」を実施し，「検査」結果と合わせ総合的にとらえることが重要である．

B 言語障害

1 発話とその障害

　発話をする際には，①鼻咽腔で鼻腔と咽頭の交

通を遮断し（鼻咽腔閉鎖機能），②肺から出てきた呼気を口腔へ誘導して，構音器官である，③舌・口唇・歯を正しく用いながら音を産生（構音）する．

上記の発話機序①・②が正しく機能することで口腔内の空気圧（口腔内圧）は高まり，母音，破裂音，摩擦音は産生される．しかし，口蓋裂術後や，先天性鼻咽腔閉鎖機能不全，脳血管障害後，あるいは鼻咽腔周辺の腫瘍摘出後の器質的変化により鼻咽腔閉鎖機能が障害される（鼻咽腔閉鎖機能不全）ことがあり，呼気が鼻腔と口腔の双方に流れてしまい，音の産生に必要とされるだけの十分な口腔内圧を高めることができずに発話が不明瞭になる．

また，③が正しく機能する場合は，ぱ行であれば両唇をしっかりと閉鎖をした後開放し，さ行であれば，舌尖を前歯裏にしっかりと接触させながら空気の通り道となる狭めを作る，など音を作る決まった場所（構音点）や操作方法（構音方法）で音が産生される．しかし，先天性の疾患であれば口唇・口蓋裂，舌小帯異常，咬合異常，後天性の疾患であれば腫瘍摘出後の器質的な変化，外傷，顎関節疾患，脳血管障害後の舌や口唇の筋の運動障害による後遺症など，あるいは不適合な顎義歯の装着により不明瞭な発話になることがある．

2 発話を評価する検査

いずれにしても，発話が不明瞭な場合は，検査を実施し言語障害の程度と原因を適切に評価しなくてはならない．発話を評価するための検査には聴覚・視覚印象によるものから計時や器機を用いたものがある．具体的には，新版構音検査®（千葉テストセンター），口蓋裂言語検査®（日本コミュニケーション障害学会），標準ディサースリア検査®（インテルナ出版），ナゾメーター検査®（Kay-Pentax），ファイバースコープ検査，頭部X線規格写真検査，X線透視撮影検査，発話明瞭度検査，発語明瞭度検査，があり，これらの検査の中で，構音，鼻咽腔閉鎖機能，明瞭度を評価していく．

構音については，誤っている音，誤りかたを明らかにする．

鼻咽腔閉鎖機能は，鼻息鏡を用いた構音時・ブローイング時の呼気鼻漏出量の測定，ナゾメーターによる鼻音化率の測定，頭部X線規格写真で軟口蓋の長さ，厚さ，運動性，鼻咽腔の深さを測定して，定量的な評価を行ったり，声の共鳴の異常（開鼻声）の程度を聴覚的印象で評価する．

また，ファイバースコープ検査やX線透視撮影検査では実際の発話時の鼻咽腔や舌の動態を観察することで鼻咽腔閉鎖機能や構音器官の運動性を評価する．

さらに，発話明瞭度検査では，患児・者の発話を「よくわかる−時々わからない語がある−聞き手が話題を知っていればわかる−時々わかる語がある−まったく了解不能」までの5段階あるいは9段階で評価を行う．発語明瞭度検査では，100個の無意味単音節（た，ぱ，きゃ，びゃなど）を患者に読ませ，その音声を5人が聴取し，100音節中，何％の音が当該音（提示された無意味音節）に聴取されたかを測り，最終的に5人の平均値「発語明瞭度」を算出する定量的な評価である．

これらの検査結果から総合的に患者の発話を評価し，口腔外科的治療，歯科的治療や言語治療の計画を立案する．構音点・構音方法が誤っている場合は，言語聴覚士による訓練で誤り音の除去を目指すが（➡Side Memo 11），構音の誤りと鼻咽腔閉鎖機能不全が合併している場合や，器質的に補正・修正が必要な場合は，口腔外科医，補綴科歯科医師，言語聴覚士などの複数の専門家がチームとなり，口腔内の器質的な環境の改善ならびに構音の改善を目指していくことが重要である．

> **Side Memo 11　機能性構音障害**
>
> 　子どもの構音発達には一定の順序があり，この順序に則り子どもは母語の音を獲得していく．母音の獲得から始まり，子音では両唇音ま行・ぱ行は早期に獲得され，続いて，た行，か行を順に獲得していき，最終的にさ行やら行を獲得する．例えば，「さかな」を2歳の子どもは「ちゃたな」といい，3歳の子どもは「ちゃかな」というが，6歳の子どもは正しく「さかな」といえる．2歳や3歳で「さ行」を「ちゃ行」に誤るような，一定の音をある一定の音に言い誤るのは，正常な構音発達途上にみられることである．しかし，6歳になっても「さかな」と言えず「ちゃたな」という子どももいる．口腔内に器質的な問題がないにもかかわらず，こうした構音の誤りをする子どもの言語障害を「機能性構音障害」という．「話し方が舌っ足らず」「子どもっぽい話し方」「さ行がうまく言えない」を主訴に受診に至るケースが多い．適切な評価と訓練が必要であるため，言語聴覚士のいる病院を受診するように奨めることが大切である．

C　開口障害

　開口障害（trismus, disturbance of mouth opening, lock jaw）とは，一過性あるいは持続性に下顎の運動制限をきたし，十分な開口が得られない病態である．顎関節症をはじめ顎顔面領域の炎症，骨折，腫瘍，神経疾患などさまざまな疾患にみられる臨床症状である．開閉口運動は下顎骨の両端に位置する顎関節，開閉口筋とその支配神経，顔面骨や口腔顔面の軟組織により規定されている．

　開口障害の検査は，ノギスや開口測定器を用いて最大開口時の上下顎中切歯切縁間距離を測定する．成人では40 mm未満を開口障害として扱う場合が多い．前歯が欠損している場合には，上下顎歯槽頂間距離を測定する．患者が痛みを感ずることなく能動的（自発的）に行える無痛最大開口量，患者が痛みを我慢して行える有痛最大開口量，術者の介助による受動的最大開口量について評価する．原因別に種々の分類が報告されているが，本稿では以下の7項目に分類して概説する．

1）炎症性開口障害

　炎症による腫脹，浮腫および局所の疼痛により顎運動が障害されるもの．

　［原因となる疾患］智歯周囲炎，扁桃周囲炎，顎炎，頰部や口腔底の蜂巣炎，顎放線菌症など．

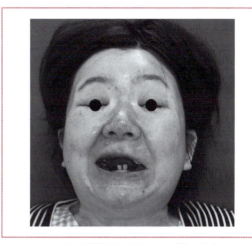

図3-177　両側顎関節強直症による開口障害
最大開口量11 mm（上顎前歯歯槽頂〜下顎中切歯切縁間距離）．

2）関節性開口障害

　顎関節自体に何らかの原因があるもの．

　［原因となる疾患］顎関節症，顎関節炎，関節突起形成不全・肥大，顎関節強直症（図3-177），関節リウマチなど．

3）外傷性開口障害

　外傷性損傷によるもの．

　［原因となる疾患］関節円板の損傷，顎関節脱臼，顎骨骨折，頰骨骨折など．

4）瘢痕性開口障害

　顎顔面領域の外傷，熱傷，癌放射線治療後や手術後に生じる顔面皮膚や口腔粘膜の瘢痕により下顎運動制限が生じたもの．

5）腫瘍性開口障害

顎関節や隣接組織に発生した腫瘍によるもの．

[原因となる疾患] 良性腫瘍：関節部の骨腫，軟骨腫など．悪性腫瘍：隣接組織より進展した悪性腫瘍が多い．その他，関節部の肉腫や転移性癌など．

6）筋性開口障害

開・閉口筋自体に何らかの原因があるもの．

[原因となる疾患] 筋・筋膜炎，咀嚼筋腱・腱膜過形成症，筋ジストロフィー，口顎部ジストニアなど．

7）神経性開口障害

開・閉口筋支配の運動神経の異常によるもの．

[原因となる疾患] 破傷風，てんかん，ヒステリー，脳血管障害，脳腫瘍，脳性麻痺，脳炎・髄膜炎，薬物中毒など．痙攣性と麻痺性に分けられる．

その他，筋突起過長症も顎運動が障害されて開口障害を生じる．

開口障害を生じる疾患は多岐にわたり原因もさまざまであるため，初診時に診断が困難な場合も少なくない．迅速な対応を要する疾患も存在することから，早い段階での画像検査や全身精査が必要である．重度の開口障害では，咀嚼や構音などの機能障害のみならず，ブラッシングや口腔ケアも不十分となるため，口腔衛生状態の悪化を招く．また，口腔・咽頭の診察や治療に困難をきたす．

D 呼吸障害

睡眠関連呼吸障害は口腔機能に関連する呼吸障害の1つで，睡眠障害国際分類第2版（2010年）においては睡眠関連呼吸障害群に分類される．この群は，さらに中枢性睡眠時無呼吸症候群，閉塞性睡眠時無呼吸症候群，睡眠関連低換気／低酸素血症候群，身体疾患による睡眠関連低換気／低酸素血症，その他の睡眠関連呼吸障害の5つに分類される．

1 閉塞性睡眠時無呼吸症候群

この中で最も有病率が高いのが閉塞性睡眠時無呼吸症候群（obstructive sleep apnea syndrome；OSAS）である．これは，「7時間の睡眠中に10秒以上続く無呼吸や低換気が30回以上出現する場合，または1時間あたりの無呼吸・低換気の回数が5以上の場合」に診断される．睡眠中の1回ごとの無呼吸は，以下の3型が観察できる．

①中枢性：呼吸運動自体が止まり，換気が一時中止するもの
②閉塞性：呼吸運動は持続するが，上気道の閉塞のため換気が一時停止するもの
③混合性：はじめは中枢性で始まり，次に閉塞性に移行するもの

約90％以上が閉塞性または混合性を占める．

OSASの主な症状は，睡眠中の著明ないびき，著しい日中過眠，肥満である．睡眠中の著明ないびきとは，眠ることで舌根が後退し咽頭筋の緊張が低下して上気道が狭くなり，いったん気道が閉じて呼吸停止状態になり，覚醒水準が上がって過呼吸が再開するような病的ないびきを指す．また，OSASの合併症として，睡眠の分断化による起床時の頭痛，慢性疲労感，注意力・判断力・作業能率の低下・交通事故のほか，高血圧，右心不全，不整脈，虚血性心疾患，脳血管障害，うつ状態が挙げられる．

男女比は約7：1で，40歳以上の中高年齢層の男性に多く，有病率は人口の1％以上とみられている．原因は，閉塞性の病変として，鼻・副鼻腔疾患（鼻中隔弯曲症，アレルギー性鼻炎，鼻茸，肥厚性鼻炎），上咽頭疾患（後鼻孔閉塞症，アデノイド増殖症，上咽頭腫瘍），中咽頭疾患（口蓋扁桃肥大，舌扁桃肥大，中咽頭肥大），下咽頭・喉頭疾患（喉頭軟化症，過長オメガ型喉頭蓋，過剰披裂喉頭蓋ヒダ，喉頭蓋嚢胞，喉頭蓋腫瘍，下咽頭腫瘍），顎・口腔疾患（小顎症，ピエールロバンPierre Robin症候群，巨舌症，口腔腫瘍），神経疾患（両側の喉頭麻痺など）が挙げられる．また中

枢性の病変として，脳幹部の異常〔脳血管障害（出血・梗塞），変性疾患（シャイ・ドレーガー Shy-Drager 症候群），脳炎，呼吸器病変〔慢性閉塞性肺疾患（COPD）〕，神経病変（ポリオ，頸髄症などの頸，延髄障害）などが挙げられる．

2 検査

OSAS の評価は以下に挙げる検査を行う．

a 問診

睡眠障害に伴う症状の問診，家人にいびきの有無を聴取する．

b 身体所見の観察

肥満度〔Body Mass Index；BMI，体重（kg）を身長（m）の2乗値で割ったもの〕を算出する．日本肥満学会は25～30未満を肥満1度，30～35未満を肥満2度，35～40未満を肥満3度，40以上を肥満4度としている．

c 口腔内視診

口蓋扁桃肥大，過長口蓋垂などの軟口蓋形態異常による口峡部の狭小化がないか観察する．原因疾患として挙げた鼻腔疾患，咽頭疾患，喉頭疾患などないか観察する．

d パルスオキシメーターによる酸素飽和度（SpO_2）の記録

睡眠中の SpO_2 を連続記録し，低酸素血症になっていないか観察する．スクリーニング検査として用いる．

e 動脈血ガス分析

低酸素血症，あるいは高炭酸ガス血症になっていないか観察する．

f 睡眠ポリグラフ検査（polysomnography；PSG）

睡眠中に脳波，眼球運動，筋電図，心電図，酸素飽和度，胸・腹部の運動，鼻孔部における鼻気流の測定，喉頭部におけるいびき音の測定，食道内圧測定を同時に行う．換気量がベースラインより50%以上低下し，酸素飽和度が3%以上低下した場合，これを低呼吸（hypopnea）と定義し，apnea と同等の病的意義があるとする．1時間当たりの apnea＋hypopnea の数を apnea-hypopnea index（AHI）とよび，AHI＞5 を睡眠呼吸障害と定義する．

g 画像検査

CT，側面頭部X線規格写真などを撮影し，咽頭腔断面積の測定を行う．

確定診断は睡眠ポリグラフ検査の結果を用いて診断する．

E 味覚障害

味覚はヒトが口から食物をとる際，常に知覚する感覚である．栄養摂取というヒトの必須の行動に関与し，また，日常生活を豊かにする役割もある．

1 味覚障害の原因

①特発性，②薬剤性，③感冒後，④全身疾患性，⑤心因性，⑥鉄欠乏性，⑦医原性，⑧外傷後，に分類され，それら原因の多くに亜鉛欠乏の関与が疑われている．亜鉛欠乏性味覚障害の診断基準となる人体の血清亜鉛値は，一般に 70 μg/dL 未満とされる．亜鉛は300種類以上の酵素活性，細胞分裂，成長，代謝，免疫，創傷治癒，生殖，精神安定，アルコール分解など多彩な生理作用をもつ．約50年前から亜鉛欠乏についての重要性が考えられるようになり，基礎研究，臨床研究が進めら

れてきた．現在，味覚障害に対する治療で亜鉛内服以外の治療では，鉄剤，漢方薬，唾液分泌促進剤などの内服を含めさまざまあるが，治療効果に科学的根拠が示されている治療法は亜鉛内服療法のみである．

1）特発性味覚障害
原因が特定されない味覚障害．亜鉛欠乏が原因となっていることが多く，亜鉛療法（亜鉛製剤の内服）により改善することが多い．

2）薬剤性味覚障害
降圧薬，脂質異常症（高脂血症）治療薬，血糖下降薬，抗アレルギー薬，抗腫瘍薬，利尿薬など薬剤による味覚障害．これら薬剤が亜鉛とキレート結合することにより，亜鉛は体外に排泄され二次的に亜鉛欠乏を引き起こす．常用内服薬の中止は困難であり，治療に苦慮することが多い．

3）感冒後味覚障害
感冒とは，くしゃみ，鼻水，発熱，倦怠感などの症状を示す急性の呼吸器疾患．味覚障害単独のものと風味障害がある．感冒による味神経障害や，心因性要素などが複雑にからみ合って発症すると考えられている．

4）全身性味覚障害
糖尿病，肝障害，腎障害，胃腸障害などの患者に生じる味覚障害．微量元素吸収量低下や排泄量増加による亜鉛や鉄欠乏が原因と考えられている．

5）心因性味覚障害
躁うつ病や神経症，ヒステリーなど精神神経科疾患の一症状として味覚障害を訴える場合がある．精神科や心療内科への紹介が必要である．

6）鉄欠乏性味覚障害
鉄剤の欠乏も味覚障害を引き起こす場合がある．女性の場合，月経時に味覚低下を訴える場合がある．鉄剤の投与により症状の改善がみられる．

7）医原性味覚障害
中耳や扁桃手術などによる鼓索神経や舌咽神経など末梢神経損傷，また脳腫瘍手術などによる中枢神経障害が原因の味覚障害．口腔，咽頭部の放射線治療後に生じる味覚障害もある．

8）外傷後味覚障害
頭部外傷などによる中枢性障害や，末梢神経損傷が原因の味覚障害．術後の経口摂取困難による亜鉛欠乏，薬剤投与などが関与している．

2　味覚検査法

1）電気味覚検査
電気味覚計により，電気刺激で舌の味細胞のイオンチャンネルを刺激する．単一の味のため，定性評価はできず，舌の部位別の神経機能評価に用いられる．60～70歳ころより加齢による閾値上昇がみられるため，年齢に応じた評価が必要となる．

2）濾紙ディスク検査法
甘味，塩味，酸味，苦味の基本4味を5段階の濃度で定性的に評価できる検査法．5段階の濃度の異なる味質溶液を円形の濾紙に含ませて，舌にのせ，その反応で評価を行う．すべての味質にも味覚の反応を示さなかった場合，心因性，機能性の疑いが強くなる．

3）全口腔法
味質溶液を口腔内に含ませ，検知認知閾値濃度をみる検査法．簡便である反面，特定部位の評価ができないため，神経障害の判定は困難である．濾紙ディスク法のすべての味質に反応を示さない場合でも，全口腔法では反応が得られる場合も多い．ただし，全口腔法に全国で統一された検査溶液や基準はなく，各施設が各自で濃度基準，評価を設定する必要がある．

3　治療法

原因が明らかな場合，原因除去に努める．薬剤との関連が明らかな場合は，担当医，薬剤師と連携し，可能であるなら，薬剤の変更，休薬を行う．亜鉛欠乏が明らかであれば，亜鉛の投与を行う．原因不明でも亜鉛投与が有効な場合がある．心因性，神経科疾患に起因すると疑われる場合，神経科などに協力を依頼する．

14 消毒・滅菌法

A 滅菌と消毒の概念

1 滅菌と消毒

滅菌は，すべての微生物を死滅させることである．最も一般的な方法は，オートクレーブ（高圧蒸気滅菌法）とエチレンオキサイド（EO）ガス滅菌法である．

消毒は，病原菌を死滅させるか，菌量を減少させて感染を予防するものである．生体には滅菌法を適応できないことが多く，100℃の熱湯中で消毒する煮沸消毒法もあるが，一般的には消毒薬による薬液消毒である．

消毒薬の効果は，必要十分な濃度・接触時間・温度に依存するので，消毒薬の特性を確認したうえで，病原菌の違いや用途により使い分ける．

表 3-27 に消毒薬の活性レベルと病原微生物の種類を示す．

2 スタンダードプレコーション（感染に関する標準予防策）

汗以外の体液や血液・傷のある皮膚・粘膜など湿性の生体物質をすべて感染性があるものとして取り扱う．これらの生体物質と接触するときは予防具を用い，処置前後に手洗いと手指消毒を行う．詳細は「F 院内感染」（230頁）で述べる．

予防具としては，手袋・ゴーグル・マスク・ガウンなどがある．着用の順番はガウン・マスク・ゴーグル・手袋の順である．脱ぐときはその逆で行う．

3 消毒薬使用時の一般的注意

①薬液の希釈濃度を守る．
②蒸留水を用いて希釈する．
③冷たい消毒薬は効果が薄れるので，20℃以上に温めて使う．
④ベースン法による手指消毒はやめて，手洗い

表 3-27 消毒薬の活性レベルと病原微生物

	細菌			真菌	ウイルス				
	一般細菌（栄養型）	結核菌	芽胞菌（破傷風菌・ボツリヌス菌など）		中型（単純ヘルペス・サイトメガロ・RS・アデノなど）	小型（ポリオ・エンテロ・コクサッキーなど）	HBV	HCV	HIV
消毒薬の活性レベル （高）グルタルアルデヒド （中）ヨード系・アルコール系 （低）クロルヘキシジン・4級アンモニウム塩	＋ ＋ ＋	＋ ＋ −	＋ − −	＋ ± −	＋ ＋ ＋	＋ ± −	＋ ＋ ＋	＋ ＋ −	＋ ＋ −

＋：有効．±：中間．−：無効．

を励行する．

* ベースン法：洗面器の中に消毒薬が入れてあり，そこで手を洗って下に下がっているタオルで手を拭く．タオルの清潔度が保てず，また消毒薬が希釈されていくため，菌が繁殖するおそれがある．

B 機器・器具の消毒と滅菌

手術器具や体内に挿入される機器などは滅菌して使用する．

1 オートクレーブ（高圧蒸気滅菌法）

高圧蒸気滅菌は，加圧飽和蒸気を作用させて，微生物の蛋白質を熱によって変性させる．加圧して蒸気温度を高め，通常，120℃以上の温度を用いる．熱に弱いプラスチックやゴムには不適であるが，熱に耐性のある金属類・ガラス類・リネンを含めほとんどの器具がその対象となる．

通常，消毒されるべきものの温度が121℃で15分，134℃で3分が滅菌の最低基準である．加熱の時間などを考慮すると，この倍以上の時間を要する．リネン類はこの後，乾燥時間が必要となる．

2 エチレンオキサイド（EO）ガス滅菌法

EOガス滅菌法は，アルキル化により微生物を死滅させる滅菌法である．低温で行えるため，熱に耐性のない器具や，水分を使えないような器材の滅菌に適している．EOガスは広範囲の微生物に有効で，芽胞でも時間をかけると有効である．

EOガス自体によるヒトへの悪影響，毒性による排気や残留の問題，滅菌に長時間（50℃で12時間，60℃で8時間）要すること，オートクレーブ滅菌に比べてコストが高いことが挙げられる．方法は器具をあらかじめよく乾燥させ，シールされたバッグに入れる．滅菌後はエアレーションし，残留EOガスを除去する．

C 皮膚の消毒

口腔外科の手術では，術野が口腔外の皮膚の場合と口腔内の粘膜の場合がある．また，手術野が両者にまたがる場合もある．口腔内の手術であっても，覆布をかぶせる前に口腔周囲の皮膚の消毒を行う．顎顔面部は他の部位と比較し汚染されているので，より丁寧に清拭する必要がある．

1 消毒薬

皮膚（切開部）の消毒にはポビドンヨード液（7.5％手術用イソジン®液），エタノールを添加した0.5％クロルヘキシジングルコン酸塩液（ヒビテン®アルコール）や0.05％クロルヘキシジングルコン酸塩液（ステリクロン®）がよく用いられる．これらは皮膚の刺激作用が少ない．一般細菌，真菌にはいずれも有効であるが，芽胞にはいずれも無効である．

ポビドンヨードは，B型肝炎ウイルス（HBV）に対する効果は弱いので，可能なら長時間使用する．C型肝炎ウイルス（HCV），ヒト免疫不全ウイルス（HIV）には有効である．またポビドンヨードは，ヨウ素の酸化作用を用いた消毒薬であり，金属腐食性がある．ヨード過敏症の惹起に注意する必要がある．

クロルヘキシジングルコン酸塩の口腔粘膜や創傷への使用は禁忌である．

2 剃毛

剃毛は，物理的に手術に障害となる毛髪を取り除くために行う．カミソリによる剃毛は皮膚に細かい損傷を与え，皮膚常在菌の増殖を促進するた

め行わない．脱毛クリームを用い，カミソリの使用は最小限とする．手術直前に行う．

3 消毒の方法

術野の消毒には前述で述べた消毒薬を用いる前に，アルコールなどで軽く皮膚を拭いて汚れを除去する．消毒薬は，滅菌綿球に薬剤を浸して，これを麦粒鉗子などで挟むか，滅菌済みの大きな綿棒に消毒薬を浸して用いる．

術野は皮膚切開部を中心に広く消毒野を作る．切開部となる中央部から拭きはじめ，周辺へ至る同心円状の消毒を行う．通常3回以上，新しい消毒薬を用いて拭く．薬剤が残ると薬剤自体による皮膚障害や，術中の電気メスの使用による熱傷の危険が増えるので，消毒薬で拭き終わった後は清潔ガーゼなどで十分に薬剤を拭き取る．

D 口腔粘膜の消毒

口腔内には唾液とともに多くの常在菌が存在し，歯周ポケットから排膿や出血がみられるため完全な消毒は困難である．術前から歯石・プラークを除去し，ポビドンヨードなどで十分に含嗽し，口腔内を清潔にしておくことが重要である．

口腔内の消毒は，10％ポビドンヨード液やベンザルコニウム塩化物（オスバン®，ザルコニン®），ベンゼトニウム塩化物（ハイアミン®，ベゼトン®）などの4級アンモニウム塩を用いることが多い．アルコールを含む液は刺激作用が強いので避ける．薬液を浸した綿球を用いて，軽く擦るようにして消毒する．

E 手指の消毒

1 術者の手洗い消毒

手術時の手洗いの目的は，一過性菌を除去し，常在菌をできるだけ減少させ，術後に感染させないことである．健常者の皮膚には，常在菌と一過性菌が存在する．常在菌はコリネバクテリウム，ジフテロイド，ブドウ球菌などが主で，皮膚表層と一部深層にも長期存在する．このため消毒薬を用いた手洗いによって完全に除去することは不可能である．一過性菌は寄生するが皮膚には常在しない．通常の手洗いにより比較的容易に除去される．

手洗いの基本は，流水洗浄による付着菌の除去と，ブラシと消毒薬による常在菌の洗い出しである．最近ではブラシを用いて洗浄するスクラブ法が，ブラシによる皮膚損傷がかえって微生物を増やすことが指摘され，ブラシを用いず消毒薬で揉み洗い後に速乾性擦式消毒薬（エタノール消毒薬）を指先から手関節部まですり込み乾燥させる，ラビング法が推奨されている．

2 手洗いの順番

①流水で肘上までよく洗う（約1分）．
②7.5％ポビドンヨードや4％クロルヘキシジングルコン酸塩などの消毒薬をつけて再び洗う（約3分）．
③十分水洗した後，再度洗う．
　消毒薬との接触による消毒と，流水による洗浄の両方の効果があるため，必ず繰り返し洗う必要があり，3回以上繰り返す．ブラシを使う場合は1回目のみとし，2回目からは用いない．指先から洗浄をはじめ，前腕・肘と上がっていく．洗った水が肘から指へ流れないように腕の位置を維持する．
④最後に十分水を切った後，滅菌ガーゼやタオ

ルなどで指のほうから肘に向かって水を拭き取る．
⑤ベンザルコニウム塩化物やクロルヘキシジングルコン酸塩を含有したエタノール製剤（ウエルパス®やヒビソフト®）を指先から手関節部まですり込み乾燥させる．

エタノール消毒による抗菌作用の拡大，エタノール蒸散後に皮膚表面に残存する薬剤の残留効果，皮膚保護材による皮膚損傷の防止を目的としている．

F 院内感染

1 院内感染の予防と対策

すべての医療現場におけるすべての患者に対してスタンダードプレコーション（感染に関する標準予防策）を適用し，病院内における感染性微生物の伝播を予防する．

a 手洗い

院内感染対策上，最も基本的で重要な対策である．観血的処置以外では通常非抗菌性石鹸で十分泡立たせ，手全体を互いに強く少なくとも10秒間擦り合わせた後，流水で洗い流す揉み手洗いをする．

順序はまず両手の掌をよく擦る．次いで手の甲，次に指先を擦り指の間に指を組ませるようにして洗う．特に親指は反対の手の手掌で握るように擦り洗いをし，手首まで洗って流水ですすぐ．手洗いしても残留細菌の多い部分は，手指の先端部（爪側と指腹側の両方）および指間部である．タオルは共有せず，使い捨てのものを使用する．

勤務開始時と以下のような場合に励行する．
①血液・体液・排泄物に接触した後（必ず手袋を着用して行う）
②易感染性患者のケアの前（免疫不全患者，術後患者，新生児など）
③創傷処置の前後
④微生物に汚染されている可能性のある器具に触れた後
⑤耐性菌が定着または感染している患者のケアの後

b 手袋

手袋を着用する目的は，体液・血液・傷との接触から手の汚染を防ぎ，手についている病原微生物の伝播を予防し患者を守ることである．

手袋は血液・体液・排泄物に接触するときに着用する．手袋には小さな孔（ピンホール）や，使用中の破損もありうるので，手袋を装着する前後で必ず手洗いをする．手術を行う際は，手袋を二重に装着することにより，手袋にピンホールが生じるのを防ぎ，血液感染のリスクを大幅に低減することができる．

c マスク・ゴーグル・フェイスシールド

体液の飛沫が目・鼻・口を汚染する可能性があるときに着用する．結核菌のような飛沫感染を防ぐには，フィルターをもったガスマスク状のマスク（N95マスク）が必要である．

d ガウン

体液によって医療従事者の衣服や皮膚が汚染する可能性があるときに着用する．防水であると効果が高いが，滅菌ガウンである必要はない．個室を出るときなど，患者から離れる際にはガウンを脱ぐことが必要である．

e 器具・器材

使用後の医療器具の取り扱いは，感染の伝播や針・メス刃などによる外傷の予防のために，可能であれば使い捨てを準備する．使用済みの針のリキャップ・曲げる・折る・手で扱うなどの行為はしない．リキャップする必要がある場合は，片手ですくうのみにする．鋭利なものの廃棄には，針

を通さない特殊な容器を用意する．採血後の注射器は針とともに捨てる．

f リネン類

通常の処理で洗浄・乾燥・移送されるリネン類によって病原体が伝播するおそれは非常に少ない．汚れが強い場合には廃棄する．

g 食器

皿・コップ・茶碗などの食器は，お湯と洗剤による洗浄で十分で，特別な滅菌処理は必要ない．

h 病棟内での患者の収容方法

伝染性の強いあるいは危険性の高い病原微生物をもつ患者は可能な限り個室に収容する．個室が用意できなければ，複数が一室に収容されてもやむを得ないが，同一病原物質による感染患者で共有するほうがよい．空気感染をきたす疾患では，収容される個室に適切な換気装置がついていることが望ましい．

i 感染患者の移送

主要感染症などでは，移送時のマスクやガウンの着用，院内移送先への事前通告，患者自身への十分な説明と協力要請は，感染拡大の予防に有用である．

j 呼吸器衛生・咳エチケット

呼吸器病原体（インフルエンザ・RS・アデノウイルスなど）の飛沫感染と媒介感染を防ぐために，呼吸器感染の徴候や症状のある患者やその同伴者は，咳やくしゃみをするときには口や鼻を手で覆い，ティッシュを用いる．手指衛生に努め，他の人から空間的距離を少なくとも1mおく．

2 感染様式に基づいた個別の対策

a 空気感染

空気感染は，空気中に浮遊する径5μm以下の蒸発粒子が空気中に長時間滞留し，これが空気の流れに乗って拡散し，吸入や付着によってさらに拡散する．このような感染様式をとる病原体には，結核・水痘・麻疹などがある．

感染防止には個室への収容と個室の孤立換気（周囲より陰圧をかけ1時間に6〜12回の換気が可能で，室内空気の戸外排出やフィルターを通した院内排出）が必要である．

b 飛沫感染

飛沫感染は，結膜・鼻・口腔に病原体を含んだ径5μm以上の飛沫が付着伝播する感染様式である．患者の咳・くしゃみ・気管内吸引や気管支ファイバーなどの際にその危険がある．この飛沫は大きいために空中に浮遊せず，1m以内の感染距離に限られる．

c 接触感染

接触感染は，接触によって物理的に病原体が伝播するものである．個室が望ましいが，不可能なときは同一感染患者と共通室にする．部屋に入るときは手袋を着用し，患者の処置中に便などに触れたときは，手袋をこまめに変える．退室時には必ず手袋を室内に捨て，手洗いを励行する．

15 歯科・口腔外科の治療法

A 歯の治療（う蝕治療，根管治療）

1 う蝕の治療

う蝕（虫歯）が進行してできた歯質の欠損は自然治癒しないため，形態，機能，審美性を回復するための治療が必要になる．基本的なう蝕の治療は，う蝕の進行により硬さを失った部分を，まずタービン，エンジンとよばれる回転機器にダイヤモンドバーやスチールバーを装着してう蝕部分を切削して除去する（図 3-178）．続いてコンポジットレジンなどの物質（成形充填材）を歯面に接着材を介在させて充填する（埋める）治療，あるいは印象採得（型取り）をして，歯科技工士が金属，セラミックなどの修復物を作製し，それを歯科医師が接着剤，合着剤を用いて装着するインレー修復治療を行う（図 3-179）．有髄歯（神経が生きている歯）に対しては，切削時に痛みが出る場合があるので局所に麻酔液を注射してから切削を行うことが多い．

2 根管治療（根尖性歯周病の治療）

う蝕が進行して，歯髄（歯の神経）まで及ぶと痛みが強くなり歯髄炎という状態になる．その場合は局所麻酔をしたあと，リーマー・ファイルとよばれる機器を用いて抜髄処置（歯の神経を除去する）を行う（図 3-180）．また，治療開始時に歯髄が感染によって失活（死んでしまう）してしまっている場合もあり（図 3-181），その際は感染根管治療を行って根管内の感染をできるだけ除去したあと，薬剤を根管内に応用する．

根管内の感染が強く痛みや腫れがある場合には抗菌薬や鎮痛薬を処方する場合もある．そういった治療を何度か行い，根管の感染がなくなったと判断した時点で，空隙になっている根管に充填剤

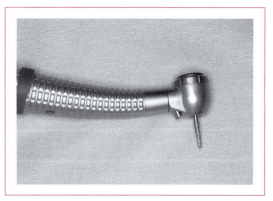

図 3-178　切削器具

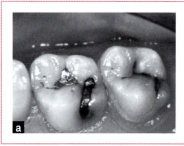 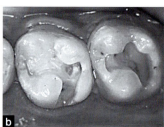 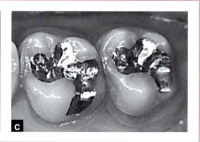

図 3-179　う蝕の治療
a：不適合な修復物とう蝕，b：う蝕を除去した．c：修復物装着後．

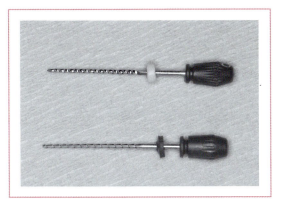

図3-180　リーマー・ファイル

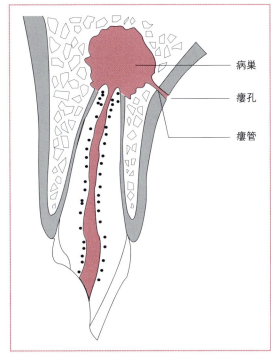

図3-181　根管治療が必要な状態

を埋める根管充塡処置を行う．根管充塡剤としてはガッタパーチャという材質が使用される．抜髄や感染根管治療により根管充塡を行った歯は失活歯とよばれ，時間が経つと破折しやすくなるため，歯冠全体を覆うクラウンという形態で最終治療をすることが多い．

　根の先の病巣（根尖病巣）が大きい場合は，その部位の歯肉を切開して，病巣を除去する小手術（歯根端切除術）を行う場合もある．

B 歯科における外科的治療法

1 抜歯

a 抜歯の適応

　重度歯周病，根尖性歯周炎，進行したう蝕，歯の破折などが抜歯の適応となる．位置異常の歯や歯冠周囲炎を繰り返す智歯（親知らず）も，予防的に抜歯を行う．

b 抜歯の手順

　抜歯の手順としては，局所麻酔を行い，抜歯鉗子や挺子（ヘーベル，エレベーターともよばれる）で歯を脱臼させ，抜去する（図3-182）．抜去後は周囲の感染組織（肉芽組織）を十分に搔爬し洗浄，止血を確認して術を終了する．残根状態や歯根の弯曲などで抜去困難な場合は，歯肉を切開して粘膜骨膜弁を作成し，骨削除や歯の分割を行い抜去する．抜去後は弁を元の位置に戻し，縫合する．縫合した糸は約1週後に抜糸を行う．

　術後は，一過性の炎症（疼痛，腫脹，発赤，発熱，機能障害）が出現するが，抜歯時の状況や部位によってその程度はさまざまである．このような炎症は，数日～1週間程度で改善することがほとんどだが，それ以降も改善しない場合や症状が増悪傾向にある場合は，術後感染（抜歯後感染）を疑い，抗菌薬の投与などの加療が必要である．

c 合併症

　抜歯による合併症としては，隣在歯への障害や歯槽骨骨折，重篤なものでは神経の損傷による感覚障害や歯の迷入などがある．

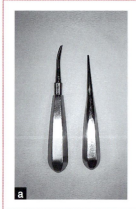
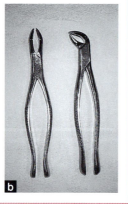

図 3-182　抜歯器具
a：挺子，b：鉗子．歯を脱臼・抜去する際に使用する器具で，歯の位置や状態に合わせて選択する．

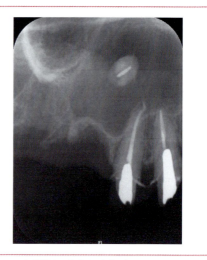

図 3-183　上顎洞へ迷入した根尖
デンタル X 線写真．右上第 1 大臼歯の口蓋根尖端が上顎洞内へ迷入している．

1）神経損傷

下顎智歯は解剖学的に下歯槽神経や舌神経と近接しており，歯の埋伏位置や抜歯操作によっては術後に神経症状が出現することがある．下歯槽神経が障害されると患側オトガイ部と下唇の知覚異常が，舌神経が障害されると患側舌前方 2/3 の知覚異常と味覚異常が生じる．神経障害が疑われる場合には，末梢神経修復を促すために，ビタミン B_{12} 製剤やステロイドの投薬や星状神経節ブロックを行うこともある．

2）歯の迷入

抜歯時に歯が歯槽骨を越えて組織間隙や隣接臓器へ移動することを歯の迷入とよぶ．下顎智歯の舌側への迷入や上顎臼歯の上顎洞への迷入がある．特に上顎洞への迷入は，解剖学的に上顎洞底が歯根と近接する上顎第一大臼歯や上顎智歯の場合が多く，残根となっている歯は迷入しやすい（図 3-183）．迷入した場合には，抜歯窩からの除去を試みるが，困難な場合には，X 線や CT などで歯の位置を確認し，上顎洞前壁を開削して開洞することで除去する．上顎洞への迷入は歯だけでなく，上顎臼歯の根管治療を行う際に，根管治療薬などを過度の圧力で注入すると薬剤が上顎洞へ迷入することもある．

2　歯根端切除手術

歯根嚢胞は，歯の根尖にできた膿の袋であり，根尖部の円形の X 線透過像として認められる．歯肉に瘻孔を作ることもあり，根管治療だけでは完治しないことが多く，外科的治療が選択されることもある．嚢胞が歯根の 1/3 を超える場合には歯の保存が不可能であり，抜歯後に嚢胞摘出を行う．嚢胞の大きさが歯冠大程度であれば，歯根端切除術を選択する．

歯根端切除術は，歯肉切開を加え歯槽骨を削除し嚢胞を明示，その後嚢胞を摘出・掻爬し，感染源である歯根尖端を一層切除（歯根端切除）して逆根充を行う（図 3-184）．このような歯根端切除術は主に前歯部などに適応され，すべての歯に適応があるわけではない．

3　嚢胞の手術

歯根嚢胞以外の口腔内の嚢胞には，骨内にあるいわゆる顎骨嚢胞（図 3-185）や，唾液腺由来で軟組織に存在する粘液貯留嚢胞，上顎洞根治術後に発生する術後性上顎嚢胞など，場所や原因によっ

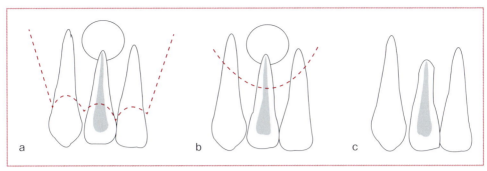

図 3-184 歯根囊胞の切開線の設定
a：Wassmund 切開．b：Partsch 切開．c：囊胞を摘出し歯根端切除をした状態．

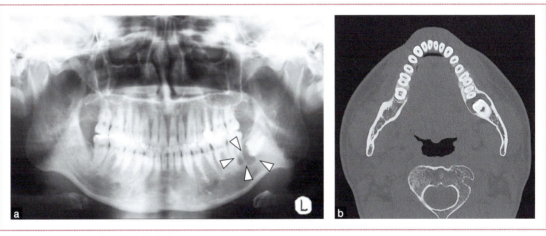

図 3-185 左下顎智歯の含歯性囊胞
a：パノラマ X 線像．左下埋伏智歯に，歯冠を含む境界明瞭な X 線透過像を認める（矢頭）．b：CT 像．

てさまざまな囊胞がある．いずれの囊胞の治療も，一般的には，開放創とする Partsch I 法と，閉鎖創とする Partsch II 法に分けることができる．

a Partsch I 法

　囊胞壁を一部切り取り，開放創として残りの囊胞壁と口腔粘膜を縫合する方法である．囊胞内の内圧を開放することで自然に創が縮小するのを待つ．特に大きな囊胞の場合に適応となるが，術後しばらくの間は開窓部の洗浄が必要であり，治癒までに時間がかかる．囊胞壁を摘出して，開放創とすることもある．

b Partsch II 法

　囊胞をすべて摘出し，切開した口腔粘膜も閉鎖創とする方法である．治癒が早く変形も少ないが，残った空洞（死腔）に細菌感染が起こりやすくなるため注意が必要である．

C 口腔悪性腫瘍の治療

　悪性腫瘍の治療法は発生部位，大きさ，発育速度や進展様式，浸潤様式，異型度，転移の有無，そして患者の年齢や全身状態を考慮して，外科的

療法，放射線療法，抗癌剤による化学療法などが集学的に行われる．なお，顎顔面の補綴については Side Memo 12 を参照されたい．

1 放射線療法

放射線療法は正常細胞に比べて，悪性腫瘍の放射線感受性は高く，細胞障害を受けやすいという特性を利用して，放射線による正常組織の障害を可及的に抑えながら癌細胞の増殖を制御することである．一般的に悪性リンパ腫や精上皮腫は放射線感受性が高く，頭頸部に発生する扁平上皮癌や腺癌は中等度，骨肉腫，筋肉肉腫は低感受性である．

a 放射線治療の方法

放射線治療は放射線単独で腫瘍を制御する根治的照射と手術と併用する術前照射と術後照射がある．放射線の照射法は外部照射法と小線源を用いた組織内照射，腔内照射がある．外部照射はコバルト60照射装置，リニアック，ベータトロンなどの装置を用いて身体の外部から皮膚を通して患部にX線，γ線，電子線などを照射する方法である．外部照射においては皮膚や患部周囲の健常組織への被曝の影響が避けられない．一方，組織内照射は癌病巣部にラジウム，セシウム，イリジウム，Auグレインなどの小線源を直接刺入または挿入する方法である．治療に必要な線量を的確に病巣へ集中照射することができ，周辺の健常組織への照射を極力避けることができる利点がある．主な治療部位は口腔内の腫瘍で，特に舌癌がその代表である．

b 放射線照射療法の副作用

放射線療法は咀嚼・嚥下・構音機能などの機能や顎顔面の形態が温存されるが，放射線の照射線量に応じて，病巣周囲の健常組織である歯，歯周組織，口腔粘膜，顎骨，唾液腺などに組織障害が発現する．味覚の異常，歯周組織や口腔粘膜の炎症が起こり，びらん，潰瘍へと進行する．顎骨の炎症や放射線顎骨壊死，唾液腺の分泌障害による口渇や口腔乾燥症，う蝕の多発，白内障などもみられる．また，晩期の障害として癌が発症することがある．

2 化学療法

悪性治療の治療として抗癌剤が用いられる．濃度依存性の薬剤としてアルキル化剤，抗癌性抗生物質がある．時間依存性薬剤として代謝拮抗剤，植物アルカロイドなどがある．扁平上皮癌に対してはブレオマイシン，フルオロウラシル，シスプラチンが用いられている．単独または多剤併用として用いられ，投与経路は局所投与，静注，動注

Side Memo 12　顎顔面の補綴

顔面補綴とは腫瘍，外傷，炎症，奇形などが原因で，顔面または顎骨とその周囲組織に生じた欠損を人工物で修復補塡し，失われた機能と形態を図ることである．

- **顎顔面エピテーゼ**
  失われた顔面欠損を修復するために体表面に装着する人工補綴物である．義眼，義鼻，義耳などを糊，眼鏡，磁石，骨に埋め込んだチタン釘で固定装着する．

- **顎補綴**
  歯のみならず，顎骨とその周囲組織まで及んだ口腔内の広範囲の欠損や変形による形態的，機能的障害を修復，回復するための装置である．顎義歯と補助装置がある．顎義歯は上顎骨の欠損によって口腔と鼻腔が交通し，飲水や構音ができない場合に用いられる顎付きの義歯である．補助装置としてスピーチエイドがある．

- **舌接触補助装置**
  舌の切除によって舌の運動量や組織量が不足した場合に，口蓋と舌の接触状態を改善して，嚥下圧の形成や構音点の確保を図るための口蓋へ装着する補綴装置である．

表 3-28 口腔領域の再建術に用いられる皮弁とその栄養血管

有茎皮弁	胸三角筋皮弁 大胸筋皮弁 広背筋皮弁	内胸動静脈 胸肩峰動静脈 胸背動静脈
血管柄付き遊離皮弁	腹直筋皮弁 前腕皮弁 腸管（空腸） 大腿皮弁	（深）下腹壁動静脈 橈骨動静脈と皮静脈 空腸動静脈 大腿動脈と外側大腿回旋静脈
骨付き遊離血管柄付き皮弁	腸骨を含む皮弁 腓骨を含む皮弁 肩甲骨を含む皮弁	深腸骨回旋動静脈 腓骨動静脈 肩甲回旋動静脈

図 3-186 頭頸部再建に用いられる代表的な皮弁

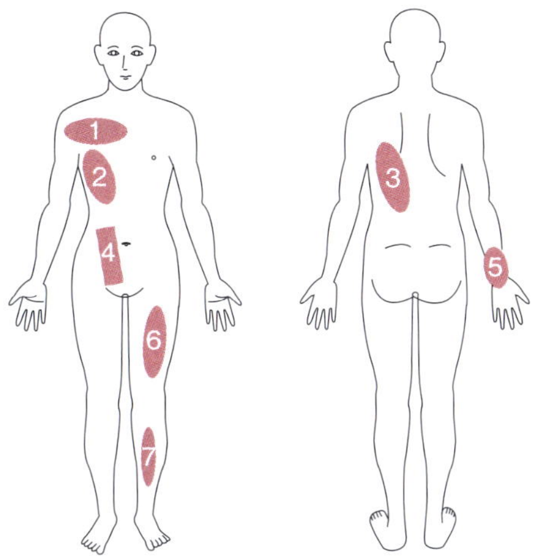

有茎皮弁
1. 胸三角筋皮弁
2. 大胸筋皮弁
3. 広背筋皮弁

血管柄付き遊離皮弁
4. 腹直筋皮弁
5. 前腕皮弁
6. 大腿皮弁
7. 腓骨皮弁

などがある．動注法としては上甲状腺動脈や浅側頭動脈から挿入して口腔領域の支配動脈である舌動脈，顔面動脈，顎動脈へ抗癌剤を高濃度で投与する．また，放射線治療の際，放射線感受性を高める目的で抗癌剤を併用することもある．抗癌剤の副作用として骨髄抑制，嘔気嘔吐，口内炎，脱毛などがある．

3 手術療法

手術的療法として腫瘍の進展範囲から安全域を含めて腫瘍の切除を行う．また，頸部リンパ節への転移に対しては頸部郭清手術を行うが，後発転移に対する予防処置として頸部郭清術を行うこともある．舌癌では部分切除，半側切除，亜全摘，全摘出術などが行われる．下顎骨では辺縁切除，区域切除が，上顎骨では部分切除，全切除術などの術式がある．また，外科的治療によって喪失した形態および機能の回復のために再建手術が行われる．頸部郭清術は浅頸筋膜と深頸筋膜の間に存在する頸部リンパ節を一塊として切除する手術である．

4 再建手術

口腔，喉，咽頭，食道，頸部の広範囲切除術による食物の摂取，咀嚼，嚥下，発語や構音などの機能障害，顔面や頸部などの欠損による形態的障害を回復するために粘膜，皮膚や骨の遊離移植，有茎皮弁，微小血管吻合術を用いた血管柄付き遊離皮弁などを用いた再建手術が行われる（表 3-28，図 3-186）．皮弁の構成成分によって皮弁，筋膜皮弁，筋皮弁に分ける（図 3-187，188）．

a 有茎皮弁

茎状になった皮膚弁で，この茎からの血行を通してその先端の組織の栄養を司る．血行がよいため生着が良好であり，体表の皮膚軟部組織の欠損部の再建に適しているが，茎を有しているために移動距離に制限がある．皮弁作成部位を移植部位

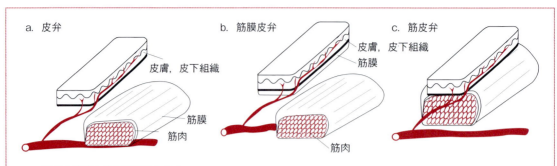

a. 皮弁：皮膚と皮下組織からなる．
b. 筋膜皮弁：皮膚・皮下組織の血流を確保するために深層筋膜を含めた皮弁．
c. 筋皮弁：皮膚・皮下組織の血流を確保するために筋肉を含めて挙上する皮弁で，皮膚，皮下組織，筋膜，筋肉からなる．

図3-187　構成要素による皮弁の分類

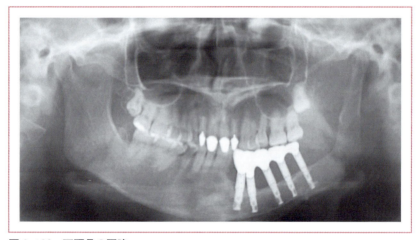

図3-188　下顎骨の再建
左側下顎骨の正中から下顎枝部の腫瘍に対し，区域切除と腸骨移植の再建術を行い，さらに歯科インプラントを用いて咬合を回復した症例のX線写真．

の近くに設ける局所皮弁と，遠くに作る遠隔皮弁がある．この皮弁には前額皮弁，側頭筋皮弁，胸三角筋皮弁，大胸筋皮弁，広背筋皮弁などがある（図3-189）．

b　血管柄付き遊離皮弁

栄養血管である動静脈を付けて母床から完全に切り離し，移植部位の動静脈にそれぞれに血管吻合することにより生着させる皮弁である．有茎皮弁と比べ，栄養血管の位置に左右されることなく，皮弁を任意の位置に移植できること，移植部より遠いところからでも皮弁を採取できるので皮弁の選択の幅が広いことが有利な点である．しかし，微小血管の吻合を行わなければならないこと，栄養血管に血栓が生じて皮弁が壊死に陥る危険などがある．前腕皮弁，腹直筋皮弁，大腿皮弁，腓骨皮弁などがある．骨の欠損を補うためには骨付きの皮弁である腸骨皮弁や腓骨皮弁などが適応となる．歯の欠損に対しては歯科インプラント，義歯による補綴処置が行われる（図3-190）．また，下咽頭，頸部食道の再建のように管腔形態の組織移植が必要な場合には遊離空腸移植が適応である．

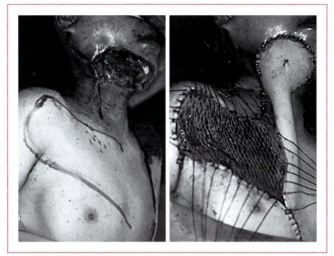

図 3-189　顎下部の再建
顎下部の欠損部を胸三角筋皮弁(DP 皮弁)を用いて再建した症例.

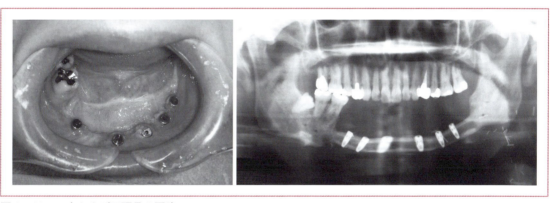

図 3-190　口底および下顎骨の再建
口底がん切除後に腓骨付き血管柄付き遊離皮弁を用いて再建を行い，義歯装着のための歯科インプラントを行った症例.

16 口腔ケア

A 口腔ケアの役割

1 口腔ケアの定義

口腔ケアの定義としては，狭義では「口腔清掃」，広義ではそれに「口腔機能訓練」を加えるのが一般的な捉えかたである．日本口腔ケア学会によると，口腔ケアとは「口腔の疾病予防，健康保持・増進，リハビリテーションにより QOL の向上をめざした科学であり技術」と定義されている．さらに最近では広義の口腔ケアに加えて，必要な歯科治療，患者教育，医療スタッフ教育なども含

めて「口腔管理」とよぶという考えもある.

口腔ケアの期待される役割としては，以下のようなものがある.

2 う蝕や歯周病の予防

健常者においても口腔ケア（歯ブラシ，歯間ブラシ，フロス，義歯清掃）はう蝕や歯周病の予防として重要であるが，要介護高齢者などでは十分なセルフケアができないことから，う蝕や歯周病が急激に進行することもしばしばみられる．周術期の患者では術後の体力低下から歯周炎や歯周病などの慢性感染症が急性転化を起こし，原疾患の治療に支障が出ることもある．また，頭頸部癌放射線治療後には唾液腺障害による重度の口腔乾燥をきたし，健全歯であったものがわずか1～2年の間にう蝕により残根状態となることも実臨床でしばしば経験される.

骨粗鬆症患者や癌の骨転移などでしばしば使用されるビスホスフォネート（BP）製剤やデノスマブ，血管新生阻害薬など，さまざまな薬剤により顎骨壊死（medication related osteonecrosis of the jaws；MRONJ）を生じることがある．MRONJ の原因の多くはう蝕に続発する根尖性歯周炎や歯周病であることから，これらの薬剤を使用する機会の多い高齢者や癌患者などではう蝕や歯周病の予防は非常に重要な問題である.

3 肺炎や歯性病巣感染の予防

口腔内微生物や慢性歯性感染症に関連する全身疾患として，誤嚥性肺炎，虚血性心疾患，感染性心内膜炎（IE），糖尿病，関節リウマチ，早期低体重児出産などが知られている．これらの中で，要介護高齢者における誤嚥性肺炎の予防は口腔ケアの期待される役割のうち特に重要なものの1つである.

わが国における死亡原因をみると，肺炎は悪性新生物，心疾患に次いで第3位を占めている．特に高齢者においては第1位であり，その大部分は誤嚥性肺炎である．誤嚥性肺炎は病原性微生物を含んだ唾液や咽頭貯留液の誤嚥に生体の免疫力の低下が重なって発症することから，口腔ケアによって口腔内細菌数を減少させかつ誤嚥を防ぐことが予防の第一歩である．実際に要介護高齢者に対して口腔ケアを行うことにより，発熱日数，肺炎発症率，インフルエンザ発症率，死亡率などが減少したとする調査結果が報告されている．特に病院や高齢者施設においては肺炎やインフルエンザなどの集団発症がしばしば起こることから，口腔ケアは高齢者個人だけではなく，病院・施設全体の肺炎，インフルエンザ予防に重要な役割を果たす.

4 口臭による悪臭の予防

口臭は悪臭のある呼気が口腔を通じて発散されるものである．口臭は本人が気づく場合もあるが，本人は気づかず他人から指摘される場合もある．セルフケアができない要介護高齢者では，口腔ケアが不十分になると口臭が強くなる．また胃瘻造設などにより経口摂食を行わなくなると，口腔の自浄作用が低下することから，口臭は非常に強くなる.

口臭の本体は食品以外では，メチルメルカプタン，ジメチルサルファイド，硫化水素などの揮発性の硫化物である．口臭の原因としては①口腔の不潔，義歯の汚れ，舌苔の付着，歯垢の付着，う蝕，歯周疾患，口腔癌など，口腔内に原因があるものと，②消化器系疾患，呼吸器疾患，蓄膿症，糖尿病（アセトン臭），腎不全による尿毒症（アンモニア臭），肝硬変（アンモニア臭）など，口腔外に原因があるものに分けられる．これらのうち口臭の原因として最も頻度が高いものは舌苔の付着である.

舌背表面の白色，黄褐色，または黒色の苔状にみえる付着物を総称して舌苔という（図3-191）．舌苔は舌表面の細胞の角化亢進・乳頭延長に加

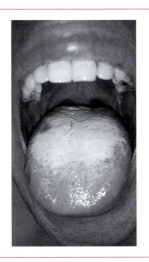

図 3-191　舌苔

> **Side Memo 13　薬剤関連顎骨壊死（MRONJ）**
>
> 主にBP製剤やデノスマブなど破骨細胞を抑制する薬剤を投与中の患者に生じる．骨粗鬆症に対する低用量投与よりも，癌の骨転移などに対する高用量投与の場合に発症しやすい．歯周炎などの歯性感染症や抜歯を契機に発症することが多い．以前は難治性と考えられていたが，最近では積極的な骨削除を行うことにより良好な治療成績が得られるようになった．

え，口腔内の細菌，剥離上皮，食物残渣などがその間に留まることにより生じる．付着する細菌が色素を産生する場合，黄褐色あるいは黒色に見えることもある．舌苔は唾液腺の機能状態や分泌量，分泌液の状態，口腔内常在菌，体調などの影響を受け，舌苔の量や質の異常の原因としては口腔乾燥，免疫力の低下（感冒や睡眠不足など），口呼吸，口腔衛生状態不良，喫煙，加齢，ストレス（緊張），全身的疾患，薬剤の副作用などが考えられている．舌苔中には多数の微生物が存在している．生理的にも薄い舌苔は付着しており特に除去の必要はないが，厚い舌苔付着は口臭や肺炎の予防という観点から除去したほうがよい．

5　口腔の爽快感によるQOL向上

口腔ケアにより口腔内が清潔になるとこれまで述べたような疾患の予防になるだけではなく，口腔の爽快感が増すことにより，摂食や会話の状況も良好になり，QOL向上につながる．

6　身体のリハビリテーションの1つ

ブラッシングを行う際には身体を起こし，手指を使い，口腔周囲の筋を使い，含嗽を行うことから，口腔ケアそのものが身体のリハビリテーションの1つになる．また，ブラッシングは間接嚥下訓練の1つとされている．

7　癌治療時の合併症予防（周術期口腔機能管理）

癌治療時に口腔ケアを行うことによって肺炎をはじめとするさまざまな合併症を予防しようとする「周術期口腔機能管理」が近年広く行われるようになった．周術期口腔機能管理の主な目的には以下のようなものがある．なお，薬剤関連顎骨壊死（MRONJ）については Side Memo 13 を参照されたい．

a　慢性歯性感染症の急性転化の予防

周術期に免疫力が低下すると，慢性の歯性感染症が急性転化し（図 3-192），患者の QOL の低下だけではなく術後放射線治療や化学療法など原疾患に対する治療の中断を余儀なくされることもある．術前に口腔内の評価を行い必要な歯の治療や抜歯を行うことと，周術期の口腔ケアが重要である．

b　手術部位感染の予防

頭頸部癌（口腔癌，咽頭癌，鼻副鼻腔癌など）の手術では，手術部位感染（surgical site infection；SSI）の頻度が高い（図 3-193）．特に術後に口腔内

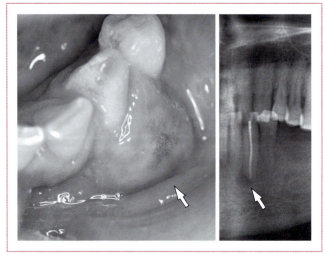

図 3-192 放射線治療中の急性歯性感染症
10年前に治療を行い一度も症状の出現しなかった下顎犬歯．周術期に歯肉腫脹，膿瘍形成を生じた（矢印）．

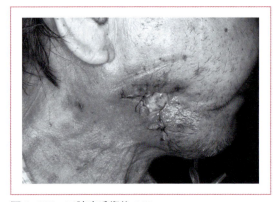

図 3-193 口腔癌手術後 SSI

に皮弁が移植されたり気管切開により管理されると嚥下機能が低下することから，口腔の自浄作用が低下し，口腔内細菌数は通常の100～1,000倍以上に増加する．SSI の発症リスク＝細菌量×細菌の毒性÷生体の免疫力という関係があり，術後セルフケアができるようになるまで，十分な口腔ケアを行って口腔内細菌数を減らすことが SSI を予防するうえで重要である．

c 術後肺炎の予防

頭頸部癌や食道癌手術では術後一定期間嚥下障害をきたすことが多い．嚥下障害を生じると口腔の自浄作用が低下し口腔内細菌数が増加するとともに，汚染された唾液や咽頭貯留液を誤嚥し，術後の免疫力の低下も重なって肺炎を生じる．特に食道癌手術では約20％の患者で術後肺炎を生じ，周術期の死亡原因として最も頻度が高い．術後肺炎のリスクファクターとして喫煙歴，肺機能障害，高齢，糖尿病などの合併症や手術侵襲の大きさ，術後の嚥下障害などが知られており，これらのリスクファクターを有する場合は十分な口腔ケアを行う必要がある．

d 歯性感染症に起因する全身性感染症の予防

放射線治療や化学療法時には免疫力が低下し，歯性感染症に起因する敗血症を生じ致命的となることもある．口腔内を清潔に保つことによりそのリスクを低下させることができる．

e 口内炎予防

頭頸部癌で口腔が照射野に含まれる放射線治療時には，口内炎はほぼ全例に発症する．経口摂食が困難となる重症口内炎も約半数に生じることが知られている．口腔内が不潔な状態になると，生

じた潰瘍からの二次感染を生じ口内炎の重症化を招いたり，全身性の感染症をきたすこともある．口腔ケアにより口内炎の発症そのものを予防することは困難であるが，口内炎の重症化を抑制することが可能である．

f 経口摂食の支援

癌手術では術後一定期間経口摂食不能となることも多い．経口摂食を円滑に再開するために口腔ケアにより口腔内環境を整えておくことが必要である．

B 口腔の構造と機能の加齢による変化

口腔には他の臓器と同様，加齢に伴いさまざまな変化や疾患が生じる．しばしばみられる変化について以下に列挙する．

1 歯

う蝕や歯周病のため喪失歯数が増加する．残存歯は歯肉の退縮により歯根部が露出し，唾液減少も重なって根面う蝕になりやすく，歯の破折→残根→喪失という経過を辿る．

2 歯槽骨

歯を喪失すると歯槽骨が吸収し，いわゆる「やせた」顎堤となり義歯の装着が困難となる．下顎骨は垂直的に吸収するのに対し，上顎骨は主に外側から吸収するため，無歯顎になると相対的に下顎前突となることが多い．

3 口腔粘膜，歯肉

口腔粘膜は萎縮する．歯肉上皮は薄くなり，舌乳頭も萎縮し舌背部は平滑になる．義歯やさまざまな刺激によりびらんを生じやすくなる．また，口腔内が不潔になり免疫力が低下すると口腔カンジダ症を発症する．

4 顎関節

下顎頭が加齢とともに変形，平坦化することがある．また関節結節も平坦化し，顎関節が自然脱臼しやすくなることもある．習慣性顎関節脱臼患者のほとんどは高齢者であり，認知症などで本人の理解協力が得られない場合，治療に難渋する．

5 唾液腺

唾液分泌能が加齢とともに低下し口腔乾燥をきたす．口腔乾燥状態になると口腔の自浄作用の低下，口内炎の発症，義歯の不安定などを生じることがある．

唾液量の測定にはいくつかの方法があるが，簡便な方法としてガムテストがある．これはガムをかませてその間に排出された唾液の量を測定するものである．10 mL/10分間以下を唾液分泌量低下とする．特別な器具を必要とせずどこでもできる検査であるが，意思疎通の困難な重度の認知症高齢者では実施困難である．

6 口唇

弾力が低下し，口裂が狭くなり，義歯の着脱がしづらくなる．また口角びらんを生じることもしばしばみられるが，難治性の口角びらんには口腔カンジダ症が関与していることが多い．

7 オーラルジスキネジア

舌，口唇，下顎など口腔の制御不可能な不随意運動をオーラルジスキネジアとよぶ．その症状は，口をすぼめる，口をとがらす，舌鼓を打つ，吸い込む，口唇をなめ回す，口をもぐもぐ動か

す，舌を突き出す，あるいは下顎を咀嚼運動のように動かすなどがある．原因は不明であるが，中枢性に生じる特発性のものと薬物誘発性のものとに分類される．薬物誘発性のものは抗パーキンソン病薬や抗精神病薬の長期投与例にみられ，特発性のものは高齢者に多い．オーラルジスキネジアの合併症としては咬耗，歯や義歯の損傷，無歯顎患者の進行性骨吸収，口腔の痛み，顎関節の退行性変化や脱臼，咬傷（舌や頬をかむ），発語障害，嚥下障害，咀嚼困難などさまざまなものがある．時に不適合な義歯の装着がジスキネジアを誘発することもある．

8 疼痛閾値の上昇

高齢になると疼痛閾値が上昇し，疼痛などの自覚症状に乏しくなり，疾患の発見が遅れることがある．

9 嚥下障害

高齢者は加齢とともに歯が欠損し，舌運動機能や咀嚼能力が低下し，唾液の分泌も低下，口腔感覚の鈍化などが生じて，咽頭への食べものの送り込みが遅れる．また咽頭においても，嚥下時の喉頭挙上が不十分となり，上部食道括約筋を閉じている筋肉の機能不全も生じて，喉頭の閉鎖が不十分で誤嚥しやすくなる．さらに，咽頭収縮筋の収縮力が低下し，咽頭に唾液および食物が残留しやすくなり，誤嚥をきたす．

C 口腔ケアの実際

1 ブラッシング法

主なブラッシング法には歯ブラシの毛先を用いるスクラビング法，フォーンズ法，バス法，歯ブラシの脇腹を用いるローリング法，スティルマン改良法などがある（表 3-29）．

2 歯間ブラシ

歯間部のプラークや食物残渣を歯ブラシのみで効率的に除去することは困難であり，歯間ブラシを併用するのが望ましい．特に歯肉が退縮し歯と歯の空隙がある高齢者では，歯間ブラシは必須である（図 3-194）．

3 フロス

歯間部のプラークや食物残渣を除去する方法として，歯間ブラシと並んでフロスも用いられる（図 3-195）．歯間ブラシが通りにくい若年者ではフロスのほうが使いやすいが，ブリッジや連結冠が装着されている部位には応用できない．

4 舌苔除去

舌苔を除去する方法として，一般に歯ブラシや舌ブラシによる機械的な清掃が広く行われている．要介護高齢者などセルフケアが困難なため介護者が舌苔除去を行う際には，ブラッシングを強くしすぎて舌粘膜を傷つけないように注意をする．

舌のブラッシングは広く行われているが，舌背上の細菌数の減少にはつながらないことや，唾液中細菌数は逆に増加したとの報告もある．これは舌背部に強固に付着していた細菌をブラッシングにより遊離させてしまうためと考えられる．舌のブラッシングの後は必ず含嗽をするか，含嗽が困難な場合は清拭をすることが必須である．

舌苔除去に薬物を使う方法もある．3% 過酸化水素水（オキシドール）による清拭はその発泡作用と消毒作用から，舌乳頭の間に存在する舌苔や微生物も含めて効率的に除去できる．要介護高齢者や周術期患者で肺炎のリスクが高い場合には，必要なら舌鉗子などの補助器具も用いて，舌のブ

表 3-29　代表的なブラッシング法

ブラッシング法	歯ブラシの当て方と動かし方		
	唇・頬側	舌・口蓋側	
		前歯部	臼歯部
スクラビング法	a 毛先を歯面に直角に当て，弱く加圧し，近遠心的に小刻みに動かす．	b 歯ブラシを縦に入れ，1歯ずつ小刻みに動かす．	c 毛先を歯面に45度に当て，弱く加圧し，近遠心的に小刻みに動かす．
フォーンズ法（描円法）	d 上下の歯を咬頭対咬頭で咬合し，毛先を歯面に直角に当て，上下の頬唇面，歯肉を含んで，円形運動をしながら刷掃する．	e 毛先を歯面に当て，1歯ずつ往復運動をする．	f 毛先を歯面に当て，1歯ずつ往復運動をする．
バス法	g 毛先で歯軸に対し45度の角度で歯肉溝に軽く挿入し，近遠心的に数mmの範囲で，毛先は動かさずに，軽く加圧振動させる．	h 刷毛部の先端を矢状方向（縦）に挿入し，先端の毛先を歯肉溝内に挿入し，軽く加圧振動させる．	i 唇・頬側と同様に行うが，最後臼歯の遠心面を覆うようにする．
回転法（ローリング法）	a 毛先を根尖方向に向け，歯肉を約2mmカバーするくらいに脇腹を歯面に当て，加圧しながら，歯冠方向へと回転させていく．	b 歯ブラシを縦に入れ，後端から先端までを用いて，1歯ずつかき出すように動かす．	c 唇・頬側と同様に動かす．
スティルマン改良法	d 毛先を根尖方向に向け，毛束の側面を付着歯肉部に当てる．圧迫しながら回転運動を始め，付着歯肉部で毛束が約45度の角度になったところで，圧迫振動を与え歯肉をマッサージする．その後は回転法に移行する．	d 後端部の刷毛側面を用いて，圧迫振動を与え，回転法に移行する．	f 唇・頬側と同様に動かす．

〔薬師寺 毅，他：歯，口腔の人工的清掃．岡田昭五郎，他（編）：新予防歯科学［上］．第2版，pp60-62，医歯薬出版，1996より改変〕

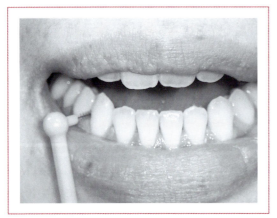

図 3-194　歯間ブラシ

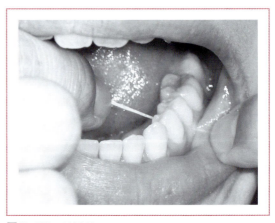

図 3-195　フロス

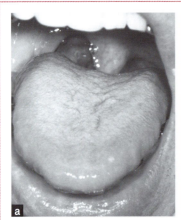
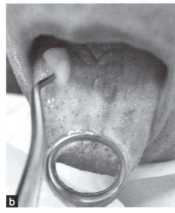
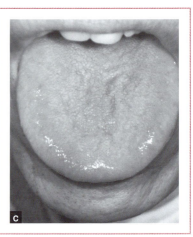

図 3-196　舌苔除去
a：ケア前　b：舌鉗子で舌を前方に引っ張り出し，オキシドール綿球にて清拭　c：ケア後.

ラッシングによる機械的清掃とオキシドールによる化学的清掃を組み合わせて行うことが最も効率的である(図 3-196).

5　含嗽

含嗽は口腔内細菌数を減少させるうえで最も効率的な方法である．歯ブラシや舌ブラシの後含嗽をさせなければ唾液中細菌数は増加するので，含嗽や清拭ができない患者ではブラッシングは逆に肺炎のリスクを増加させることも知っておく必要がある．含嗽薬としてポビドンヨード(イソジンガーグル®)，ベンゼトニウム塩化物(ネオステリングリーン®)，クロルヘキシジングルコン酸塩(コンクールF®)，サリチル酸メチル／チモール／シオネール／メントール／アルコール(リステリン®)などの消毒薬や，アズレンスルホン酸ナトリウム(アズノール®，ハチアズレ®)などの抗炎症薬がある．しかしこれらの薬剤の濃度は非常に低く，薬効はあまり期待できない．実際に含嗽前後の唾液中細菌数を測定した研究によると，消毒薬の含嗽薬と水道水とでは細菌数減少効果に差はなく，含嗽による細菌数減少効果は薬物による消毒ではなく機械的な洗浄が主体であることが示されている．ただし含嗽薬を使用すると爽快感が得られることから，必要に応じて含嗽薬を使用してもよい．

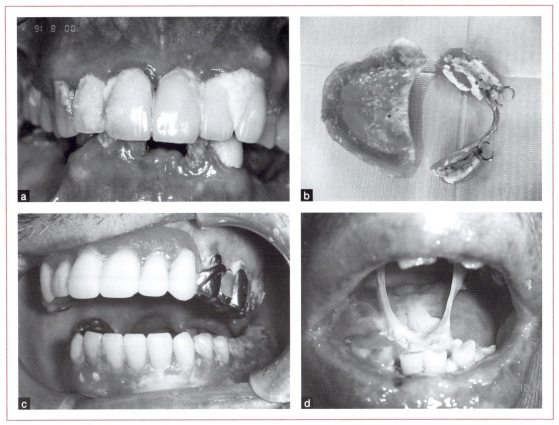

図 3-197　要介護高齢者の口腔内所見

6　要介護高齢者に対する口腔ケア

　口腔ケアの役割については前述の通りであるが，高齢者では誤嚥性肺炎の予防が特に重要である．誤嚥性肺炎は病原性微生物を含んだ唾液や咽頭貯留液を誤嚥することによって生じる．そのため口腔ケアと嚥下訓練の両者が肺炎予防につながる．しかし要介護高齢者では嚥下機能が低下するだけでなく，口腔内のセルフケアができずに口腔内環境は非常に劣悪となっている場合が少なくない（図 3-197）．

　要介護高齢者に対する口腔ケア方法や適切な口腔ケアの回数などについては，いまだ確立されていない．嚥下障害がなく常食を摂取している場合はセルフケアが不十分であっても唾液中細菌数はそれほど増加しないが，嚥下障害を有する高齢者，特に胃瘻造設者では唾液中細菌数は非常に多くなっており，口腔ケアを行い唾液中細菌数を減少させても，その効果は長時間継続せず，翌日には唾液中細菌数は再び増加していることが報告されている（図 3-198）．したがって嚥下障害があり誤嚥性肺炎のリスクが高いと思われる高齢者では，毎日の口腔ケアが必要である．

7　周術期口腔機能管理

a　癌手術時の口腔ケア

　癌手術患者では，術前に歯科医師や歯科衛生士による徹底した口腔清掃，歯石除去，必要な歯科治療などが行われる．術後，挿管状態や気管切開による管理中，または経管栄養中は口腔の自浄作

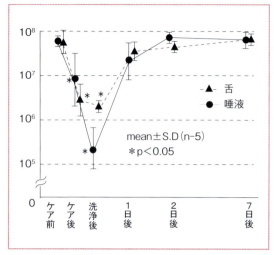

図3-198 胃瘻造設者の口腔内細菌数の推移

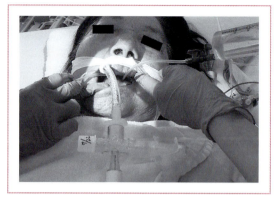

図3-199 人工呼吸器装着患者に対する洗浄による口腔ケア

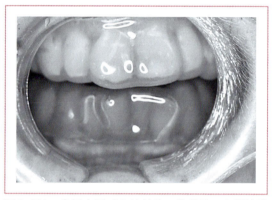

図3-200 歯冠表面での放射線の散乱線から頬粘膜の被曝を防ぐためのスペーサー

用が低下していることから，口腔内細菌数は著しく増加している．含嗽が可能な場合は頻回の含嗽をさせるが，不可能な場合は吸引や清拭を併用しながら歯垢除去，舌苔清掃，粘膜の清拭を行う．可能なら水による洗浄，吸引も行う．

b 人工呼吸器装着患者の口腔ケア

人工呼吸器関連肺炎(ventilator-associated pneumonia；VAP)は集中治療室(ICU)における最も頻度の高い重症合併症で，致命的になることも少なくない．人工呼吸器装着患者では嚥下機能が低下していることから，口腔内細菌数は著しく増加している．口腔内のブラッシング，清拭や吸引を行っても，咽頭貯留液中の細菌数はあまり減少しないが，水道水で洗浄・吸引を行うと，細菌数は健常者程度にまで低下することが報告されている(図3-199)．しかしその効果は短時間しか持続せず，3時間後にはケア前の細菌数に戻る．

挿管患者では可能なら洗浄を取り入れた口腔ケアを行うことが望ましいが，鎮静の深度によっては洗浄が困難なこともある．欧米では0.12%クロルヘキシジンの口腔内投与がVAP予防策として標準となっているが，国内ではアレルギーの懸念から禁忌となっている．ポビドンヨード(イソジン®)を口腔内に局所投与しVAPの頻度が減少したとする報告もあるが，国内では一般的には行われていない．現時点では人工呼吸器装着患者に対しては，頻回(3～6時間ごと)に洗浄を含めた口腔ケアを行うことが望ましいと考えられる．

c 頭頸部癌放射線治療時の口腔ケア

口腔が照射野に入る放射線治療では，口内炎，皮膚炎，味覚障害，口腔乾燥，放射線性顎骨壊死，う蝕の多発など，いくつかの有害事象が生じる．有害事象対策として，根尖性歯周炎や歯周病，智歯周囲炎など感染源になりうる歯の照射前抜歯，スペーサー装着(図3-200)，ピロカルピン塩酸塩の投与，口腔ケア，皮膚ケア，ステロイド

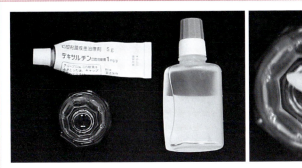
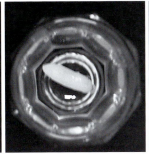
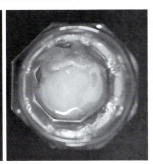

図 3-201　放射線性口内炎に対する薬物療法
口内炎が発症したらステロイド軟膏をオリーブ油で軟らかく調製したものを塗布する．

軟膏＋オリーブ油の投与（図 3-201），照射終了後の歯科管理とフッ素塗布などが行われる．口内炎発症前は通常の歯ブラシと含嗽を行うが，口内炎発症後はその程度により歯ブラシを軟性のものに変えたり，重症口内炎出現時には歯ブラシを中止し含嗽中心の口腔ケアを行う．

d　化学療法時の口腔ケア

化学療法中に免疫能の低下から歯性感染症の急性増悪や敗血症を生じることがあるので，化学療法前に感染源になりうる歯は抜歯または治療を行っておく．薬剤の種類にもよるが化学療法により重篤な口内炎が発症するので，二次感染による口内炎の重症化を予防するために十分な口腔衛生指導を行い口腔内の清潔に努める．

17　救急蘇生法

A　一次救命処置と救命の連鎖

人（傷病者）が倒れ，呼びかけに反応がなく，自発呼吸や脈拍のない異常な事態（死戦期呼吸あるいは心停止）に陥ると，心肺蘇生法（cardiopulmonary resuscitation；CPR）が必要となる．

ところが，このような緊急状況に対して，救急車の到着時間は平均 8.3 分であり，心停止から 1 分ごとの救命率は 7～8％ 低下するといわれ，救急隊の到着を待ってはいられない現状である．

成人・小児を問わず，尊い命を救うには，その現場に居合わせた者が，どこでも，だれでも実施できる救命の連鎖（chain of survival）が，救急蘇生法の基本である．

1　救命の連鎖

一次救命処置を含む救命の鎖は，以下の 4 つの輪状の連鎖になっている．

第 1 の輪は，小児では交通事故，窒息や溺水な

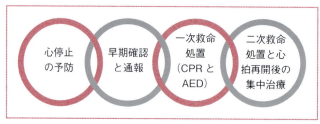

図 3-202　救命の連鎖

どによる不慮の事故を未然に予防する．成人では急性冠症候群や脳卒中などの病気に対して，早めに気づき治療を開始し心停止の予防に努める．第2の輪は，心停止を早期に確認し，大声で応援者を呼び救急通報（119番）する．またAEDを依頼する．第3の輪は，一次救命処置（basic life support；BLS）であり早期に胸骨圧迫と人工呼吸を組み合わせた質の高いCPRを開始し，自動体外式除細動器（automated external defibrillators；AED）の使用を行う．第4の輪は，二次救命処置と心拍再開後の集中治療を行うことができる高次医療機関に搬送し，社会復帰を高める（図 3-202）．

そのためには，最初の3つの輪が非常に重要で，呼吸と循環とをサポートするCPRを中断することなく，重要臓器である脳と心臓に，絶え間なく血液（酸素）を送り続けることである．

2 アナフィラキシーショック

日常生活において，医療の現場，特定の食物，外的生物の攻撃（特に，ハチに刺される）などにより症状が急変し，アナフィラキシーショックに陥ることがある．

これは，肥満細胞や抗塩基球の表面に存在するIgE抗体が抗原と反応し，その結果，放出される化学伝達物質によって惹起されるもので，Ⅰ型アレルギー反応（即時型）とよばれている．

初期症状は，胸腹部，背部および四肢皮膚に膨疹（紅斑，蕁麻疹，瘙痒感）が多発し，次に眼瞼浮腫，口腔内異味感，悪心・嘔吐から口唇の浮腫，顔面蒼白，チアノーゼ（SpO_2の低下），さらに冷汗，胸腔内苦悶感，喉頭浮腫，呼吸困難，および血圧低下，頻脈，不整脈，ついに意識レベルの低下，尿失禁，呼吸停止，循環停止などに陥る．

これらの症状は5分以内，少なくとも15分以内に発現することから，初期症状が見過ごされることがある．刻々と変化する症状に対して，救命の連鎖に基づいた迅速で適切な処置が患者の予後を大きく左右する．

治療は気道確保，酸素吸入，静脈路確保，輸液，アドレナリン投与などを行う．

3 意識レベル低下の分類

意識レベルの低下が生じた場合，客観的に評価するには昏睡尺度が有用である．一般的に，以下の2つの方式が用いられる．

a 3-3-9度方式による意識障害の分類（日本昏睡尺度 Japan Coma Scale；JCS）

わが国で普及している方式であり，簡便で使いやすい特徴がある．

この方法は，疼痛刺激の有無により覚醒状態を3段階に，さらに反応様式により3段階に分類し，0のレベルを併せて10段階で評価する方式である．

表記法は，Ⅰ群では1桁，Ⅱ群では2桁，Ⅲ群では3桁のそれぞれの数値を用いて表現する．JCSでは，数値が高くなるほど重度の意識障害となる．例えば，

1では，疼痛刺激を加えないで大体意識清明であるが，いまひとつなんとなくぼんやりしている症例．

30では，疼痛刺激を加えながら名前をよび続

表 3-30　3-3-9 度方式による意識障害の分類（Japan Coma Scale；JCS）

Ⅰ	刺激しないでも覚醒している状態（1桁で表現）	
	0	清明
	1	大体意識清明だが，いまひとつはっきりしない
	2	時・場所・人がわからない（見当識障害がある）
	3	自分の名前，生年月日が言えない
Ⅱ	刺激すると覚醒する状態（2桁で表現）	
	10	普通の呼びかけで容易に開眼する
	20	大きな声または体をゆさぶることにより開眼する
	30	痛み刺激を加えつつ呼びかけをくり返すと，かろうじて開眼する
Ⅲ	刺激をしても覚醒しない状態（3桁で表現）	
	100	痛み刺激に対して，払いのけるような動作をする
	200	痛み刺激で少し手足を動かしたり，顔をしかめる
	300	痛み刺激に全く反応しない

注：R：Restlessness（不穏状態，落ち着きがない），Inc：Incontinence（失禁），A：Akinetic mutism（無動無言症），Apallic state（失外套症候群）．
記載例：100-Inc，20-RInc，3-Inc，1-R．
〔太田富雄，他：急性期意識障害の新しい Grading とその表現法（いわゆる 3-3-9 度方式）．第 3 回脳卒中の外科研究会講演集，62-68，1975 より改変〕

けると，かろうじて開眼する症例．

300 では，激しい痛み刺激を加えても手足を動かさない症例である（表 3-30）．

いずれの群において落ち着きがなく不穏な状態（R）や失禁（Inc）があれば，記載例のごとく追加表記する．

ただし，中毒患者や精神疾患など意識の内容の変化に対しては，正確な判定ができない．

b グラスゴー方式による意識障害の分類（Glasgow Coma Scale；GCS）

E．開眼，V．発語，M．運動機能の各項目について，4～6 段階に分類し，その総合計（点数）として評価する方式である．JCS に比較し正確に評価できることから，臨床における治療用チャートとして，国際的に用いられている．

GCS では，点数が低くなるほど重度の意識障害となる．

例えば，最重症例の点数は 3 点で，開眼せず，発語もなく，全く動かない意識障害を表す．

最良症例の点数は 15 点で，軽度の意識障害を表す（表 3-31）．

表 3-31　グラスゴー方式による意識障害の分類（Glasgow Coma Scale；GCS）

E.	開眼（eye-opening）	
	4	自発に開眼
	3	命令すると開眼
	2	痛み刺激に対して開眼
	1	開眼しない
V.	発語（best verbal response）	
	5	見当識がある
	4	意味のない会話をする
	3	意味のない単語を発する
	2	意味にならない発声のみ
	1	発語なし
M.	運動機能（best motor response）	
	6	命令通りにできる
	5	痛み刺激の部位がわかる
	4	痛みに対して手足をひっこめる
	3	病的屈曲（除皮質硬直）
	2	四肢伸展反応（除脳硬直）
	1	反応なし

注：開眼，発語，運動機能を観察し最良な得点を選ぶ．
　　3 項目を合計する．合計点は 3～15 点になる．
　　最良症例の点数は 15 点，最重症例の点数は 3 点になる．
記載例：E1V1M4．
〔Jennett B：Defining brain damage after head injury. J R Coll Physicians Lond 13：197-200, 1979 より改変〕

ただし，開眼において，瞳孔径は評価に含まれないことに注意する．

B 成人および小児に対する一次救命処置の手順（図3-203）

1 周囲の状況の安全確認

CPRを開始する前に，人の混雑や車の往来する場所などは，できる限り避け，周囲の状況を安全確認する．さらにできれば手袋などの感染防止策をとる．

2 反応の確認

肩を軽く叩きながら，大声で「もしもし大丈夫ですか？」と呼びかける．呼びかけに反応がなければ，周囲の人に「誰か来てください」と大声で叫び応援者をよぶ．そして救急通報（119番）とAEDを手配するように依頼する．

呼吸をみる．通常通りの呼吸，脈拍があれば，気道に注意しながら応援者や救急隊の到着を待つ．体位は回復体位（リカバリー・ポジション）を考慮する．

呼吸をしていない，脈拍がない場合には，CPRの適応となる．

3 胸骨圧迫の開始

傷病者を仰臥位に寝かせ，胸部の横にひざまずき，ただちに胸骨圧迫から開始する．圧迫の部位は胸骨の下半分，その深さは，成人では少なくとも約5 cm沈み，6 cmを超えないようにする．小児では胸の厚さの約1/3とし，1分間あたり100〜120回のテンポで強く，速く，絶え間なく胸骨圧迫を継続する．圧迫と圧迫の間に胸壁に力がかからないようにする．また胸骨圧迫の中断は最少時間とする．

気道確保と人工呼吸ができる場合には，胸骨圧迫と人工呼吸を30：2の比を1サイクル（20秒間）とし，2分間に10〜12回程度の人工呼吸を加える．

人工呼吸を行う際には，頭部後屈顎先挙上による気道を確保し，約1秒間かけてゆっくりと大きく呼気吹き込みを行う．1回換気量の目安は，胸の上がりが確認できる程度とし過換気は避ける．

ただし，人工呼吸ができないか，ためらわれる場合は胸骨圧迫のみを行い，循環を停止させることなく血流を保つことが重要である（早期に胸骨圧迫を開始する；C，気道の確保；A，人工呼吸；B）（C→A→Bの順序で行う）．

胸骨圧迫による合併症として，胸骨骨折，肋骨骨折，気胸，血胸，皮下気腫，脂肪塞栓などがある．

4 AEDの装着

AEDが到着したらふたを開け，電源を入れ，電極パッドの貼り付け位置が描かれているように，電極パッドを確実に貼り付ける．貼り付け場所は右側鎖骨下と左側腋窩下の2か所とする．

未就学の小児に対しては，小児用パッドを用いる．小児用パッドがない場合は，成人用パッドで代用する．ただし，成人に対しては小児用パッドを用いてはならない．

特殊な場合として
(1) **胸が濡れている症例**
　乾いたタオルで拭き取る．
(2) **胸毛が多い症例**
　カミソリで剃る．
(3) **貼付薬のある症例**
　剝がす．または貼付薬の位置を変える．
(4) **医療器具が植え込まれている症例**
　膨らみ部分は避ける（ペースメーカーなど）．
(5) **高濃度酸素を使用している症例**
　高濃度酸素の使用を控える．

電極パッドの貼り付け後，AEDは自動的に心電図を解析し，電気ショックの必要なリズムかを

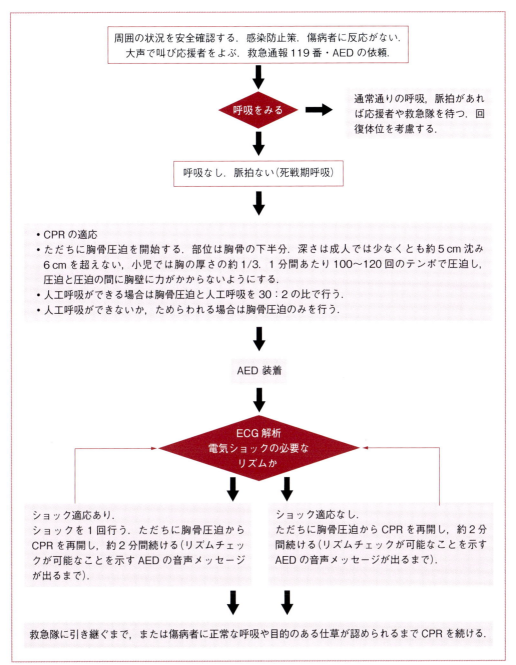

図 3-203 BLS アルゴリズム
〔日本医師会：「救急蘇生法サイト」新しい心肺蘇生法．2014．http://www.med.or.jp/99，日本蘇生協議会：「JRC 蘇生ガイドライン 2015 オンライン版」，American Heart Association：Highlights of the 2015 American Heart Association Guidelines Update for CPR and ECC. 7272 Greeville Avenue Dallas, Texas, 75231-4596, USA を参考に筆者作成〕

判断する.

「ショックが必要です」「患者から離れてください」との音声メッセージが流れたら,周りの応援者に「患者から離れてください」の注意を促し,除細動用ボタンを押し電気ショックを行う.

除細動可能な心電図は,心室細動(ventricular fibrillation；VF)と無脈性心室性頻拍 pulseless VT である.

5 CPRとAEDの繰り返し

除細動後の循環は不安定であるため,CPR と AED の繰り返し継続が必要となる.

「ショックは必要ありません」と音声メッセージが流れても,循環が正常な状態に回復しているのではなく,除細動の適応がないリズムになっている場合がある.その心電図は,無脈性電気活動(pulseless electrical activity；PEA),あるいは心静止(asystole)である.

除細動後は,10秒以内で頸動脈の拍動を触知し循環の徴候を確認する.

呼びかけへの応答や動作,通常通りの呼吸などが認められた場合には,循環が回復したと判断し CPR を中止する.その際は,電極パッドは貼付したままで,救急隊の到着を待つ.

6 二次救命処置と心拍再開後の集中治療

救急隊の到着後は救急隊に引き継ぎ,高次医療機関に搬送し,集中治療管理を行う.

〈過換気症候群〉

歯科治療中に,しばしば遭遇する全身的な偶発症である.

本症は心因性反応の1つで,不安,恐怖,緊張などの精神的ストレスにより患者の無意識的な過呼吸(20回/分以上)が起こり,動脈血中の二酸化炭素分圧(PaO_2)の低下と pH 上昇(H^+の低下)により呼吸性アルカローシスが生じる.呼吸性アルカローシスは,脳血管収縮,脳血流量低下をきたし意識レベルの低下を生じる.さらに血清中アルブミンの陰イオン化が進み($HAlb \leftrightarrows H^+ + Alb^-$),遊離した Ca^{2+} イオンと結合して蛋白結合型カルシウムの増加($Ca^{2+} + Alb^- \leftrightarrows CaAlb$)と Ca^{2+} イオンが減少し,その結果テタニー症状を引き起こす.

特徴的な症状として,助産師様手指つき(Trousseau's phenomenon)と指先や顔面・口唇部のしびれ感(Chvostek's sign)がみられる.

男女を問わず,若くて健康的な人に発症しやすく,胸郭が大きく可動しているにもかかわらず,空気飢餓感や空気を嚥下することによる腹部膨満を訴える.意識レベルは完全に低下していることが少なく,問いかけには反応することができる.

しかし,前回の治療で「死んでしまうのではないか」との恐怖感にとらわれ,おさまっていた過換気発作が急性増悪することがあり,救急処置が必要となる.

治療は,予防対策としてベンゾジアゼピン系抗不安薬を投与する.

C 誤飲・誤嚥の治療 (気道異物の除去)

歯科用充填物や補綴物(義歯,クラウンブリッジ),餅,魚骨,玩具,コイン,ピーナッツ,食器類など日常生活のあらゆるものが誤飲・誤嚥の対象物となる.

気道異物が生じ,傷病者の反応が明確であれば咳や努力呼吸を積極的に促し,自力で排出させる.

さらに窒息を起こすと両手で首を鷲づかみする窒息のサイン(チョーキングサイン)がみられる(図 3-204).しかし高齢者ではこのサインが見落とされることもある.

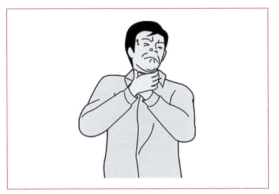

図 3-204 窒息のサイン
〔日本医師会：「救急蘇生法サイト」気道異物除去の手順．http://www.med.or.jp/99 より〕

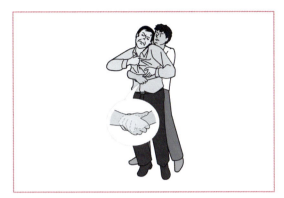

図 3-205 腹部突き上げ法（ハイムリック法）
〔日本医師会：「救急蘇生法サイト」気道異物除去の手順．http://www.med.or.jp/99 より〕

1 腹部突き上げ法

患者の背後方にまわり，臍より上腹部を両手の握りこぶしで横隔膜を押し上げるように素早く圧迫するハイムリック Heimlich 法が適応となる（図 3-205）．この方法は，横隔膜の急激な挙上による人工的な咳が，気道異物を除去させる．

ただし，腹部の内臓損傷の可能性があるため，医師による腹部の診察が必要となる．

2 背部叩打法

傷病者の後部から，肩甲骨の中間部を手のひらの基部で強く叩く．妊婦や乳幼児が適応となる（図 3-206）．

気道異物による窒息が生じ，反応がなくなった場合には，救命の連鎖に基づいた CPR を開始する．なお，固形の異物が気道上に視認できれば，cross finger technique を用いて開口させ取り出してもよい．

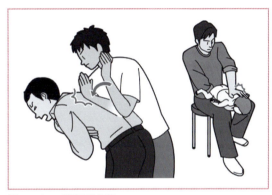

図 3-206 背部叩打法
左図：成人，右図：乳幼児
〔日本医師会：「救急蘇生法サイト」気道異物除去の手順．http://www.med.or.jp/99 より〕

参考図書

1) 日本医師会：「救急蘇生法サイト」新しい心肺蘇生法．2014．http://www.med.or.jp/99
2) 日本蘇生協議会：「JRC 蘇生ガイドライン 2015 オンライン版」．
3) American Heart Association：Highlights of the 2015 American Heart Association Guidelines Update for CPR and ECC. 7272 Greenville Avenue Dallas, Texas, 75231-4596, USA.

付録

用語解説

あぷがーすこあ
●**アプガースコア Apgar score**
新生児の身体状況を得点化し，判定する指数のこと．生後1分後と5分後の状態を観察する．発案者の名前になぞらえて，Appearance（皮膚の色），Pulse（心拍数），Grimace（刺激による反射），Activity（筋緊張），Respiration（呼吸），の5つの評価基準について0〜2点の3段階で点数付けをし，合計点で判定する．7点以上を正常とし，6〜4点を軽度仮死，3点以下を重度仮死と判定する．　　　（青木秀哲）

あぺーるしょうこうぐん
●**アペール Apert 症候群**
常染色体性優性遺伝による先天異常であり，1906年に Apert（アペール）により初めて報告された．頭蓋骨，顔面骨の形成不全，特に頭蓋縫合が早期に癒合するため，頭部が短頭となり，眼球突出，両眼離開をきたす．上顎骨の形成不全により中顔面が陥凹した，三日月様の顔貌となる．反対咬合による咬合不全をきたし，口蓋裂を伴うことも多い．
　　　　　　　　　　　　　　　　　　（浜川裕之）

いじょうこうおん
●**異常構音**
声門破裂音：咳払いのように声門を破裂させて音を作り出す．
咽頭摩擦音：舌根と咽頭後壁の間を狭めて呼気の摩擦を起こす．
口蓋化構音：歯茎音の構音点が通常よりも後ろになる．
側音化構音：呼気が側方（片側，両側）から出て音が歪む．
鼻咽腔構音：呼気が口腔からではなく鼻腔から出るため，鼻にかかった音を作る．
　　　　　　　　　　　　　　　　　　（小橋透）

いてんとてんいのちがい
●**移転と転位の違い**
歯の位置異常のこと．移転（歯）は隣在歯と位置が入れ替わって萌出する，つまり一歯以上歯が正常な位置から外れ萌出することに対して，転位（歯）は水平的な位置異常のことで，歯が正常位より近遠心または唇（頬）舌側に外れ萌出する．　　　（新谷晃代）

いんとうけいせいじゅつ
●**咽頭形成術**
口蓋形成手術後に発声訓練を行っても，なお発音が改善されないケースを認めることがある．鼻咽腔が広く，発音時，鼻と口腔との遮断が完全に行われないために構音障害の原因となっている．咽頭形成術として諸種の方法があり，二次手術として，鼻咽腔を狭くするために咽頭部の組織を用いて空隙の縮小を図る咽頭弁形成術を行い，機能の改善を図ることがある．　　　　　　　　　　　　　（大森昭輝）

いんとうのきんとさよう
●**咽頭の筋と作用**
咽頭を挙上する筋（口蓋咽頭筋，茎突咽頭筋）と収縮する筋（上咽頭収縮筋，中咽頭収縮筋，下咽頭収縮筋）がある．口蓋咽頭筋は副神経支配，茎突咽頭筋は舌咽神経支配である．上咽頭筋，中咽頭筋，下咽頭筋は迷走神経支配である．　　（中村真理子）

いんとうはれつおん
●**咽頭破裂音**
舌根が咽頭後壁に接して出される破裂音で有声音と無声音がある．軟口蓋破裂音/k,g/の代償的に下咽頭で出される音に換わったものである．聴覚的には/k,g/を喉の奥で構音したように聞こえる．発現頻度は低いが，自然治癒することは少ない．（小橋透）

いんとうべんけいせいじゅつ
●**咽頭弁形成術**
初回口蓋裂手術後や先天性鼻咽腔閉鎖不全症などで，鼻咽腔閉鎖機能不全があり開鼻声や構音障害がある場合の外科的治療の1つで，咽頭後壁から挙上した筋粘膜弁を軟口蓋と縫合して咽頭腔を狭くする．
　　　　　　　　　　　　　　　　　　（小橋透）

いんとうまさつおん〔いん(こう)とうまさつおん〕
●**咽頭摩擦音〔咽（喉）頭摩擦音〕**
特異な構音操作の誤り（異常構音）の1つであり，舌根部と咽頭後壁との間で作られる摩擦音で，[s,ɕ]に出現する．舌根が喉頭蓋を押して喉頭蓋と咽頭後壁で音が作られる場合もある．鼻咽腔閉鎖機能不全が原因である．発現頻度は低い．聴覚印象としては，のどを締め付けた苦しそうな音に聞こえる．
　　　　　　　　　　　　　　　　　　（今井智子）

いんぷらんと
●**インプラント**
歯根まで失ってしまった歯を人工的に補う方法として，一般的にはブリッジ（固定性義歯）や入れ歯（可撤性義歯）があるが，他にインプラントや歯の移植・再植という方法がある．インプラントはネジのような形をしたチタン製の人工歯根を骨に埋め，それに人工の歯冠を取り付けるのが一般的である．ブリッ

ジや入れ歯のように周囲の歯を削ることやバネをかけることがないのがメリットだが，顎の骨を削る外科処置が必要で，通常は保険が適用されない．

（中原寛子）

いんれー
●**インレー**
歯冠の咬合面や，咬合面と隣接面を含むう蝕への治療法の1つ．う蝕を除去して，形状を整えた内側性形態（窩洞）を型どりし，石膏模型で再現する．その模型をもとに，歯科用金属や歯科用樹脂などの人工材料で，歯の窩洞に適合する精密な修復物を作製する．作製後，歯の窩洞に接着して，歯の修復を行う人工物のこと．

（今井信行）

うぉーでぃるほう
●**ウォーディル Wardill 法**
口蓋裂に対する手術法の1つであり，プッシュバック法の元となった術式である．披裂部両側の硬口蓋に粘膜骨膜弁を作成して後方移動させ，披裂部を閉鎖させる手術のことである．

（浜川裕之）

うしょくかつどうせいけんさ
●**う蝕活動性検査**
唾液の成分，性状や唾液中の細菌数を調べ，う蝕に罹患しやすいかどうかのリスクを調べる検査．唾液の分泌量，唾液の緩衝能，唾液中の浮遊細菌数，酸産生能などを調べる．

（今井信行）

うしょくのしゅるい
●**う蝕の種類**
う蝕は①罹患組織，②病状経過，③発症部位，④拡がり方，⑤う蝕変化の範囲，などにより分類される．最も一般的な分類は⑤のう蝕変化の範囲を歯の解剖学的部位別に表したものであり，C0〜C4と表記される．

C0：歯の表面の着色のみで実質欠損のない，う蝕前の状態

C1：エナメル質に限局したう蝕

C2：象牙質に及んだう蝕

C3：歯髄まで達したう蝕

C4：歯冠部が崩壊し残根状態のう蝕　　（高瀬俊幸）

うしょくのはっせいよういん
●**う蝕の発生要因**
う蝕は歯の表面のエナメル質が酸によって脱灰して歯質が崩壊することをいう．う蝕は①微生物：細菌（ミュータンス菌）の存在，②宿主：歯の質・唾液の性状，③食事：微生物の栄養となる糖質，④時間：糖質付着と微生物の産生する酸との接触時間，以上4つの要因が関与して発生する．

（新谷晃代）

うしょくのぶんるい
●**う蝕の分類**
臨床的にう窩の深さによって，C0 から C4 に分類する．C0 は歯質欠損はないが，歯面に白濁や，着色がある状態をさす．C1 はエナメル質のみ浸蝕され，通常歯痛はない．C2 は象牙質まで浸蝕され，冷水，空気がしみる．甘い食べ物をかみしめると，歯痛がある．C3 は歯髄または歯髄腔に及んだう蝕で歯髄処置が必要となる．C4 は歯根部まで侵された状態をさす．

（吉村安郎）

うんどうせいこうおんしょうがい（うんどうしょうがいせいこうおんしょうがい）
●**運動性構音障害（運動障害性構音障害）**
dysarthria の訳語．神経や筋の病変に起因する発声発語器官の運動障害による発話の障害．原因疾患は，脳血管障害，変性疾患，腫瘍，外傷などさまざまである．多くは後天性であるが，先天性のものは脳性麻痺によるものがある．障害される部位により，弛緩性，痙性，失調性，運動低下性，運動過多性，混合性にタイプ分類される．症状は，構音だけでなく，呼吸・共鳴・プロソディにまたがって出現する．

（今井智子）

えっくすせんによるけんさ
●**X 線による検査**
歯科領域で X 線による検査を行う場合は，主にデンタル法（口内法）やパノラマ法で撮影する．デンタル法は，フィルムを口の中に入れて外部から X 線を照射して撮影する方法で，個々の歯・歯周組織の状態を詳細に観察するために行う．パノラマ法は，歯だけでなく，顎骨の全体像や，顎関節・上顎洞などの部位も診ることができる．装置が顔の周りを半回転するため開口せずに撮影できるので，開口障害がある場合にはデンタル法に代わる手段ともなる．そのほか，歯科用 CT は3次元的に病巣の広がりを診断できるため，インプラント，智歯や埋伏歯などの歯科治療・診断に用いられることがある．特殊な検査としては，頭部 X 線規格写真（セファログラム：主に矯正治療に用いる），核磁気共鳴画像法（magnetic resonance imaging；MRI），嚥下造影検査（videofluoroscopic examination of swallow-

ing；VF）などがある． 　　　　　（山村千絵）

えぷーりす
●エプーリス
epi（上）＋ulis（歯肉）の合成語．つまり，歯肉の上にできた腫瘤を意味する．現在では，歯肉に生じる良性の有茎性の腫瘤，炎症性の組織増殖を含めた総称をいう．エプーリスは一般に上顎の前歯部に好発し，唇側の歯間乳頭部に形成され，無歯顎でも発生する．発生原因は，外的因子として補綴物や歯石などの刺激などが考えられ，その他内分泌障害，代謝性障害，先天性も考えられる．　（大森昭輝）

えむおーでぃかどう
●MOD窩洞
歯質を両側（遠心と近心）ならびにそれ以上の歯面窩洞で把持し，被覆する形の外側性窩洞における保持形態の一種．Mはmesial（近心面），Oはocclusal（咬合面），Dはdistal（遠心面）を表す．（中村真理子）

えれくとろぱらとぐらふぃ（いーぴーじー）
●エレクトロパラトグラフィ（EPG）
EPGは，舌と口蓋の接触の有無・位置や接触範囲を観察できる方法である．また，接触開始から接触終了までをリアルタイムで追跡することができる．舌運動そのものを観察できないが，接触点数の変化から間接的に構音時の舌運動を捉えることが可能である．口蓋化構音や側音化構音などの歪み音や舌切除後の構音動態の解明に有効である．現在，日本では生産されていないが，英国で開発されたシステムなどが利用できる．　　　　　（今井智子）

えんげあつけんさ
●嚥下圧検査
食塊の移動は，口腔から胃の方向へ圧をかけることによって実現する．この嚥下圧の低下がもたらす食塊の移動困難は摂食嚥下障害の原因の1つである．嚥下圧の測定は，診断やプログラム策定に有効で，画像診断などで得られない情報をもたらす．現状は，異なる測定機器，測定方法で軟口蓋，咽頭，食道入口部，食道までの食塊が通過する各所の測定を行っているが，研究的，重度の精査向けの段階で，普及が待たれる検査法である．　（白坂康俊）

えんげきのう（せっしょくえんげきのう）
●嚥下機能（摂食嚥下機能）
厳密には，喉頭挙上などによって誤嚥や窒息のリスクを回避させながら，食物を安全に咽頭通過させるしくみを嚥下機能とよぶ．一方，「うまく食べられない，誤嚥・窒息のリスクが高い」などの障害は，咽頭通過だけでなく，口への取り込み，咀嚼，食道入口部通過など，摂食のすべての過程の機能低下が要因となる．そのため，嚥下機能とは，これら摂食の全過程を含めるものと捉えるか，正確を期して摂食嚥下機能とよぶことが多い．　（白坂康俊）

えんげぞうえいけんさ
●嚥下造影検査
videofluoroscopic examination of swallowing；VF
X線透視下で造影剤を含む食品などを嚥下させ，摂食嚥下に関わる器官の形態や動き，食物の流れを側面・正面像から観察する検査である．摂食嚥下過程の準備期から食道期における器官の運動やタイミング，誤嚥や侵入の有無，食物残留の部位と程度など嚥下の病態を詳細に，かつ定量的に解析できる．嚥下機能の検査として最も有用性が高く，不顕性誤嚥の検出も可能である．一方で，X線の被曝リスクがあり，検査場所は限定される．　（長谷川賢一）

えんげちょうせいしょく
●嚥下調整食
摂食嚥下機能の低下に応じて，安全に摂取できるよう調整・準備された食事を嚥下調整食という．訓練用に少量提供されるものや水分摂取用に調整された液体を含む場合もある．従来，嚥下障害食，嚥下食などとよばれていたが，実態を適切に示す名称として「嚥下調整食」が推奨され，共通の基準設定も急がれている．的確な機能評価を前提に，一口量，摂取ペースや摂取時姿勢なども適切に設定されることで安全な食事摂取が実現する．　（白坂康俊）

えんげないしきょうけんさ
●嚥下内視鏡検査
videoendoscopic evaluation of swallowing；VE
鼻咽腔喉頭ファイバースコープを用いて嚥下に関わる諸器官の形態，運動・感覚機能を評価する検査である．鼻咽腔閉鎖機能のほか，咽頭や喉頭機能，器質的疾患の有無の観察から唾液貯留や食物残留，嚥下物の動態，声門閉鎖などを確認するが，喉頭挙上や食道入口部の開大性の評価は嚥下造影検査に劣る．また，咀嚼・食塊形成など嚥下の準備期や食道期の観察はできない．場所を選ばずに実施可能で，実際の食物で評価できる利点がある．（長谷川賢一）

横顔裂
おうがんれつ

顔面裂の1つで，胎生期の顔面の発生段階での上顎突起と下顎突起の癒合不全により生じ，口角部から横に咬筋前縁部まで裂がある．口角部から耳珠を結ぶ線上に副耳などの異常を認める．巨口症ともいわれる．片側性顔面形成不全（第1，第2鰓弓症候群）の部分症状として発現する．治療は裂の閉鎖と口輪筋の再建を行う．
（杉原一正）

オーバーバイト
おーばーばいと

上下の歯を無理なく，上下歯列が最大面積で接触したかみ合わせのとき（咬頭かん合位），上顎中切歯切端と下顎中切歯切端との重なった垂直的距離をいう．通常の上顎が下顎を覆う場合はプラス（＋），反対の場合はマイナス（－）とする．正常では上顎切歯が下顎切歯の歯冠1/4〜1/3を覆うとされる．
（吉村安郎）

オープンバイト（開咬）
おーぷんばいと（かいこう）

上顎歯列と下顎歯列は正常では咬合したときに均等に接触しているが，臼歯部で咬合すると前歯部がかみ合わないで開いた状態となる不正咬合を開咬という．顎の成長発育時期に，歯列に対して舌の異常圧迫が慢性的に加わったり，口呼吸などで口唇圧の低下が続くことで発症する場合が多い．歯列矯正治療で対応できない場合は，顎矯正手術が必要となる場合もある．
（高瀬俊幸）

オブチュレータ（栓塞子）
おぶちゅれーた

顎義歯の構成要素の1つであり，上下顎の欠損部位を栓塞する部分をいう．硬軟口蓋の破裂・実質欠損や口蓋切除後，また顎骨切除後や囊胞開窓後などに，欠損部位を塞ぐ目的で使用する．瘻孔を閉鎖する役割のほか，鼻咽腔閉鎖機能不全の補助を担う役割がある．装着により発話が明瞭になり，飲食物が鼻から漏出したり息が鼻から漏れたりするのを防ぐことができる．
（山村千絵）

音響分析（音声の分析）
おんきょうぶんせき（おんせいのぶんせき）

収集した音声をデジタルデータに変換し，音響分析ソフトを用いて音声の特徴や病態を解析する検査である．評価項目は検査目的により異なるが，周期の変動指数（PPQ）・振幅の変動指数（APQ）や雑音成分の割合，音声に含まれる周波数成分の強弱の時間的な変化（サウンドスペクトログラム）などを波形や数値として可視化する．機器による評価は客観性に優れ，診断上の手がかりや音声の病態記述，訓練効果の評価などに有用性がある．
（長谷川賢一）

温熱痛
おんねつつう

細菌感染によって歯髄の炎症がひどくなると，充血を生じて歯髄腔の圧力が高まるが，温熱刺激によってさらに内部圧力が高まり，痛みが発生することや増悪することをいう．
（中原寛子）

下顎隆起，口蓋隆起
かがくりゅうき，こうがいりゅうき

下顎小臼歯部舌側歯槽骨部に生じた両側性骨隆起を下顎隆起，硬口蓋正中部のものを口蓋隆起という．1〜2個の3〜4mm半円形状のものから，単発で大豆大，表層は平滑なもの，凸凹した半楕円状になるものまでいろいろである．口蓋隆起は硬口蓋正中に30〜35mmにも及ぶ類楕円形の骨腫瘤に発育することもある．舌の運動障害，義歯作製，義歯装着や着脱に支障をきたせば切除する．
（吉村安郎）

顎下腺
がくかせん

三大唾液腺の1つで，漿液性唾液と粘液性唾液を産生する混合腺である．顎下隙，すなわち顎舌骨筋の下にある部分を浅部，後方にあって顎舌骨筋の上に突出した部分を深部という．排出導管はワルトンWharton管で，深部から出て舌下隙，すなわち顎舌骨筋の上を走行し舌下小丘に開口する．分泌は顔面神経の枝である鼓索神経に支配される．また，副交感神経，交感神経の二重支配を受け，飲食時や安静時には漿液性唾液を多く産生するが，就寝時や緊張時には分泌は抑制され，少量の粘液性唾液を主に産生する．栄養血管は顔面動脈である．顎下腺は左右一対あり，片方が機能不全に陥っても残りの腺が代替機能を果たすことができる．
（徳本憲道）

顎関節
がくかんせつ

下顎骨の両端に一対で存在するユニークな関節構造で，側頭骨の下顎窩との間で関節運動を担う．他の関節と同様に，硬性構成体（骨，軟骨）と軟性構成体（滑膜，円板，結合組織）からなる．関節円板は上下の独立した関節腔を仕切り，関節腔内面には滑膜と

滑液を含む．咀嚼筋と開口筋群の作用で回転運動と前方滑走運動を行う．
（瀬上夏樹）

● 顎関節疾患
顎関節を構成する組織に発症する多彩な疾病の総称である．この中には，奇形（下顎頭欠損など），炎症（化膿性顎関節炎など），良性腫瘍（骨腫など），悪性腫瘍（軟骨肉腫など），腫瘍類似疾患（滑膜性軟骨腫症など），外傷（下顎関節突起骨折や顎関節脱臼），顎関節リウマチ，顎関節強直症，顎関節症が含まれる．
（瀬上夏樹）

● 顎関節授動術
開口障害に陥った顎関節機能を回復させるための治療法で，強固に癒着した顎関節強直症に対して癒着部を開放のうえ間隙形成する観血的授動術が代表的である．また疼痛性ロックを示す急性期の顎関節症（関節円板障害）に対してアンロックを図る徒手的授動術（マニピュレーション）がある．いずれも処置後の開口訓練が必須で，機能の改善と維持を図る．
（瀬上夏樹）

● 顎関節症Ⅰ〜Ⅴ型
疼痛，機能障害，雑音の関節症状を主徴とする顎関節疾患の総称で，さらに症型分類により5つに分けられるが，Ⅰ〜Ⅴ型の呼称は旧分類である．
　Ⅰ型：咀嚼筋の疼痛やだるさを主体とする［咀嚼筋障害］．
　Ⅱ型：関節に限局した疼痛が主体で軽度の滑膜炎や関節包炎を伴う［顎関節痛障害］．
　Ⅲ型：関節雑音（クリッキング）あるいは関節疼痛性ロックを主体とするもので関節円板転位がみられる［関節円板障害］．
　Ⅵ型：骨軟骨変形や円板穿孔を伴うもので長期の関節疼痛，雑音（軋轢音），運動障害がみられる［変形性顎関節症］．
　Ⅴ型：精神因子による痛みや違和感であり頻度は少ない．
※［　］内は2013年日本顎関節学会新分類（Ⅴ型は除外された）．
（瀬上夏樹）

● 顎関節の形成・発生
胎生2か月初期にメッケル軟骨の一部より関節軟骨が分化し，胎生3か月頃より軟骨化骨が始まり関節突起に向かって進行する．側頭骨の下顎窩も胎生2か月頃より形成され，徐々に窩の陥凹が進行する．関節円板は胎生2か月より関節突起と下顎窩の間の線維性結合組織の靭帯状組織化により形成され，胎生18か月頃に滑膜と組織液の貯留により関節腔が形成される．
（瀬上夏樹）

● 顎顔面補綴
腫瘍，外傷，炎症，先天異常などが原因で，顎骨とその周囲組織や顔面部に生じた欠損部を人工物で修復し，失われた形態と機能の回復をはかること．可撤性の人工修復物を顎義歯という．病巣切除部分の形態を保つために手術時に装着したり，放射線治療時に，照射野を固定するために使用する装着物も含まれる．
（今井信行）

● 顎義歯，義顎
腫瘍，外傷，先天奇形などの問題によって顎骨の一部または全部に生じた骨の欠損を補う目的で作られる義歯である．歯の欠損を補う義歯（入れ歯）と顎の欠損を補う義顎を合わせ持つ補綴装置を顎義歯という．咀嚼・嚥下機能や審美障害だけでなく，発音機能の回復も期待できる．
（新谷晃代）

● 顎欠損
先天性または後天性に生じた顎の実質欠損．先天性には無顎症，半顎症があり，後天性には，外傷や囊胞・腫瘍などの切除により上顎または下顎，あるいは上下顎の一部または全部が損なわれた状態をいう．比較的小さい上顎欠損は自家骨移植なども可能であるが，大きい上顎欠損は顎補綴により形態と機能の回復を図るのが一般的である．下顎欠損は，欠損の程度に応じてミニプレートや下顎骨再建用プレートを選択し，自家骨移植を併用して形態の回復を図り，可撤義歯やインプラントにより咬合機能の回復を図る．
（德本憲道）

● 顎態模型／GNA（グナ）
上下歯列弓が頭蓋骨に対して三次元的に正確に位置づけられた模型のことである．通常の平行模型では歯列弓が前後左右にどの程度傾斜しているかわからないので，特に矯正診断を行ううえで必要な模型で

ある． （浜川裕之）

● 顎堤吸収異常
顎堤が吸収する原因として，長期間の歯牙欠如に伴う歯槽骨の吸収，不適合義歯装着による顎堤の吸収，種々の疾患による外科的切除後の骨欠損などがある．顎堤吸収の強い無歯顎患者のオトガイ神経圧迫や義歯の不安定が原因で咀嚼障害を生じることがある．
 （大森昭輝）

● 顎の先天異常
種々の顎の先天異常は，第1鰓弓の発育異常が原因である．その変形はトリーチャーコリンズ症候群（下顎顔面骨異骨症），ゴールデンハー症候群（眼耳脊椎異形成または半側顔面小人症），ワールデンブルグ症候群（口蓋裂），ピエールロバン症候群（小下顎症）などの疾患でみられる． （青木秀哲）

● 顎の発育異常
生まれつきの先天性と，生後に生じた後天性がある．顔面形態の異常や機能障害を伴う重篤なものは顎変形症とよばれる．上下顎それぞれの劣成長（上顎後退症，下顎後退症）と過成長（上顎前突症，下顎前突症）とに分けられるが，他に臼歯をかみ合わせても前歯に上下間の隙間が生じる開咬症や下顎骨が左右非対称となる場合もあり，それらが複合して見られることも多い． （中原寛子）

● 顎変形症
顎骨の大きさや形態が異常で，顔貌や咬合に異常をきたしている状態をいう．顎変形症には上顎前突，下顎前突，開咬などがある．一般に歯列矯正のみでは治療不可能で，骨切り術や骨延長術といった外科的矯正手術を必要とする． （青木秀哲）

● 顎裂
歯槽堤やそれを覆う歯肉に割れ目がある状態を顎裂といい，先天性異常の1つである．顎裂単独で存在することは少なく，通常唇裂や口蓋裂に合併して存在する．顎裂があると，口唇や口蓋の裂閉鎖手術が終わっていても，口腔と鼻腔の一部が交通したままとなっている．さらに，歯列弓も一部連続していないことで不正咬合が生じやすい．裂の幅が狭い場合は歯科矯正のみで改善するが，広い場合は裂部分に骨組織を移植する手術が必要になる． （山村千絵）

● 顎裂部移植
口唇・口蓋裂疾患の中で，唇顎裂，唇顎口蓋裂では，上顎，特に側切歯，犬歯萌出部の歯肉，歯槽骨，顎骨が連続せずに破裂している．この破裂部位（顎裂部）に，生体材料や非生体材料を用いて移植を行い，閉鎖して周囲組織と連続性をもたせること．移植する生体材料としては，腸骨海綿骨細片が用いられることが多い． （今井信行）

● 過剰埋伏歯
人の歯は乳歯20本，永久歯28〜32本が正常数であるが，これより歯の数が多い発育異常を過剰歯という．過剰歯は歯列上や歯列外に萌出する以外に顎骨内に埋伏することも多い．このような歯を埋伏過剰歯という．発症部位は，上顎正中部や上下大臼歯部が多く，まれに犬歯・小臼歯部にもみられる．上顎正中部では口蓋の中央部に1本ないしは対称形に2本埋伏する場合があり，歯列不正（正中離開）の原因ともなる． （高瀬俊幸）

● 窩洞形成
う蝕や破折などでできた歯の硬組織欠損に対して修復する材料の特性に合わせて歯を削合し，形態修正を加えることをいう． （新谷晃代）

● 歌舞伎メーキャップ症候群
1981年に新川詔夫らと，黒木良和らが別々に発見した．そのため新川・黒木症候群ともいう．長い眼瞼，下眼瞼外反，突出した耳介，圧迫鼻尖，鼻中隔短縮などの特徴的な顔貌を呈する．歯科的特徴として唇顎口蓋裂，下口唇中央陥凹などがある．原因遺伝子は不明． （中村真理子）

● ガマ腫
舌尖下部の口腔底に発症する透明感を持った青白色の軟らかい腫瘤で，内部に粘液性の唾液を貯留した囊胞性疾患である．外観がガマののど部分に似ているのでこの名前が付けられた．顎下腺導管や舌下腺導管が閉塞されて発症するためかなり大きくなり，痛みはないが舌が挙上され違和感が強い．顎舌骨筋

上の貯留を舌下型ガマ腫，顎舌骨筋下の貯留を顎下型ガマ腫と分類される．治療は開窓術ないし摘出術が行われる．
(高瀬俊幸)

●ガルバニー疼痛・電流
歯科治療により，複数歯に異種金属による歯の修復が行われた場合，唾液や飲食物により湿潤された口腔環境下で，その金属同士が接触するような場合がある．たとえば，隣接している2本の歯の隣接面が異なる金属で修復されている場合や，かみ合わせたときに接する上下の歯で，異なる金属により歯冠修復されている場合に，電位差が生じ，微弱な電流が流れる場合があり，これをガルバニー電流とよぶ．この電流による刺激が原因となり，歯髄の疼痛を誘発している場合があり，ガルバニー疼痛という．
(今井信行)

●カンジダ症
口腔カンジダ症は，カンジダ属による真菌感染症で菌種では *Candida albicans* が最も多い．臨床病態から偽膜性（剥離できる斑紋状の白色の苔状物が特徴），紅斑性（萎縮性）（発赤とびらんが特徴），肥厚性（粘膜上皮の肥厚が特徴）に分類される．診断は口腔内病巣部から検体を採取して培養検査を行う．治療はアムホテリシンBやミコナゾールなどの抗真菌薬による含嗽や，口腔内病巣部への局所塗布が有効である．
(杉原一正)

●顔面神経，鼓索神経
顔面神経は脳神経のⅦ番目の枝である．運動性，感覚性，副交感性，主として顔面筋（表情筋）に分布する神経．鼓索神経は顔面神経管の下端近くで起こり，茎乳突孔の手前で分かれ，上方へ逆行して鼓室に入り，鼓膜内面のツチ骨とキヌタ骨との間を前進し，錐体鼓室裂から顎関節の内側に出る．ここで舌神経に加わる．舌の前2/3の味覚を伝える知覚神経線維と顎下腺，舌下腺の分泌を支配する副交感神経を含むため，味覚検査，顎下腺唾液流失量検査などにより障害の有無が判定可能である．
(大森昭輝)

●顔面神経，大錐体神経
顔面神経は，顔面神経管内の顔面神経膝で3つの神経に分かれるが，そのうちの1つが大錐体神経（残り2つは鼓索神経とアブミ骨筋神経）である．その後，大錐体神経は深錐体神経と合流して翼突管に至り，翼突管神経となる．涙腺の分泌線維を含むため，この神経が麻痺すると涙が出ずに眼球乾燥が生じる．また，軟口蓋に分布する味蕾も支配していることから，同部位の味覚情報の中枢への伝達にも関与している．
(山村千絵)

●顔面の形成・発生
胎生4週の初めに口窩の周囲に前頭鼻突起，上顎突起，下顎突起が形成され，胎生4週後半～5週にかけて前頭鼻突起の下端部に一対の鼻板とその後，鼻窩が形成される．鼻窩の周囲に内側鼻突起と外側鼻突起が生じ，6～7週にかけて鼻窩が互いに正中に接近して両側の内側鼻突起が癒合すると同時に，上顎突起が癒合することにより上唇が形成される．上顎突起の側方部は下顎突起と癒合し頬部を形成するとともに，上顎突起と下顎突起の癒合により口裂の幅が決定され，左右の下顎突起は5週末には癒合を終え顔面が形成される．
(杉原一正)

●顔面裂
中顔面は胎生期に諸突起の癒合により形成される．上顎突起と下顎突起の癒合不全が生じると，口が横に裂けたような横顔面裂をきたす．また，内側鼻突起と上顎突起，または外側鼻突起と上顎突起の癒合不全により斜顔面裂を生じる．口唇裂，口蓋裂の発生頻度よりはるかに低い頻度で見られる．
(浜川裕之)

●義歯
歯を主体として，歯，歯槽，顎の欠損している部分を人工的に補塡し，形態的，機能的に修復させる装置．人工歯冠やブリッジなどの固定式の補綴物（冠，架工義歯），任意に着脱ができる人工歯と義歯床よりなる補綴物（有床義歯），顎の欠損をも補綴する義歯（顎義歯），人工歯根を歯槽骨内に植立し，その上部に歯冠を補綴する義歯（インプラント義歯）に分類される．狭義に有床義歯のみに限定して義歯と呼称することがある．
(吉村安郎)

●器質性構音障害
器質性構音障害は，構音の形態や機能の異常が原因

であると考えられる構音障害である．先天性の原因として口蓋裂と先天性鼻咽腔閉鎖不全症を挙げることができる．後天性の原因としては口腔・中咽頭癌により舌・口底・上顎・軟口蓋・咽頭側壁などを切除することによる，構音器官の欠損および運動能力の低下を挙げることができる． （中村真理子）

きのうせいこうおんしょうがい
● **機能性構音障害**
構音器官に解剖学的，生理学的，神経学的に異常を認めず，聴力や知的障害，あるいは他の原因が特定できないにもかかわらず，音韻の歪み・省略・置換などの現象が生じる構音の障害(speech sound disorders)である．機能性構音障害の定義や名称を巡っては，近年さまざまな議論が世界的に展開されており，今後変わる可能性も高い．訓練前に暦年齢の発達に応じた構音か確認したうえで，音韻の誤りに関する聴覚的弁別力を評価し，聴覚刺激法，漸次接近法，構音位置付け法などの技法を用いて，正しい構音動作・運動を新たに習得できるよう指導する． （城間将江）

きゃっち22しょうこうぐん
● **CATCH22症候群**
心血管異常(cardiac defects)，特有の顔貌(abnormal facies)，胸腺低形成(thymic hypoplasia)，口蓋裂(cleft palate)，低カルシウム血症(hypocalcemia)という5つの主要症状を呈することから，これらの5症状の頭文字と，原因が第22番染色体にあることから付けられた通称であり，現在では22q11.2欠失症候群とよばれることのほうが多い． （中原寛子）

きゅうしへき
● **吸指癖**
一般的には指しゃぶりといわれる口腔習癖である．3歳児まででは，おっぱいを飲むという吸啜反射の名残りであり放置しても問題はない．4歳半〜5歳を過ぎても続く場合は，開咬や上顎前突，咬合異常の原因となるので，積極的対応を取ることが望ましい．対応としては，生活環境を変える指導や癖に対するこまめな指導，指サックや手袋の着用などがある． （高瀬俊幸）

きゅうせいかいようせいしにくえん
● **急性潰瘍性歯肉炎**
潰瘍を伴う急性歯肉炎．ウイルス感染や細菌感染が原因であるが，不良な口腔内衛生状態や全身免疫力の低下に伴い，急速に歯間乳頭，辺縁歯肉に充血，腫脹，疼痛が起こり，続いてその部分が潰瘍となる歯肉疾患で拡大すると口蓋や口腔底などに広がる（急性壊死性潰瘍性歯肉炎）．表面は灰黄白色の壊死性偽膜で覆われ偽膜をとると強い疼痛があり，口臭が著明である．治療は局所や全身の原因の除去とともに口腔清掃を行い，抗菌薬を投与する．重症の場合は補液など全身管理も必要となる． （新谷晃代）

きょうせいそうだん（しかきょうせいそうだん）
● **矯正相談（歯科矯正相談）**
矯正相談は矯正歯科治療に着手する前の最初のステップである．矯正歯科治療は「検査，診断」→「動的治療」→「保定」の順で行われる．初回来院時には検査は行わず，患者の悩みがどこにあり，どのような治療を望んでいるかについて相談を受けることから始める．患者が小児または未成年者であれば保護者を交えて面談するのが普通である．不正咬合（咬合異常）の原因が歯性か骨格性かによっても治療法は異なるので，治療開始時期，治療法，費用，動的治療期間および保定期間などについて一般的な情報提供を行う． （德本憲道）

きょうぶのうよう
● **頰部膿瘍**
一般に下顎臼歯部の根尖病巣が原因となり，頰部隙に炎症が波及し膿汁が貯留した状態をいう（頰間隙とは，上方を頰骨弓，下方を下顎骨，外側を皮膚，内側を頰筋で囲まれた組織が粗になった部位を指す）．炎症がさらに進展した場合，頰部蜂窩織炎に拡大する． （青木秀哲）

きょうめいのしょうがい（かいびせい，へいびせい）
● **共鳴の障害（開鼻声，閉鼻声）**
構音が鼻音化することを共鳴の障害といい，過度に呼気が鼻から漏れて鼻腔共鳴が生じる「開鼻声」と，逆に，呼気が鼻から抜けずに共鳴を起こさない「閉鼻声」に分かれる．開鼻声構音は，口蓋裂が存在した状態か，口蓋裂手術後の鼻咽腔閉鎖機能不全により生じ，非鼻音が鼻音化する現象である．一方の閉鼻声構音は，副鼻腔炎やアデノイドの肥大が原因で鼻詰り状態になるため鼻咽腔共鳴が起きず，通鼻音 /m/ /n/ /ŋ/ が非鼻音化して /b/ /d/ /g/ などに聞こえてしまう．これらの器質的障害による共鳴の障害は，外科的・補綴的治療で改善が期待できる．その他，共鳴の障害は聴覚障害でも生じることがあ

り，口腔器官と呼気調整で操作される音韻情報の聴覚的弁別が困難なことに起因する． (城間将江)

きょぜつしょう
● **巨舌症**
舌全体または一部が著しく肥大し，口腔の容量に比べて舌の容積が大きい状態をいう．先天性のものと後天性のものがあり，前者にはダウン症，クレチン症，ベックウィズ・ウィーデマン症候群の一症候などとしてみられ，後者には，血管腫，リンパ管腫，神経線維腫，脂肪腫などによる巨舌症，さらに甲状腺機能低下症，下垂体機能亢進症，膠原病などで巨舌がみられることがある．開咬，下顎前突，言語障害，摂食障害，呼吸障害を伴うこともある．症候性の場合は原疾患の治療，本態性のものは舌縮小術を行う． (青木秀哲)

くさびじょうけっそん
● **くさび状欠損**
歯の生え際の部分がくさび状に削れた状態を指す．犬歯から小臼歯にかけての頬側に見られることが多い．原因としては，歯ぎしりなどによる応力集中や歯磨剤の影響などが挙げられている． (中原寛子)

くちこきゅう
● **口呼吸**
何らかの原因で鼻腔からの空気の出入りが減少したため，口腔で息をする呼吸形態．臨床症状は口腔が乾燥しやすく，口臭が著明になる，う蝕や歯肉炎に罹患しやすい，上顎前歯部の歯列不正を起こしやすい，朝起床時喉が乾燥し痛みがある，風邪をひきやすい，いびきをかきやすい，ぼんやりした顔貌になりやすいなど．治療は対症療法の他，口呼吸治療マウスピース，舌や口唇周囲筋を鍛える口腔筋機能療法がある． (吉村安郎)

くらうん
● **クラウン**
歯冠の全部または一部を被覆する補綴物を総称して被覆冠（クラウン）とよび，全部被覆冠と部分被覆冠に分類される．全部被覆冠には全部鋳造冠，前装鋳造冠，ジャケット冠などがあり，部分被覆冠には3/4クラウン，ハーフクラウン，ピンレッジなどがこれに属する． (中村真理子)

ぐらすあいおのまーせめんと
● **グラスアイオノマーセメント**
歯科治療で使用される有機セメントの商標名である．ISOではグラスポリアルケノエートセメントとされている．接着剤のみならず修復剤，充填剤，裏装剤としても広く利用されている．①歯質や金属に対しての接着力が強い，②歯髄に対する為害作用が少ない，③含有するフッ素が徐々に溶け出して歯質を強化する，④X線不透過性を持つ，などの特徴を有する． (高瀬俊幸)

くりあらんす
● **クリアランス**
歯の欠損部における対合歯との咬合時の間隙，寸法的な余裕をいう．歯冠修復や義歯の人工歯配列などの補綴時に補綴物に十分な解剖学的形態や機能を付与するためには，対合歯との間に十分な間隙（クリアランス）が必要である． (杉原一正)

くりっきんぐ
● **クリッキング**
顎関節に発生する関節雑音で，"カクカク"，"カクン"，"コクン"といった感じに聴取される弾発音である．下顎運動時疼痛，開口制限とともにクリッキングは顎関節症における主要症状の1つである．クリッキングは下顎頭が関節円板上に乗ったとき，脱離したときに発生する．関節円板はMR検査にて非侵襲的に明確に描出されるので，その病態を容易に把握できる． (吉村安郎)

くるーぞんしょうこうぐん
● **クルーゾン Crouzon 症候群**
世界で最初に報告したフランスのクルーゾン医師にちなんで名づけられた．頭蓋骨早期癒合，眼球突出，上顎発育不全を主な特徴とする．独特の顔貌を示す症候群．頭蓋骨の大きさが早期に決まってしまうために，脳の成長が妨げられて知的障害が生じることもあり，気道が狭く呼吸困難になったり，眼球が突出したり，歯の噛み合わせにも問題を抱える．常染色体優性遺伝の疾患で，約25,000人に1人の割合と言われている． (中原寛子)

くれぴたす
● **クレピタス**
クレピタスとは骨と骨が擦れ合うときに生ずる異常音である．歯科口腔外科領域では，顎関節症の際に生ずる症状とされている．顎関節症分類のⅢ型では関節円板の前方転位が復位する際に生ずるクリック音が特徴であるが，顎関節症Ⅳ型のように関節軟骨が破壊吸収された場合には，下顎などの骨と下顎

窩の骨が擦れ合ってクレピタス音が生ずるとされている．（「顎関節症Ⅰ～Ⅴ型」を参照のこと）

（高瀬俊幸）

くれんちんぐ
● **クレンチング**
ブラキシズム（bruxism）には①歯ぎしり（grinding），②くいしばり（clenching），③タッピング（tapping）の3種類がある．クレンチングの発現頻度は歯ぎしりに比べて高いが，歯ぎしり特有の雑音を発することもなく，また歯の咬耗もあまりみられないことから，周囲の人だけではなく患者自身も気づかないことがある．また，クレンチングは顎関節痛，耳鳴り，片頭痛，肩こり，顎のだるさを自覚することがあり，歯槽骨の破壊吸収をもたらすことがある．

（大森昭輝）

くろーにんほう
● **クローニン法**
片側性口唇裂の手術法である三角弁法の1つ．従来の三角弁法と異なる点は，三角弁の基点を粘膜皮膚境界線（粘皮線）から白唇部内1mmのところに作ることである．三角弁法はキューピッド弓（Cupid's bow）の形成が容易であることが利点であるが，三角弁の基点を粘皮線上に置く従来の設計では赤唇と白唇の縫合線（創線）が斜めに交差するので，ズレが生じやすいという難点があった．クローニン法の縫合線は粘皮線に直角に交わるのでズレが生じにくいという点が評価されている．

（德本憲道）

けいぶちょうしんほう
● **頸部聴診法**
聴診器を用いて食物や液体を嚥下したときの嚥下音と嚥下前後の呼吸音を聴診する嚥下評価法の1つ．健常者では，嚥下性無呼吸に続く嚥下音と嚥下後の呼気音が聴取される．異常な嚥下音と呼吸音には，泡立ち音，喀出音，湿性音，嗽音，液体の振動音などがあり，これらは誤嚥や咽頭残留など嚥下障害の症状と関連する．頸部聴診法はベッドサイドでも簡便に実施することができ，水飲みテストや食事の際のスクリーニングに併用される．

（福岡達之）

けいぶのりんぱせつ
● **頸部のリンパ節**
口腔癌の予後に関連する因子として，頸部リンパ節転移の制御は重要な因子となる．頸部リンパ節は
(1) オトガイ下リンパ節
(2) 顎下リンパ節
　①腺前リンパ節
　②血管前リンパ節
　③血管後リンパ節
　④腺後リンパ節
　⑤腺内リンパ節）
(3) 前頸部リンパ節
　①前頸静脈リンパ節
　②その他のリンパ節－喉頭前，甲状腺前，気管前，気管傍リンパ節
(4) 側頸部リンパ節
　①浅頸リンパ節
　②深頸リンパ節

に分類される．また頸部リンパ節はオトガイ下リンパ節，顎下リンパ節，前頸部リンパ節，側頸部リンパ節に分けられる．リンパ節の病変としては口腔や頸部の感染症，膠原病，腫瘍性や薬剤性などの病変との関わりが深く，リンパ行性に広がった病変と頸部リンパ節の原発性の病変とがある．

（青木秀哲）

げんごはったつのおくれへのたいおう
● **言語発達の遅れへの対応**
構音の発達や口腔運動操作能力は，言語表出を含めて言語学習全般に関与し，言語発達の遅れをもたらすことがある．器質的な原因による異常発声・構音および共鳴異常について，外科的介入も含めて検討し，音声，構音，言語，聴覚および認知の全発達面を理解して評価し，持続的かつ体系的に指導する．特に口蓋裂は外表奇形であるため，当事者も家族も心理的負担が大きい．認知・発達の問題がなければ，早期介入・早期指導によって就学前後までには暦年齢の言語表出が期待できる．一方で，重複障害を伴う場合は生涯発達を見据えた長期指導が必要となり，療育・教育，医療，福祉の他職種と連携して総合的に支援する．

（城間将江）

こうあつさんそりょうほう
● **高圧酸素療法**
大気圧より高い気圧を維持できる装置の中で，高濃度の酸素を吸入させることで，全身の低酸素状態を改善する治療である．一酸化炭素中毒や減圧症（潜水病）などの救急的治療に使用されるだけではなく，脳血管障害後遺症の運動麻痺や放射線性骨髄炎などの難治性骨髄炎に対する治療といった非救急的治療にも応用されている．

（高瀬俊幸）

こうい
● **高位**
歯の萌出位置が咬合線(咬合面)を越えた位置にあることをいう．歯の萌出異常の一種で挺出ともいわれ，対合歯がない場合に起こりやすい．　　　(杉原一正)

こうおんくんれんのかいしじき
● **構音訓練の開始時期**
音韻認識が進む発達年齢4歳頃が，訓練開始時期の一般的目安である．身体・知能・言語の発達状態や合併する関連障害，心理・社会的問題の有無などを確認し，訓練の適応・必要性が認められた場合に訓練を開始する．正常な構音獲得には発達年齢が関係し，未熟構音は発達に伴い自然治癒することもあり経過観察を行う場合もあるが，異常構音は自然治癒の可能性が低く，訓練開始時期を遅らせないことが望ましい．　　　(渡辺時生)

こうおんけんさ
● **構音検査**
小児では，新版 構音検査(構音臨床研究会編，千葉テストセンター，2010)が多用されている．構音障害の有無や誤り音の種類，誤り方などを分析・評価することを目的とする．音・音節・単語・文・会話の各課題を用いて自発話(呼称)や復唱などを行わせ，聴覚的・視覚的に構音評価を行う．特に構音点や構音方法を主軸として，一貫性や被刺激性の有無なども評価に含めながら，誤り音や誤り方の特徴について系統的に分析しまとめることが重要である．　　　(渡辺時生)

こうおんてんほう
● **構音点法**
構音位置づけ法ともいわれる．例えば「カ」は，構音点である硬口蓋と軟口蓋の境目付近と奥舌を舌圧子で触れることで構音点を意識させ，この2点を接触させる．このように目標音の構音点に注意を向けることで正しい音を導く．他に構音方法のモデルを示す，構音器官を図示するといった教示を用いて構音点を学習させる方法もある．　　　(河村民平)

こうがいかこうおん
● **口蓋化構音**
構音操作の問題に起因する異常構音の一種である．口蓋裂に多いが機能性構音障害にもみられる．舌尖で産生されるはずの歯・歯茎・後部歯茎音[t, d, n, r, s, ʃ, ts, tʃ, dz, dʒ]などで，構音点が後方移動し舌背と硬口蓋後端で産生される歪み音である．[t, d]などは軟口蓋音の[k, g]に近く，[s]は硬口蓋音の[ç]に近く歪んで聴取される．舌の緊張が強くて舌尖の巧緻性が低く，舌尖の代わりに舌背の挙上が観察される．　　　(渡辺時生)

こうがいけいせいじゅつ
● **口蓋形成術**
口腔と鼻腔の間にある，口蓋という隔壁を手術によって形成し，哺乳，摂食，発音を容易にし，中耳炎の発生率を下げることができる．口蓋裂では手術による上顎骨の成長への影響や言語獲得への影響を考慮し，1歳2か月～1歳半頃体重10kg位に行うのが一般的である．正常言語獲得には，鼻咽腔閉鎖機能だけでなく，口蓋や歯列の形態，口蓋に穴が残存してしまった場合などへの考慮も必要で，言語聴覚士による評価とトレーニングが必要となる．　　　(中原寛子)

こうがいさいえんちょうじゅつ
● **口蓋再延長術**
口蓋裂術後の鼻咽腔閉鎖機能の改善のため，咽頭弁形成術に代わる方法として口蓋再延長術がある．咽頭弁形成術は鼻咽腔閉鎖機能の改善という面では確実性はあるが，術後に鼻閉感，口呼吸，鼻がかみにくい，睡眠時無呼吸症などの合併症を伴うことが多いとの報告もある．鼻咽腔閉鎖機能や開鼻声の改善度については両者に差を認めなかったが，口蓋再延長術のほうが，改善に要する期間が短いこと，生理的な違和感などの合併症が少ない点で咽頭弁形成術と比較して患者の負担が軽い．　　　(大森昭輝)

こうがいへいさしょう
● **口蓋閉鎖床**
口蓋裂など口腔の組織欠損があると，口腔と鼻腔は交通する．これにより，呼気や飲食物が鼻腔へ漏出するため，発音・嚥下機能障害の原因となるほか，慢性的な鼻炎や上顎洞炎が惹起される．このような症例に対して，人工的に欠損部位を補填し，発音や摂食嚥下機能，審美性の改善などを目的として装着される補綴的装置を口蓋閉鎖床という．床で対応できるような大きさの欠損であれば，床の装着は暫間的なものであり，いずれは手術による閉鎖が検討されるが，閉鎖手術ができない場合は，床の使用を第一手段として選べる(「瘻孔閉鎖床」と類似して使用)．　　　(山村千絵)

こうがいれつ
● **口蓋裂**
初期の胎児は鼻と口の間に境がなく，4～12週頃に口蓋突起が伸びてきて口蓋が形成されるが，左右の口蓋突起が癒合しないと口蓋裂となる．遺伝の他に種々の環境要因が関与しており，口唇裂も含む発生率は日本人で約0.2％，男女比では女性が高く，黄色人種は黒人や白人に比べて高い．口腔と鼻腔が交通しているため，口腔内圧を下げられずに哺乳・摂食障害をきたしたり，口腔内圧を上げられずに発音障害をきたしたりする．他にも誤嚥性肺炎，中耳炎，歯列不正などを併発しやすい． (中原寛子)

こうがいれつしゅじゅつのじき
● **口蓋裂手術の時期**
術後に構音の自然習得が期待できる生後1年2か月から1年6か月頃，体重10 kgを目安に手術が行われる．手術による上顎の発育抑制を少なくするためには時期は遅いほうがよいが，反響発語開始前に手術が行われることが構音の自然習得にとって好ましいからである（周囲の大人の言葉をおうむ返ししながら自然に構音を習得する時期を反響発語期といい，数か月前後続くが，この時期を過ぎるとおうむ返ししなくなる）．反響発語開始年齢は1歳6か月頃から2歳前後（平均年齢1歳11か月）である．上顎の発育や咬合への影響を考慮して，反響発語開始前に軟口蓋のみを閉鎖しておき，5～12歳頃に硬口蓋を閉鎖する方法（2回法）もある． (徳本憲道)

こうがいれつのぶんるい
● **口蓋裂の分類**
口蓋裂は，胎生期の左右の口蓋突起の癒合不全により発生すると考えられており，口蓋前方の裂の位置により，硬軟口蓋裂（裂が硬口蓋から軟口蓋に及ぶもの），軟口蓋裂（裂が軟口蓋のみのもの），粘膜下口蓋裂（肉眼的に裂隙を認めないが，硬口蓋後縁のV字形骨欠損や軟口蓋の筋肉の走行異常を伴うもの）に分類される．鼻中隔の両側に裂のある両側性，一側のみの片側性に分類する場合もある． (杉原一正)

こうかくびらん
● **口角びらん**
口角の皮膚が唾液によって浸軟され，びらんやひび割れ，潰瘍を生じて慢性に経過する病態をいう．大きく開口すると出血や疼痛を生じやすい．経過中，必然的に二次感染を伴うので，口角炎ともよばれる．両側，ときには片側にも発生する．口角の皮膚が浸軟されやすいのは，この部の解剖学的特性による．口腔の粘膜は赤唇を経て白唇（皮膚）にいたるが，赤唇の幅は口角部で最も狭く，粘膜と皮膚が近接し，皺や溝が形成されている．無歯顎患者などが咬合高径の著しく低い義歯を装用していると，口角の皮膚が折れ込んで溝を作り，唾液が湿潤，停滞して浸軟が起こる．また，口角部をなめる習慣があると浸軟が起こりやすい．口腔の手術の際の鉤などによる過度の牽引後に起こることもある．乳幼児や高齢者など，免疫力の低い個体ではカンジダの感染，増殖がみられる．ビタミンA，B_2，B_5，B_6，B_{12}の欠乏症，特に皮膚と粘膜の健康維持に不可欠とされるリボフラビン（ビタミンB_2）欠乏症で発症しやすい．小児では男児に多く，中高年では女性に多い． (徳本憲道)

こうくう
● **口腔**
消化器の入口部である口の内腔である．前壁は口唇で，口裂で外界と交通する．上壁は前方部の硬口蓋と後方部の軟口蓋で構成され，軟口蓋から垂れ下がっている口蓋垂の外側から咽頭側に伸びる口蓋舌弓と口蓋咽頭弓が口蓋扁桃，舌根とともに口峡をなして咽頭口部に開口する．側壁は頬で，耳下腺のステノン管が開口している．下壁は舌と口底で構成され，口底部には舌下腺と顎下腺の導管であるワルトン管が開口する．また歯列の外側を口腔前庭，内側を固有口腔という． (菅原利夫)

こうくうかんそうしょう
● **口腔乾燥症**
唾液の分泌低下により起こる口腔内乾燥性疾患．唾液腺自体の病変（唾石症，唾液腺炎，ミクリッツ病など），自己免疫疾患としてのシェーグレン症候群，糖尿病，尿崩症，自律神経障害，ヒステリーなどで生じる．唾液分泌の減少で唾液は粘稠となり，口臭は強く，重症例ではほとんど唾液の分泌を認めない．摂食，咀嚼，嚥下，構音などの障害とともに，粘膜は外傷を受けやすく粘膜損傷，疼痛，知覚障害，味覚障害を併発する． (吉村安郎)

こうくうきんきのうりょうほう
● **口腔筋機能療法**
食事中，舌を前方や側方に突出させて嚥下するような舌突出癖が，口腔周囲筋の不調和を引き起こし，歯並びに影響を及ぼしている場合がある．このよう

な口腔異常習癖を取り除くために，口腔周囲筋の訓練を行い，舌や，口唇，頬の動きを正常化させるための訓練法のこと．小児に限らず，脳血管疾患による口腔機能の後遺障害へのリハビリテーションとしても用いられている．　　　　　　　　（今井信行）

こうくうけあ
●**口腔ケア**
口腔内には多数の常在菌が存在しており，食物残渣があればすぐに大量に繁殖する．口腔内が不潔であれば，唾液の誤嚥で誤嚥性肺炎を発症する可能性もある．レベルの高い患者においては歯ブラシを用いた歯口清掃を指導し，レベルの低い患者においてはスポンジブラシやガーゼを用いた清拭によって口腔内を清潔に保つようにケアする．また，口腔内が乾燥することによって細菌の繁殖を助長することになるので，保湿にも注意を払わねばならない．言語聴覚士は口腔ケアについての十分な知識が求められている．　　　　　　　　（青木秀哲）

こうくうけあせいそうほうほう
●**口腔ケア清掃方法**
口腔内ケアと可撤性義歯清掃に分ける．口腔内ケアの基本は含嗽，口腔清拭，ブラッシング，専門的清掃がある．口腔清拭では口腔内食物残渣や喀痰，痂皮の除去を行う．自己ブラッシングが不可能な場合は介助する．専門的清掃となる歯垢，歯石除去には超音波スケーラーを使用する．義歯には多くの雑菌が付着しており，流水下にブラシで除去する．鉤（クラスプ）の破損，変形に注意する．（浜川裕之）

こうくうけあのしせい
●**口腔ケアの姿勢**
口腔ケア時には，唾液などを誤嚥しない安全な姿勢，また本人・介護者が疲労しない姿勢など，個々人の状況に合わせた姿勢で行うことが重要である．椅子や車椅子に座った人をケアする場合は，背もたれを使って深く腰かけさせ，上半身をまっすぐにして足の裏が床についた状態でケアする．同じ目線の位置で顎を手で支えながら行う．ベッドから起き上がれない人の場合は，ファーラー位，側臥位（片麻痺のあるときは麻痺側を上にした姿勢），セミファーラー位などの姿勢をとらせて行うが，いずれの場合も顔を横に向け，顎を少し引いた状態にさせる．良好な姿勢を維持させるためには，枕やタオル，クッションなどを，適宜，適当な部位にはさん

で調整するとよい．　　　　　　　（山村千絵）

こうくうげか
●**口腔外科**
歯や歯周病を除く口の周囲の疾患で，口腔，顎，顔面ならびにその隣在組織に認められる先天性および後天性疾患の外科処置を主に取り扱う診療科．主な疾患として，抜歯が必要な歯の疾患（埋伏歯など），顎顔面領域の炎症，囊胞性疾患，顎関節症，顎顔面領域の外傷，良性/悪性腫瘍，口腔粘膜疾患，口唇口蓋裂（先天性疾患など）があり，外科的疾患のほかにも神経性疾患，口臭症，舌痛症などの内科的疾患も取り扱う．　　　　　　　　（新谷晃代）

こうくうししん こうくうしんさ
●**口腔視診 口腔診査**
口腔内外を肉眼で視て診察し病気の有無を検査することをいう．これによって現症の把握が行われ，臨床診断をくだすための端緒になる．口腔を顎顔面領域の口腔外所見と歯，歯肉，舌，頬粘膜，口底，口蓋，口峡の口腔内所見に分け，異常所見を明記する．その際に必要となるのは解剖学的知識であり，患者の人生に影響を与えるような病態を見逃さない確かな視で診ることが必要とされている．
　　　　　　　　　　　　　　　　（大森昭輝）

こうくうしゅうへき
●**口腔習癖**
口腔習癖とは，日常生活の中で無意識に行っている口腔に関連した繰り返し行う癖をいう．拇指吸引癖（指しゃぶり），舌突出癖・弄舌癖，吸唇癖・咬唇癖，口呼吸，歯ぎしりなどがある．これらの癖を長期的に行っていると，歯並びや顎の成長に影響を与えて，開咬，交叉咬合，上顎前突，下顎前突などの不正咬合を引き起こす可能性がある．（杉原一正）

こうくうしゅよう，こうくうがん
●**口腔腫瘍，口腔癌**
口腔領域に特徴的な腫瘍として歯原性腫瘍がある．これは歯を形成する組織を発生母体とする腫瘍で，顎骨内に発生し，その多くは良性である．エナメル上皮腫が最も多く，次いで歯牙腫，他はまれである．非歯原性腫瘍には良性腫瘍のほか悪性腫瘍も見られる．悪性腫瘍のうち上皮性組織から発生するものを癌（腫）とよぶ．口腔癌の治療は，可能な症例では手術が第1選択となるが，同時に放射線・化学療法を組み合わせて行われることが多い．手術では安

全域を含めて根治的に切除し，生じた組織欠損に対して，皮弁・骨皮弁などで再建する． （山村千絵）

こうくうすいぶんけいむーかす
● **口腔水分計ムーカス®**
口腔粘膜の乾燥状態を計測する機器．口腔乾燥症（ドライマウス）の診査の一助として使用されている．
（中村真理子）

こうくうせんてんいじょう
● **口腔先天異常**
口腔を形成する諸組織・器官の発生・発育異常の総称で，遺伝的因子と環境的因子の口腔発生・発育過程への作用によって生ずる．
(1) 歯の先天性異常：歯数異常，大きさの異常，形態の異常，位置異常，萌出方向異常など．
(2) 口唇裂：球状突起と上顎突起の癒合不全あるいは口唇部の中胚葉の欠損による．裂隙が顎，口蓋に及ぶ唇顎口蓋裂など．
(3) 頰小帯付着異常，頰部先天性異常：巨口症，横顔裂など．
(4) 小舌症，大舌症，裂舌症，舌小帯短縮症など．
(5) 口蓋裂：破裂の程度により，口蓋垂から硬口蓋に至る軟硬口蓋裂，口蓋垂から軟口蓋まで裂隙のある軟口蓋裂，口蓋垂裂．
(6) 歯・口腔・顎に症状を現す種々の症候群など．
（吉村安郎）

こうくうねんまくしっかん
● **口腔粘膜疾患**
口腔粘膜表面に，肉眼で変化が認められる疾患のこと．口内炎に代表される滲出性炎の発生頻度が高い．ウイルス感染により水疱が形成され，すぐに破れると小さな潰瘍となり，アフタが形成されると，アフタ性口内炎とよばれる．他に水疱を形成する疾患として天疱瘡，類天疱瘡がある．紅斑・びらんを主徴とするものに，カタル性口内炎，多形滲出性紅斑，薬物性口内炎がある．容易にぬぐいとれない白斑を主徴とするものとして，口腔扁平苔癬，口腔白板症がある．後者は前癌病変の1つで，経過観察が必要である．
（今井信行）

こうくうのきんとさよう
● **口腔の筋と作用**
口腔の持つ食物の摂取・嚥下，音声構成などの機能に関与する筋は，口裂の閉鎖に関与する口輪筋や頰部の動きに関与する頰筋などの表情筋，舌の動きに関与する舌筋（内舌筋，外下筋），軟口蓋の動きに関与する口蓋筋（口蓋帆挙筋，口蓋帆張筋，口蓋垂筋，口蓋舌筋，口蓋咽頭筋），下顎骨の開閉に関与する咀嚼筋（咬筋，側頭筋，外側翼突筋，内側翼突筋）や舌骨上筋群（顎二腹筋，茎突舌骨筋，顎舌骨筋，オトガイ舌骨筋）などがある．
支配神経はそれぞれ，表情筋は顔面神経，舌筋群は舌下神経，咀嚼筋は三叉神経，軟口蓋は迷走神経舌咽神経，三叉神経，顔面神経，舌骨上筋群は三叉神経，顔面神経，舌下神経である． （青木秀哲）

こうごういじょう
● **咬合異常**
咬合異常は，顎・顔面・歯・歯周組織などが遺伝的もしくは環境的原因により，その発育・形態・機能に異常をきたし，咬合が正常でなくなった状態をいう．すなわち，対向関係の異常（反対咬合，切端咬合，交叉咬合，過蓋咬合，開咬），咬合位の異常（偏位，高位，低位），咬合接触の異常（早期接触，咬頭干渉，非作業側接触，咬合接触の不均衡，咬合性外傷），下顎運動の異常（咬合終末位の異常，咀嚼運動の異常，外傷性咬合，関節円板の障害），咬合を構成する要素の異常（歯・骨・顎関節・神経・筋・口腔粘膜の疾患）などが挙げられる．対向関係の異常が大きい場合には，口腔外科手術や歯科矯正的処置を行うことで改善される場合が多いが，その他の異常の多くは，補綴処置を行うことで改善される．
（山村千絵）

こうこうがい
● **高口蓋**
口腔と鼻腔の隔壁をなすものを口蓋という．口蓋は上顎骨の口蓋突起と口蓋骨の水平板からなる前方部2/3を占める硬口蓋と，硬口蓋に連続してその後方にある軟口蓋からなる．高口蓋とは硬口蓋が高く深くなった状態をいう．高口蓋があると，食渣が口蓋後方に停留し，発音，嚥下，咬合に影響がでる．歯列狭窄による見かけ上の高口蓋とは明瞭に区別する．
（大森昭輝）

こうごうめん
● **咬合面**
歯は歯冠と歯根からなり，臼歯の歯冠は対合歯とかみ合う咬合面，近心面，遠心面，頰側面，舌側面の5面から構成される．臼歯において咬頭の間にある陥凹部を解剖学的咬合面というが，臼歯を鉛直方向か

ら見ると頬側面，舌側面の上方部分も含んで見えるので，この範囲を含める場合は臨床的咬合面という．

（浜川裕之）

●口臭
口腔から発散される不快な呼気を口臭という．口臭の主な成分は揮発性硫化物（メチルメルカプタンやジメチルサルファイド，硫化水素など）である．口腔粘膜は皮膚の垢と同じように，表層の上皮が自然に剝がれ落ちて，ターンオーバーを繰り返すが，舌でこれが円滑に行われないと古い粘膜が舌背に滞留し，舌苔となる．この舌苔は口腔常在菌に感染して腐敗することが多く，口臭の6割は舌苔に起因するといわれる．また，歯周病原因微生物は悪臭の強いメチルメルカプタンを大量に産生するので，歯周ポケット内の歯垢（プラーク）も口臭の原因となる．歯や義歯などの清掃不良，あるいは唾液分泌量の極端な減少も口臭の原因となる．口腔の化膿性炎，悪性腫瘍の存在など，口臭の原因のほとんどは口の中にあるが，糖尿病や肝臓病などでも臭い物質が肺から出てくることがある．一方，飲酒や喫煙，またニンニクなどの摂取によっても独特な臭い物質が肺から排出され，口臭の原因となる．

（德本憲道）

●溝状舌
舌背に深い溝が多数生じた状態をさす．一見，舌粘膜に亀裂があるように見えるが，溝状になっているだけで，粘膜上皮は欠損していない．高齢者でより多く見られる．治療の対象とはならない．

（浜川裕之）

●口唇・口蓋裂
人の顎顔面・口腔は胎生4〜12週にかけて第1鰓弓由来の左右上顎突起，下顎突起と前頭鼻突起などから派生した諸突起の癒合によって形成される．この突起の癒合に異常が生ずると口唇裂や口蓋裂が発症するとされている．いずれも裂の程度や部位により分類されている〔詳細は第3章1-A（64頁）参照〕．日本人の発生頻度は唇裂・口蓋裂を含めて約500人に1人であり，口唇裂：唇顎口蓋裂：口蓋裂の割合は7：9：4である．人種間の発症頻度は，黄色人種＞白人＞黒人となっている．性別では唇裂，唇顎口蓋裂は男性に多く，口蓋裂は女性に多い．この疾患は生後から成人になるまで長期に各専門分野の集学的治療を必要とする．

（高瀬俊幸）

●口唇形成術
先天性奇形である口唇裂の治療として行われる．生後3〜6か月，体重が6kgを目安に全身麻酔下で行う．両側性口唇裂の場合は，形態によって1期的に形成する場合と，2期的に行う場合がある．手術は口輪筋を形成し，バランスの良い口唇・鼻形態を形成する．手術方法は，三角弁法・方形弁法（四角弁法）・回転伸展弁法などさまざまな方法が改良されて用いられている．口唇の外傷や腫瘍などによる口唇の欠損に対しても使用される術式である．（新谷晃代）

●口唇裂
胎生期に球状突起と上顎突起が癒合しないと口唇裂となる．口蓋裂を併発していない場合には哺乳が可能な場合が多く，発音にも口唇音以外には問題が生じにくい．顎裂が併発している場合には，歯の形態異常や欠損，歯列不正の問題が生じることも多く，虫歯にもなりやすい．口唇口蓋裂は約30％が先天性疾患や染色体異常などの一症状であるといわれており，内臓や体表の形態異常やさまざまな症候群が併発している可能性もある．

（中原寛子）

●構成咬合
アクチバトール，フレンケル装置などの機能的顎矯正装置を作る際，術者が下顎運動に関与するすべての筋を矯正的治療の目的で誘導したときの上下歯のかみ合わせをいう．構成咬合には(1)垂直的位置関係：前歯部では1〜2mm，臼歯部では3〜4mm咬合高径を挙上，(2)前後の位置関係：上顎前突では下顎を前方へ，下顎前突では下顎を後方へ誘導，(3)側方的位置関係：正中を合わせる，以上を基本とする．

（吉村安郎）

●合着
う蝕などによって硬組織に欠損が生じた場合，う蝕部を削去して自然な外観を回復させるため，または，不正な形態を補正して自然な形態に回復させるために，形成された歯質の一部に人工的に作製された修復物を装着する．その際，各種合着用材料を使

●後頭・前頭方向X線撮影法(頭部P-A法)
頭部単純X線撮影法の一種である．頭部を後方から前方へX線照射して撮影する方法でP-A法(posterior-anterior projection)とよばれる．このため頭部前面に位置する顔面部が鮮明となり，前頭骨，眼窩，上下顎骨，上下顎の歯などの異常が診査できる．　　　　　　　　　　　　　　　（瀬上夏樹）

●口内炎
口腔粘膜に炎症がびまん性あるいは散在性に生じたもの．局所的理由や全身的理由が明らかな場合と原因が不明な場合があり，原因不明な場合が多い．
　　　　　　　　　　　　　　　　　（中村真理子）

●咬耗，摩耗
上下顎の対合歯の咬合によりエナメル質の一部が消失すること．経年的変化としてみられるものは生理的咬耗とよばれる．歯ぎしりなどの病的咬合による咬耗を病的咬耗とよぶ．食餌や歯ブラシなど咬合以外の機械的刺激によるエナメル質の消失を摩耗とよぶ．　　　　　　　　　　　　　　（中村真理子）

●呼気鼻漏出による子音の歪み
鼻咽腔閉鎖機能不全との関連が大きい構音障害．構音操作は正常であるが，呼気が鼻腔より漏出し，必要な口腔内圧が得られないため，子音が弱音化あるいは鼻音化する．高い口腔内圧を要する破裂音，摩擦音，破擦音などに起こりやすく，明瞭度が低下する．音産生時に鼻雑音や鼻渋面を伴うことがある．鼻咽腔閉鎖機能不全が主たる原因であるが，口蓋の瘻孔も挙げられる．　　　　　　　　　（相原喜子）

●呼気流量計による検査
呼吸機能検査の1つで，呼気流量計(気流型スパイロメータ)を用いて行う．1秒当たりの呼出量(mL/s)である呼気流率を連続的に測定する．呼気流率の低下は気道の閉塞を意味するため，慢性閉塞性肺疾患や気管支喘息などの閉塞性換気障害の診断に用いるが，音声言語の評価では，発声時の声門の状態の指標の1つとして考えることができる．楽に発声したときの平均呼気流率は男女とも約160 mL/sであるが，たとえば声門閉鎖不全により気息性嗄声が生ずる場合には，発声効率が低下するために，呼気流率は増大する．　　　　　　　　　　　　（橋本武樹）

●黒毛舌症
舌表面に黒色や茶褐色の毛が生えたような状態を呈する．糸状乳頭の角質の著しい延長が認められ，喫煙や化学物質などの慢性刺激により，色素沈着が生じると考えられている．抗菌薬の長期投与によっても生じやすい．　　　　　　　　　　　（今井信行）

●細菌検査
病気を引き起こしている原因の細菌を検出する検査のこと．細菌による感染を受けた臓器の分泌液や血液などから塗抹検査や培養検査により原因菌を特定し，薬剤感受性を調べることにより適切な薬剤を投与できる．

塗抹検査：検査材料をスライドグラスに薄く塗って染色液で染めて顕微鏡で観察する．グラム染色やギムザ染色があり直ちに菌を特定できる．

培養検査：菌が発育できる栄養を含んだ寒天培地に検査材料を塗って菌を増やし，菌種を決定する．　　　　　　　　　　　　　　（新谷晃代）

●細菌数測定装置(細菌カウンタ)
検体の細菌数を定量的に評価するための測定機器．口腔内から採取した検体(唾液や歯垢等)1 mL中に含まれる細菌総数を短時間(約1分〜1分30秒)で測定できる．測定範囲は10万〜1億個．検体の採取部位，方法によって細菌数は変動する可能性がある．歯を失う大きな原因の1つである歯周疾患罹患の目安となる口腔内細菌数の定量評価に有用で，本装置で測定された細菌数から，被検者の口腔内の衛生環境を評価できる．菌種の特定はできない．今のところ医療機器に該当しないので，診断には利用できない．　　　　　　　　　　　　　　（德本憲道）

●嗄声
声の音色または声質の異常の総称をいう．嗄声は日

本音声言語医学会が定めたGRBAS尺度法により判定されることが多い．この尺度では，全般的な嗄声の程度(grade；G)，粗糙性(rough；R)，気息性(breathy；B)，無力性(asthenic；A)，努力性(strained；S)の各因子を聴覚印象により評価する．嗄声を示す症例にはこれらの因子が複数同時に聴取されることがある．

（河村民平）

ざんかんしがこてい
● **暫間歯牙固定**
歯周病で歯槽骨吸収が進行すると歯の動揺をきたす．動揺を防止し，咬合の改善を目的として，複数の歯を固定することをいう．接着性レジンを使用するが，ワイヤーによる歯の連続結紮を行うこともある．

（浜川裕之）

さんさしんけい
● **三叉神経**
12対ある脳神経の5番目の神経である(第V脳神経)知覚性線維と運動性線維の2種の混合神経である．知覚性線維は橋外側の主知覚核(触圧覚)，脊髄路核(温痛覚)，中脳路核(咀嚼筋感覚)から出て，側頭骨錐体部にある三叉神経節を経て眼神経，上顎神経，下顎神経に分かれ，頭顔面部の皮膚感覚を司る．運動性線維は運動核より出て，咀嚼筋，深頭筋，顎舌骨筋，顎二腹筋前腹を支配する．

（高瀬俊幸）

しぇーぐれんしょうこうぐん
● **シェーグレン Sjögren 症候群**
唾液腺や涙腺などの外分泌腺がリンパ球浸潤を伴って特異的に障害される自己免疫疾患で，50歳以降の女性に多い．口腔乾燥が著明になると粘膜痛や摂食・嚥下，会話が困難になる．また味覚も障害される．

（中村真理子）

しかえいせいし
● **歯科衛生士**
歯科衛生士は，歯科衛生士法に基づいた国家資格であり，歯科医師の指示のもと，歯科予防処置，歯科診療補助および歯科保健指導を行うことができる．歯科予防処置としては，「フッ化物塗布」などの薬物塗布，歯垢や歯石などを専門的に除去する「機械的歯面清掃」などを行う．歯科診療補助としては，歯科医師の診療を補助するだけでなく，歯科医師の指示を受けて歯科治療の一部を担当する．歯科保健指導としては，歯磨き指導を中心とした口腔清掃法の指導のほか，寝たきり者や要介護者などに対する訪問口腔ケアも行う．また，食育支援や摂食機能訓練も新たな歯科保健指導の分野として注目されている．

（山村千絵）

しかきょうせい
● **歯科矯正**
歯列の不正を治す歯科治療のことをいう．ワイヤーなどによる矯正力により歯を正常な位置に移動させ，あるいは上顎骨，下顎骨の形態変化を起こすことで，審美性や顎口腔機能の回復を図ったり機能低下を予防したりすることを目的とする．矯正を行う時期については，個々の症例で大きな差がある．子供であれば顎の成長と歯の生え替わりを利用することで，症例に応じた効果的な装置を使って矯正できる場合が多い．目的の位置に歯や顎骨が移動した後は，その位置に固定し後戻りしないように，保定を行う必要がある．

（山村千絵）

しかくあなろぐしゃくど
● **視覚アナログ尺度**
visual analogue scale；VAS
痛みの強さを評価する臨床的な評価方法の1つとして使われている．一般的に10cmのスケールが用いられ，左端が痛みなし，右端が最高の痛みとして，現在の痛みがその線上のどこにあるかで痛みの強度を評価する．個人的な痛みの程度を客観的に把握し，評価することは治療方針やケアの方法を検討するうえで重要なことである．ただし，VASは1人の患者を継続的に比較観察していくときには有効であるとされているが，患者間での比較では信頼度が低いとされている．VASを効果的に痛みの評価に使用するためには，評価尺度の使用方法を医療チームで確認しておく必要がある．同一の患者には同じ説明，同じスケールを使用して評価する必要がある．

（大森昭輝）

しかくてきふぃーどばっくほう
● **視覚的フィードバック法**
運動性発声障害に対する訓練法の1つである．自らが視覚的なフィードバックが比較的可能である四肢の運動などは誤差学習が生じやすいが，発声発語器官の運動や声を視覚的にフィードバックすることは困難である．このため，訓練時に発声発語器官の運動や声の高さ・大きさおよび速度などを鏡やビジピッチなどを用いて患者自身へ視覚的にフィードバックすることで効率的な学習効果を促す訓練法である．

(河村民平)

●歯牙再植術
外傷や事故により歯が脱臼しかけたり(不完全脱臼)，脱落(完全脱臼)した場合に再度元の位置に戻して固定する手術である．また口腔内での歯科治療が困難な症例で，意図的に抜歯を行い，口腔外で歯科治療を行った後，再度元の位置に戻す意図的再植術も行われることがある．いずれも歯根膜組織が残っていることが手術成功のポイントとなるが，歯根吸収や骨との癒着，脱離などの失敗例も少なくない．

(高瀬俊幸)

●耳下腺
唾液を産生し，口腔へ分泌する三大唾液腺の1つ．約25gで新鮮な状態では黄色を帯びている．サラサラした漿液性の唾液を分泌する．耳下腺からの唾液分泌は舌咽神経からの副交感神経で亢進する．

(中村真理子)

●歯牙脱臼
歯は，コラーゲンの太い束を主な構成要素とする歯根膜によって，歯根と骨が結合されることで植立しているが，強烈な力によって歯根膜がちぎれて歯が歯槽骨から逸脱することがあり，歯牙脱臼とよばれる．完全に歯が抜け落ちてしまう完全脱臼と，歯が大きく揺れるようになることや位置がずれてしまう不完全脱臼(亜脱臼)がある．　　　(中原寛子)

●歯牙フッ素症
歯の石灰化の時期に過剰にかつ継続的にフッ素を摂取することによって生じる石灰化不全症で，斑状歯ともいう．エナメル質中に白斑や白濁帯，白濁状模様が永久歯前歯唇面に左右対称性に出現しやすい．重度の症例では白斑部がエナメル質欠損となり，褐色・黒褐色の沈着が見られる．審美性に問題はあるが，う蝕抵抗性は高い．　　　　　(吉村安郎)

●歯科放射線
放射線を使用し口腔領域の診断および治療を行う．口内法X線撮影とパノラマX線撮影が大部分を占める．口内法X線撮影とは口腔内に歯科用X線フィルムを保持して撮影する方法で，歯および歯周組織の診断に用いられる．パノラマX線撮影は上下顎の全歯列と上下骨，上顎洞など診断に用いられる．近年は歯科用CTも普及し，診断精度が向上している．なお，口腔癌に対しては放射線照射も行われる．

(新谷晃代)

●歯科保存
う蝕や歯周炎などに罹患した歯を抜歯せずに残すことを歯科保存といい，そのための治療を保存治療という．保存治療は次の3つに分類される．
(1) 保存修復：う蝕や歯の破折，摩耗などにより生じた歯の実質欠損を人工物で補塡し修復する治療．
(2) 歯内療法：感染歯髄や感染根管およびこれらに起因する根尖の疾患の治療．
(3) 歯周治療：歯肉炎や歯周炎などの歯周疾患の治療．

なお，保存治療には根尖切除術や歯の再植・移植などの外科的歯内療法，歯肉フラップ手術などの歯周外科手術，などの観血的治療も含まれる．

(德本憲道)

●歯科補綴
一般にはう蝕や歯周病，外傷などで歯を喪失した場合に，クラウン，ブリッジ，部分・局部床義歯，全部床・総義歯および歯科インプラントなどの人工物によって機能・形態を回復することをいう．顎の顔面の欠損を治療する顎顔面補綴もある．　(青木秀哲)

●歯科用X線撮影，2等分法と平行法
歯科で最も使用されるX線撮影法で，歯科用標準型(デンタル)フィルムを使用する口内法である．う蝕，歯周疾患，根尖病巣などの診断に有用で，フィルムを口腔内に挿入し手指あるいは固定器具を用いて固定して，顔面の外部からX線を照射し撮影する方法である．2等分法はフィルムと歯を接触させて固定し，歯軸とフィルムとがなす角度の2等分線に直角にX線を照射する．平行法は，フィルム把持器を用いてフィルムを歯軸に対して平行に位置づけ，これに直角にX線を照射する．　(杉原一正)

●歯間乳頭
歯間の空隙を占める歯肉で唇舌・頰舌的には円錐形

ないし乳頭様外観を示している．咬合面観では，隣接歯間で細くくびれ，唇頬側と舌口蓋側に膨らみを持った小鼓に類似した歯肉部分が該当する．隣接面に隙間があると，乳頭状形態はとらず，平坦な歯肉となりやすい．同部位は臨床初期症状を示しやすく，特に血液疾患の種々病変の口腔内症状として，歯間乳頭部の発赤，腫脹，出血，壊死などは重要である．

（吉村安郎）

しかんぶらし
● **歯間ブラシ**
歯肉乳頭が退縮し，歯間空隙が開いた場合，歯の隣接面にプラークが付着しやすくなり，その部分のプラークコントロールを歯ブラシだけで行い，良好な結果を得ることは困難である．隣接面清掃用具の1つが歯間ブラシである．　　　　　　　　（中村真理子）

しきそせいちんちゃくぶつ
● **色素性沈着物**
口腔粘膜の外因性色素沈着は，歯科治療あるいは職業上で使用される重金属が主に原因となる．一般に銀，パラジウムなどの金属により，う蝕の修復が行われた後に，歯肉縁や頬粘膜，口唇，舌などに黒色や黒紫色の色素沈着を生じることがある．他には，薬剤，食品による色素沈着の場合もある．内因性色素沈着には，メラニン色素の沈着によるものが多い．全身疾患に伴いメラニン色素沈着がびまん性にみられるものとして，アジソン病，ポイツ・ジェガース症候群，フォンレックリングハウゼン病などがある．

（今井信行）

しけいぶ
● **歯頸部**
歯の歯冠と歯根の境目，すなわちエナメル質とセメント質の境界部をいう．臨床的には歯と歯茎（歯肉）の境目部分をいい，しばしば歯にくさび状欠損が発生し知覚過敏やう蝕になることがある．（杉原一正）

しこう（ぷらーく）
● **歯垢（プラーク）**
歯垢は歯冠・歯根の表面や，歯肉辺縁部に微生物叢，微生物の代謝産物，唾液，歯肉溝滲出液由来物質などが堆積したネバネバした付着・沈着物である．歯垢には1gあたり，500種以上，1,000億個もの微生物がいるとされる．薬物療法でう蝕症と歯周病の原因とされる微生物の理想的除菌は困難なことから，予防には，歯磨きや歯科器具により物理的に歯垢を除去することが基本となる．

（吉村安郎）

しこん
● **歯根**
歯の下部の歯槽骨の中に入っている部分を歯根といい，正常な状態では外表から見ることはできない．また，歯の種類によって歯根の本数は異なる．解剖学的歯根と臨床的歯根に分けて考えることもあり，前者はセメント質に覆われている部分を，後者は歯肉に覆われている部分をさす．歯根は，表面からセメント質，象牙質，根管（歯髄）という構造になっている．歯根と歯槽骨の間には歯根膜があり，両者を結びつけているとともに歯に加わる力を緩衝している．

（山村千絵）

ししゅうえん
● **歯周炎**
歯周炎は，炎症が歯肉にとどまらず，その周囲の歯周組織（歯根膜，歯槽骨，セメント質）にまで波及した病態のことをいう．辺縁性歯周炎は，辺縁部歯肉や歯周ポケットから発生し歯周組織に及ぶ炎症であり，根尖性歯周炎では，歯髄炎に続発して，歯根の根尖孔から根尖部歯根膜や歯槽骨に主な炎症巣が移動した状態を意味する．両者とも急性と慢性があるが，後者のほうが多く，成人の歯周炎は慢性辺縁性歯周炎が多い．　　　　　　　　　　　　（今井信行）

ししゅうびょう
● **歯周病**
歯周組織（歯肉，歯根膜，歯槽骨，セメント質）に現れる疾患のこと．一般に歯肉の病変，特に炎症（発赤，腫脹）より始まり，次いで他の歯周組織に疾患が及ぶ．そのため歯周病の大部分では歯肉炎症がみられる．しかし，その病型，程度はさまざまである．さらに疾患が進行すると歯槽骨の吸収が起こり，歯の動揺，歯肉の退縮などがみられるようになることもある．　　　　　　　　　　　　　（中村真理子）

しずいえん
● **歯髄炎**
さまざまな刺激が歯髄に加わったために生じる炎症を指す．細菌感染ではう蝕に続発することが多いが，歯周炎が根尖に及び上行性に歯髄炎を起こすこともある．機械刺激では打撲や歯冠破折，窩洞形成による場合などがある．化学刺激では酸，アルカリ，歯科用薬剤，合着剤などがある．急性歯髄炎，

慢性歯髄炎に大別される． （浜川裕之）

歯性上顎洞炎
上顎の歯に関連した疾患が原因で生じる上顎洞の炎症である．歯根膜炎，歯槽膿瘍，歯周炎に続発して発症し，上顎洞前壁・側壁部の圧痛，頬部腫脹，圧痛，原因歯の打診痛，動揺などを伴う．鼻閉，鼻漏，片頭痛をきたすこともある．これに対し，歯と関連がない鼻からの感染やアレルギーによる場合は鼻性となるが，鼻性上顎洞炎という用語はあまり使用されない． （浜川裕之）

歯肉
歯の支持組織の1つ．歯頸部を取り囲み，歯槽骨を被覆している．歯と歯肉は接合上皮と歯肉線維によって結合している．歯根部から遊離している歯肉を遊離歯肉，その根尖側で歯根や歯槽骨に結合している歯肉を付着歯肉，また，歯と歯の間の歯肉を歯間乳頭歯肉とよぶ．遊離歯肉と歯の間には健康な状態でも0.5～2mm程度の溝があり，これを歯肉溝という．歯肉溝が深くなった場合をポケットとよぶ．
（青木秀哲）

歯肉炎
歯周病の初期の段階で，歯肉に炎症が限局している場合をいう．進行すれば歯周組織の破壊が生じて辺縁性歯周炎となる．症状は，歯肉の発赤，腫脹，易出血性である．プラークが原因によって発症する単純性歯肉炎とプラーク以外の因子も関与した複雑性歯肉炎に分類される．また，複雑性歯肉炎は妊娠性歯肉炎，ダイランチン（フェニトイン）性歯肉炎，剝離性歯肉炎，急性壊死性潰瘍性歯肉炎などに分類される． （青木秀哲）

歯肉弁移植術
歯周病にて退縮した歯肉の改善のための歯周病外科手術の一種．1歯あるいは2歯に限局して退縮がおこり，付着歯肉の幅も減少しているときなどに，露出した根などを隣在歯の歯肉（側方歯肉移動術）または別の場所から歯肉を採取し（遊離歯肉移植術）覆うこと．遊離歯肉移植術では，歯肉の採取部位は一般に硬口蓋の歯肉が選ばれる．移植片の厚さは1mmが目安で，縫合または生体接着剤によって固定

する． （新谷晃代）

耳鼻咽喉科領域の問題
耳鼻咽喉科は本来，耳，唾液腺，口腔咽頭，喉頭，上気道，頸部食道，甲状腺，その他の頭頸部組織・臓器を対象とした科目であるが，言語聴覚音声・言語，言語聴覚障害，言語発達障害，発声発語・嚥下障害，失語・高次脳機能障害などの学際領域をも担当している現状にある．これらに関連した教育，研究，臨床のすべてを網羅しなければならないところに問題があるとされる． （吉村安郎）

斜顔裂
顎顔面は前頭突起，内側鼻突起，外側鼻突起，上顎突起，下顎突起の5つの突起から形成される．このうち，内側鼻突起と上顎突起間の癒合不全によって，人中の外側を通り内眼角付近の下眼瞼に向かう斜顔裂（Tessier 分類4型）と外側鼻突起と上顎突起の癒合不全によって，口角付近から外眼角付近の下眼瞼に向かう斜顔裂（Tessier 分類5型）がある．
（大森昭輝）

周術期の口腔ケア
癌や心臓病，脳血管疾患などの手術後，免疫力の低下により，重症の口内炎や肺炎を発症することがあり，口腔内の病原性細菌が原因菌となることがある．手術後の回復を遅延したり，合併症を誘発する場合もある．このようなリスクを軽減するために，手術前後だけでなく抗癌剤治療や放射線治療中においても，口腔内の病原性細菌を減少させるため，口腔ケアを中心とした口腔衛生管理を行うことが大切である． （今井信行）

上顎前方牽引装置（プロトラクター）
骨格性反対咬合の矯正治療に用いられる可撤性の顎外固定式装置．上顎骨の成長期に合わせて使用し，本来の成長力を促進することを期待して使用する装置である．上顎を外側に牽引する反作用で，下顎を後方に押し返し，下顎の前方への成長を抑制する効果もある．基本的には上顎骨の発育が期待できる時期にしか使用できない．女子の場合は10歳頃まで，男子の場合は12歳頃までがめどとなる．短期間の使用では効果がなく，通常2～3年は使用する．

(青木秀哲)

しょうぜつしょう
● **小舌症**
先天異常や舌の形成不全により，口腔容積に比較して小さすぎる舌の状態を小舌症という．歯列弓も全体的に狭くなっていることが多い．哺乳障害，嚥下障害，発音障害，歯列不正，構音障害などを生じやすいといわれている． (中原寛子)

しょうだえきせん
● **小唾液腺**
口腔内に存在する唾液腺のうち，大唾液腺（耳下腺，顎下腺，舌下腺）以外のものを小唾液腺という．存在する部位に応じて，5種の小唾液腺が存在する．すなわち(1)口唇腺，(2)頬腺，(3)臼歯腺，(4)口蓋腺，(5)舌腺，である．そのうち，口唇腺，頬腺，臼歯腺は混合腺であり，口蓋腺は純粘液腺である．舌腺は，前舌腺，後舌腺，エブネル Ebner 腺の3つに細分される．前舌腺はブランダン・ヌーン Blandin-Nuhn 腺ともよばれ，舌の下面に存在する混合腺である．後舌腺は，舌根に存在する純粘液腺である．エブネル腺は，有郭乳頭と葉状乳頭の溝の底部に開口する純漿液腺である． (德本憲道)

しょうにしか
● **小児歯科**
成長発育の過程にある小児を対象とする歯学の一分野．小児の口腔領域の正常な発育を促し，この正常な発育を障害する異常や口腔疾患について，その予防・治療・管理することを目的とする．また，小児歯科の臨床では，小児の扱いが成人と異なり，小児発達心理学的な知識が要求される．かつて，小児科が内科学から分かれて発展していったが，それは小児と成人とは本質的に肉体的にも精神的にも異なるからである．"The child is not a little man"つまり，小児は成人を小さくしたものでないということである． (大森昭輝)

しょくどうのきんとさよう
● **食道の筋と作用**
咽頭から食道への食塊の流れを嚥下食道期とよぶ．この時期に働くのが下咽頭収縮筋の下端にある輪状咽頭筋である．食塊が下咽頭に達すると下咽頭神経（迷走神経）支配の輪状咽頭筋が弛緩し，通常閉じている食道が開いて食塊を食道に送り込む．食道壁は重層扁平上皮の粘膜，その下の輪状筋その外側の縦走筋からなるが，いずれも平滑筋であり不随意の蠕動運動を行って送り込まれた食塊を胃に送る． (高瀬俊幸)

しれつきゅう
● **歯列弓**
歯列の描く曲線を歯列弓とよぶ．正確には切歯の切縁，犬歯の尖頭，そして臼歯の頬側咬頭の尖頭を通る曲線をいう．歯列弓は，顎骨の形態，舌，口唇，頬からの機能圧などによりいろいろな形をとるが，一般に，上顎は半楕円形，下顎は放物線形であり，上顎のほうが大きい．また，男性のほうが女性より大きい． (山村千絵)

しれつふせい
● **歯列不正**
上下の歯の位置がずれ，かみ合わせや顎の成長に影響する状態．骨格性のものと歯列に起因する場合と両者が複合している場合があり，先天性の要因や後天的な癖が原因として挙げられている．「叢生」は歯が重なり合って生えている状態，「上顎前突」は上顎前歯が標準値を超えて前方に突出している状態，「下顎前突」は上顎前歯よりも下顎前歯が前に出ている状態，「前歯部開咬」は奥歯がかんでいるのに前歯に上下的な隙間がある状態，「空隙歯列」は歯と歯の間に隙間がある状態を言う． (中原寛子)

しんそくめん
● **唇側面**
歯の方向を示す用語の1つである．切歯と犬歯の歯冠で口腔粘膜に向いている面をいう．小臼歯，大臼歯では頬粘膜に向いている面を頬側面という．反対側は上顎であれば口蓋側面，下顎であれば舌側面という． (新谷晃代)

しんめんこう
● **唇面溝**
前歯と犬歯の唇面に縦に走る解剖学的な浅い溝を唇面溝という．歯の唇面は一見すると平坦に見えるが，よく観察すると隆線と溝からなっている．上顎中切歯では歯軸と平行に走る3本の隆線，すなわち中央唇面隆線，近心唇面隆線および遠心唇面隆線があり，これらの隆線によって形成される2本の溝をそれぞれ近心唇面溝，遠心唇面溝という．小児や若年者では比較的明瞭に観察されるが，加齢とともに摩耗などによって不明瞭となる．上顎側切歯，下顎中切歯，側切歯，犬歯では本来，唇面溝は不明瞭で

ある．歯冠の修復や補綴にあたってはこれらの解剖学的特徴を踏まえた形態付与が必要である．

（徳本憲道）

しんりしゃかいてきもんだいへのたいおう
● **心理社会的問題への対応**
口腔疾患による障害は，患者がショックや不安など心理的な問題を抱え込むことになるので，患者との会話や対応には患者の心を傷つけないように細心の注意が必要であり，手術や歯科補綴的な治療が可能なことを知らせるとともに希望を失わせないようにする．また，口唇裂口蓋裂患者の場合は，手術や歯科矯正治療についての育成医療制度や身体障害者手帳申請などの手続きをとれば社会的な支援を受けられることを患者に紹介する．

（杉原一正）

すくらっぴんぐほう
● **スクラッビング法**
歯みがき（ブラッシング）法の1つで，歯の清掃を目的として歯ブラシの毛先を歯面に垂直に当て，前後および左右に細かく歯1本分程度小刻みに加圧振動させながら動かして，一歯ずつ移動して歯面や歯と歯茎の歯垢を除去する方法をいう．

（杉原一正）

すけーりんぐ・るーとぷれーにんぐ
● **スケーリング・ルートプレーニング**
手用スケーラー，超音波スケーラー，エアースケーラーなどを用いて，歯面に付着あるいは沈着したプラーク，歯石，その他の付着物を除去することをスケーリングという．ルートプレーニングは一般にスケーリングに引き続いて行われる処置であり，根面を滑沢にすることである．

（中村真理子）

すてぃるまんほう
● **スティルマン法**
歯肉マッサージを目的とした歯磨き法の1つ．歯ブラシの毛の腹の部分を歯肉にあてて，振動を与えながら行う方法．

（今井信行）

せいかんせんしょう
● **性感染症**
性行為により感染する病気すべてを指す．従来の性病とは，梅毒，淋病，軟性下疳（細菌性），鼠径リンパ肉芽腫（クラミジア）であるが，その他ウイルスでは性器ヘルペス，子宮頸癌，HIV，サイトメガロウイルスなど，真菌ではカンジダ症，白癬，寄生虫ではトリコモナスなどがある．このうち胎児期や周産期の感染で小児感音性難聴をきたす疾患は，梅毒，サイトメガロウイルスであり，いずれも進行性難聴となりやすい．

（高瀬俊幸）

せいしんはったつしょうがいへのたいおう
● **精神発達障害への対応**
精神発達障害では，認知，情緒，行動に発達の問題を抱える．この問題によって，日常生活や，社会適応に向けた援助が必要な状況である．言語聴覚士の対応としては，まず状態の正確な把握が大切である．精神遅滞の有無や程度，発達障害の種類やその程度を把握する．そのうえで，具体的な対応として，環境調整，学習支援，心理支援，薬物療法などを選択する．本人の不安やストレスが不適応行動として表れやすいため，障害を理解し接することが望ましい．

（柴本　勇）

せいもんはれつおん
● **声門破裂音**
声門を強く閉鎖したうえで開放しまた閉鎖する際に作られる破裂音をいう．日本語では通常この音が産生されないため，異常構音として分類される．声門破裂音を獲得する背景には鼻咽腔閉鎖機能不全が関連している．鼻咽腔閉鎖不全の場合，口腔内圧が高まらないため口腔内で破裂音の産生が困難で，その代償として声門破裂音が産生される．代表的疾患は口蓋裂である．近年の手術成績の向上に伴い，声門破裂音などの代償構音は減少している．

（柴本　勇）

ぜついんしんけい
● **舌咽神経**
9番目の脳神経で，知覚，運動，味覚を司る混合神経である．咽頭の運動や感覚と，舌後方1/3の味覚を支配する．舌咽神経に含まれる副交感神経は唾液の分泌を促進する．

（新谷晃代）

ぜつえん
● **舌炎**
舌の炎症性病変の総称．
(1) 症状が主として舌に限局した病変：舌苔，黒毛舌，溝状舌などの粘膜炎，鋭縁となった歯や，義歯縁によって，慢性外力が加わった外傷性舌炎など．
(2) 口内炎の部分的病変：アフタ性口内炎，カタル性口内炎，壊死性潰瘍性口内炎など．
(3) 全身性疾患の部分症状としての病変：シェーグレン症候群，糖尿病，悪性貧血，などに見られる舌粘膜，舌乳頭の萎縮，赤い平らな舌を伴っ

た萎縮性舌炎など． (吉村安郎)

●切縁側
切歯の歯冠の先端である切端を切縁といい、その切縁部に向かう歯の方向を示す用語である．
(杉原一正)

●舌下神経
12対ある脳神経の1つであり、舌の運動を支配する運動神経である．第XII脳神経ともよばれる．舌下神経は延髄下端にある舌下神経核から始まり、延髄の前外側溝を出て後頭骨の舌下神経管を通り、頭蓋の外へ出て口蓋舌筋以外のすべての舌筋に分布する．舌の下方から舌に入ることから舌下神経とよばれる．舌下神経が麻痺すると舌の筋力低下が起こり、会話や嚥下が困難になる．片側の麻痺では、舌を突出させたとき舌尖は麻痺側に変位する．舌を突出する働きのあるオトガイ舌筋が片側性に麻痺するためである．最終的には患側の舌筋が著明に萎縮し、ときに舌表面で細動（小さくわずかにピクピクするような動き、線維束性攣縮）がみられる． (德本憲道)

●舌下腺
口腔内に存在する大唾液腺の1つであり、口腔底舌下部、顎舌骨筋上にある．腺体は長さ3～4cm、幅と厚さは約1cmであり、前縁は舌下小丘、後縁は顎舌骨筋後端に達する．その分泌管は大舌下腺管（バルトリン管）と小舌下腺管（リビヌス管）の2種があり、腺自体も2つに分かれている．いずれも舌下小丘、舌下ヒダに開口している．混合性の唾液を分泌する．導管の損傷はガマ腫を発症させる．顔面神経により分泌は亢進する．
(高瀬俊幸)

●舌癌
舌癌は口腔癌のうちでは最も頻度が高く、約30～60％を占める．男性に多く、50～70歳代に多く発生するが、最近は若い人にも発生している．好発部位は舌の側縁から下面で、特に臼歯相当部に多く発症する．組織学的にはその大多数が扁平上皮癌である．喫煙、飲酒、義歯やむし歯による持続的な刺激が誘因と考えられている．初期症状は、びらん、浅い潰瘍、肥厚、小結節、粗い顆粒状の表面などであり、白斑や紅斑を含むこともある．進行すると硬結を伴う潰瘍などが増大し、疼痛や出血、さらには舌の運動や咀嚼、嚥下、構音機能の障害を認める．また、リンパ節転移を起こしやすい．治療は、病態により外科療法・放射線療法・化学療法などが組み合わせられる． (山村千絵)

●舌小帯形成術
舌小帯短縮症に対して、舌の運動制限を改善するために舌小帯を切除する手術である．局所麻酔後、顎下腺導管を損傷しないよう注意しつつ舌小帯を横切する．舌を突出させ舌尖部のハート形くびれが消失したことを確認し、縦に縫合する． (浜川裕之)

●舌小帯短縮症（舌小帯強直症）
舌下面にある粘膜のすじ（小帯）が短いために、舌が十分に動かない状態になる．通常、舌を前方に出させて舌尖が突出できずハート形にくびれる．構音障害への影響があるため、舌小帯形成術を必要とする．舌拘着症、舌癒着症、舌小帯短縮症、舌短縮症、舌小帯癒着症とよばれることもある．舌下面中央にあるヒダ（舌小帯）の形態や付着状態によって、舌尖を中心とした舌の動きが制限された状態である．舌運動制限の程度によっては問題のない場合もあるが、授乳障害、下顎切歯による舌下面の潰瘍形成、咀嚼・嚥下障害、下顎義歯の安定や保持の障害、下顎正中の歯間離開、発育障害、タ行・ラ行音・英語の歯茎音の構音障害などを生じることがある．
(浜川裕之・中原寛子)

●摂食（哺乳、咀嚼、嚥下）機能の発達
摂食嚥下機能の発達は、口腔や咽頭の成長に伴う形態的変化と深く関わっており、順序性を成す．乳汁摂取は探索反射や吸啜反射といった原始反射によって行われる．5～6か月頃から離乳が始められ、口唇閉鎖によって食物を取り込む捕食機能の獲得、形のあるものを口腔内で押しつぶす機能の獲得、すりつぶす（咀嚼）機能の獲得、食塊形成や食塊移送、手と口の協調機能の発達、手づかみ食べ、食具を使った摂食嚥下へと発達を遂げ、3歳頃までに基本的な機能が獲得される． (大西環)

●摂食嚥下障害への間接訓練
食物を使わずに，口腔・咽頭・頸部の可動域拡大訓練，筋力増強訓練，巧緻性向上訓練，知覚の鋭敏化を目的に行う訓練をいう．嚥下反射惹起を目的とした口腔内寒冷接触刺激訓練，嚥下反射時の喉頭閉鎖訓練や声門閉鎖訓練も含まれる．近年では，神経筋電気刺激が行われる場合もある．1つの器官に焦点を当てて行う訓練と歌などの包括的訓練がある．実施目的は，食前の準備体操，機能向上，誤嚥の危険性がある患者への訓練提供などである． （柴本 勇）

●摂食嚥下障害への直接訓練
直接訓練は飲食物を用いた嚥下訓練で，摂食訓練ともよばれる．摂食嚥下の異常に対して，個別の病態にかなった飲食物形態・分量や嚥下法で，患者に練習させる取り組みである．適応は，覚醒，呼吸状態が安定していて，嚥下造影検査あるいは内視鏡検査で安全に嚥下できる条件設定が示されている患者である．食事介助は飲食量や栄養摂取を目標とするが，直接訓練は患者が安全かつ効率的な摂食嚥下能力を身につけること（再学習）をねらいとしている．当日の患者の状態の確認と訓練時の注意・監視，吸引などのリスク管理が重要である． （苅安 誠）

●舌切除
舌が巨大なために，舌縁に歯の圧痕がみられ，歯列弓拡大，歯間離開，下顎前突をきたし，さらには常時，開口状態にあるため上気道の感染を招きやすい．先天性筋性巨大舌で上記の原因となっている場合は，舌のくさび状切除による舌縮小手術を行う．腫瘍性による場合は，腫瘍の切除ないし減量手術を行う． （大森昭輝）

●舌接触補助床（PAP）
舌接触補助床（palatal augmentation prosthesis）は，舌の欠損・萎縮や運動制限により，口蓋への接触が不足している患者に適合する，歯科補綴装置である．口腔の天井をなす口蓋の高さを下げることで舌の接触が可能となり，嚥下と構音の改善が期待される．空嚥下や水嚥下時の舌接触をパラトグラムで確認しながら，口蓋床の厚みを調節する．舌癌術後の患者，脳神経疾患に伴う嚥下困難や構音障害のある患者が，対象となる． （苅安 誠）

●舌側面
下顎の歯の固有口腔側（内側）を舌側面という．一般に上顎の場合は口蓋側とよぶが，歯科矯正治療の場合では上顎でも歯の内側を舌側とよぶ（例：舌側弧線，舌側矯正など）． （青木秀哲）

●舌苔，舌苔スコア
舌苔とは，口腔衛生状態が悪化して唾液量が減少した場合に，白色の苔状物が舌表面に付着したものをいう．口臭の原因になることが多い．舌苔スコアとは，舌苔が舌背上に付着している範囲から，4段階に判定するものをいう． （今井信行）

●舌痛症
舌の灼熱感または疼痛を特徴とする状態であるが，舌に原因となる器質的変化は認めない．原因は不明であり情緒不安定，神経質な人に多く，癌恐怖症など心因的因子の関与が大きいといわれている．中年以降の女性に多く，心理的な不安の除去が重要であり，抗うつ薬・抗不安薬の投与も有効である． （新谷晃代）

●舌突出癖
舌突出癖とは，安静時，嚥下時などに，正常ではない舌の動かし方，すなわち，舌を前方や側方に突出させる口腔悪習癖のことをいう．この癖を持っている人たちは，舌が常時，上下の歯の間に見えていることが多い．また，前歯を裏から押したり，上下顎前歯の間に舌を入れたりすることにより，上顎前突，開咬，前歯唇側傾斜などの不正咬合を引き起こす原因となる．異常な舌圧が歯周組織に働くことにより歯周疾患の増悪因子ともなる．さらに，前歯でかめなくなったり，正しい嚥下ができなくなったりするほか，発音も不明瞭になりやすく，特にサ行，タ行に影響が出る．原因は1つだけではなく，幼児期の吸指癖からの移行，舌小帯の付着異常，口呼吸を伴う扁桃肥大・アデノイド・鼻疾患，巨大な舌，前歯部の欠損，口腔周囲筋の筋力低下などが重複して起こっている場合が多い． （山村千絵）

●舌の筋と作用
舌の外部に起始をもつ外舌筋と，舌の内から起こり舌の内に停止する内舌筋がある．外舌筋には舌骨舌

筋，茎突舌筋，オトガイ舌筋があり，舌の位置を変える働きをもつ．内舌筋には上縦舌筋，下縦舌筋，横舌筋，垂直舌筋があり，舌の形を変える働きをする．舌下神経の支配である．
（大森昭輝）

ぜつのけいせい・はっせい
● **舌の形成・発生**
舌前方2/3（舌体部）は，胎生第4週頃から第1鰓弓由来の正中舌芽と外側舌隆起が発生・成長して形成される．その後，外側舌隆起は左右両側が癒着し，正中舌芽の上で発育する．舌後方1/3（舌根部）は，第2鰓弓由来の結合節と第3，4鰓弓由来の鰓下隆起が発生・成長して形成される．結合節は最終的に鰓下隆起の発育によって覆われて消失する．そのため舌体部と舌根部では，知覚神経と味覚神経の支配が異なっている．
（中原寛子）

せめんとごうちゃく
● **セメント合着**
金属，ポーセレン，レジンなどで作製された修復物を形成した歯面やコアにセメントを介して強固に付けることをセメント合着という．リン酸亜鉛セメント，歯髄刺激の少ないカルボキシレートセメント，グラスアイオノマーセメント，レジンセメントなどを使用する．
（浜川裕之）

せんいしゅ
● **線維腫**
本来は結合組織より構成する良性の腫瘍性増殖であるが，口腔内の線維腫は真の腫瘍でなく種々の機械的刺激に対する反応性増殖性病変であるとされる．口腔内のどこにでもできるが，舌，歯肉，口唇，口蓋，頬粘膜に発生頻度が高い．処置は原因となっている機械的刺激を除去，腫瘤の切除ないし摘出術である．
（吉村安郎）

ぜんじせっきんほう
● **漸次接近法**
自発的に生起できる反応を手掛かりとして，目標とする行動に到達するための過程をいくつかの小ステップに分けて到達させる方法．構音障害では音の産生訓練の1つとして行われる．訓練者は，対象児が発した誤り音を基に正しい音に近い音を段階的に発し，その都度対象児に模倣させながら正しい音に導く．
（大西環）

せんそくとうどうみゃく
● **浅側頭動脈**
総頸動脈は内頸動脈と外頸動脈に分かれる．口腔や顔面に血液を送る外頸動脈は最後は顎動脈と浅側頭動脈の2終枝となる．そのうち浅側頭動脈は側頭部に栄養を送る．
（中村真理子）

そくおんかこうおん
● **側音化構音**
構音時に口腔正中より出される呼気が，側方から出される歪み音で，音声学の側面音（[l]など）とは異なり，1974年に福迫らがlateral articulationと名付けた異常構音である．/i/列音，/ke,ge/，拗音などに出現しやすい．鼻息鏡を下口唇に軽くのせたときの呼気の流出方向や，口唇や下顎を右か左の側方にわずかに偏位させる動きなどの観察で鑑別できる．器質性，機能性いずれの構音障害にも認められる．
（國吉京子）

そくほうかあつほう
● **側方加圧法**
ガッタパーチャポイントを使用した根管充填法．根管に適合するよう規格化したガッタパーチャポイント（マスターポイント）を根管に挿入したのち，スプレッダーを根管壁とマスターポイントの間に挿入し側方方向に加圧を加え，アクセサリーポイントが入る空隙を作る．アクセサリーポイントが根尖または根管中央1/3まで入らなくなるまでこの操作を続ける．なお，根管充填法には側方加圧法以外の方法も数種類存在する．
（中村真理子）

そくほうかくだいそうち
● **側方拡大装置**
歯列弓（歯列の横幅）を横に広げる目的で使用される装置．装置は，レジンのプレート，ワイヤー（クラスプ），拡大ネジの3つから構成される．この拡大ネジのネジ幅を広げることで，歯の土台となる歯槽骨を側方に押し広げる構造となっている．主に乳歯列期や混合歯列期初期の小児に適用される．矯正治療の一期治療として用いられることが多い．
（青木秀哲）

そしゃく，そしゃくきん
● **咀嚼，咀嚼筋**
咀嚼とは食物を口腔内に取り込み，噛んで唾液と混合し食塊を形成後，嚥下へつなげる行為である．咀嚼筋は下顎骨に付着して開閉口させ，咀嚼運動を行わせる筋肉である．開口筋には外側翼突筋，顎二腹

筋，顎舌骨筋，オトガイ舌骨筋があり，閉口筋には咬筋，内側翼突筋，側頭筋がある．このうち下顎運動のみに関与する筋肉(咬筋，内側翼突筋，外側翼突筋，側頭筋)を狭義の咀嚼筋という．いずれも三叉神経支配である．

(高瀬俊幸)

そしゃくきのうけんさほう
●咀嚼機能検査法

直接的検査法と間接的検査法がある．直接的検査法には，咀嚼された試料の状態から客観的数値を得る方法と，咀嚼能率判定表を利用して主観的に評価する方法がある．間接的検査法は，咀嚼に関与している各要素である顎運動，筋活動，咬合接触状態，咬合力などを評価する方法である．直接的・間接的検査法ともに咀嚼能力の一側面を測っているにすぎないため，それぞれ適用対象・使用目的に合わせて検査を行い，咀嚼能力を総合的に評価する必要がある．

(中原寛子)

たいじょうほうしんういるす
●帯状疱疹ウイルス

小児期に水痘として罹患し，水痘帯状疱疹ウイルスに対して抗体を有するものが再感染することで発症すると考えられており，三叉神経から腰仙髄にいたる神経節に潜伏感染する．加齢，宿主の抵抗力の低下(悪性腫瘍に伴う化学療法，免疫不全，免疫抑制薬投与下)などにより，潜伏感染している知覚神経の末梢領域の走行に沿って帯状疱疹を形成する．集簇性水痘形成が頰粘膜，舌，口蓋，口唇，歯肉にみられる．病変は片側性に出現し，反対側に波及することはない．合併症としては，神経痛や顔面神経麻痺(Ramsay Hunt syndrome)が挙げられる．治療法としては，鎮痛薬投与などの対症療法の他に，ガンマグロブリンや抗ウイルス薬の投与を行う．

(大森昭輝)

だえき，だえきせん
●唾液，唾液腺

唾液は唾液腺より分泌されるもので，口腔粘膜を湿らせ食事の咀嚼や嚥下を円滑にする消化液の１つである．成人の１日の分泌量は１～1.5 L である．唾液を分泌する唾液腺は大唾液腺・小唾液腺からなる．大唾液腺は耳下腺・顎下腺・舌下腺であり，小唾液腺は口唇腺・舌腺・頰腺・口蓋腺・臼歯腺がある．唾液の分泌量は顎下腺が最も多く，次いで耳下腺・舌下腺となる．

(新谷晃代)

だえきせんしっかん
●唾液腺疾患

唾液腺が器質的に変化して機能異常をきたしている状態を唾液腺疾患とよぶ．その種類として，先天異常(唾液腺無形成・形成不全，先天性唾液瘻)・発育異常，退行性変化(老人性萎縮，放射線性萎縮)，唾液分泌機能障害(唾液分泌低下，唾液分泌亢進)，唾液腺代謝障害(唾液腺症)，外傷(外傷性唾液瘻)，閉塞性疾患(唾石症)，唾液腺炎(細菌性，ウイルス性，アレルギー性)，腫瘍，囊胞(粘液囊胞，ガマ腫)などがある．

(今井信行)

だえきせんのけいせい(はっせい)
●唾液腺の形成(発生)

唾液腺の発生は，大唾液腺も小唾液腺も同じ機序で行われる．いずれも外胚葉性の口腔上皮の原基がその下にある間葉内に陥入，増殖して上皮細胞索を作り，器官形成がはじまる．耳下腺(胎生４週頃)，顎下腺(胎生６週頃)，舌下腺(胎生８週頃)の順に生じる．小唾液腺は胎生12週頃に生じる．上皮細胞索は当初，塊として形成されるが，その後次第に細胞索内に空隙を生じ，中空状となる．腺管状構造を形成するのは胎生６か月頃である．これらは結合組織性被膜に囲まれ，それぞれ１つの腺体となる．

(德本憲道)

だえきぶんぴつのうけんさほう
●唾液分泌能検査法

唾液分泌能を評価する検査には，刺激時唾液量と安静時唾液量を測定する方法がある．刺激時唾液測定法には，ガムテストとサクソンテストがある．ガムテストは，ガムを10分間かみ，その間に分泌された唾液を小容器に集め測定する検査で，10 mL 以下の場合に唾液量が少ないと判定する．サクソンテストは，乾燥したガーゼを２分間一定の速度でかみ，ガーゼに吸収される唾液の重量を測定して唾液の分泌量を測定する検査で，重量増加が２g以下の場合に唾液量が少ないと判定する．安静時唾液測定法には，吐唾法がある．吐唾法は，安静時に分泌される唾液を飲み込まずに紙コップに10分間吐き出してもらう検査で，１mL 以下の場合に唾液量が少ないと判定する．

(山村千絵)

だせきしょう
●唾石症

唾液腺の導管に形成された唾石が原因の唾液腺部の腫脹，疼痛(唾疝痛)，炎症などの症状を示す疾患．

顎下腺に好発する．腫脹，疼痛ともに食事の刺激で唾液の分泌が促されるとともに増悪し，食事終了後次第に改善，寛解する． （中村真理子）

ちししゅういえん
● **智歯周囲炎**
智歯の歯冠周囲に細菌感染が起こり歯肉を中心に炎症を起こした状態をいう．下顎の埋伏智歯に多い．歯冠周囲の腫脹，発赤，圧痛，自発痛を伴い，炎症が周囲の咀嚼筋に波及すると開口障害を生じる．治療は，局所洗浄，抗菌薬，消炎鎮痛薬の投与を行い，症状緩解後に原因となった智歯を抜去する． （杉原一正）

ちずじょうぜつ
● **地図状舌**
舌表面に円形ないし半円形の赤色斑が数個発生し，地図状を呈するもの．赤色斑は拡大，融合して，日によって位置と形が異なる．この赤色斑は舌前方部や舌側縁部に多くみられ，糸状乳頭が欠落するために赤色を呈する．原因不明で，自覚症状の乏しいことが多い． （今井信行）

ちょうおんぱしんだんそうちによるけんさ
● **超音波診断装置による検査**
生体に超音波(高い周波数の音波，頭頸部では7.5〜13 MHz)を入射し，生体内組織から反射してくる反響(エコー)を検出して画像化して生体の構造や形態の異常を診断する装置を用いた検査をいう．非侵襲的で患者の負担が少なく，繰り返しの検査が可能であり，唾液腺腫瘍や癌のリンパ節転移の診断，鼻咽腔閉鎖機能や嚥下障害の検査に用いる． （杉原一正）

ちょうかくしげきほう
● **聴覚刺激法**
構音操作の指導法の1つで，正しい音と誤った音の違いがわかっている場合に，正しい音を聞かせそれを模倣させて正しい構音操作を習得させる方法で，自然な習得方法である．しかし，誤った音が固定化している場合や異常構音操作による歪み音の指導には適さない． （國吉京子）

ちょうかくしょうがい・なんちょうへのたいおう
● **聴覚障害・難聴への対応**
患者には正面から話しかけると，音声情報に表情の変化や身振り，読話などの情報も加わり，話の内容をより聞き取りやすくなる．内耳性難聴では，補充現象により大きな音を不快に感じる場合があるため，大きな声で話をすることが良いとは限らない．聴覚情報だけにこだわらず，筆談，身振り，読話，手話などさまざまな手段の併用が重要である．また，患者に応じて治療の可能性，補聴器や人工内耳の適応なども検討する必要がある． （田中誠也）

ちょうかくてきふぃーどばっくほう
● **聴覚的フィードバック法**
正確に構音できる音と誤りが見られる音を組み合わせて，聴覚的に聞き比べながら誤りを減少させる方法である．開鼻声に対する訓練時に，鼻背の側面に軽く手を当てて鼻腔での共鳴の際に生じる振動を確認するなど，その他の感覚情報からのフィードバックを併用することもある．小児の構音障害では，構音器官の問題だけでなく音韻発達の過程との関連が指摘されており，この方法のみでは改善が難しい場合がある． （田中誠也）

ちょうかくてきべんべつくんれん
● **聴覚的弁別訓練**
構音障害児では自分が産生した異常構音と正常構音との弁別が難しいことがある．その場合，語音の産生訓練と並行して聴覚的弁別訓練が行われる．聴覚的弁別訓練には語音の同定訓練と弁別訓練がある．訓練で弁別させる音は訓練者が産生するか，録音した構音障害児の異常構音を再生して聞かせる．異常音と正常音をランダムにあるいは対にして聞かせ，正常音を同定させたり，正誤を弁別させ聴覚的弁別力の向上を促す． （大根茂夫）

ちょうかくはんてい
● **聴覚判定**
被検者が表出した音声言語が正常か異常か，もし異常であればその特徴を，耳で聞いて評価することを聴覚判定という．音声学的特徴や異常音の産生メカニズムは治療計画を立案するうえで重要な情報となる．嗄声は喉頭の問題を反映し，鼻音性の異常は声道の形状異常や鼻咽腔閉鎖機能の異常を反映する．臨床場面では /aː/ と /iː/ の音に対して，開鼻声の聴覚判定をすることが多い．嗄声の聴覚判定はGRBAS尺度による評価を行う． （大根茂夫）

ちょうふくしょうがいへのたいおう
● **重複障害への対応**
重複障害を有する場合，単一障害に比べ治療するのに，またサポート面においても複雑である．よって，個々の障害を十分に理解するだけでなく，専門家が

個々に対応するのではなく協力して行う集学的アプローチが必要である．また，同じ重複障害を有するセルフヘルプグループなどへの紹介も有効である．

(夏目長門)

ちんきゃっぷ（おとがいぼうそうち）
● **チンキャップ（オトガイ帽装置）**
下顎前突症において，下顎骨の前下方への過成長を抑制するために用いられる可撤式の顎外固定矯正装置の1つ．頭部または後頭部を覆うヘッドキャップを固定源として，オトガイ部を覆うチンキャップを，ゴムなどの牽引力により後上方へ牽引する．歯齢ⅡA～B期（第1大臼歯萌出～側方歯群の交換期）の成長期に用いる．このほか，中枢性疾患など弛緩性麻痺による筋力低下症例では下顎の挙上を補助する目的で装着したり，痙性麻痺による不随意的な開口が見られる症例では下顎開大を抑制する目的で装着したりすることがある．

(山村千絵)

ていい
● **低位**
上下の歯がかみ合う線を咬合線とよぶが，この高さに届かない場合，低位であると表現する．したがって，上顎の犬歯がやや上方に萌出した「八重歯」は低位唇側転位歯のことである．

(浜川裕之)

でぃーぷばいと（かがいこうごう）
● **ディープバイト（過蓋咬合）**
前歯のかみ合わせが深く，上顎前歯によって下顎前歯の大半が隠れてしまうような状態．歯の位置や傾きの異常によって起こっているもの，上顎骨または下顎骨の位置異常や大きさの不調和によって起こっているものなどがある．咀嚼障害，嚥下障害，構音障害，審美障害などが見られることも多く，う蝕や歯周病，顎関節症の危険性も高い．

(中原寛子)

てにそんほう
● **テニソン Tenison 法**
口唇形成術の代表的な術式の1つであり，Le Mesurier 法を改良したメソッドである．手術の目的は破裂部を閉鎖することと，口唇，鼻の形態を回復することであり，鼻翼，鼻孔の形態，人中の修復および cupid's bow の形成が最も大切なところである．人の目が注がれる上唇部の領域は，手術後の創跡も目立ちやすく，各症例に応じて手術の方法や設計にあたりさまざまな創意工夫が施されている．

(大森昭輝)

どうじろくおんびでおほう（えいがほう）
● **同時録音ビデオ法（映画法）**
造影剤を含んだ食品を嚥下するところを，X線透視下で観察し，ビデオに記録する検査法をいう．嚥下の咽頭期は，通常1秒以内に終わる非常に速い運動であるため，再現性のある記録媒体に録画することによって数人で観察でき，また何度も観察することが可能となる．

(青木秀哲)

とうぶえっくすせんきかくさつえいほうB（せふぁろぐらむ）
● **頭部X線規格撮影法（セファログラム）**
イヤーロッドを外耳孔に挿入して頭部を固定して，頭顔部を正面，側面からX線写真撮影を行うこと．X線管球と被写体間が 150 cm，被写体とフィルム間が 15 cm と規格化され，実物の1.1倍に拡大して撮影される．頭部，顔，顎，歯の位置，成長に伴う形態の変化を診査するために撮影される．歯科矯正診断や，口腔外科診療での治療方針の決定，治療結果の検討に利用される．

(今井信行)

どうようどのぶんるい，りんでのぶんるい
● **動揺度の分類，リンデ Lindhe の分類**
○動揺度の分類（ミラー Miller の分類）：
個々の歯の歯周炎の進行状態を知る検査法の1つである．歯周炎に罹患すると，歯周組織は種々の程度に破壊され，歯は生理的動揺の範囲を超えて動くようになる．動揺度の評価には，通常この分類法が用いられている．

0度：生理的動揺（0.2 mm 以内）．

1度：頰舌的にわずかに動揺（0.2～1 mm）．

2度：頰舌的に中等度，近遠心的にわずかに動揺（1～2 mm）．

3度：頰舌的，近遠心的のみならず，歯軸（垂直な縦軸）方向にも動揺（2 mm 以上）．

3度で歯軸方向に動く場合，歯周組織はほとんど破壊されているので，歯を保存することはほぼ不可能である．

○リンデの分類

正式には，リンデ（Lindhe）とニーマン（Nyman）の根分岐部病変分類という．根分岐部における，水平的な歯周組織の付着の喪失（アタッチメントロス）を検査する方法の1つ．

1度：根分岐部周辺の水平的なアタッチメントロスが歯の幅径の1/3を超えない状態（歯冠幅径の1/3以内にしか歯周プローブを挿入できない状態）．

2度：根分岐部周辺の水平的なアタッチメントロスは歯の幅径の1/3を超えるが，根分岐部を貫通しない状態（歯冠幅径の1/3以上プローブを挿入できるが貫通はしない状態）．

3度：根分岐部の付着が完全に破壊され，頬舌的または近遠心的にプローブが貫通する状態．

(德本憲道)

とりーちゃーこりんずしょうこうぐん
●**トリーチャーコリンズ Treacher Collins 症候群**

顎顔面形態の異常を特徴とする常染色体優性の先天性疾患であり，下顎顔面形成不全症ともいわれる．発症は10,000人に1人とまれであるが，小下顎症，口唇裂・口蓋裂，外耳奇形，肉眼角隔離，下眼瞼下垂，頬骨形成不全，伝音性難聴，言語障害などの多彩な症状が発現するため，歯科・耳鼻咽喉科・形成外科による集学的治療が必要となる．出生直後，下顎後退による呼吸障害に対しては緊急の下顎牽引手術や気管切開術を行う場合もある．

(高瀬俊幸)

ないしきょう
●**内視鏡**

内視鏡とは，体外から体腔内に挿入して，器質的・機能的問題の有無を観察したり写真撮影するための器械である．金属管でできた硬性内視鏡と，自由に屈曲できるファイバースコープに大別できる．鼻咽腔ファイバースコープは鼻腔からファイバースコープを挿入し，鼻腔，咽頭，喉頭を直接観察することが可能で，発話時の鼻咽腔の閉鎖の程度・タイプ，検査音による差を評価できる．また，声帯の器質的・機能的異常，嚥下機能評価にも使用される．

(原順子)

なぞめーた
●**ナゾメータ**

Fletcher(1970)が考案した，鼻咽腔閉鎖機能や開鼻声の程度を客観的に評価できる器械である．この装置は特殊なマイクロフォンのついたヘッドピースを被検者に装着させ，鼻腔と口腔から放射された音声を別々に採取すると，コンピュータシステムによって音圧比が表示される．この音圧比をnasalance score（鼻腔からの音響エネルギー/鼻腔と口腔の両方から放射される全音響エネルギー）という．音圧比の状況を定量的・継時的に観察できるという利点がある．

(原順子)

なんこうがいのきんとさよう
●**軟口蓋の筋と作用**

口蓋の後方1/3を軟口蓋といい，5つの筋肉により構成され咽頭後壁ならびに側壁と協調して鼻咽腔閉鎖機能に関与する．

①口蓋帆張筋：口蓋帆挙筋と同時に作用して鼻咽腔閉鎖に関与するとともに耳管の開口を行う．

②口蓋帆挙筋：軟口蓋の後上方挙上を行う．

③口蓋舌筋：舌の挙上による口腔と咽頭腔の分離を行う．

④口蓋咽頭筋：軟口蓋の後下方への牽引を行う．

⑤口蓋垂筋：口蓋垂の短縮と挙上を行う．

(杉原一正)

にじうしょく
●**二次う蝕**

う蝕とは，口腔内細菌が食物の糖質を分解して産生した酸により歯質が脱灰され，歯が破壊されてゆく病変である．このうち治療していない正常な歯に発症するう蝕を一次う蝕（原発性う蝕）といい，歯科治療後の歯に発症したう蝕を二次う蝕（再発性う蝕）という．修復充填物と歯質の境（セメントライン）にプラークが残留して発症する場合が多い．

(高瀬俊幸)

にゅうしかん
●**乳歯冠**

乳歯のう蝕によって大きく歯冠が崩壊した場合に使用する乳歯用の既製全部被覆冠である．歯冠形態と機能を容易に短時間の処置で回復できる．材質は歯質の硬さと同程度のNi-Crを主成分として若干の鉄または銅を含む合金である．

(新谷晃代)

にゅうとうしゅ
●**乳頭腫**

皮膚や口腔を含む粘膜に生じる良性腫瘍の1つである．表面が乳頭状に隆起していることから乳頭腫とよばれる．慢性刺激やヒト乳頭腫ウイルスの感染で生じるとされている．外科切除すればよい．

(浜川裕之)

にゅーもたこぐらふ
●**ニューモタコグラフ**

呼吸気流計，呼吸流量計のことである．ニューモタコグラフは回路内に細管を抵抗物として，ステンレス製の金網や，プラスチック膜などを設置し，両端の圧差を測定し，この圧差が流速に比例することを利用し流速を算出する．流速を時間で積分すれば気

量が得られる．そのほか，直接気量を測定するスパイロメーター，測定回路内の高温の白金に気流があたり熱を奪うことを利用した熱線型呼吸流量計がある．　　　　　　　　　　　　　　　　（吉村安郎）

のうせいまひへのたいおう
● **脳性麻痺への対応**
脳性麻痺（CP）とは，受胎から新生児期（生後4週間以内）までの間に生じた脳の非進行性病変に基づく，永続的な，しかし変化しうる運動および姿勢の異常であると定義されている（厚生省脳性麻痺研究班会議，1968年）．脳性麻痺は姿勢，肢位の異常と運動障害の他に，知能障害，てんかん痙攣発作，言語障害，視力障害，聴力障害などがある．特に初診時の対応として，①心理的不安傾向への対策，②患者の病態の把握，③保護者との対応が重要となる．また，歯科治療に限って言えば，主訴の歯だけではなく，口腔全体の治療を考えて治療計画をたて，他科の医師との連絡や協力が必要となる．診療時の体位は患者がとりうることができる可能な無理のない体位で行う．　　　　　　　　　　　　　（大森昭輝）

ばいへりっくす
● **バイヘリックス**
歯列を拡大するための固定式緩徐拡大装置の一種．主に下顎に使用される．臼歯部の傾斜移動により拡大する．ループを意味するヘリックス（helix）が2つ（bi）あるためバイヘリックスとよぶ．（中村真理子）

はぎしり
● **歯ぎしり**
咬合異常に精神的ストレス因子が加わって発症する可能性が高く，咀嚼や発音など生理的機能と関係のない咀嚼筋群の異常筋運動である．(1)「ギリギリ」と歯を強く擦り合わせるグラインディングは主として睡眠中に生じ，咬耗が著明となる，(2)歯を強くかみ合わせたり，くいしばりの状態をクレンチングとよび，昼間，睡眠中に関係なく起きる，(3)歯を「カチカチ」と速い速度で連続して歯をかみ合わせるタッピング，の3つに分類される．　　（吉村安郎）

はくはん（ほわいとすぽっと）
● **白斑（ホワイトスポット）**
う蝕の項で説明したう蝕の分類のうちのC0に属する状態であり，エナメル質の表層がわずかに脱灰されて白く見えている状態を指す．フッ素塗布をしたり歯磨きをしっかり続けることで再石灰化が期待できるので，歯科治療の対象とはならない状態である．
　　　　　　　　　　　　　　　　　　　　（高瀬俊幸）

は・ししゅうそしき
● **歯・歯周組織**
歯は食物の咀嚼を主として行う器官であるが，発音や嚥下にも関与する．歯には乳歯と永久歯があり，それぞれ20本，28～32本が正常な歯の本数である．歯は生後6か月頃に下顎乳中切歯の萌出に始まり，18～25歳頃に第3大臼歯の萌出をもって終わる．乳歯と永久歯が混在する時期を混合歯列期とよぶ．また，歯周組織とは歯の支持組織であり，歯肉・歯槽骨セメント質・歯根膜からなる．　　（青木秀哲）

ばすほう
● **バス法**
歯面清掃法の1つ．軟毛の歯ブラシを用いて歯軸に対して45°の角度であて，毛先が歯肉溝に入るようにして，小刻みに振動させて磨く方法．（今井信行）

ぱっさーばんりゅうき
● **パッサーバン Passavant 隆起**
発声の際に上咽頭と中咽頭の境の咽頭後壁に水平方向に生じる帯状の隆起である．鼻咽腔閉鎖不全の代償機能と考えられていたこともあったが，正常者にも認められることから，口蓋裂患者の鼻咽腔閉鎖不全を代償するものではないと考えられている．
　　　　　　　　　　　　　　　　　　　　（新谷晃代）

ばっししゅじゅつ
● **抜歯手術**
歯根を歯槽骨から抜き取る手術のこと．う蝕や歯周病が進み，処置をしても歯を残すことができない場合が一般的であるが，歯科矯正治療によって歯並びを整える際に顎に並びきらない歯がある場合や，顎を骨折したときの骨折線の上に歯がある場合などでも行われる．通常は，浸潤麻酔を打った後，挺子や鉗子とよばれる器具を使って行う．　　（中原寛子）

ばつずい
● **抜髄**
歯髄組織を除去する処置を抜髄という．う蝕の進行により細菌感染が歯髄に及び，不可逆性の急性化膿性歯髄炎を起こした歯を保存する目的で行われるが，外傷により歯冠や歯根が破折して歯髄が露出した場合や，う蝕あるいは破折線が歯髄に近接している場合，または歯の再植や移植の際にも歯髄の感染，失活を予見して抜髄が行われることがある．根

管は単根管のものから複数の根管を有するものまであり，歯髄腔や根管の形態も歯種，年齢により弯曲，狭窄などがあり多様である．歯冠部では髄角部歯髄の取り残し，歯根部では根尖部歯髄の取り残しをしないように注意が必要である．歯髄を取り残すと歯の変色や残髄炎または種々の根尖病変を惹起する．抜髄処置とその後の根管充塡処置は熟練を要する医療行為の1つであり，安易に抜髄を行うべきではない． （德本憲道）

はなとこうがいのけいせい（はっせい）
● **鼻と口蓋の形成（発生）**
顔面は胎生約4週に出現する顔面原器（正中の前頭鼻隆起，左右一対の上顎隆起および下顎隆起）より形成される．鼻は，4～6週にかけ前頭鼻隆起から鼻板，鼻窩，内側外側鼻隆起と変化していき，形態が形成される．また，左右の内側鼻隆起が癒合して人中および正中口蓋突起を形成する．これを一次口蓋とよぶ．これに続いて7～12週にかけ口腔内で舌の両側に位置していた外側口蓋突起が水平位に移動し，正中で癒合することによって二次口蓋が形成される．この二次口蓋と一次口蓋が癒合して口蓋が形成される． （青木秀哲）

はのけっそん
● **歯の欠損**
歯の欠損とは，一般的にはむし歯や歯周病，外傷など，さまざまな原因で歯を失ってしまうことをいう．欠損を放置していると，食事がしにくいのはもちろん，不正咬合や構音障害の原因となったり審美障害が生じたりすることもある．また，永久歯の数がもともと少ない，すなわち先天性に欠損している場合もある．この場合は，大人になってからも永久歯が生えるべき場所に乳歯が残っていたり，通常より遅い時期になってから抜けたりする．歯の欠損治療方法は大きく分けて，ブリッジ，義歯，歯科インプラント，歯の移植などである． （山村千絵）

はのはせつ
● **歯の破折**
歯の硬組織が物理的作用によって，損傷・破壊されること．破折部位による分類では歯冠破折，歯根部破折，歯冠歯根部破折に分けることができる．破折の程度による分類では亀裂，完全破折に分けることができる． （中村真理子）

ぱらたるりふと（なんこうがいきょじょうそうち）
● **パラタルリフト（軟口蓋挙上装置）**
機能的・器質的軟口蓋挙上不全に対し機能改善や機能補助を目的とした補綴的装置．特に鼻咽腔閉鎖不全症例に対し，口腔と鼻腔の空間を単に閉鎖（鼻咽腔閉鎖）するのみでなく，鼻咽腔閉鎖に関与する筋群の賦活をも目的としている．基本的にはパラタルリフトは①口蓋部の床ないし欠損部を補塡する部分，②装置を歯で保持するクラスプ，③軟口蓋を後上方に挙上する部分（挙上子）より成り立つ． （吉村安郎）

はんたいひがい（かがくぜんとつ）
● **反対被蓋（下顎前突）**
上顎と下顎のかみ合わせが逆になっていること．通常は上顎歯列弓が下顎歯列弓よりも大きいため，かみ合わせると，前歯部では上顎前歯が下顎前歯より前方に位置し，部分的に覆っている．臼歯部では，上顎臼歯が下顎臼歯より頰側に位置しているため，上顎臼歯のほうが下顎臼歯より外側にある．このかみ合わせが逆になっている状態を，反対咬合という．下顎前突は顎骨の発育異常により，下顎骨が上顎骨よりも相対的に，著しく前方に突出している状態をいい，前歯部の反対咬合がみられる． （今井信行）

はんぷくだえきえんげてすと
● **反復唾液嚥下テスト**
repetitive saliva swallowing test；RSST
嚥下機能を調べるテストの1つで，30秒間に何回空嚥下ができるかを測定する．3回以上であれば正常とし，3回未満であれば嚥下機能に障害がある可能性があると判断し，より精密なテストを行う．安全性が高く，簡便に行えるため，現在，最も一般的なスクリーニングテストの1つである．口腔が乾燥している場合は湿潤させてから施行する．また，認知機能の低下が認められる症例では，正しい結果が得られない場合があるため注意する． （石川裕治）

ぴーえむてぃーしー
● **PMTC**
professional mechanical tooth cleaning の略で，日本語訳は専門的機械歯面清掃である．日常のブラッシングで除去できない歯面，歯肉縁下のプラークを専用器具を使用して除去することで，う蝕，歯周病の予防を図る．言語聴覚士や看護師が行う一般的口腔ケアに対して，歯科医師や歯科衛生士が行う専門的口腔ケアにPMTCは分類される． （浜川裕之）

びーえるぴー
● PLP

palatal lift prosthesis の略で軟口蓋挙上装置ともいい，軟口蓋の長さは十分であるが，軟口蓋の動きが悪い症例（口蓋裂術後，中咽頭癌術後，先天性鼻咽腔閉鎖不全症，脳血管障害や神経筋疾患による麻痺性構音障害など）に適応される．硬口蓋部を覆う義歯床に軟口蓋を挙上するための挙上子を連結し，挙上子を少しずつ高く調節して軟口蓋の挙上により鼻咽腔閉鎖機能を賦活，獲得させる装置である．
（杉原一正）

びいんくうへいさきのう
● 鼻咽腔閉鎖機能

口蓋咽頭括約筋の収縮と口蓋弓および口蓋垂の働きによる鼻腔と咽頭腔を閉鎖する機能のこと．安静呼吸時・通鼻音発声時には弛緩し開放されているのに対して，嚥下時および鼻音以外の発声時には閉鎖される．この閉鎖が不十分であると通鼻を阻止できないので，嚥下障害や発音で開鼻声を引き起こす．これを鼻咽腔閉鎖機能不全という．
（新谷晃代）

びいんくうへいさきのうふぜん
● 鼻咽腔閉鎖機能不全

鼻咽腔閉鎖機能とは，構音やブローイングの際に鼻腔と口腔の呼気の流れを遮断あるいは調節するための重要な機能である．嚥下の際に口腔から咽頭へ運ばれた飲食物が鼻腔内に流入するのを防止する機能でもある．鼻咽腔閉鎖は軟口蓋の挙上運動と咽頭後壁および左右の咽頭側壁の内方への運動によって行われる．[m]，[n]などの鼻音を除くほとんどの子音は構音時，鼻咽腔を閉鎖する必要があるが，鼻咽腔閉鎖機能不全では鼻漏れを生じ開鼻声となる．口蓋裂術後の10～25％程度にみられるが，その原因として考えられるのは，軟口蓋の組織量の不足，手術による瘢痕，軟口蓋を挙上する筋肉（口蓋帆挙筋）の動きの悪さおよびこの筋肉を動かす神経がうまく働かないことなどが挙げられる．その他，球麻痺や仮性球麻痺の症状として，あるいは粘膜下口蓋裂など先天性にみられることもある．軟口蓋挙上装置（palatal lift prosthesis；PLP）やバルブ型スピーチエイド（speech bulb；SB）などを用いて軟口蓋の運動性を向上させる治療が行われるが，プッシュバック手術や咽頭弁形成術などの外科療法も検討される．
（德本憲道）

びいんくうろうへいさじゅつ
● 鼻咽腔瘻閉鎖術

鼻咽腔瘻は口蓋裂手術後に発生する瘻孔で，構音や嚥下に影響を及ぼす可能性がある．影響がどの程度あるかによって手術の適否が決定される．手術法には，周囲粘膜を引き寄せて瘻孔閉鎖を図る局所粘膜弁法，耳介軟骨を用いる耳介軟骨移植術，舌の一部を移植する舌弁法などがある．舌弁法は瘻孔が大きい場合に選択される．
（青木秀哲）

びいんくうこうおん
● 鼻咽腔構音

小児にみられる構音障害には，発達途上の健常児の構音獲得過程に認められる構音の誤りと，そうでない特異な構音操作の誤り（異常構音）がある．この異常構音には声門破裂音，咽（喉）頭摩擦音，破擦音，破裂音，口蓋化構音，側音化構音，鼻咽腔構音などがある．鼻咽腔構音は機能性構音障害患者や口蓋裂術後の患者に認められる．舌が口蓋に接触した状態で呼気の口腔への流れを止め，鼻腔のみに流して作る異常構音である．
（高瀬俊幸）

ぴえーるろばんしょうこうぐん
● ピエールロバン Pierre Robin 症候群

常染色体劣性遺伝による先天異常で，口腔領域に奇形，変形のみられる症候群の1つである．下顎低形成による小下顎症および下顎後退症のため舌が後退し，咽頭内に舌根部が下垂することで呼吸困難をきたす．著しい鳥貌を呈する．その他の症状としては，精神発達遅滞，耳介低位，口蓋裂などがみられる．
（大森昭輝）

ひかんけつてきせいふくこていじゅつ
● 非観血的整復固定術

顎骨骨折の場合に，徒手整復や副子を用いた顎間固定などによる処置をいう．顎骨骨折では咬合を回復することが最重要で，そのためには顎間固定が不可欠となる．顎間固定には鋼線による連続歯牙結紮や三内式もしくはシューハルトシーネといった副子を利用する副子法などがある．
（青木秀哲）

びそくきょう
● 鼻息鏡

1辺10cm程度の四角い金属板で，表が鏡面となっており目盛りが刻まれている．目盛りの中心部分を鼻の下に当て，左右それぞれの鼻孔からどの位の呼気が出ているかを，曇り具合で見ることができる．聴覚障害や構音障害がある場合に，発音時の鼻咽腔

閉鎖状態を調べたり，発音指導に利用したり，上下口唇の間に当てて側音化構音の息の流れを調べたりすることもできる．　　　　　　　　　（中原寛子）

ひょうめんますい
● **表面麻酔**
麻酔注射をする際の痛みや，処置を行う際の軽い痛みを軽減するために用いられる．痛みによるストレスで治療への協力行動や心身に問題を生じる可能性のある対象者を中心に適用される．実際には，注射の刺入点や処置を行う部分の粘膜に専用の薬剤を適用して数分間待つことによって達成される．
（中原寛子）

ふぁーろーほう
● **ファーロー法**
裂幅が狭い軟口蓋裂や粘膜下口蓋裂に適応される手術法．口蓋の粘膜を後ろに下げないで，軟口蓋の口腔側および鼻腔側に相対するZ型の切開を加え，断裂した口蓋帆挙筋を縫い合わせて正常な状態に戻し，軟口蓋を長くする方法．上顎の発育障害の原因となる手術による骨の露出面積が非常に少なく，上顎の骨格に対する手術侵襲も小さいので，プッシュバック法と比して手術による上顎への発育障害は軽減されるが，鼻咽腔閉鎖は不十分といわれている．
（大森昭輝）

ぶいしーえふえす
● **VCFS**
VCFS（velo-cardio-facial syndrome；軟口蓋心臓顔貌症候群）は，ヒト染色体23対のうち22番目の長腕（q）の11.2という部分の微細欠失が原因で起こる．遺伝子異常に起因した奇形症候群の1つである．22q11.2欠失症候群とよばれることも多い．主な症状は特異な顔貌・先天性心疾患・免疫機能不全・口蓋裂・低Ca血症である．さらに，統合失調症，注意欠如・多動性障害，自閉症スペクトラム障害などの精神疾患や発達障害を伴うこともある．しかし，症状には個人差があることから，歴史的には，ディジョージ症候群，円錐動脈幹異常顔貌症候群など複数の名前でよばれてきた．　　（山村千絵）

ふぃじおろじっくほう
● **フィジオロジック法**
歯みがき（ブラッシング）法の1つで，歯の清掃ならびに歯肉マッサージを目的として歯ブラシの刷毛の腹を歯冠部から歯根部へ回転させる（ローリング法と反対）方法をいう．　　　　　　（杉原一正）

ふぉーんずほう
● **フォーンズ法**
歯のブラッシング法の1つ．描円法ともよばれる磨き方で，唇側および頬側の清掃は上下の歯をかみ合わせ，歯ブラシの毛先を歯面に垂直に当てて連続して円を描くように1歯ずつ移動して磨く．舌側および咬合面は開口し，前後に動かして上下別々に磨く．容易に習得できる方法で，小児にも指導しやすい．歯面の清掃効果は高いが，歯間部・歯頸部の清掃効果は不十分で，歯周疾患罹患者あるいは歯周疾患リスクの高い患者には適さない．　（德本憲道）

ふこつじょきょしゅじゅつ
● **腐骨除去手術**
歯性感染症が顎骨に波及し，骨髄炎を生じたり，放射線治療後の放射線性骨髄炎では腐骨を形成することがある．腐骨は血流がない組織であり，外科的にこれを除去する．次いで，新鮮な骨面を露出させ血流を回復させることにより創部の治癒を図る．
（浜川裕之）

ふっかじあみんぎん
● **フッ化ジアミン銀**
分子量160.93，分子式$Ag(NH_3)_2F$で示されるフッ素と銀を含んだ化合物である．初期う蝕進行抑制，二次う蝕の抑制，象牙質知覚過敏の抑制を目的に本溶液を患部に塗布する．塗布に関して，(1)銀の沈着で象牙質が黒変すること，(2)歯以外の歯肉，粘膜に付着すると同部位を腐食させること，以上の2点に留意が必要である．Agによる歯質着色を避けるため，フッ化ジアミンシリケートが開発された．
（吉村安郎）

ふどうしにく
● **浮動歯肉**
長期間の不適合な義歯の装着により歯槽堤に刺激が加わり続けた結果，歯槽骨吸収が起こり，歯槽部の粘膜が軟弱なゴム様状態となる場合がある．フラビーガム，あるいはコンニャク状顎堤ともよばれ，歯肉が浮動的になり，義歯の安定性が得られないことがある．この浮動性が著しい場合，余剰粘膜を切除して歯槽堤の形態をより健常化させる場合がある．
（今井信行）

●浮動歯肉切除術
ふどうしにくせつじょじゅつ

浮動歯肉は咬合不全や不適合義歯の長期使用などによる義歯床の機械的刺激により生じた反応性炎症の結合組織増殖である．高度な場合は外科的切除を要するが，口腔前庭部が浅くならないように注意する必要がある． （新谷晃代）

●プラークコントロール
ぷらーくこんとろーる

う蝕や歯周病の原因となるプラーク（歯垢）を取り除き，歯面に付着しないように予防すること．プラークコントロールには，患者自身が歯ブラシ・デンタルフロス・歯間ブラシなどを用いて行うセルフコントロールと，歯科医師や歯科衛生士が機械を用いて行うプロフェッショナルコントロールがある．プロフェッショナルコントロールには，スケーリング，ルートプレーニング，歯周外科手術などが含まれる． （青木秀哲）

●プラークコントロールレコード
ぷらーくこんとろーるれこーど

plaque control record；PCR

デンタルプラークとは，歯や修復物の表面に付着した細菌の集団で，うがいなどで簡単に取り除くことができない．歯周病はこれらの付着した細菌性プラークによって引き起こされるにもかかわらず，プラークは歯の色と近似しており判別しにくい．歯面に染め出し剤を塗布することで，どの部位に磨き残しがあるのか，どれぐらいの量が付着しているのか，容易に知ることができる．オレリーのPCRはプラークや歯面着色物を表し，清掃状況を把握するための指標であり，決して歯周疾患の程度を表すものではない．患者への歯磨き指導の際に使用される．判定歯は，全残存歯，判定基準は口腔清掃度を表す指標で，プラーク染色液を用いて歯肉辺縁部のプラークの付着状態を判定する．補綴物，修復物も検査対象となる．

〈計算式〉

着色歯面数/全面数×100＝　　　％

（基準値10％以下とされているが，現実には相当困難である） （大森昭輝）

●プラダー・ウィリー Prader-Willi 症候群
ぷらだー・うぃりーしょうこうぐん

プラダー・ウィリー症候群（Prader-Willi syndrome；PWS）は，筋緊張低下，性腺発育不全，知的障害，肥満を四徴とする遺伝子疾患をいう．病名は主な研究者であった，プラダーとウィリーにちなんでいる．罹病率は極めて低く，約16,000人に1人と推定されている．男性のほうがやや多い．新生児期は筋緊張低下，哺乳不良のため，多くは経管栄養を経験する．嘔吐しない，唾液が少ないなどの特徴があるため，胃腸炎の発見が遅れたり，むし歯になりやすかったりする．また，温痛覚は鈍いが痒みは強いとされる．この症候群の患者は，認知および行動の特性があり，特定の事物に固執することがたびたび報告されている． （山村千絵）

●ブラッシング
ぶらっしんぐ

ブラッシングは，歯ブラシを用いて歯面に付着する歯垢（プラーク）などの堆積物を器械的に除去することをいう．ブラッシングは，むし歯の予防や歯周病の治療，口腔ケアにおいて最も基本的な手技であり，そのポイントは歯垢を完全に取り除くことである．しかし，方法を間違えて行うと，歯や歯肉を傷つけてしまうことがある．歯ブラシは多種市販され，ブラッシングの方法も多種あるが，個人や症例に応じた歯ブラシを用いて適切なブラッシングをすることが大切である．一般的には歯磨剤と併用して行われる． （山村千絵）

●フランクフルト平面（FH 平面，眼耳平面）
ふらんくふるとへいめん（えふえいちへいめん，がんじへいめん）

左右の外耳道上縁ポリオン（porion）と眼窩下縁オルビターレ（orbitale）を結んだ平面．頭蓋の水平基準平面として広く用いられている． （中村真理子）

●ブリッジ（橋義歯）
ぶりっじ（きょうぎし）

う蝕，歯周病，外傷などで少数歯が欠損した際に，隣在歯を支台として欠損部の咬合を回復するための補綴装置である．床義歯と異なり，多くは固定性義歯であり，欠損部の咬合力は複数の隣在歯あるいはそれに隣接する歯で分散される．審美性を求める前歯部では陶材，レジンなどを使用する． （浜川裕之）

●ブローイング訓練
ぶろーいんぐくんれん

主に鼻咽腔閉鎖に関わる神経・筋群の機能改善を目的とした訓練法の1つで，コップやペットボトルに水を入れ，ストローでぶくぶくと泡が立つように吹く手法が多く用いられている．吸った息をゆっくり

吐くソフトブローイングと，吸った息を勢いよく吐くハードブローイングがある．いずれも，口唇閉鎖機能や鼻咽腔閉鎖機能の向上を図るものであるが，前者は，気管内圧を上昇させ，気道の虚脱のような呼吸障害を防ぐ効果や，呼気持続時間を延長させる効果など，口すぼめ呼吸と同様の効果が期待できるともいわれている．　　　　　　　　　（石川裕治）

ぶろーいんぐけんさ
● **ブローイング検査**
鼻咽腔閉鎖機能評価の1つで，呼気鼻漏出の程度を鼻息鏡を用いて測定する検査である．コップに6〜7cm入れた水を泡立てるのに必要な呼気圧は，会話時の呼気圧に等しいとされる．コップに入れた水をストローで吹いて水面を泡立たせた状態で鼻孔下に鼻息鏡を置き呼気の鼻漏出を測定する．ソフトブローイングができない低年齢児には，巻き笛やラッパを吹くハードブローイングを行わせて測定する．
（小薗真知子）

ふろーねいざりてぃーぐらふ
● **フローネイザリティーグラフ**
鼻咽腔閉鎖機能を測定する検査法としては，音声言語の聴覚的判定やブローイング検査などの簡易的検査と，呼吸流量計，ナゾメーター，サウンドスペクトログラフなどの機器を用いた定量的検査がある．近年，口腔からの流出気量と音圧を測定して声帯機能を簡便に診断できる機器が開発された．これがフローネイザリティーグラフである．道らはこれを用いて鼻咽腔閉鎖不全患者の発音機能の診断・治療に応用する試みを行っている．　　　　　（高瀬俊幸）

ぷろーびんぐしんさ
● **プロービング診査**
測定には目盛りのついたプローブ（金属製の器材）を歯と歯肉の隙間に挿入して歯周ポケットの深さ（炎症の程度の指標）やアタッチメントレベル（ポケット底からセメントエナメル境：CEJまでの距離で歯周組織破壊の指標）を計測する．歯肉は炎症などによって腫脹や退縮し，ポケットの深さは変化してしまうが，アタッチメントレベルは基準がCEJなので，歯肉の状態に影響されず付着の破壊の程度を測定することが可能である．　　　　　　　（新谷晃代）

ふろっしんぐ
● **フロッシング**
デンタルフロス（絹糸や合成繊維でできた糸）で歯間コンタクト下歯面にある歯垢を除去し清掃すること．デンタルフロスには，製品上，糸巻きを束ねたフロスを使用ごとに伸ばし，必要適度な長さに切って，指に巻いてフロッシングするタイプと，ホルダー先端部にフロスを取り付けてあるいわゆる糸付き楊枝がある．フロス自体にワックス加工したもの，していないもの，フッ素加工したものがある．
（吉村安郎）

ぺるこほう
● **ペルコ Perko 法**
チューリッヒ大学のDr. Perkoが開発した口蓋裂の手術法である．言語機能の回復，顎発育の面から，軟口蓋部の破裂閉鎖と硬口蓋破裂閉鎖の時期を異にして2回に分け手術を行う方法である．まず，言語発達機能が急速に発達する1歳6か月頃に硬口蓋骨膜の剝離が顎骨発育の原因と考えられるため，骨膜上で粘膜，筋層を剝離し軟口蓋部の閉鎖を行う．次に4歳6か月〜5歳頃に硬口蓋形成術を粘膜骨膜弁法を用い硬口蓋部を閉鎖する．　　　　（大森昭輝）

へんけいせいがくかんせつしょう
● **変形性顎関節症**
顎関節症のうち疼痛，ゴリゴリ雑音，運動障害などの症状を示し，関節硬組織（骨軟骨）の器質的異常，退行変性を呈する病態で，画像（X線検査，MRIなど）で下顎頭や関節結節部の骨吸収，扁平化，骨硬化像などの異常所見を示す．これらの異常が顎関節症状に関連することが必要である．なお，治療後の治癒経過に伴う骨リモデリング（適合性骨変化）などは除外される．　　　　　　　　　（瀬上夏樹）

へんぺいじょうひがん
● **扁平上皮癌**
扁平上皮で覆われた皮膚または粘膜のほか，子宮頸部や肺の粘膜腺上皮の扁平上皮化生を背景に発生する．口腔に発生する悪性腫瘍の90％は扁平上皮癌である．　　　　　　　　　　　　（中村真理子）

ぽーせれんいんれー
● **ポーセレンインレー**
インレーによる歯冠修復法の一種．材質として金属を使用するのではなく，歯科用陶材（ポーセレン）を焼成して，陶材の色を天然歯に近づけたもので，う蝕削除後の歯冠欠損部を修復するものであるが，形態修復だけでなく，審美性も考慮した修復物である．
（今井信行）

●ポーセレンラミネートベニア
ほーせれんらみねーとべにあ

歯冠部修復材の一種で，ポーセレン（セラミック，陶材）の薄い板をいう．変色した前歯，位置や形が少し不自然な前歯，前歯の間に少し隙間がある場合に，歯の表面エナメル質を薄く削り，その上に隣在歯と同じ色のポーセレンラミネートベニアの薄い板を削った歯面に接着剤で貼り付けるので，審美性に優れている．
(杉原一正)

●保湿剤
ほしつざい

口腔乾燥症状への対症療法を目的として開発され，リキッドタイプとジェルタイプがある．唾液の成分を模した成分が添加されていることが多い．リキッドタイプは口腔内で広がりやすく，自己管理可能で乾燥軽度な人に対して口腔内に滴下したり噴霧して利用するが，保湿効果時間は短い．ジェルタイプは保湿剤誤嚥の危険が少なく，自己管理が困難な場合や嚥下機能に問題がある人に対して乾燥粘膜に塗布して利用し，保湿効果時間も長い．口腔衛生・機能の向上，義歯の安定・維持力向上にも用いられる．
(中原寛子)

●保存（歯科保存）
ほぞん（しかほぞん）

歯科保存治療を歯科医師が略して保存という場合が多い．う蝕や歯周炎などに罹患した歯を抜歯せずに残すことを保存といい，そのための治療を歯科保存治療という．保存治療は次の3つに分類される．
(1) 保存修復：う蝕や歯の破折，摩耗などにより生じた歯の実質欠損を人工物で補塡し修復する治療．
(2) 歯内療法：感染歯髄や感染根管およびこれらに起因する根尖の疾患の治療．
(3) 歯周治療：歯肉炎や歯周炎などの歯周疾患の治療．
なお，保存治療には根尖切除術や歯の再植・移植などの外科的歯内療法，歯肉フラップ手術などの歯周外科手術，などの観血的治療も含まれる．(德本憲道)

●ホッツ Hotz 床
ほっつしょう

口蓋裂患児では，鼻咽腔閉鎖ができないため，吸啜運動が非常に弱くなり，また，口蓋裂部に乳首が入り込んで乳首を圧迫できないこともある．この哺乳障害を改善するために用いられる装置がホッツ床（哺乳床）である．印象採得を行い，特殊なレジンで作製する．成長発育によって作り替えが必要となる．出生時から口蓋裂手術終了時まで使用する．哺乳の効果のみでなく顎の発育誘導の効果もある．
(青木秀哲)

●補綴
ほてつ

生体の欠損部を人工物で形態的，機能的に回復をはかることをいう．医学では，人工骨，人工臓器，義眼，豊胸目的のシリコンバッグ，豊頬術で使用するシリコンジェル，隆鼻整形のためのシリコン樹脂板などをさし，歯学では，歯冠や歯牙欠損を修復するクラウン，ブリッジ，義歯，インプラント人工歯などを指す．一般に身体へ埋入する医療材料・用具はプロテーゼ，身体の表面に取り付けるものはエピテーゼと呼称する．
(吉村安郎)

●マルチブラケット装置（ブラケット・エッジワイズ装置）
まるちぶらけっとそうち（ぶらけっと・えっじわいずそうち）

ブラケットという小さな装置を必要なすべての歯に接着し，理想的な歯列弓の形（アーチフォーム）に屈曲されたアーチワイヤーをブラケット中央の溝に通し，結紮して行われる歯列矯正装置の総称である．ブラケット，バンド，チューブ，アーチワイヤーおよびその他の装置からなる．マルチブラケットを用いる矯正法は1926年に米国の矯正歯科医アングル（E. H. Angle）が発明し，エッジワイズ法と命名したのでエッジワイズ装置ともいう．アングルの時代には，大きめの金属製ブラケットを溶接した金属のバンドを個々の歯面に巻いていたが，現在では金属製ブラケットは小型化し，さらに，セラミックや透明なプラスチック製のブラケットも開発，改良され，目立たないブラケットを直接歯面に接着する方法（direct bonding system：DBS）が主流である．マルチブラケット装置による不正咬合の動的治療には4つのステップがあり，断面の丸い細いサイズの丸ワイヤーから太いサイズのものへ，続いて断面が正方形ないし長方形の角ワイヤーへと変更する．色々なワイヤーを使うことによって，個々の歯の移動を3次元的にコントロールし，比較的弱い矯正力によって徐々に無理なく歯並びとかみ合わせを治療できる．
(德本憲道)

みかくけんさほう
●**味覚検査法**
味細胞の感受性の検査で，電気味覚検査と濾紙ディスク法の2つがある．両者ともに自覚的検査法であり，他覚的検査法はまだ実用段階には至っていない．電気味覚検査は，検査各部位に微量の電流を流し，徐々に上げながら金属味を感じるかどうかを確認する．濾紙ディスク法は，甘い，塩辛い，すっぱい，苦いという4つの味を，濃度の異なる5段階に分けた溶液を用意し，それぞれに浸した小さな紙を舌にのせて味の有無と種類を確認する．

（中原寛子）

みずのみけんさ，かいていみずのみけんさ
●**水飲み検査，改訂水飲み検査**
嚥下障害のスクリーニング検査である．水飲み検査は，30 mLの水を5秒以内にむせずに嚥下できれば正常，それ以外は嚥下障害疑いか，異常とされ，口への取り込み，送り込み，誤嚥の有無などを評価する検査法である．改訂水飲み検査は，30 mLの水では誤嚥の危険が予測される症例があることから，3 mLの水を嚥下させて嚥下機能を評価する方法である．嚥下の有無，むせの有無，湿性嗄声，呼吸変化の観察による判定基準が定められている．

（小薗真知子）

みらーどほう
●**ミラード Millard 法**
口唇裂の形成手術法にはテニソンが患側の披裂部に三角弁を形成して，中央部の切開部に挿入する三角弁法を確立した．ランダルはテニソン法をより精密にデザインして口唇正中部のキューピット弓を再形成する術式を考案した．ミラードは鼻の下を切開してキューピット弓を保存したまま口唇を引き下げ，生じた欠損部に患側鼻孔下の三角弁を挿入することで患側の鼻翼の形態をも回復させる術式を考案した．これがミラードの術式である．

（高瀬俊幸）

むししょう
●**無歯症**
一部の歯が欠損した一部無歯症と，全く歯の存在しない完全無歯症に分類される．完全無歯症は遺伝性外胚葉性異形成症に伴ってみられる．遺伝性外胚葉性異形成症は歯の先天欠如に加えて汗腺の欠如，細くてまばらな頭髪などの特徴がみられる．

（中村真理子）

むずいし
●**無髄歯**
歯の中心部の歯髄が抜髄あるいは壊死や，感染している歯髄の治療のため歯髄が除去された歯のこと．無髄歯は有髄歯に比較して，一般に破折や二次う蝕が進行しやすいので，適正な歯内療法と歯の補綴処置が必須である．

（吉村安郎）

めいそうしんけい
●**迷走神経**
第10（Ⅹ）脳神経ともよばれ，延髄から出て頭部，胸部，腹部のすべての内臓に分布して，副交感神経や咽頭，喉頭，食道上部の運動神経，腺の分泌神経などを含む．胸腔内で反回神経を分岐し，口蓋帆挙筋，耳管咽頭筋，茎突咽頭筋，口蓋舌筋，口蓋咽頭筋，上，中，下咽頭収縮筋などを支配している．

（杉原一正）

めいそうしんけいはんしゃ
●**迷走神経反射**
迷走神経は12対ある脳神経の10番目の神経で，嚥下や発声に関連する重要な神経の1つである．延髄から起こり，喉頭，咽頭，胸部，腹部臓器の各臓器に広く分布し，運動神経，知覚神経，副交感神経の線維を含んでいる．強い疼痛，極度のストレスなどにより，自律神経のバランスが崩れ，徐脈，低血圧による脳への血流量が減少することで，吐き気，顔面蒼白，めまい，失神などの症状を呈する状態を迷走神経反射という．

（大森昭輝）

めびうすしょうこうぐん
●**メビウス Möbius 症候群**
先天性両側顔面筋麻痺を主徴とし，四肢，体幹の奇形や，脳神経の運動麻痺を併発することが多い．発生頻度はまれで，胎生期に脳底動脈，椎骨動脈の血流障害による原始三叉神経動脈障害が原因とされている．表情に乏しい仮面様顔貌を呈し，両側鼻唇溝消失，両側上眼瞼下垂，両眼裂閉鎖不全を呈する．口唇閉鎖不全で，両側口角は下垂し，下唇は外反する．頬骨，上顎骨，咬筋は発育不良で，両頬部の膨隆がない．

（今井信行）

ゆうりしにく
●**遊離歯肉**
歯肉は外観上，遊離歯肉，付着歯肉，歯間乳頭に分けられるが，このうち歯頸部を帯状に取り囲む歯肉で，歯肉縁に始まり下方は付着歯肉に続く部分の歯肉を遊離歯肉という．また，遊離歯肉のなかで唇側

と舌側の部分は辺縁歯肉ともいう．正常では幅が0.5〜2.0 mm程度の歯槽骨と付着していない部分をよぶ．歯と遊離歯肉との間には歯肉溝が存在する．遊離歯肉の歯肉溝側は上皮突起のない非角化の重層扁平上皮で裏装され，外側は上皮突起を有する角化重層扁平上皮により構成される．　　（山村千絵）

●ラバーダム
ゴムのシートに小さな穴をあけ，その穴に治療する歯の歯冠部を挿入し，歯頸部でゴムシートをクランプ固定する．ゴムのシートを金属フレームで引き延ばしておくと，歯冠部のみが口腔外に隔離・露出された状態になる．根管治療の際に唾液が治療部位に流入しないので根管内に細菌が侵入せず，歯科治療器具の誤嚥や誤飲も防止できるので有用であるが，操作の煩雑性と患者の違和感が強く，使用は限定的である．　　（高瀬俊幸）

●ランゲンベック Langenbeck 法
口蓋裂に対する古典的手術法であり，1861年にランゲンベックにより発表された．硬口蓋外側縁に減張切開を加えて披裂部を閉鎖する方法であるが，披裂部が大きいと適応できず，ほとんど利用されない．
　　（浜川裕之）

●ランダル Randall 法
片側性口唇裂の手術法である三角弁法の1つ．本法は，キューピッド弓（Cupid's bow）を下行する距離は症例によって異なるとして，披裂側白唇に形成する三角弁の大きさを調整し，患側上唇高径を健側上唇高径と等しくなるように設計する．また，披裂側において通常切除される上方の組織を小三角弁として利用し，鼻柱基部に回転，挿入して鼻腔底の陥凹を防ぐ．さらに，披裂側鼻翼基部に向かって縦に走行，付着する口輪筋束を筋弁として水平に方向転換し非披裂側と縫合して口輪筋再建を図るので，三角筋弁法ともいわれる．　　（德本憲道）

●リンガルアーチ（舌側弧線装置）
歯の矯正装置の一種である．上顎両側第一小臼歯を固定源として舌側にアーチ状に主線を通し，これに補助弾線を蝋着して，その弾力で歯を移動させる．
　　（浜川裕之）

●隣接医学
言語治療を行ううえで関連の深い医学分野のこと．歯科医学・口腔外科学はもとより，治療，管理的な面から，前者は耳鼻咽喉科，眼科，脳神経外科，頭頸部外科など，後者は外科（形成外科，整形外科），内科（循環器内科，糖尿病内科など），小児科，産婦人科，皮膚科，放射線科（診断科，治療科を含む），リハビリテーション科，麻酔科などが考えられる．もちろん，診療にあたる言語聴覚士自身が上記の隣接医学知識を十分持ち合わせている必要がある．
　　（古川博雄）

●瘻孔
瘻孔とは，体内と体外との間または管腔臓器間に生じる管状の欠損をいう．歯科口腔外科領域では内歯瘻や外歯瘻など歯根の炎症に起因するものが多いが，口唇瘻や口角瘻のように先天性に発現するもの，口蓋瘻（鼻口腔瘻）のように外傷により，あるいは腫瘍や口唇口蓋裂の術後に生じるものもある．特に口唇口蓋裂術後の口蓋瘻（口蓋残遺孔）はしばしば顎裂部の骨欠損を伴い，犬歯の萌出に障害となるので，瘻孔閉鎖手術や顎裂部の骨移植が必要である．
　　（德本憲道）

●瘻孔閉鎖床
口蓋裂の閉鎖手術後に，上顎に穴（鼻口腔瘻孔）が残存した場合，瘻孔となっている欠損部位を補塡するために装着される補綴的装置を瘻孔閉鎖床という．この装置の装着により瘻孔から飲食物が鼻へ入るのが防がれ摂食嚥下機能が改善するほか，発音や審美性なども改善される（「口蓋閉鎖床」と類似して使用）．　　（山村千絵）

●ローリング法
歯のブラッシング法の1つ．歯ブラシの毛先を付着歯肉の部位で歯根方向に向け，毛束のわき腹を加圧しつつ歯ブラシを歯冠方向に回転させる刷掃方法．歯ブラシの毛束のわき腹を使用するため，刷毛の長いものが適している．　　（青木秀哲）

●濾胞性歯囊胞
顎骨内の歯原性上皮に由来する歯原性囊胞の一種で，歯の濾胞（歯胚）から生じた囊胞をいい，囊胞内

に埋伏歯の歯冠を含む含歯性囊胞と歯を含まない原始性囊胞がある．X線検査で診断し，治療は大きな囊胞は囊胞壁の一部を切除し減圧により囊胞腔の縮小を図る開窓療法が行われる．開窓療法の適応でない症例には抜歯と囊胞摘出術が行われる．

（杉原一正）

太字は用語解説欄の頁数を示す.

索 引

欧文

数字

2 等分法　**275**
4p トリソミー症候群　93
5 期モデル　213, 214, 219
13 トリソミー症候群　93
18 トリソミー症候群　93
22q11.2 欠失症候群　93, **290**
40 点法　191
8020 運動　3, 47
Ⅰ型アレルギー反応　**250**
Ⅰ度熱傷　94
Ⅱ度熱傷　94
Ⅲ度熱傷　95

A

acquired immunodeficiency syndrome　137
Addison 病　90, 127
AED　250, 252
aging　208
AHI　225
AIDS　137
Albright 症候群　86, 128
ALS　198
alveolar bone　17
amalgam tattoo　128
amyotrophic lateral sclerosis　198
anemia　179
Angle の分類　78
Apert 症候群　77, 86, **258**
Apgar score　**258**
aphtha　114
apnea-hypopnea index　225
Arnold-Chiari 奇形　196, 201
Ascher 症候群　73
aspiration　216
asthenic　274
asystole　254

automated external defibrillators　250
Avellis 症候群　195

B

Baron 法　204
basic life support　250
Beckwith-Wiedemann 症候群　74, 91
Bednar aphtha　118
Behçet 病　115
bell stage　32
bimaxillary protrusion　79
bisphosphonate-related osteonecrosis of the jaw　106
Blandin-Nuhn 腺　**278**
bleeding tendency　182
BLS　250
Borchers 法　170
branchial cleft cyst　157
breathy　274
Brissaud 症候群　195
BRONJ　107
bruxism　267
bud stage　32
bulb 型 speech aid　218
burning mouth syndrome　193

C

Caldwell-Luc 法　109
cancerophobia　193
cap stage　32
Carabelli 結節　39
cardiopulmonary resuscitation　249
cardiovascular disease　60
Carpenter 症候群　77
CATCH22 症候群　**265**
cementum　16
central pattern generator　216
chain of survival　249
cherubic 顔貌　85
Chvostek's sign　254

CJD　196
cleft lip　89
cleft palate　89
clenching　267
congenital anomalies　77
Cornelia de Lange 症候群　85
corticotomy　81
CP　287
CPG　216
CPR　249
craniosynostosis　77
Creutzfeldt-Jakob 病　196
Crohn 病　114
Crouzon 症候群　77, 84, 266
cross finger technique　255
Cupid's bow　267, 285, **295**
CVD　60

D

DBS　293
DDB　94
deep burn　95
deep dermal burn　94
deformity　77
dental pulp　15
dental lamina　32
dental papilla　32
dental sac　32
dentin　15
dermal burn　94
dermatomyositis　199
DIC　113, 186
direct bonding system　293
disseminated intravascular coagulation syndrome　186
distortion　204
disturbance of mouth opening　223
DM　199
Down 症候群　74, 88
Duchenne 麻痺　198
dysarthria　204, 216, 259

dysglossia 204
dyslalia 204

E

Ebner 腺 278
ectodermal dysplasia 89
ectrodactyly 89
EEC 症候群 89
Ehlers-Danlos 症候群 169
embryo 28
enamel 14
encephalitis 196
EO ガス滅菌法 228
EPG 260
epidermal burn 94
epilepsy 198
esophagus 28
essential tremor 198

F

face 29
facial asymmetry 80
facial bones 20
festination 197
fetus 28
FH 平面 **291**
Fordyce 斑 74
frailty 210
Freeman-Sheldon 症候群 74
Furlow 法 69

G

Garré 骨髄炎 108
GCS 251
Gerber 隆起 152
gingiva 17
Glasgow Coma Scale 251
GNA 262
Goldenhar 症候群 92
graft-versus-host disease 137
granulomatous inflammation 123
GRBAS 尺度 274, 284
grinding 267
ground glass appearance 92
GVHD 137

H

Hallermann-Streiff 症候群 90
Hand-Schuller-Christian 病 91
Heimlich 法 255
hemifacial microsomia 80
hemophilia 186
hemorrhagic diathesis 182

hemorrhagic disease 182
hemorrhagic disorder 182
herpes simplex virus 120
Hertwig 上皮鞘 33
Hippocrates 法 170
Hornel 症候群 196
Hotz 床 67, **293**
House-Brackmann 法 191
HSV 120
huffing 202
Hunt 症候群 192
Hunter 舌炎 133, 140, 181
Huntington 病 197, 201
Hurler 症候群 90
Hutchinson 歯 40, 41
hypopnea 225

I

idiopathic thrombocytopenic purpura 183
IgG4 関連疾患 137, 175
immune thrombocytopenia 183
initial hesitation 197
injury 94
iron deficiency anemia 180
ITP 183

J

Japan Coma Scale 250
jaws 29
JCS 250

K

Keyes の輪 44
Koplik spot 122
Küttner 腫瘍 138

L

Langenbeck 法 **295**
larynx 27
lateral articulation 282
lateral cervical cyst 157
Le Fort I 型骨切り術 73, 82
Le Fort の分類 101
Letterer-Siwe 病 91
Lindeman 法 204
Lindhe の分類 **285**
lip seal 202
lock jaw 223
locomotive syndrome 210
lymphoepithelial cyst 157

M

magnetic resonance imaging 259
malformation 77
mandible 23, 31
mandibular protrusion 79
mandibular retrusion 80
Marfan 症候群 91, 169
maxilla 21, 31
maxillary protrusion 79
maxillary retrusion 79
MD 199
measles 122
medically unexplained symptoms 193
medication-related osteonecrosis of the jaw 107, 240
Melkersson-Rosenthal 症候群 91, 133, 134
Mendelson 法 203
meningitis 196
metal tattoo 128
Mikuliçz 病 138, 175
Millard 法 **294**
Miller の分類 **285**
mitochondrial encephalomyopathy 199
Möbius 症候群 88, **294**
MOD 窩洞 **260**
MRI 259
MRONJ 107, 240, 241
MRS 133
MS 196
muffled voice 110
multiple sclerosis 196
MUS 193
myasthenia gravis 199
myotonia 199
myotonic dystrophy 199

N

N95 マスク 230
Nager 症候群 169
nasalance score 286

O

obstructive sleep apnea syndrome 224
OED 126
OIN 126
OK-432 注入療法 156
omission 204
open bite 80

oral cavity　18, 29
oral dyskinesia　198
oral epithelial dysplasia　126
oral intraepithelial neoplasia　126
OSAS　224

P

palatal augmentation plate　218
palatal augmentation prosthesis　281
palatal lift prosthesis　71, 205, 218, 289
palatal pushback 法　69
palate　31
PAP　218, **281**
Papillon-Lefèvre 症候群　91
parkinsonism　197
Partsch Ⅰ法　148, 235
Partsch Ⅱ法　235
pathological aging　208
Patrick の発痛帯　188
PBP　198
PCR　291
PEA　254
periodic fever, aphthous stomatitis, pharyngitis, andadenitis syndrome　114
periodontal ligament　16
periodontium　14
peritonsillar abscess　110
peritonsillitis　110
Perko 法　70, **292**
pernicious anemia　181
Peutz-Jeghers 症候群　91, 128
PFAPA 症候群　114
pharynx　24
physiological aging　208
Pierre Robin 症候群　**289**
plaque control record　291
PLP　71, 205, 218, **289**
Plummer-Vinson 症候群　132, 180
PM　199
PMD　199
PMTC　**288**
polymyositis　199
polysomnography　225
posterior-anterior projection　273
Prader-Willi 症候群　**291**
presbyphagia　216
primary voice tremor　198
process model　213
processing　215
professional mechanical tooth cleaning　288

progressive bulbar paralysis　198
progressive muscular dystrophy　199
PSG　225
pulseless electrical activity　254
PWS　291

Q・R

Quincke 浮腫　135
Ramsay Hunt 症候群　121
Randall 法　**295**
repetitive saliva swallowing test　288
Riga-Fede 病　42, 97, 118
Robin シークエンス　83
rough　274
RSST　288

S

salivary gland　31
SAPHO 症候群　172
sarcopenia　210
Saxon テスト　176
scalloping 状　155
SCD　198
SDB　94
senescence　208
SGB　192
Sharpey 線維　33
silent aspiration　216
SIRS　113
Sistrunk 法　157
Sjögren 症候群　137, 175, **274**
specific inflammation　123
speech bulb（SB）　289
speech disorder　216
speech sound disorders　265
spinocerebellar degeneration　198
SSI　241
stage Ⅰ transport　215
stage Ⅱ transport　215
Stensen 管　19
Stickler 症候群　92
strained　274
Sturge-Weber 症候群　90
substitution　204
superficial dermal burn　94
surgical site infection　241
swallow aid　218
Sweet 病　114
syringobulbia　196
syringomyelia　196

T・U

tapping　267
TCH　168
teeth　13
Tenison 法　**285**
tetanus　196
thyroglossal duct cyst　157
TNM 分類　163
tongue　30
tooth bud　32
tooth contact habit　168
trauma　94
Treacher Collins 症候群　77, 84, **286**
trismus　223
Trousseau's phenomenon　254
Turner 歯　40
Turner 症候群　90
Usher 症候群　90

V

V 字歯列弓　56
Valleix の 3 圧痛点　188
Van der Wounde 症候群　74, 92
VAP　248
varicella-zoster virus　121
VAS　274
VCFS　**290**
VE　260
velo-cardio-facial syndrome　290
ventilator-associated pneumonia　248
VF　260
videoendoscopic evaluation of swallowing　260
videofluoroscopic examination of swallowing　259, 260
Villaret 症候群　196
Vincent 症状　104
visual analogue scale　274
von Recklinghausen 病　91, 128
VZV　121

W

Wardill 法　**259**
Warthin 腫瘍　176
Wharton　19

X・Z

X 線検査　**259**
Z 形成　69
zygote　28

和文

あ

アーノルド・キアリ奇形　196, 201
アヴェリス症候群　195
アクチバトール　57
アジソン症候群　90
アダムのリンゴ　27
アッシャー症候群　73, 90
アテトーシス　197
アデノイド　12, 26
アナフィラキシーショック　250
アプガースコア　258
アフタ　114
アフタ性口内炎　271, 279
　――, 加齢に伴う　212
アブミ骨筋神経　264
アペール症候群　86, 258
アマルガム刺青　128
アルブライト症候群　86
亜鉛欠乏　130, 225
亜鉛不足　213, 219
亜脱臼　275
悪性エナメル上皮腫　161
悪性黒色腫　162
悪性腫瘍　158
悪性貧血　181
悪性リンパ腫　137, 162
鞍状歯列弓　56

い

インプラント　258
インプラント義歯　264
インレー　259
インレー修復治療　232
いびき　224
医原性味覚障害　226
異形歯性　13
異常構音　82, 258, 289
異所萌出　42
移植片対宿主病　137
移転　258
萎縮性舌炎　280
遺伝性血管浮腫　135
石川の分類　145
一次う蝕　286
一次救命処置　250
一次口蓋　288
一次性咬合性外傷　62
一次性パーキンソニズム　197
一部無菌症　294

咽頭
　――の筋　258
　――の構造と機能　24
咽頭期　202, 215
咽頭弓　29
咽頭挙筋　26
咽頭形成術　258
咽頭溝　29
咽頭喉頭部　25
咽頭口部　25
咽頭収縮筋　26
咽頭収縮訓練　203
咽頭静脈　10
咽頭破裂音　258
咽頭鼻部　24
咽頭弁形成術　205, 258, 268
咽頭扁桃　12, 26, 110
咽頭摩擦音　258
院内感染　230

う

ウイルス性口内炎, 加齢に伴う　212
ウィルソン病　197
ウォーディル法　259
ヴァンデルヴーデ症候群　74
ヴィラレ症候群　196
う窩　45
う蝕
　――, 加齢に伴う　212
　――の種類　259
　――の治療　46, 232
　――の発生要因　259
　――の分類　259
　――の予防　240
う蝕活動性検査　259
う蝕症　44
受け口　77
運動障害性構音障害　204, 259
　――, 加齢に伴う　216
運動障害性咀嚼障害　213
運動性線維　8, 274

え

エーラー・ダンロス症候群　169
エチレンオキサイドガス滅菌法　228
エッジワイズ装置　293
エナメル芽細胞　33
エナメル器　32
エナメル質　14
エナメル質形成不全　39, 55
エナメル質表層下脱灰　45
エナメル上皮腫　159, 270
エナメルセメント境　16

エナメル滴　39
エピテーゼ　236, 293
エプーリス　163, 260
エブネル腺　278
エレクトロパラトグラフィ　260
壊死　117
壊疽性口内炎　117
壊死性潰瘍性口内炎　117, 279
永久歯　13, 274
映画法　285
円錐歯　38
円錐動脈幹異常顔貌症候群　290
炎症性開口障害　223
炎症性嚢胞　146, 150
延髄空洞症　196
鉛縁　128
遠隔性拒否　220
遠隔皮弁　238
遠心唇面溝　278
遠心唇面隆線　278
嚥下圧検査　260
嚥下音　267
嚥下機能　260
嚥下機能改善手術　204
嚥下障害　27, 202
　――, 加齢による変化　244
嚥下食道期　278
嚥下造影検査　259, 260
嚥下調整食　260
嚥下内視鏡検査　260
嚥下補助床　218

お

オートクレーブ　228
オーバーバイト　261
オープンバイト　261
オーラルジスキネジア　243
オッセオインテグレーション　55
オトガイ　23
オトガイ横筋　12
オトガイ下部　8
オトガイ下リンパ節　10, 267
オトガイ棘　23
オトガイ筋　12
オトガイ形成術　81
オトガイ孔　23
オトガイ舌筋　281
オトガイ舌骨筋　13, 271
オトガイ帽装置　285
オブチュレータ　261
おたふくかぜ　175
小浜法　70
横隔神経　9

索引 301

横顔面裂 264
横顔裂 73, **261**
横舌筋 281
横紋 15
斧状顔貌 199
音響分析 **261**
音声の分析 **261**
温熱痛 **261**
温熱的外傷 94

か

カタル性口内炎 271, 279
カラベリー結節 39
カンジダ症 110, **264**
カンジダ性口内炎, 加齢に伴う 212
ガウン 230
ガマ腫 146, 156, **263**
ガムテスト 176, **283**
ガルバニー疼痛/電流 **264**
ガレー骨髄炎 108
ガンマナイフ治療 189
下顎角 23
下顎管 23
下顎関節突起形成不全 169
下顎関節突起欠損 168
下顎関節突起肥大 169
下顎頸 23
下顎欠損 **262**
下顎孔 23
下顎後静脈 10
下顎後退症 77, 80, **263**
下顎骨 23
下顎骨骨折 101
下顎骨体切除術 81
下顎枝 23
下顎枝矢状分割術 73, 81
下顎枝垂直骨切り術 81
下顎神経 10
下顎切痕 23
下顎前歯部歯槽骨切り術 81
下顎前突
　　56, 73, 77, 79, 132, 263, 278, **288**
下顎底 23
下顎頭 23
下顎頭過形成 169
下顎突起 66, **264**
下顎隆起 29, 165, **261**, 288
下顔面 8
下歯槽神経 10, 23
下歯槽神経麻痺 192
下縦舌筋 281
下歯列弓 20
下唇下制筋 12

下唇小帯 76
下鼻道 20
化学的外傷 96
化学療法 236
化膿性炎 49
加生歯 14
加齢 208
可撤性義歯清掃 270
仮性球麻痺 195
架工義歯 264
過蓋咬合 56, **285**
過換気症候群 254
過呼吸 254
過剰歯 36, 263
過剰埋伏歯 **263**
窩洞形成 **263**
蝸牛小管静脈 10
歌舞伎メーキャップ症候群 88, **263**
鵞口瘡 123
介達性骨折 99
介入観察 221
回転法 245
改訂水飲み検査 **294**
海綿骨 17
開咬 56, 132, **261**, 263
開口筋 13, 282
開口訓練 101, 168
開咬症 77, 80, **263**
開口障害 110, 124, 166, 172, 223
開窓療法 148
開鼻声 83, **265**, 289
開放骨折 99
開放性損傷 94
解剖学的咬合面 271
潰瘍 116
潰瘍性口内炎 117
潰瘍性大腸炎 114
外縁上皮 17
外下筋 271
外頸静脈 10
外頸動脈 10
外喉頭筋 27
外骨症 164
外耳孔 20
外傷 94
外傷後味覚障害 226
外傷性開口障害 223
外傷性咬合 52, 62
外傷性骨囊胞 154
外傷性舌炎 279
外歯瘻 295
外舌筋 18, 281
外側口蓋突起 288

外側靱帯 23
外側舌隆起 30
外側鼻突起 66, **264**
外側鼻隆起 30, 288
外側翼突筋 13, **271**
外転神経 8
外套(外周)象牙質 15
外胚葉 29
外胚葉異形成症 37, 89
外胚葉異常 89
外鼻形態矯正装置 68
外部照射法 236
外来性色素沈着 128
角化囊胞性歯原性腫瘍 145, 161
核磁気共鳴画像法 259
顎
　——の炎症 102
　——の構造と機能 20
　——の先天異常 **263**
　——の発育異常 **263**
　——の発生 28
顎下型ガマ腫 **264**
顎下神経節 20
顎下腺 19, **261**
顎下腺窩 23
顎下部 8, 19
顎下リンパ節 267
顎間固定 289
顎関節 23, **261**
　——, 加齢による変化 243
　——の形成 **262**
　——の構造と機能 20
顎関節円板障害 167
顎関節強直症 80, 169, 172, **262**
顎関節骨折 102
顎関節疾患 **262**
顎関節授動術 **262**
顎関節症 166, 199
顎関節症Ⅰ～Ⅴ型 **262**
顎関節脱臼 169
　——, 加齢に伴う 213
顎関節痛障害 167, **262**
顎間部 30
顎顔面異骨症 74
顎顔面エピテーゼ 236
顎顔面補綴 **262**, 275
顎義歯 **262**, 264
顎矯正手術 73, 81, 82
顎欠損 **262**
顎骨
　——の外傷 99
　——の発生 31
顎骨内囊胞 146, 234

索引

顎舌骨筋　13, 271
顎舌骨筋線　23
顎態模型　262
顎堤吸収異常　263
顎動脈　10
顎内固定　97, 99
顎二腹筋　13, 271
顎変形症　77, 263
顎放線菌症　112, 124
顎補綴　236
顎裂　263
顎裂部移植　72, 263
顎下神経節　10
顎下リンパ節　10
顎骨壊死　106, 240
片麻痺　195
割創　94
滑車神経　8
川崎病　114
完全脱臼　97, 275
完全破折　288
完全無歯症　294
冠部歯髄　15
陥入歯　39
乾癬性関節炎　172
間接訓練，摂食嚥下障害への　281
感染根管　51
感冒後味覚障害　226
管間象牙質　15
管周象牙質　15
関節円板障害　262
関節性開口障害　223
関節制限術　172
関節洗浄　168
関節疼痛性ロック　262
関節突起　23
関節突起部骨折　101
観血的整復固定術　100
含歯性嚢胞　147, 150, 296
含嗽　245
眼窩下孔　22
眼窩下神経　10, 22
眼窩底骨折　21
眼耳平面　291
眼神経　10
眼輪筋　13
癌恐怖症　193
癌腫　158, 161
顔面
　── の形成　264
　── の構造と機能　8, 20
　── の発生　28, 30
顔面筋　21

顔面原器　288
顔面骨　20
顔面静脈　10
顔面神経　8, 9, 18, 264
顔面神経麻痺　190
顔面動脈　10
顔面非対称　77, 80
顔面裂　264
顔裂性嚢胞　145, 152

き

キューピッド弓　267, 295
キュトナー腫瘍　138
気管食道吻合術　204
気息性　274
気道異物の除去　254
気道確保　252
気流型スパイロメータ　273
奇形　77
基質線維　16
基底細胞母斑症候群　86
亀裂　288
器官形成期　28
器質性構音障害　64, 204, 264
　── ，加齢に伴う　216
器質性咀嚼障害　213
機械的外傷　94
機能性構音障害　204, 217, 265
偽嚢胞　145, 154
義顎　262
義歯　264
義歯性潰瘍　97
義歯性線維腫　164
喫煙　58
逆流性食道炎　28
臼歯腺　278
吸指癖　265
吸唇癖　270
吸啜反射　280
急性潰瘍性歯肉炎　265, 277
急性下顎骨骨髄炎　103
急性化膿性歯髄炎　49, 287
急性根尖性歯周炎　52
急性歯髄炎　49, 276
急性歯性上顎洞炎　109
急性単純性歯髄炎　49
急性リンパ節炎　109
救急蘇生法　249
救命の連鎖　249
球間象牙質　15
球状上顎嚢胞　152
球状突起　66
嗅神経　8

巨口症　74, 261
巨細胞エプーリス　164
巨赤芽球性貧血　181
巨舌症　74, 132, 266
巨大舌　281
巨大歯　38
虚弱　210
共鳴の障害　265
狂牛病　197
狭窄歯列弓　56
胸骨圧迫　252
胸鎖乳突筋静脈　10
胸神経　8
頬間隙　265
頬筋　12, 271
頬骨弓　20
頬骨骨折　101
頬骨神経　10
頬骨突起　21
頬小帯　76
頬腺　278
頬側面　278
頬部　18, 264
頬部膿瘍　265
橋義歯　291
矯正相談　265
矯正治療　57
矯正用インプラント　82
局所皮弁　238
局部床義歯　55
近心唇面溝　278
近心唇面隆線　278
金属刺青　128
菌血症　112
筋萎縮性側索硬化症　198, 201
筋強直　199
筋緊張性ジストロフィー　199
筋性開口障害　224
筋肉皮弁　237
筋膜皮弁　237
筋攣縮　95
緊張性麻痺　195

く

クインケ浮腫　135
クラウン　266
クリアランス　266
クリッキング　262, 266
クルーゾン症候群　84, 266
クレピタス　266
クレンチング　267, 287
クロイツフェルト・ヤコブ病　196
クローニン法　70, 267

索 引　303

クローン病　114
グナ　262
グラインディング　287
グラスアイオノマーセメント　266
くいしばり　267
くさび状欠損　43, 54, 266
空気感染　231
空隙歯列　278
空隙歯列弓　56
腔内照射　236

け

ケルビズム症候群　85
茎突下顎靱帯　23
茎突舌筋　281
茎突舌骨筋　271
頸横神経　9
頸神経　8
頸神経ワナ　9
頸部回旋姿勢　204
頸部郭清手術　237
頸部健側側屈姿勢　203
頸部後屈姿勢　203
頸部前屈姿勢　203
頸部前後屈嚥下法　203
頸部前突嚥下法　203
頸部聴診法　267
頸部の構造と機能　8
頸部リンパ節　267
欠指・外胚葉異形成・唇裂症候群　89
血液凝固　183
血管腫　161
血管腫性エプーリス　164
血管性浮腫　135
血管柄付き遊離皮弁　238
血友病　186
結核　111, 124
結核性リンパ節炎　124
結合組織性過剰可動性　169
犬歯窩　22
健康寿命　4
顕性誤嚥　216
言語障害　82, 221
言語性自動症　199
言語聴覚士の役割　5
言語発達の遅れ　267
原始性囊胞　147, 151, 296
原始反射　280
原生セメント質　16
原生象牙質　15
原発性う蝕　286
原発性サルコペニア　210

こ

コプリック斑　122
コラーゲン線維束　16, 18
コルネリアデランゲ症候群　85
コンニャク状顎堤　290
ゴーグル　230
ゴールデンハー症候群　92
呼気鼻漏出　83
呼吸音　267
呼吸困難　27
呼吸障害　224
呼吸性アルカローシス　254
呼気流量計　273
固有口腔　18, 268
固有歯槽骨　17
固有線維　16
孤在性骨囊胞　154
鼓索神経　264
誤飲　254
誤嚥　202, 215
誤嚥性肺炎　4, 60, 207
　── の予防　240, 247
誤嚥防止手術　204
口窩　29
口蓋　18, 271
　── の形成　288
　── の発生　31
口蓋咽頭筋　271, 286
口蓋化構音　82, 258, 268
口蓋側　281
口蓋筋　271
口蓋形成術　69, 268
口蓋再延長術　268
口蓋残遺孔　295
口蓋垂筋　271, 286
口蓋舌筋　271, 286
口蓋腺　19, 278
口蓋側面　278
口蓋突起　21, 22
口蓋帆挙筋　271, 286
口蓋帆張筋　271, 286
口蓋部瘻孔　71
口蓋閉鎖床　268
口蓋扁桃　12, 26, 110
口蓋隆起　165, 261
口蓋裂　64, 89, 269, 272
　── の分類　269
口蓋裂言語検査®　222
口蓋裂手術の時期　269
口蓋瘻　295
口角　18

口角炎　268
　──, 加齢に伴う　213
口角下制筋　12
口角挙筋　12
口角びらん　138, 243, 269
口角瘻　295
口峡　18
口腔　18, 269
　── の炎症　102
　── の筋　271
　── の構造と機能　13
　── の発生　28
口腔インプラント　55
口腔解剖学　8
口腔癌　270
口腔カンジダ症　123, 138, 243, 264
口腔乾燥症　130, 134, 137, 180, 218, 269
　──, 加齢に伴う　212, 213
口腔・顔面・指趾症候群　86
口腔管理　240
口腔期　202, 215
口腔機能訓練　239
口腔筋機能療法　269
口腔ケア　4, 219, 239, 270
　──, 周術期の　277
　──, 要介護高齢者の　247
口腔ケア清掃方法　270
口腔外科　270
口腔視診口腔診査　270
口腔習癖　270
口腔腫瘍　270
口腔上皮性異形成　126
口腔上皮内腫瘍　126
口腔心身症　199
口腔水分計ムーカス®　271
口腔清掃　239
口腔前庭　18, 268
口腔先天異常　271
口腔底　23
口腔内ケア　270
口腔内灼熱症候群　193
口腔粘膜, 加齢による変化　243
口腔粘膜疾患　271
口腔白板症　271
口腔扁平苔癬　125, 271
呼吸　266, 270
口臭　272
　──, 加齢に伴う　213
　── の予防　240
口唇　18
　──, 加齢による変化　243
口唇形成術　68, 272

304　索　引

口唇口蓋裂　64
口唇性拒否　220
口唇腺　19, 278
口唇閉鎖　202
口唇ヘルペス　120
口唇疱疹　120
口唇裂　64, 272
口唇瘻　295
口底　19
口底部蜂窩織炎　106
口内炎　273
口内炎予防　242
口内法X線撮影　275
口部ジスキネジア　198
口輪筋　12, 68
口裂　18
広頸筋顔面部　12
甲状舌管嚢胞　157
甲状軟骨　27
叩打ミオトニー　199
交感神経ブロック　192
交叉咬合　56
好酸球肉芽腫　91
抗癌剤　236
咬筋　13, 271
咬筋肥大症　74
咬合異常　56, 271
咬合面　271
咬唇癖　270
咬耗　43, 54, 201, 273
後根　8
後耳介筋　13
後耳介動脈　10
後舌腺　278
後天性顎変形症　78
後天性免疫不全症候群　137
後天梅毒　111, 124
後頭・前頭方向X線撮影法　273
後頭前頭筋　13
後頭動脈　10
紅暈　114
高IgG4血症　175
高圧酸素療法　267
高圧蒸気滅菌法　228
高位　268
高口蓋　271
硬口蓋　18, 271
硬性内視鏡　286
硬軟口蓋裂　268
喉頭　27
　──の構造と機能　24
喉頭蓋　25
喉頭蓋谷　26

喉頭気管分離術　204
喉頭挙上術　204
喉頭腔　27
喉頭口　25, 27
喉頭摘出術　204
喉頭浮腫　135
喉頭隆起　27
溝状舌　130, 138, 272, 279
構音位置づけ法　268
構音訓練の開始時期　268
構音検査　268
構音障害　204
　──, 加齢に伴う　216
構音点法　268
構成咬合　272
合着　272
黒毛舌　131, 279
黒毛舌症　273
骨延長術　81
骨形成性エプーリス　164
骨形成不全症　91
骨腫　161
骨性癒着　43
骨粗鬆症　210
骨肉腫　162
骨密度の低下　210
骨隆起　164
根管　15
根管充填法　282
根管治療　232
根尖性歯周炎　50, 276
根尖性歯周病の治療　232
根治的照射　236
根部歯髄　15
混合腫瘍　158
混合歯列期　274
混合腺　19

さ

サクソンテスト　176, 283
サルコイドーシス　137
サルコペニア　210, 217
嗄声　273
鎖骨下静脈　10
鎖骨上神経　9
鎖骨頭蓋骨異形成症　86
挫傷　94
挫創　94
再建手術　237
再石灰化治療　45
再発性アフタ　114
再発性う蝕　286
采状ヒダ　19

細菌カウンタ　273
細菌検査　273
細菌数測定装置　273
細胞性セメント質　16
鰓弓　29
鰓弓症候群　73, 77, 168
鰓溝　29
鰓嚢胞　157
三角筋弁法　295
三角弁法　267, 295
三叉神経　8, 9, 18, 274
三叉神経痛　188
三叉神経麻痺　192
三層性胚盤　29
酸蝕症　54
残留嚢胞　152
暫間歯牙固定　274

し

シェーグレン症候群
　　　　　137, 138, 175, 274
シャーピー線維　16, 33
シルマー試験　143
ジストニー症候群　197
子音の歪み, 呼気鼻漏出による　273
止血機序　182
支持歯槽骨　17
死戦期呼吸　249
弛緩性麻痺　195
糸状乳頭　18
刺創　94
脂肪腫　161
視覚アナログ尺度　274
視覚的フィードバック法　274
視神経　8
歯科医学　2
歯科衛生士　274
歯科矯正　274
歯科矯正相談　265
歯牙再植術　275
歯牙腫　160, 270
歯科心身症　138, 140
歯牙脱臼　275
歯牙フッ素症　275
歯科放射線　275
歯科保存　275, 293
歯科補綴　275
歯科用X線撮影　275
歯冠　14, 32
歯冠周囲炎　58, 103
歯間乳頭　17, 275, 294
歯間乳頭歯肉　277
歯冠破折　97

歯間ブラシ 244, 276	歯肉増殖症 136	出血傾向 182
歯頸部 14, 276	歯肉膿瘍 102	出血性骨嚢胞 154
歯原性悪性腫瘍 161	歯肉肥大 75	出血性疾患 182
歯原性角化嚢胞 146	歯肉弁移植術 277	出血性素因 182
歯原性嚢胞 145, 147, 150	歯肉ポケット 61	出産歯 119
歯原性良性腫瘍 159	歯乳頭 15, 32	術後肺炎の予防 242
歯垢 17, 44, 291	歯列弓 278	術後照射 236
歯根 14, 276	歯列の異常 56	術後性上顎嚢胞 147, 153, 234
── の発生 33	歯列不正 278	術前矯正 68, 80
歯根象牙質 33	篩骨洞 20	術前照射 236
歯根端切除手術 234	篩骨蜂巣 20	準備期 214
歯根肉芽腫 53, 147	篩骨迷路 20	助産師様手指つき 254
歯根嚢胞 53, 146, 151, 234	自己免疫性水疱症 127	小頬骨筋 12
歯根破折 97	自臭症 200	小口症 74
歯根部歯髄 33	自声強聴 25	小後頭神経 8
歯根膜 14, 16, 276	自然観察 221	小舌下腺管 280
歯質の欠損 54	自動体外式除細動器 250	小舌症 74, 278
歯周炎 61, 276	自律性 158	小唾液腺 20, 278, 283
歯周組織 13	耳介後リンパ節 10	小児歯科 278
歯周治療 275, 293	耳介前リンパ節 10	省略 204
歯周病 4, 58, 61, 276	耳介側頭神経 10	消毒 227
──, 加齢に伴う 212	耳下腺 19, 275	症候群性口唇裂・口蓋裂 65
── の予防 240	耳下腺管 19	症候性三叉神経痛 189
歯周ポケット 61	耳下腺乳頭 18	症候性ジストニー 198
歯小嚢 14, 32	耳下腺リンパ節 12	症候性パーキンソニズム 197
歯髄 15	耳管 24	笑筋 12
── の変性 50	耳管咽頭口 24	掌蹠膿疱症 113
歯髄壊死 50	耳管扁桃 12, 26, 110	漿液腺 19
歯髄壊疽 50	耳神経節 10, 19	鐘状期 32
歯髄炎 47, 232, 276	耳鼻咽喉科領域の問題 277	上下顎前突 56
歯髄腔 14, 16	耳閉感 25	上下顎の正中嚢胞 152
歯髄充血 49	茸状乳頭 18	上顎 Le Fort I 型骨切り術 81
歯髄消炎鎮痛療法 49	色素性沈着物 276	上顎臼歯部歯槽骨切り術 81
歯性上顎洞炎 108, 277	色素性母斑 127	上顎結節 22
歯性病巣感染 113	失外套症候群 196	上顎欠損 262
歯性扁桃周囲炎 109	失活歯 233	上顎後退症 73, 77, 79, 82, 263
歯槽 14, 17, 22, 23	斜顔裂 73, 277	上顎骨 21
歯槽骨 17	煮沸消毒法 227	上顎骨骨折 101
──, 加齢による変化 243	手術部位感染 241	上顎骨皮質骨骨切り術 81
── の外傷 97	主線維 17	上顎神経 10, 22
歯槽骨骨折 99	腫瘍 158	上顎前歯部歯槽骨切り術 81
歯槽頂 17	腫瘍性開口障害 224	上顎前突 56, 77, 79, 82, 263, 278
歯槽突起 17, 21, 22	受精卵 28	上顎前方牽引装置 57, 277
歯堤 32	受動的最大開口量 223	上顎洞 20
歯内歯 39	周術期口腔機能管理 241, 247	上顎洞炎 109, 277
歯内療法 275, 293	周辺性巨細胞肉芽腫 164	上顎洞口腔瘻閉鎖術 109
歯肉 14, 17, 277	周辺性骨腫 161	上顎洞根治手術 109
──, 加齢による変化 243	修復象牙質 15	上顎洞底 22
歯肉炎 102, 277	習慣性脱臼 172	上顎洞裂孔 22
歯肉癌 162	集学的アプローチ 285	上顎突起 66, 264
歯肉溝 17, 295	集合性歯牙腫 160	上顎隆起 29, 288
歯肉溝上皮 17	重症筋無力症 199	上行咽頭動脈 10
歯肉上皮 17	重複障害 284	上甲状腺静脈 10

上甲状腺動脈　10
上行性歯髄炎　50
上耳介筋　13
上歯槽弓　22
上縦舌筋　281
上歯列弓　20
上唇挙筋　12
上唇小帯　76
上唇鼻翼挙筋　12
上皮真珠　75
上皮性腫瘍　158
上鼻道　20
常染色体優性遺伝疾患　78
食行動性自動症　199
食道　28
　──の筋　278
　──の構造と機能　24
食道括約筋　28
食道癌　28
食道期　202, 215
食道胸部　28
食道頸部　28
食道静脈瘤　28
食道腹部　28
褥瘡性潰瘍　67, 119
心因性味覚障害　226
心気症状　200
心静止　254
心臓血管疾患　60
心停止　249
心肺蘇生法　249
心理社会的問題　279
神経血管減圧術　189
神経性開口障害　224
神経性口腔乾燥症　140
神経損傷　234
神経ブロック療法　189
神経ベーチェット病　197, 201
神経麻痺　190
侵蝕症　54
唇顎口蓋裂　4
唇紅　18
唇交連　18
唇側面　278
唇面溝　278
唇裂　89
真皮内母斑　127
深頸リンパ節　12
深在性損傷　94
深達性Ⅱ度熱傷　94
進行性球麻痺　198, 201
進行性筋ジストロフィー　199
進行性骨嚢胞　154

新産線　15
新生歯　119
新鮮脱臼　170
新版構音検査®　222
人工呼吸　252
人工呼吸器関連肺炎　248

す

スクラッビング法　245, 279
スクラブ法　229
スケーリング　279
スタージ・ウェーバー症候群　90
スタンダードプレコーション
　　　　　　　　227, 230
スティックラー症候群　92
スティルマン改良法　245
スティルマン法　279
ステンセン管　19
スパイロメーター　287
スピーチエイド　71, 236
スプリント療法　168
頭蓋骨縫合早期癒合症　77
水癌　117
水銀縁　128
水痘・帯状疱疹ウイルス　121
垂直舌筋　282
睡眠ポリグラフ検査　225
錐体外路　195
錐体路　194
髄周象牙質　15
髄膜炎　196
髄膜腫　190

せ

セネストパチー　200
セファログラム　259, 285
セミファーラー位　270
セメント芽細胞腫　160
セメント合着　282
セメント質　16
セメント象牙境　16
セルフヘルプグループ　285
正常咬合　56
正中頸嚢胞　157
正中口蓋突起　288
正中口蓋嚢胞　152
正中舌隆起　30
正中菱形舌炎　133
生理的咬耗　273
生理的老化　208
声帯内転術　206
声帯ヒダ　27
声門　27

声門破裂音　258, 279
声門閉鎖嚥下法　203
声門縫着術　204
声門裂　27
性感染症　279
性器ヘルペス　120
星状神経節ブロック　192
静止性骨空洞　145
精査　221
精神発達障害　279
赤唇　268
咳エチケット　231
脊髄空洞症　196, 201
脊髄小脳変性症　198, 201
脊髄神経　8
切縁側　280
切歯管嚢胞　152
切創　94
石灰化前線　15
接合子　28
接合性母斑　127
接触感染　231
摂食嚥下機能　260
　──の発達　280
摂食嚥下障害　4, 218, 219
　──, 加齢に伴う　213
摂食訓練　281
舌　18
　──の筋　281
　──の形成　282
　──の発生　30
舌咽神経　8, 18, 279
舌炎　279
舌下型ガマ腫　264
舌下小丘　19
舌下神経　8, 280
舌下腺　19, 280
舌下腺窩　23
舌下ヒダ　19
舌下面　18
舌癌　162, 281
舌筋　271
舌骨　23
舌骨上筋群　271
舌骨舌筋　281
舌根押し上げ嚥下法　203
舌根部　18
舌小帯　18, 76
舌小帯形成術　280
舌小帯短縮症　280
舌静脈　10
舌神経　10, 264
舌切除　281

索引

舌接触補助床　218, 236, **281**
舌腺　19, 278
舌尖部　18
舌側弧線装置　**295**
舌側面　278, **281**
舌苔　138, 240, 272, 279, **281**
舌苔除去　244
舌苔スコア　281
舌体部　18
舌痛症　193, 200, **281**
舌動脈　10
舌突出癖　270, **281**
舌乳頭　30
舌乳頭萎縮　132
舌背　20
舌扁桃　12, 26, 110
舌扁桃肥大　132
舌裂　75
舌弁法　289
仙骨神経　8
先行期　214
先天異常　77
先天異常症候群　83
先天性エプーリス　164
先天性顎変形症　77
先天性下唇瘻　74
先天性凝固障害症　186
先天性筋強直性ジストロフィー　199
先天性欠如歯　36
先天性歯　118
先天性胆道閉鎖症　40
先天性二重下顎頭　169
先天梅毒　40, 41, 111, 124
専門的機械歯面清掃　288
浅頸リンパ節　12
浅側頭動脈　10, 282
浅達性Ⅱ度熱傷　94
栓状歯　38
栓塞子　**261**
腺体内唾石　174
腺様嚢胞癌　178
腺リンパ腫　176
線維芽細胞　18
線維腫　161, **282**
線維腫性エプーリス　164
線維性エプーリス　164
線維性骨異形成症　165
線維性骨異形成症随伴症候群　86
線維束性攣縮　280
全口腔法　226
全身性炎症反応症候群　113
全身性味覚障害　226
全身代謝性口腔乾燥症　140

全部床義歯　55
全部性欠如　36
全部被覆冠　266
前癌症状　162
前癌病変　162
前頸部リンパ節　267
前根　8
前耳介筋　13
前歯部開咬　278
前舌腺　278
前庭ヒダ　27
前頭神経　10
前頭洞　20
前頭突起　21, 22
前頭鼻突起　264, 288
前方脱臼　169
漸次接近法　**282**

そ

ソフトブローイング　292
咀嚼　**282**
咀嚼機能検査法　**283**
咀嚼筋　12, 13, 23, 271, **282**
咀嚼筋障害　262
咀嚼筋障害痛障害　167
咀嚼障害　202, 217
──, 加齢に伴う　213
咀嚼・食塊形成　215
組織内照射　236
組織分化期　28
粗糙性　274
双生歯　39
早期萌出　42
早産　60
桑実胚　29
蒼鉛縁　128
総義歯　55
総鼻道　20
層板骨　17
叢生　278
象牙細管　15
象牙質　15, 33
象牙質形成不全症　41
象牙質知覚過敏症　43
束状骨　17
側音化構音　82, 258, 282
側臥位　270
側頸嚢胞　157
側頭窩　20
側頭下窩　20
側頭筋　13, 271
側頭前頭筋　13
側方加圧法　**282**

側方拡大装置　**282**
側方歯肉移動術　277
損傷　94

た

ターナー歯　40
ターナー症候群　90
タウロドント　39
タッピング　267, 287
ダイランチン性歯肉炎　277
ダウン症候群　74, 88
多因子閾説　65
多形滲出性紅斑　271
多形性腺腫　161, 177
多骨性線維性異形成症　92
多数歯欠如　36
多発筋炎　199
多発性硬化症　190, 196, 201
打診痛　104
唾液　**283**
唾液腺　19, **283**
　　──, 加齢による変化　243
　　──の形成　283
　　──の発生　31
唾液腺炎　174, 175
唾液腺疾患　174, **283**
唾液腺シンチグラフィー　176
唾液腺造影法　177
唾液分泌障害　175
唾液分泌能検査法　**283**
唾石症　174, **283**
体感異常症　200
胎児　28
胎児期　28
帯状疱疹　121
帯状疱疹ウイルス　**283**
大頬骨筋　12
大耳介神経　8
大舌下腺管　280
大唾液腺　19, **283**
大錐体神経　**264**
代償性構音　82
代生歯　14
第1, 第2鰓弓症候群　84
第1期移送　215
第2期移送　215
第三象牙質　15
第二象牙質　15
脱臼　97
脱灰　44
単純骨折　99
単純性血管腫　90
単純性骨嚢胞　145, 154

単純性歯肉炎　277
単純疱疹ウイルス　120
探索反射　280

ち

チームアプローチ　64, 81
チョーキングサイン　254
チンキャップ　57, 205, 285
地図状舌　130, 284
知覚線維　8, 274
智歯周囲炎　103, 284
置換　204
緻密骨　17
中央唇面隆線　278
中顔面　8
中心結節　39
中心性巨細胞肉芽腫　164
中心性骨腫　161
中枢神経系　8
中枢性顔面神経麻痺　190
中枢性三叉神経麻痺　192
中枢性疾患　194
中枢性パターン発生器　216
中胚葉　29
中鼻道　20
超音波診断装置による検査　284
蝶下顎靱帯　23
蝶形骨洞　20
蝶篩陥凹　20
蝶番運動　23
聴覚刺激法　284
聴覚障害　284
聴覚性構音障害　217
聴覚的フィードバック法　284
聴覚的弁別訓練　284
聴覚判定　284
聴神経腫瘍　190
直接訓練，摂食嚥下障害への　281
直接哺乳　67
直達性骨折　99
陳旧性脱臼　172

て

テニソン法　70, 285, 294
ディープバイト　285
ディジョージ症候群　290
ディスク法　208
デュシェンヌ麻痺　198
デンタルインプラント　55
デンタルフロス　292
デンタル法　259
てんかん　198
手足口病　122

手洗い　230
手袋　230
低位　285
低位乳歯　43
低呼吸　225
低体重児出産　60
定位脳手術　201
剃毛　228
釘植　14
鉄欠乏性貧血　180
鉄欠乏性味覚障害　226
天使童子様顔貌　85
天疱瘡　127, 271
典型的三叉神経痛　188
転位　258
電気的外傷　95
電気味覚計　208
電気味覚検査　131, 226, 294
電撃様疼痛　188
電離放射線　95

と

トリーチャーコリンズ症候群
　　　　　　　　168, 286
ドライマウス　137
吐唾法　141, 176, 283
徒手整復　168, 170, 289
徒手的授動術　262
塗抹検査　273
努力性　274
疼痛性チック　188
統合失調症　200
頭部 X 線規格写真検査　222, 259
頭部 X 線規格撮影法　285
頭部 P-A 法　273
糖尿病　59
同形歯性　13
同時録音ビデオ法　285
動眼神経　8
動揺度の分類　285
胴長歯　39
導管内唾石　174
特異性炎　123
特発性血小板減少性紫斑病　183
特発性歯髄炎　50
特発性味覚障害　226

な

ナイトガード　201
ナジェ症候群　169
ナゾメータ　286
内耳神経　8
内縁上皮　17

内頸静脈　10
内頸動脈　10
内喉頭筋　27
内骨症　164
内視鏡　286
内歯瘻　295
内舌筋　18, 271, 281
内臓性拒否　220
内側鼻突起　66, 264
内側鼻隆起　30, 288
内側翼突筋　13, 271
内胚葉　29
内部吸収　50
軟口蓋　18, 271
　──の筋　286
軟口蓋挙上装置
　　　　71, 205, 218, 288, 289
軟口蓋裂　268
軟組織内囊胞　146
軟組織の外傷　94
難聴　284

に

ニューモタコグラフ　286
二次う蝕　286
二次口蓋　288
二次性咬合性外傷　62
二次性サルコペニア　210
二次性パーキンソニズム　197
二重唇　73
二腹筋窩　23
二峰性発熱　122
日本昏睡尺度　250
新川・黒木症候群　263
肉芽腫性エプーリス　164
肉芽腫性炎　123
肉芽腫性カンジダ症　123
肉芽腫性口唇炎　91, 133
肉腫　158, 162
乳歯　13, 274
乳歯冠　286
乳頭腫　161, 286
妊娠性エプーリス　164
妊娠性歯肉炎　277

ね

ネーザルステント　68
熱傷　95
熱線型呼吸流量計　287
粘液腺　19
粘液囊胞　156
粘骨膜弁法　70
粘表皮癌　178

粘膜下口蓋裂　268

の
ノーマ　117
のど仏　27
脳炎　196
脳神経　8
脳性麻痺　287
囊胞　145
　――の手術　234
囊胞様病変　154

は
ハードブローイング　292
ハーラー症候群　90
ハーラーマン・ストライフ症候群　90
ハイドロキシアパタイト　14, 15
ハイムリック法　255
ハッチンソン歯　40, 41
ハッチンソンの3徴候　111
ハバース層板　17
ハンター舌炎　133, 140
ハンチントン病　197, 201
ハンド・シューラー・クリスチャン症候群　91
バイオフィルム　17
バイヘリックス　287
バス法　245, 287
バルトリン管　19, 280
バルブ型スピーチエイド　289
バレーの3圧痛点　188
バロン法　204
パーキンソン病　197, 201
パトリックの発痛帯　188
パノラマ法　259, 275
パピヨン・ルフェーブル症候群　90
パラタルリフト　288
パルチェⅠ法　148
パルチェⅡ法　148
破傷風　196
破折　54, 97, 288
歯　13
　――，加齢による変化　243
　――の移植　56
　――の外傷　97
　――の欠損　55, 288
　――の構造と機能　13
　――の破折　288
　――の発生　32
　――の萌出　33
　――の迷入　234
歯・歯周組織　274
歯ぎしり　267, 270, 287

播種性血管内凝固症候群　113, 186
胚子　28
胚子期　28
背部叩打法　255
敗血症　112
梅毒　111, 124
培養検査　273
白唇　268
白斑　287
剝離性口唇炎　134
剝離性歯肉炎　277
鋏状咬合　56
発育性囊胞　146, 150
発語明瞭度検査　222
発色ガム法　207
発声障害　27
発話明瞭度検査　222
抜歯　233
抜歯手術　287
抜髄　49, 232, 287
鼻の形成　288
反響発語　268
反対咬合　288
反対被蓋　288
反復唾液嚥下テスト　288
半顎症　262
半月裂孔　22
半接着斑　17
斑状歯　40, 41, 275
瘢痕性開口障害　223
伴性優性遺伝疾患　78
伴性劣性遺伝疾患　78
晩期萌出　42

ひ
ヒポクラテス法　170
ピエールロバン症候群　289
ピンクスポット　50
びらん　116
皮質骨　17
皮膚筋炎　199
皮弁　237
非開放性損傷　94
非観血的整復固定術　100, 289
非固有線維　16
非歯原性悪性腫瘍　161
非歯原性囊胞　147, 152
非歯原性良性腫瘍　161
非上皮性腫瘍　158
非電離放射線　95
非復位性顎関節円板障害　167
非ホジキンリンパ腫　162
飛沫感染　231

被覆冠　266
尾骨神経　8
眉筋　13
鼻咽腔構音　258
鼻咽腔ファイバースコープ　70, 208, 286
鼻咽腔閉鎖機能　70, 83
鼻咽腔閉鎖機能不全　4, 83, 222, 265, 289
鼻咽腔瘻閉鎖術　289
鼻窩　30, 66, 264, 288
鼻筋　13
鼻腔　20
鼻甲介　20
鼻口蓋管囊胞　145, 147, 152
鼻口蓋神経　22
鼻口腔瘻　71, 295
鼻孔リテーナー　68
鼻骨骨折　101
鼻根筋　13
鼻歯槽囊胞　145, 147, 152
鼻唇囊胞　147, 152
鼻性上顎洞炎　109
鼻息鏡　222, 289
鼻中隔　20
鼻中隔下制筋　13
鼻板　264, 288
鼻毛　20
鼻毛様体神経　10
鼻涙管　20
歪み　204
表在性損傷　94
表情筋　12, 271
表層下脱灰　45
表面麻酔　290
標準ディサースリア検査®　222
病的咬耗　273
病的老化　208
描円法　245, 290
貧血　179
瓶哺乳　67

ふ
ファーラー位　270
ファーロー法　290
ファイバースコープ　222, 286
フィジオロジック法　290
フェイスシールド　230
フェニトイン　136
フェニトイン性歯肉炎　277
フォアダイス斑　74
フォーンズ法　245, 290

フォンレックリングハウゼン症候群 91
フッ化ジアミン銀 290
フッ化物の塗布 45
フッ素過剰摂取 40
フラビーガム 290
フランクフルト平面 291
フリーマン・シェルドン症候群 74
フレイル 210, 217
フローネイザリティーグラフ 292
フロス 244
フロッシング 292
ブラキシズム 267
ブラケット・エッジワイズ装置 293
ブラッシング 244, 291
ブランダン・ヌーン腺 278
ブリソー症候群 195
ブリッジ 55, 291
ブローイング訓練 291
ブローイング検査 292
プラーク 44
プラークコントロール 45, 291
プラークコントロールレコード 291
プラダー・ウィリー症候群 291
プランマー・ヴィンソン症候群 132
プリオン病 196, 201
プロセスモデル 213, 215, 219
プロテーゼ 293
プロトラクター 277
ふくみ声 110
不可逆性歯髄炎 49
不完全脱臼 97, 275
不顕性誤嚥 216
不正咬合 56
付着歯肉 17, 277, 294
付着上皮 17
吹き抜け骨折 101
浮動歯肉 290
浮動歯肉切除術 291
腐骨除去手術 290
部分床義歯 55
部分被覆冠 266
副子 289
副耳 261
副神経 8
副鼻腔 20
副鼻腔炎 21
復位性顎関節円板障害 167
腹式呼吸 202
腹部突き上げ法 255
複合性母斑 127
複雑骨折 99
複雑性歯牙腫 160

複雑性歯肉炎 277
分泌障害, 唾液の 176

へ

ヘッドギア 57
ヘミデスモゾーム 17
ヘルトヴィッヒ上皮鞘 17, 33
ヘルトヴィッヒ上皮鞘遺残 151
ヘルパンギーナ 121
ベースン法 228
ベーチェット病 115
ベックウィズ・ウィーデマン症候群 74
ベドナーアフタ 96, 118
ベルの現象 190
ベル麻痺 120, 192
ペルコ法 70, 292
平滑舌 138
平行法 275
閉口筋 13, 283
閉鎖骨折 99
閉鎖床 71
閉塞性睡眠時無呼吸症候群 224
閉鼻声 265
片側小顔面症 80
辺縁歯肉 17, 295
辺縁性歯周炎 61, 276, 277
変形 77
変形性顎関節症 167, 262, 292
扁桃 26
扁桃周囲炎 110
扁桃周囲膿瘍 109, 110
扁桃腺 26
扁平上皮癌 292
扁平苔癬 125
――, 加齢に伴う 212

ほ

ホジキン病 162
ホッツ床 67, 293
ホルネル症候群 196
ホワイトスポット 287
ボルカース法 170
ポイツ・ジェガース症候群 91
ポーセレンインレー 292
ポーセレンラミネートベニア 293
ポートワイン母斑 90
ポケット 61, 277
ポルフィリン症 40
保湿剤 293
保存 293
保存修復 275, 293
哺乳指導 66

哺乳床 293
哺乳障害 4, 42, 67
補綴 236, 293
拇指吸引癖 270
放射線外傷 95
放射線性口腔乾燥症 140
放射線性口腔粘膜炎 117
放射線療法 236
疱疹性歯肉口内炎 120
萌出遅延 42
蜂窩織炎 104
帽状期 32
本態性振戦 198, 201
本態性パーキンソニズム 197

ま

マスク 230
マニピュレーション 168, 262
マラッセの上皮遺残 17, 147, 151
マルチブラケット装置 57, 293
マルファン症候群 91, 169
麻疹 122
麻痺性構音障害 204
麻痺性兎眼 190
摩耗 43, 54, 273
埋伏 42
末梢神経系 8
末梢性顔面神経麻痺 190
末梢性三叉神経麻痺 192
眉毛下制筋 13
慢性萎縮性カンジダ症 138, 140
慢性潰瘍性歯髄炎 49
慢性銀中毒 128
慢性甲状腺炎 181
慢性根尖性歯周炎 53
慢性歯髄炎 49, 276
慢性歯性上顎洞炎 109
慢性水銀中毒 128
慢性増殖性歯髄炎 50
慢性鉛中毒 128
慢性副腎皮質機能低下症 90
慢性リンパ節炎 109

み

ミクリッツ病 138, 175
ミトコンドリア脳筋症 199
ミラーの分類 285
ミラード法 70, 294
味覚検査法 131, 226, 294
味覚障害 130, 204, 219, 225
――, 加齢に伴う 213
味蕾 30, 130
水飲み検査 294

脈管神経隙 17
脈瘤性骨囊胞 145

む

ムコ多糖症 90
無顎症 262
無細胞セメント質 16
無歯症 36, **294**
無髄歯 **294**
無舌症 75
無痛最大開口量 223
無脈性電気活動 254
無力性 274
胸やけ 28

め

メタボリックシンドローム 61
メビウス症候群 88, **294**
メラニン色素沈着 127
メルカーソン・ローゼンタール症候群 91
メンデルソン法 203
迷走神経 8, 18, **294**
迷走神経反射 **294**
滅菌 227

も

毛舌 138
毛様体神経節 10

や

薬剤関連顎骨壊死 106, 241
薬剤性歯肉増殖症 136
薬剤性味覚障害 226
薬物性口腔乾燥症 140
薬物性口内炎 271
柳原法 191

ゆ

癒合歯 38
癒合不全 66
癒着歯 39
有郭乳頭 18

有茎皮弁 237
有細胞セメント質 16
有床義歯 264
有痛最大開口量 223
遊離空腸移植 238
遊離歯肉 17, 277, **294**
遊離歯肉移植術 277
融合歯 39
指欠損 89
指しゃぶり 265, 270
弓倉氏症状 104

よ

葉状乳頭 18
腰神経 8
翼口蓋神経 10
翼口蓋神経節 10
翼状潰瘍 118
翼突管神経 264

ら

ラバーダム **295**
ラビング法 229
ランゲンベック法 **295**
ランダル法 70, **294**, **295**
蕾状期 32
卵子 28

り

リウマチ性関節炎 172
リガ・フェーデ病 42, 97, 118
リビヌス管 280
リンガルアーチ **295**
リンデの分類 **285**
リンデマン法 204
リンパ管腫 161
リンパ上皮性囊胞 157
リンパ節 10
理学療法, 顎関節症の 168
梨状陥凹 26
梨状口 20
流行性耳下腺炎 175
両顎前突症 79

良性腫瘍 158
輪状咽頭筋 278
輪状咽頭筋切断術 204
隣接医学 **295**
臨床的咬合面 272

る

ルートプレーニング 279
ルフォーⅠ型骨切り術 73
ルフォーの分類 101
涙腺神経 10
類上皮腫 190
類天疱瘡 127, 271
類皮囊胞 146, 156
類表皮囊胞 156

れ

歴史, 歯科医学の 2
裂奇形 66
裂創 94

ろ

ローズベンガル試験 143
ローリング法 245, **295**
ロコモティブシンドローム 210
ロバンシークエンス 83
濾紙ディスク検査法 131, 226, **294**
濾胞性歯囊胞 147, 150, **295**
露髄 49
老嚥 216
老化 208
弄舌癖 270
瘻孔 **295**
瘻孔閉鎖床 71, **295**

わ

ワルダイエル咽頭輪 12, 26, 110, 132
ワルトン管 19
ワンサン口内炎 117
ワンサン症状 104
矮小歯 36, 38
若木骨折 100
腕頭静脈 10